临床实用急危重症系列丛书

外科急危重症

主　编　梁　品

副主编　董　斌　姜传福　王法鹏　刘严峰

编　者（按姓氏笔画排序）：

于　涛　王红微　付那仁图雅　刘艳君　齐丽娜

孙石春　孙丽娜　李　东　　何　影　张　楠

张家翾　张黎黎　董　慧

U0255598

中国协和医科大学出版社

图书在版编目（CIP）数据

外科急危重症／梁品主编 . —北京：中国协和医科大学出版社，2018.1
（临床实用急危重症系列丛书）
ISBN 978 - 7 - 5679 - 0746 - 1

Ⅰ . ①外…　Ⅱ . ①梁…　Ⅲ . ①外科 - 急性病 - 诊疗 ②外科 - 险症 - 诊疗
Ⅳ . ①R605.97

中国版本图书馆 CIP 数据核字（2017）第 241073 号

临床实用急危重症系列丛书

外科急危重症

主　　编：梁　品
策划编辑：吴桂梅
责任编辑：林　娜
出版发行：中国协和医科大学出版社
　　　　　（北京东单三条九号　邮编 100730　电话 65260431）
网　　址：www.pumcp.com
经　　销：新华书店总店北京发行所
印　　刷：北京玺诚印务有限公司
开　　本：710×1000　1/16 开
印　　张：32.5
字　　数：510 千字
版　　次：2018 年 1 月第 1 版
印　　次：2018 年 1 月第 1 次印刷
定　　价：83.00 元

ISBN 978 - 7 - 5679 - 0746 - 1

（凡购本书，如有缺页、倒页、脱页及其他质量问题，由本社发行部调换）

前　言

目前，随着我国经济水平的提高，交通工具逐渐增多，环境污染日益严重等原因，导致患者绝对人数增多，突发疾病和大范围传染病发生率增多。临床急诊工作要求医师能在紧急情况下对患者实施及时、准确的身心整体救治。急症救治水平的提高，对提高抢救成功率和降低死亡率、致残率起着重要作用。为了提高医务人员对急危重症的救治水平，我们组织编写了本套丛书。

外科急危重症是外科医生在日常临床实践中不可回避的难题，要求外科医生具备在第一时间识别和应急处理急症的能力，为危重症患者提供及时、系统、规范的处理方法和应对措施，从而改善患者的生存质量，提高救治成功率。本书编写的目的是为临床实践架设一座桥梁，使急诊医师、住院医师能在最短的时间内掌握诊断、抢救、治疗等技能，能及时、合理地处理急危重症。

本书涉及常见外科急危重症，具体包括疾病的病因病理、临床表现、检查、诊断、鉴别诊断及详细的治疗方法等。本书注重临床实际应用，重点讲述急危重症治疗的关键诊治内容，使读者能够对疾病有一个系统和全面的了解和认识。本书写法条理清楚、一目了然，抓住了疾病治疗的关键环节，内容精炼，指导对象明确，实用性强。

本书可作为临床相关医务人员急诊急救的重要参考书，也可供基层医务人员和医学生阅读参考。

编　者

2017 年 10 月

目　　录

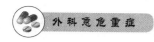

第一章　外科休克

第一节　休克的概述

休克是机体由于有效循环血容量减少，组织灌注不足、输送的氧不能满足组织代谢的需要所引起的代谢障碍，继而产生炎症介质和细胞受损的病理综合征。

休克的发病率高，涉及外科急症中许多疾病和损伤的过程。休克起病急、发展快，是病情危重的标志之一，若不及时救治，随时有生命危险。重新建立氧的供需平衡和维持正常的细胞功能是治疗休克的关键环节。

【病因和分类】

休克的分类方法很多，通常将休克分为低血容量性、感染性、心源性、神经性和过敏性休克5类。

1. 低血容量性休克

失血和（或）失液后导致血容量降低是低血容量性休克的始动因素。主要是由于静脉回流和心排血量均降低，导致机体组织低灌流，引起细胞代谢障碍和结构改变。由于这类休克的治疗效果与失血量或失液量的估计、病情

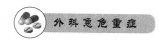

的及时判断以及扩充血容量的方法密切相关，所以在诊断和治疗上具有一定的特点。根据其病因的不同，主要分为以下几种类型：

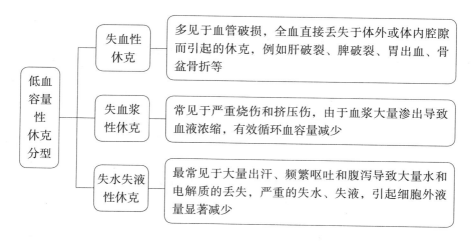

低血容量性休克分型
- 失血性休克：多见于血管破损，全血直接丢失于体外或体内腔隙而引起的休克，例如肝破裂、脾破裂、胃出血、骨盆骨折等
- 失血浆性休克：常见于严重烧伤和挤压伤，由于血浆大量渗出导致血液浓缩，有效循环血容量减少
- 失水失液性休克：最常见于大量出汗、频繁呕吐和腹泻导致大量水和电解质的丢失，严重的失水、失液，引起细胞外液量显著减少

2. 感染性休克

感染性休克多发生于严重的胆管感染、肺炎、急性腹膜炎、急性胰腺炎等。

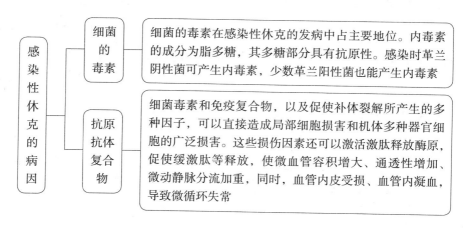

感染性休克的病因
- 细菌的毒素：细菌的毒素在感染性休克的发病中占主要地位。内毒素的成分为脂多糖，其多糖部分具有抗原性。感染时革兰阴性菌可产生内毒素，少数革兰阳性菌也能产生内毒素
- 抗原抗体复合物：细菌毒素和免疫复合物，以及促使补体裂解所产生的多种因子，可以直接造成局部细胞损害和机体多种器官细胞的广泛损害。这些损伤因素还可以激活激肽释放酶原，促使缓激肽等释放，使微血管容积增大、通透性增加、微动静脉分流加重，同时，血管内皮受损、血管内凝血，导致微循环失常

3. 心源性休克

当心脏不能搏出足够的心排血量来维持组织灌注时，则发生心源性休克。

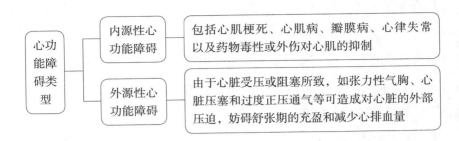

4．神经性休克

由于剧烈疼痛、精神紧张和过度刺激，或脊髓损伤、横断和水肿，或麻醉、镇静、降压类药物使用过量等因素，造成神经反射性血管扩张，有效血容量锐减。

交感神经系统对于维持血管张力具有重要的作用，当交感神经系统受到刺激或损伤后，可引发血管运动中枢受到干扰，导致血管张力降低，全身血管扩张，大量循环血液流入扩张的微循环，血压下降，回心血量减少，心排血量也减少，产生一系列休克的临床表现。

5．过敏性休克

严重的青霉素过敏反应、大量输血（血浆）和输液引起的输液反应可导致过敏性休克。过敏性休克属典型的Ⅰ型变态反应，一般是一种全身反应，但有时因局部接触过敏性抗原仅发生局限性变态反应（过敏反应）。

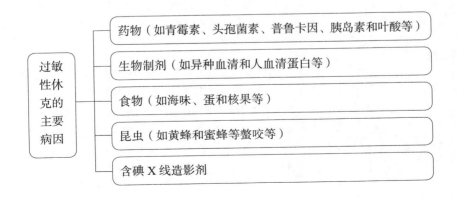

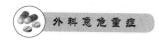

【病理生理】

休克的病理生理变化特点是有效循环血量减少、组织器官氧合血灌流不足、无氧代谢增加和末梢循环衰竭。主要表现为微循环的变化、体液代谢的变化和重要脏器功能的损害。

1. 微循环的变化

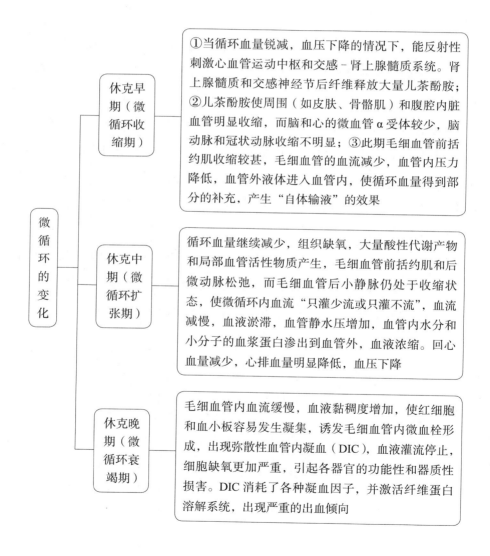

微循环的变化

休克早期（微循环收缩期）
①当循环血量锐减，血压下降的情况下，能反射性刺激心血管运动中枢和交感-肾上腺髓质系统。肾上腺髓质和交感神经节后纤维释放大量儿茶酚胺；②儿茶酚胺使周围（如皮肤、骨骼肌）和腹腔内脏血管明显收缩，而脑和心的微血管α受体较少，脑动脉和冠状动脉收缩不明显；③此期毛细血管前括约肌收缩较甚，毛细血管的血流减少，血管内压力降低，血管外液体进入血管内，使循环血量得到部分的补充，产生"自体输液"的效果

休克中期（微循环扩张期）
循环血量继续减少，组织缺氧，大量酸性代谢产物和局部血管活性物质产生，毛细血管前括约肌和后微动脉松弛，而毛细血管后小静脉仍处于收缩状态，使微循环内血流"只灌少流或只灌不流"，血流减慢，血液淤滞，血管静水压增加，血管内水分和小分子的血浆蛋白渗出到血管外，血液浓缩。回心血量减少，心排血量明显降低，血压下降

休克晚期（微循环衰竭期）
毛细血管内血流缓慢，血液黏稠度增加，使红细胞和血小板容易发生凝集，诱发毛细血管内微血栓形成，出现弥散性血管内凝血（DIC），血液灌流停止，细胞缺氧更加严重，引起各器官的功能性和器质性损害。DIC消耗了各种凝血因子，并激活纤维蛋白溶解系统，出现严重的出血倾向

2．代谢变化

创伤、感染、休克可导致患者的应激状态，机体可出现一系列代谢改变。

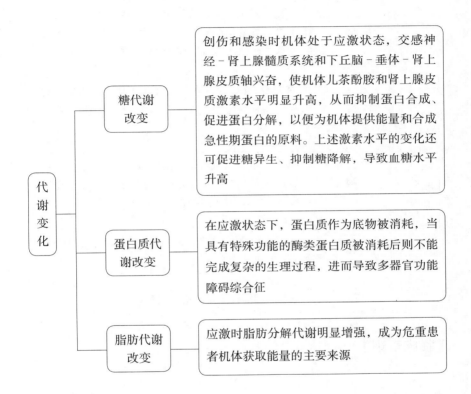

代谢变化
- 糖代谢改变：创伤和感染时机体处于应激状态，交感神经－肾上腺髓质系统和下丘脑－垂体－肾上腺皮质轴兴奋，使机体儿茶酚胺和肾上腺皮质激素水平明显升高，从而抑制蛋白合成、促进蛋白分解，以便为机体提供能量和合成急性期蛋白的原料。上述激素水平的变化还可促进糖异生、抑制糖降解，导致血糖水平升高
- 蛋白质代谢改变：在应激状态下，蛋白质作为底物被消耗，当具有特殊功能的酶类蛋白质被消耗后则不能完成复杂的生理过程，进而导致多器官功能障碍综合征
- 脂肪代谢改变：应激时脂肪分解代谢明显增强，成为危重患者机体获取能量的主要来源

3．器官的变化

继发性损害的发生与休克的原因和休克持续的时间长短有关，休克持续时间超过10小时，心、脑、肾、肺、肝以及胃肠道等重要器官的功能和结构发生异常改变，成为休克难治的重要因素。尤其是心、肺、肾衰竭是造成休克死亡的三大原因。

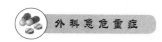
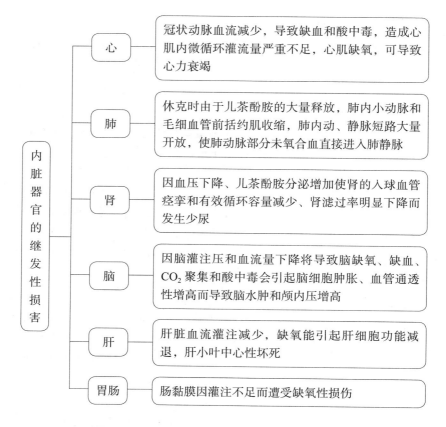

内脏器官的继发性损害

心：冠状动脉血流减少，导致缺血和酸中毒，造成心肌内微循环灌流量严重不足，心肌缺氧，可导致心力衰竭

肺：休克时由于儿茶酚胺的大量释放，肺内小动脉和毛细血管前括约肌收缩，肺内动、静脉短路大量开放，使肺动脉部分未氧合血直接进入肺静脉

肾：因血压下降、儿茶酚胺分泌增加使肾的入球血管痉挛和有效循环容量减少、肾滤过率明显下降而发生少尿

脑：因脑灌注压和血流量下降将导致脑缺氧、缺血、CO_2聚集和酸中毒会引起脑细胞肿胀、血管通透性增高而导致脑水肿和颅内压增高

肝：肝脏血流灌注减少，缺氧能引起肝细胞功能减退，肝小叶中心性坏死

胃肠：肠黏膜因灌注不足而遭受缺氧性损伤

【临床表现】

休克的发生、发作过程是渐进的、连续的。临床上，将休克分为代偿期和抑制期。

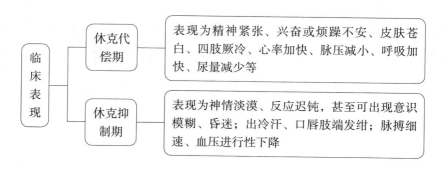

临床表现

休克代偿期：表现为精神紧张、兴奋或烦躁不安、皮肤苍白、四肢厥冷、心率加快、脉压减小、呼吸加快、尿量减少等

休克抑制期：表现为神情淡漠、反应迟钝，甚至可出现意识模糊、昏迷；出冷汗、口唇肢端发绀；脉搏细速、血压进行性下降

【诊断及鉴别诊断】

根据休克的临床表现，可以将休克的诊断概括为一看、二摸、三测、四尿量。"一看"即看神志，看呼吸，看面颊、口唇和皮肤色泽，看表浅静脉有无萎陷，看毛细血管充盈时间；"二摸"即摸脉搏和皮温；"三测"即测血压和脉压；"四尿量"即强调对休克状态下尿量的观察。对于严重休克患者，其他各项辅助检查，以及血流动力学的监测，对休克程度的判断具有重要的指导意义。

休克的诊断标准：

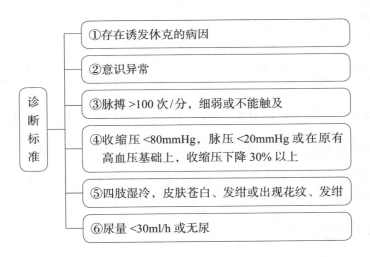

凡符合①以及②～④中的 2 项和⑤⑥中的 1 项者，即可诊断休克。

按照严重程度可以将休克分为轻度、中度和重度（表 1-1）。

表 1-1　休克轻度、中度和重度的临床特点

程度	轻	中	重
神志	清楚或烦躁	尚清楚，淡漠	淡漠，迟钝

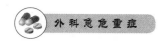
续表

程度	轻	中	重
脉搏（次/分）	<100	100～200	>120
血压（mmHg）	80～90	60～80	<60
呼吸	正常或稍快	深快	深快，浅快，潮式
皮肤色泽	开始苍白	苍白	显著苍白
皮肤温度	正常或发凉	发冷	冰冷
肢端发绀	青中带红	青紫	更青紫
周围循环	正常	浅静脉塌陷，毛细血管充盈迟缓	更重
尿量	正常或减少	<30ml/h	<20ml/h 或无尿
出血倾向	无	无	DIC 早期，血液高凝
内脏衰竭	无	无	有
微血管变异	收缩期	扩张期	衰竭期

休克早期可能主要表现为脉搏增快，临床上对脉搏增快的鉴别诊断主要包括以下几种病症：①低血容量性休克；②低氧血症；③甲状腺功能亢进；④高血压；⑤高热；⑥低血糖症；⑦贫血；⑧变态反应（过敏反应）。

【休克的监测】

监测是休克诊断和治疗过程中不可或缺的一部分。监测不仅可以在血压变化之前，更早地发现休克发生的苗头，使对休克治疗开始得更早、更及时；连续性监测还可以保证对休克的治疗更具有完整性和连续性，并指导临床动态调整治疗方案。

1. 一般监测

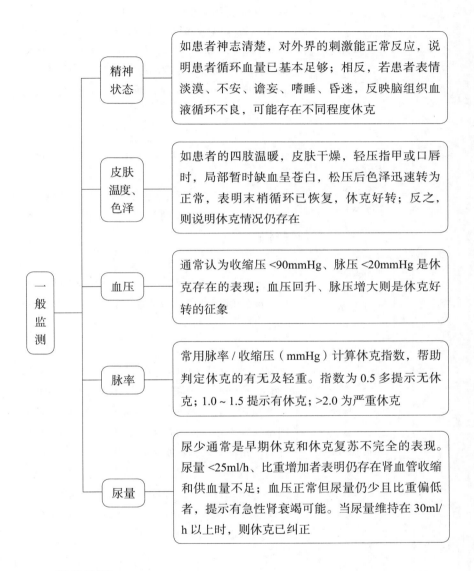

一般监测

精神状态 —— 如患者神志清楚，对外界的刺激能正常反应，说明患者循环血量已基本足够；相反，若患者表情淡漠、不安、谵妄、嗜睡、昏迷，反映脑组织血液循环不良，可能存在不同程度休克

皮肤温度、色泽 —— 如患者的四肢温暖，皮肤干燥，轻压指甲或口唇时，局部暂时缺血呈苍白，松压后色泽迅速转为正常，表明末梢循环已恢复，休克好转；反之，则说明休克情况仍存在

血压 —— 通常认为收缩压 <90mmHg、脉压 <20mmHg 是休克存在的表现；血压回升、脉压增大则是休克好转的征象

脉率 —— 常用脉率 / 收缩压（mmHg）计算休克指数，帮助判定休克的有无及轻重。指数为 0.5 多提示无休克；1.0～1.5 提示有休克；>2.0 为严重休克

尿量 —— 尿少通常是早期休克和休克复苏不完全的表现。尿量 <25ml/h、比重增加者表明仍存在肾血管收缩和供血量不足；血压正常但尿量仍少且比重偏低者，提示有急性肾衰竭可能。当尿量维持在 30ml/h 以上时，则休克已纠正

2. 特殊监测

| 特殊监测 | 中心静脉压（CVP） | CVP的正常值为0.49～0.98kPa（5～10cmH₂O）；低于0.49kPa（5cmH₂O）提示血容量不足；高于14.71kPa（15cmH₂O）则提示心功能不全、静脉血管床过度收缩或肺循环阻力增高；若CVP超过19.61kPa（20cmH₂O）时，则表示存在充血性心力衰竭 |

CVP的正常值为$0.49～0.98kPa$（$5～10cmH_2O$）；低于$0.49kPa$（$5cmH_2O$）提示血容量不足；高于$14.71kPa$（$15cmH_2O$）则提示心功能不全、静脉血管床过度收缩或肺循环阻力增高；若CVP超过$19.61kPa$（$20cmH_2O$）时，则表示存在充血性心力衰竭

肺毛细血管楔压（PCWP）

肺动脉压的正常值为$1.3～2.9kPa$（$10～22mmHg$）；PCWP的正常值为$0.8～2.0kPa$（$6～15mmHg$）。PCWP低于正常值反映血容量不足（较CVP敏感）；PCWP增高可反映左心房压力增高，如急性肺水肿

心排血量（CO）和心脏指数（CI）

成年人CO的正常值为$4～6L/min$；单位体表面积上的心排血量称作心脏指数（CI），正常值为$2.5～3.5L/（min·m^2）$

动脉血气分析

动脉血氧分压（PaO_2）正常值为$10.7～13.3kPa$（$80～100mmHg$），动脉血二氧化碳分压（$PaCO_2$）正常值为$4.8～5.9kPa$（$36～44mmHg$）。休克时可因肺换气不足，体内二氧化碳积聚致$PaCO_2$明显升高；相反，如患者原来并无肺部疾病，因过度换气可致$PaCO_2$较低；若$PaCO_2$超过$5.3～6.7kPa$（$40～50mmHg$）时，常提示肺泡通气功能障碍；PaO_2低于$8.0kPa$（$60mmHg$），吸入纯氧仍无改善者，则可能是急性呼吸窘迫综合征（ARDS）的先兆

动脉血乳酸盐测定

正常值为$1～1.5mmol/L$，危重患者允许到$2mmol/L$。乳酸盐值越高，预后越差

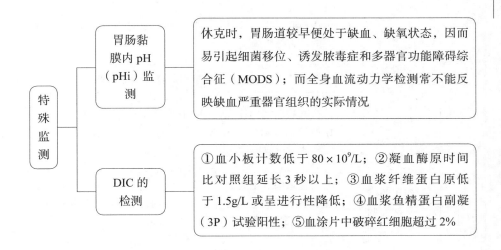

【治疗】

休克是一个复杂的病理生理过程，没有单一药物或措施能起到根治性作用，应采取综合的治疗措施。在休克初期应及时消除病因，补充血容量，调整血管张力，机体的内环境可恢复正常。若休克进一步发展，则细胞损伤不断加重，血管反应性降低，全身缺血缺氧，出现多器官功能障碍。休克可发展为不可逆性，此时单纯消除病因、扩容和应用血管药已难以纠正休克，需应用能促进心血管反应性恢复的药物，能稳定细胞膜的细胞保护剂、自由基清除剂、细胞因子拮抗剂，以及具有免疫调节作用的药物，以逐步恢复血管反应性和组织器官的正常血液灌注。危重患者应转入 ICU，监测血流动力学、呼吸及肾功能。治疗休克的最终目的是恢复灌注和对组织提供足够的氧。

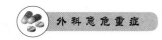

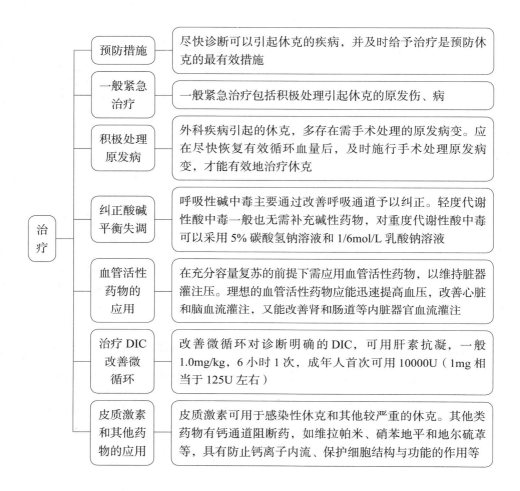

治疗	预防措施	尽快诊断可以引起休克的疾病，并及时给予治疗是预防休克的最有效措施
	一般紧急治疗	一般紧急治疗包括积极处理引起休克的原发伤、病
	积极处理原发病	外科疾病引起的休克，多存在需手术处理的原发病变。应在尽快恢复有效循环血量后，及时施行手术处理原发病变，才能有效地治疗休克
	纠正酸碱平衡失调	呼吸性碱中毒主要通过改善呼吸通道予以纠正。轻度代谢性酸中毒一般也无需补充碱性药物，对重度代谢性酸中毒可以采用 5% 碳酸氢钠溶液和 1/6mol/L 乳酸钠溶液
	血管活性药物的应用	在充分容量复苏的前提下需应用血管活性药物，以维持脏器灌注压。理想的血管活性药物应能迅速提高血压，改善心脏和脑血流灌注，又能改善肾和肠道等内脏器官血流灌注
	治疗 DIC 改善微循环	改善微循环对诊断明确的 DIC，可用肝素抗凝，一般 1.0mg/kg，6 小时 1 次，成年人首次可用 10000U（1mg 相当于 125U 左右）
	皮质激素和其他药物的应用	皮质激素可用于感染性休克和其他较严重的休克。其他类药物有钙通道阻断药，如维拉帕米、硝苯地平和地尔硫䓬等，具有防止钙离子内流、保护细胞结构与功能的作用等

第二节　失血性休克

　　失血性休克是指各种原因引起的循环容量丢失而导致的有效循环血量与心排血量减少、组织灌注不足、细胞代谢紊乱和功能受损的病理生理过程。失血性休克和创伤性休克均属于低血容量休克。低血容量休克的主要病理生理改变是有效循环血量急剧减少，导致组织低灌注、无氧代谢增加、乳酸性酸中毒、再灌注损伤及内毒素易位，最终导致 MODS。低血容量休克的最终结局自始至终与组织灌注相关。因此，提高其救治成功率的关键在于尽早去除休克病因的同时，尽快恢复有效的组织灌注，以改善组织细胞的氧供，重建氧的供需平衡和恢复正常的细胞功能。

【病因】

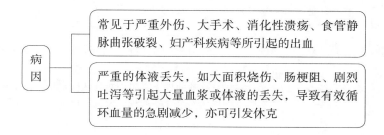

病因
- 常见于严重外伤、大手术、消化性溃疡、食管静脉曲张破裂、妇产科疾病等所引起的出血
- 严重的体液丢失，如大面积烧伤、肠梗阻、剧烈吐泻等引起大量血浆或体液的丢失，导致有效循环血量的急剧减少，亦可引发休克

【临床表现】

详细询问病史并对患者进行严格的体格检查是非常必要的。患者可有以下表现：

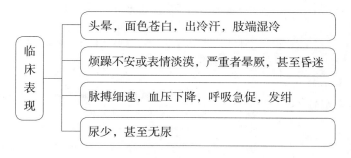

临床表现
- 头晕，面色苍白，出冷汗，肢端湿冷
- 烦躁不安或表情淡漠，严重者晕厥，甚至昏迷
- 脉搏细速，血压下降，呼吸急促，发绀
- 尿少，甚至无尿

【失血分级】

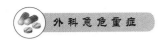

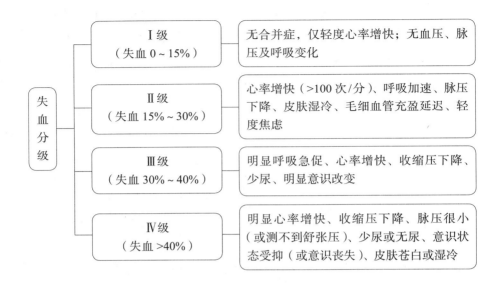

Ⅰ级（失血 0~15%）	无合并症，仅轻度心率增快；无血压、脉压及呼吸变化
Ⅱ级（失血 15%~30%）	心率增快（>100 次/分）、呼吸加速、脉压下降、皮肤湿冷、毛细血管充盈延迟、轻度焦虑
Ⅲ级（失血 30%~40%）	明显呼吸急促、心率增快、收缩压下降、少尿、明显意识改变
Ⅳ级（失血 >40%）	明显心率增快、收缩压下降、脉压很小（或测不到舒张压）、少尿或无尿、意识状态受抑（或意识丧失）、皮肤苍白或湿冷

失血分级

【辅助检查】

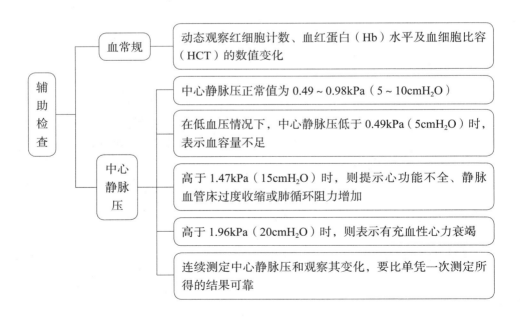

辅助检查

血常规：动态观察红细胞计数、血红蛋白（Hb）水平及血细胞比容（HCT）的数值变化

中心静脉压：
- 中心静脉压正常值为 0.49~0.98kPa（5~10cmH$_2$O）
- 在低血压情况下，中心静脉压低于 0.49kPa（5cmH$_2$O）时，表示血容量不足
- 高于 1.47kPa（15cmH$_2$O）时，则提示心功能不全、静脉血管床过度收缩或肺循环阻力增加
- 高于 1.96kPa（20cmH$_2$O）时，则表示有充血性心力衰竭
- 连续测定中心静脉压和观察其变化，要比单凭一次测定所得的结果可靠

根据动脉血气分析结果，可鉴别体液酸碱平衡紊乱性质

碱缺失可间接反映血乳酸的水平，碱缺失与血乳酸结合是判断休克组织灌注较好的方法

动脉血气分析

当休克导致组织供血不足时碱缺失下降，提示乳酸血症的存在

动脉血乳酸增高常较其他休克征象先出现，是反映组织缺氧的高度敏感的指标之一。正常值为1～2mmol/L

动脉血乳酸监测

持续动态的动脉血乳酸及乳酸清除率监测对休克的早期诊断、判定组织缺氧情况、指导液体复苏及预后评估具有重要意义

辅助检查

血乳酸浓度在合并肝功能不全等特别情况下难以充分反映组织的氧合状态

凝血功能监测

凝血功能监测在休克早期即进行凝血功能的监测，对选择适当的容量复苏方案及液体种类有重要的临床意义。常规凝血功能监测包括血小板计数、凝血酶原时间（PT）、活化部分凝血酶原时间（APTT）、国际标准化比值（INR）和D-二聚体、血栓弹力描记图（TEG）等

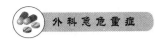
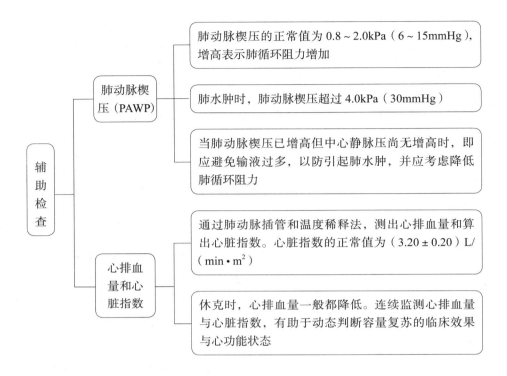

辅助检查

肺动脉楔压（PAWP）
- 肺动脉楔压的正常值为 0.8～2.0kPa（6～15mmHg），增高表示肺循环阻力增加
- 肺水肿时，肺动脉楔压超过 4.0kPa（30mmHg）
- 当肺动脉楔压已增高但中心静脉压尚无增高时，即应避免输液过多，以防引起肺水肿，并应考虑降低肺循环阻力

心排血量和心脏指数
- 通过肺动脉插管和温度稀释法，测出心排血量和算出心脏指数。心脏指数的正常值为（3.20±0.20）L/（min·m²）
- 休克时，心排血量一般都降低。连续监测心排血量与心脏指数，有助于动态判断容量复苏的临床效果与心功能状态

【诊断及鉴别诊断】

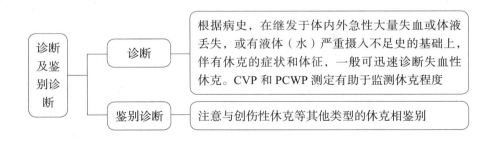

诊断及鉴别诊断

诊断
- 根据病史，在继发于体内外急性大量失血或体液丢失，或有液体（水）严重摄入不足史的基础上，伴有休克的症状和体征，一般可迅速诊断失血性休克。CVP 和 PCWP 测定有助于监测休克程度

鉴别诊断
- 注意与创伤性休克等其他类型的休克相鉴别

【治疗】

治疗关键：迅速补充血容量，应用血管活性药物；迅速查明原因，防止继续出血或失液。

1. 基本治疗

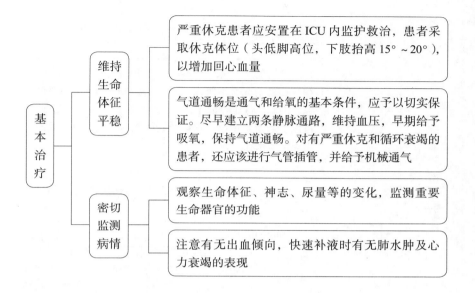

2. 病因治疗

休克所导致的组织器官损害的程度与血容量丢失量和休克持续时间直接相关。如果休克持续存在，组织缺氧不能缓解，休克的病理生理状态将进一步加重。所以，尽快纠正引起血容量丢失的病因是治疗低血容量休克的基本措施。

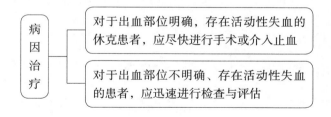

3. 药物治疗

药物治疗分为液体复苏、输血治疗和使用血管活性药和正性肌力药。

（1）液体复苏

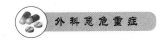

1）晶体溶液

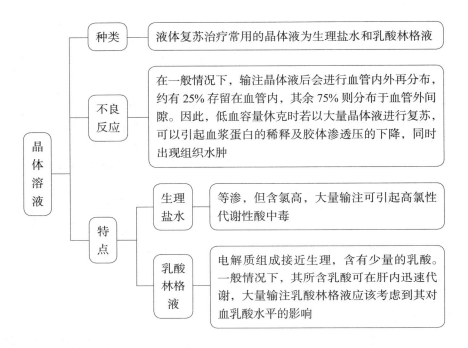

晶体溶液
- 种类 —— 液体复苏治疗常用的晶体液为生理盐水和乳酸林格液
- 不良反应 —— 在一般情况下，输注晶体液后会进行血管内外再分布，约有25%存留在血管内，其余75%则分布于血管外间隙。因此，低血容量休克时若以大量晶体液进行复苏，可以引起血浆蛋白的稀释及胶体渗透压的下降，同时出现组织水肿
- 特点
  - 生理盐水 —— 等渗，但含氯高，大量输注可引起高氯性代谢性酸中毒
  - 乳酸林格液 —— 电解质组成接近生理，含有少量的乳酸。一般情况下，其所含乳酸可在肝内迅速代谢，大量输注乳酸林格液应该考虑到其对血乳酸水平的影响

2）胶体液

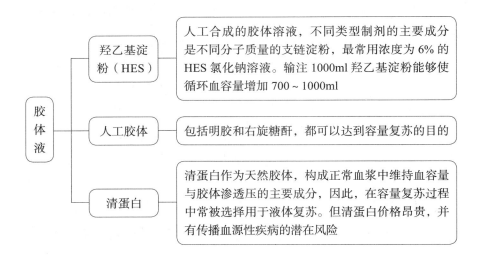

胶体液
- 羟乙基淀粉（HES）—— 人工合成的胶体溶液，不同类型制剂的主要成分是不同分子质量的支链淀粉，最常用浓度为6%的HES氯化钠溶液。输注1000ml羟乙基淀粉能够使循环血容量增加700～1000ml
- 人工胶体 —— 包括明胶和右旋糖酐，都可以达到容量复苏的目的
- 清蛋白 —— 清蛋白作为天然胶体，构成正常血浆中维持血容量与胶体渗透压的主要成分，因此，在容量复苏过程中常被选择用于液体复苏。但清蛋白价格昂贵，并有传播血源性疾病的潜在风险

（2）输血治疗：输血及输注血制品在低血容量休克中应用广泛。失血性休克时，丧失的主要是血液，但在补充血液、容量的同时，并非需要全部补充血细胞成分，也应考虑到凝血因子的补充。但是输血也可能带来一些不良反应，甚至严重并发症。

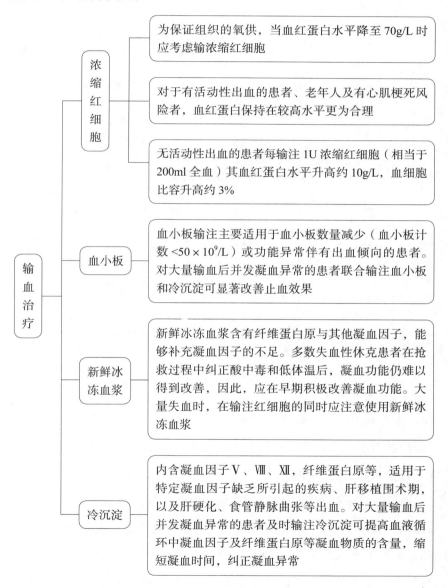

为保证组织的氧供，当血红蛋白水平降至70g/L时应考虑输浓缩红细胞

对于有活动性出血的患者、老年人及有心肌梗死风险者，血红蛋白保持在较高水平更为合理

无活动性出血的患者每输注1U浓缩红细胞（相当于200ml全血）其血红蛋白水平升高约10g/L，血细胞比容升高约3%

血小板输注主要适用于血小板数量减少（血小板计数<50×10⁹/L）或功能异常伴有出血倾向的患者。对大量输血后并发凝血异常的患者联合输注血小板和冷沉淀可显著改善止血效果

新鲜冰冻血浆含有纤维蛋白原与其他凝血因子，能够补充凝血因子的不足。多数失血性休克患者在抢救过程中纠正酸中毒和低体温后，凝血功能仍难以得到改善，因此，应在早期积极改善凝血功能。大量失血时，在输注红细胞的同时应注意使用新鲜冰冻血浆

内含凝血因子Ⅴ、Ⅷ、Ⅻ，纤维蛋白原等，适用于特定凝血因子缺乏所引起的疾病、肝移植围术期，以及肝硬化、食管静脉曲张等出血。对大量输血后并发凝血异常的患者及时输注冷沉淀可提高血液循环中凝血因子及纤维蛋白原等凝血物质的含量，缩短凝血时间，纠正凝血异常

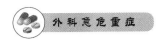

（3）血管活性药与正性肌力药：低血容量休克的患者一般不常规应用血管活性药物，因为这些药物有进一步加重器官灌注不足和缺氧的风险。通常仅对于足够的液体复苏后仍存在低血压或未开始输液的严重低血压患者，才考虑应用血管活性药与正性肌力药。

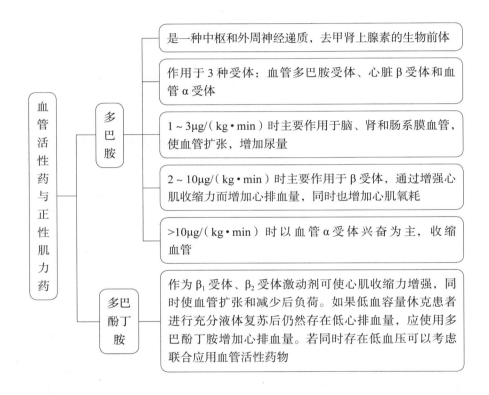

4. 未控制出血的失血性休克复苏

未控制出血的失血性休克患者死亡的主要原因是大量出血导致严重持续的低血容量休克，甚至心脏骤停。

失血性休克未控制出血时早期积极复苏可引起稀释性凝血功能障碍；血压升高后，血管内已形成的凝血块脱落，造成再出血；血液过度稀释，血红蛋白水平降低，减少组织氧供；并发症和病死率增加。因此，对出血未控制的失血性休克患者，早期应采用控制性液体复苏（延迟复苏），即在活动性出血控制前应给予小容量液体复苏，在短期允许收缩压维持在80～90mmHg，以保证重要脏器的基本灌注，并尽快止血；出血控制后再进行积极复苏。但对合并颅脑损伤的多发伤患者、老年患者及高血压患者应避免控制性复苏。

5. 并发症的治疗

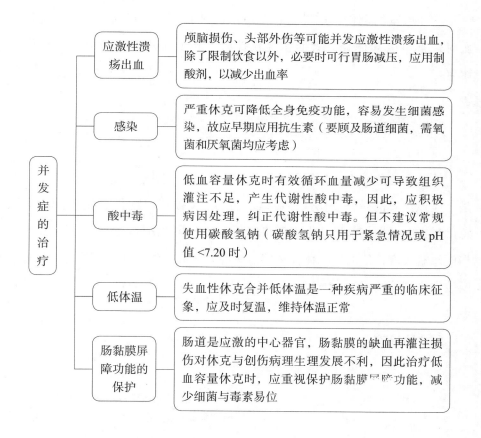

并发症的治疗

- 应激性溃疡出血 —— 颅脑损伤、头部外伤等可能并发应激性溃疡出血，除了限制饮食以外，必要时可行胃肠减压，应用制酸剂，以减少出血率

- 感染 —— 严重休克可降低全身免疫功能，容易发生细菌感染，故应早期应用抗生素（要顾及肠道细菌，需氧菌和厌氧菌均应考虑）

- 酸中毒 —— 低血容量休克时有效循环血量减少可导致组织灌注不足，产生代谢性酸中毒，因此，应积极病因处理，纠正代谢性酸中毒。但不建议常规使用碳酸氢钠（碳酸氢钠只用于紧急情况或pH值<7.20时）

- 低体温 —— 失血性休克合并低体温是一种疾病严重的临床征象，应及时复温，维持体温正常

- 肠黏膜屏障功能的保护 —— 肠道是应激的中心器官，肠黏膜的缺血再灌注损伤对休克与创伤病理生理发展不利，因此治疗低血容量休克时，应重视保护肠黏膜屏障功能，减少细菌与毒素易位

第三节　创伤性休克

创伤致死亡率逐年上升，这不仅是医学问题，也是一个严重的社会

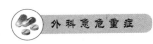

问题。创伤性休克是指严重创伤，特别是在伴有一定量出血时引起的休克。

【病因】

各种严重的创伤，如骨折、挤压伤、火器伤等，特别是伴有一定量出血时，常可引起休克。大面积烧伤伴有大量血浆丧失，常可导致烧伤性休克。

【临床表现】

从休克的角度来看，创伤性休克较失血性休克的临床表现并无特殊。但是，应该注意的是，创伤性休克与损伤部位、损伤程度和出血量密切相关。急诊时必须根据伤情迅速做出初步判断。对于重危伤员，切不可只注意开放伤而忽略极有价值的创伤体征。接诊医师尤其应该注意伤员的神志、呼吸以及致伤机制等。

【辅助检查】

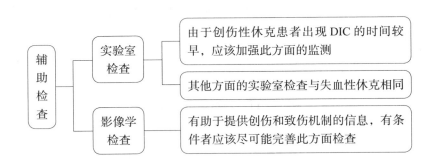

【诊断及鉴别诊断】

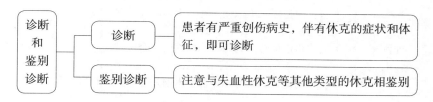

诊断和鉴别诊断 —— 诊断 —— 患者有严重创伤病史，伴有休克的症状和体征，即可诊断

鉴别诊断 —— 注意与失血性休克等其他类型的休克相鉴别

【治疗】

治疗分为急救、液体复苏和损伤控制外科技术。

1. 急救

各种严重创伤后 1 小时内的现场死亡率约占 50%，其中，最初 10 分钟是死亡率最高的时间段，因此灾害发生后最初的 10 分钟，被称为"白金 10 分钟"。此段时间内，如果伤员的创伤和出血得到控制，可以极大缩短抢救时间，提高抢救成功率。

2. 液体复苏

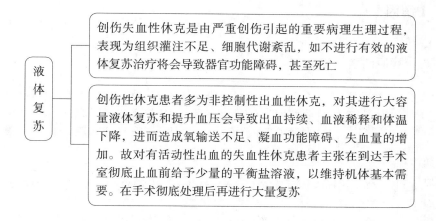

液体复苏 —— 创伤失血性休克是由严重创伤引起的重要病理生理过程，表现为组织灌注不足、细胞代谢紊乱，如不进行有效的液体复苏治疗将会导致器官功能障碍，甚至死亡

创伤性休克患者多为非控制性出血性休克，对其进行大容量液体复苏和提升血压会导致出血持续、血液稀释和体温下降，进而造成氧输送不足、凝血功能障碍、失血量的增加。故对有活动性出血的失血性休克患者主张在到达手术室彻底止血前给予少量的平衡盐溶液，以维持机体基本需要。在手术彻底处理后再进行大量复苏

3. 损伤控制外科技术

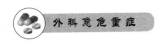

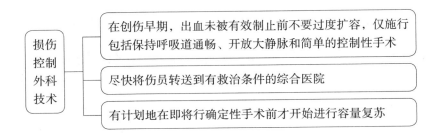

损伤控制外科技术
- 在创伤早期，出血未被有效制止前不要过度扩容，仅施行包括保持呼吸道通畅、开放大静脉和简单的控制性手术
- 尽快将伤员转送到有救治条件的综合医院
- 有计划地在即将行确定性手术前才开始进行容量复苏

第四节　脓毒性休克

脓毒性休克过去称为感染性休克或败血症休克，是指因病原微生物进入机体后，由微生物（包括细菌、病毒、立克次体、原虫与真菌等），特别是革兰阴性细菌的感染及其毒素等产物（包括内毒素、外毒素、抗原抗体复合物）所引起的脓毒病综合征伴休克。

【病因】

1. 病原因素

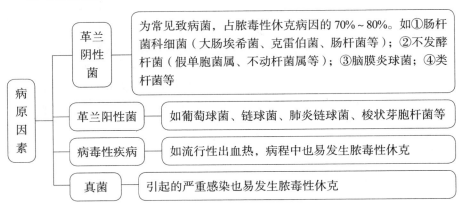

病原因素
- 革兰阴性菌：为常见致病菌，占脓毒性休克病因的 70%～80%。如①肠杆菌科细菌（大肠埃希菌、克雷伯菌、肠杆菌等）；②不发酵杆菌（假单胞菌属、不动杆菌属等）；③脑膜炎球菌；④类杆菌等
- 革兰阳性菌：如葡萄球菌、链球菌、肺炎链球菌、梭状芽胞杆菌等
- 病毒性疾病：如流行性出血热，病程中也易发生脓毒性休克
- 真菌：引起的严重感染也易发生脓毒性休克

2. 宿主因素

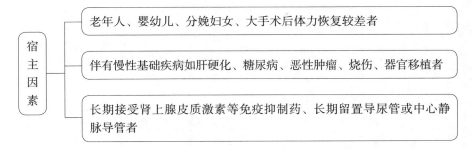

宿主因素
- 老年人、婴幼儿、分娩妇女、大手术后体力恢复较差者
- 伴有慢性基础疾病如肝硬化、糖尿病、恶性肿瘤、烧伤、器官移植者
- 长期接受肾上腺皮质激素等免疫抑制药、长期留置导尿管或中心静脉导管者

3. 外科常见病

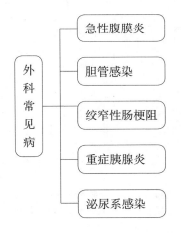

外科常见病
- 急性腹膜炎
- 胆管感染
- 绞窄性肠梗阻
- 重症胰腺炎
- 泌尿系感染

【临床表现】

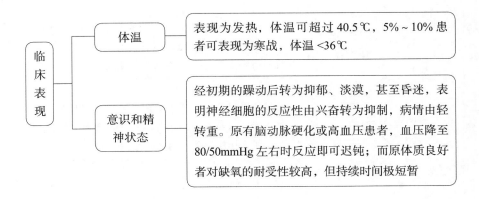

临床表现
- 体温：表现为发热，体温可超过 40.5℃，5%~10% 患者可表现为寒战，体温 <36℃
- 意识和精神状态：经初期的躁动后转为抑郁、淡漠，甚至昏迷，表明神经细胞的反应性由兴奋转为抑制，病情由轻转重。原有脑动脉硬化或高血压患者，血压降至 80/50mmHg 左右时反应即可迟钝；而原体质良好者对缺氧的耐受性较高，但持续时间极短暂

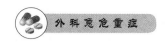

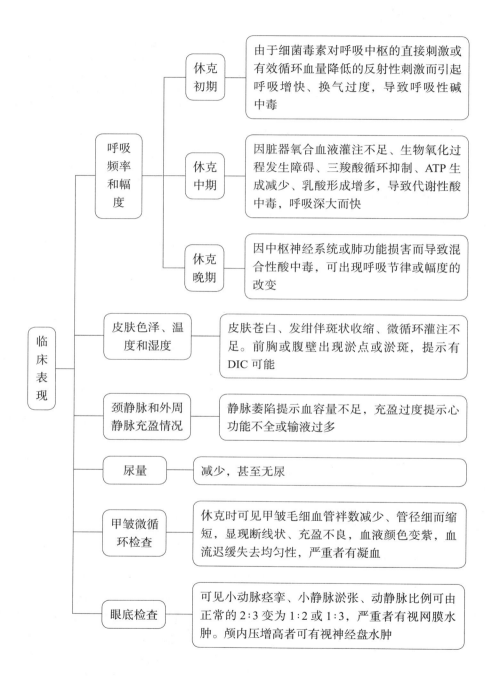

临床表现

呼吸频率和幅度

休克初期 —— 由于细菌毒素对呼吸中枢的直接刺激或有效循环血量降低的反射性刺激而引起呼吸增快、换气过度，导致呼吸性碱中毒

休克中期 —— 因脏器氧合血液灌注不足、生物氧化过程发生障碍、三羧酸循环抑制、ATP生成减少、乳酸形成增多，导致代谢性酸中毒，呼吸深大而快

休克晚期 —— 因中枢神经系统或肺功能损害而导致混合性酸中毒，可出现呼吸节律或幅度的改变

皮肤色泽、温度和湿度 —— 皮肤苍白、发绀伴斑状收缩、微循环灌注不足。前胸或腹壁出现淤点或淤斑，提示有DIC可能

颈静脉和外周静脉充盈情况 —— 静脉萎陷提示血容量不足，充盈过度提示心功能不全或输液过多

尿量 —— 减少，甚至无尿

甲皱微循环检查 —— 休克时可见甲皱毛细血管袢数减少、管径细而缩短，显现断线状、充盈不良，血液颜色变紫，血流迟缓失去均匀性，严重者有凝血

眼底检查 —— 可见小动脉痉挛、小静脉淤张、动静脉比例可由正常的2:3变为1:2或1:3，严重者有视网膜水肿。颅内压增高者可有视神经盘水肿

【辅助检查】

1. 血象

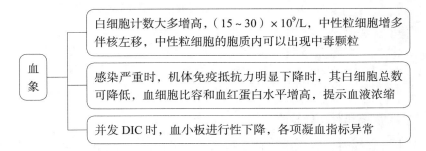

血象
- 白细胞计数大多增高，（15～30）×10⁹/L，中性粒细胞增多伴核左移，中性粒细胞的胞质内可以出现中毒颗粒
- 感染严重时，机体免疫抵抗力明显下降时，其白细胞总数可降低，血细胞比容和血红蛋白水平增高，提示血液浓缩
- 并发 DIC 时，血小板进行性下降，各项凝血指标异常

2. 病原学检查

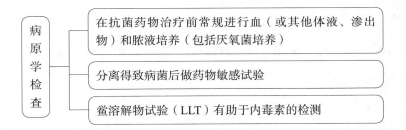

病原学检查
- 在抗菌药物治疗前常规进行血（或其他体液、渗出物）和脓液培养（包括厌氧菌培养）
- 分离得致病菌后做药物敏感试验
- 鲎溶解物试验（LLT）有助于内毒素的检测

3. 中心静脉压（CVP）测定

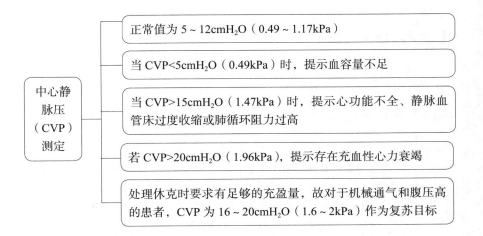

中心静脉压（CVP）测定
- 正常值为 5～12cmH₂O（0.49～1.17kPa）
- 当 CVP<5cmH₂O（0.49kPa）时，提示血容量不足
- 当 CVP>15cmH₂O（1.47kPa）时，提示心功能不全、静脉血管床过度收缩或肺循环阻力过高
- 若 CVP>20cmH₂O（1.96kPa），提示存在充血性心力衰竭
- 处理休克时要求有足够的充盈量，故对于机械通气和腹压高的患者，CVP 为 16～20cmH₂O（1.6～2kPa）作为复苏目标

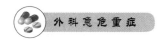

4．酸碱平衡的血液生化检查

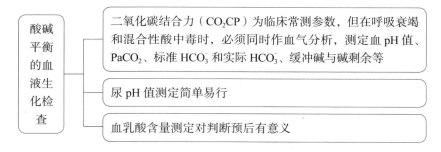

5．尿常规和肾功能检查

发生肾衰竭时，尿比重由初期偏高转为低而固定（1.010左右），血肌酐和尿素氮升高，尿与血的肌酐浓度之比 <1∶5，尿渗透压降低，尿/血浆渗透压的比值 <1.5，尿钠排出量 >40mmol/L。

6．血清电解质测定

休克时血钠和氯多偏低，血钾视肾功能和血酸碱情况高低不一。少尿和酸中毒时血钾可升高，反之降低。

7．血清酶的测定

血清丙氨酸氨基转移酶（ALT）、血肌酸激酶（CPK）、乳酸脱氢酶（LDH）同工酶的测量可反映肝、心等脏器的损害情况。

【诊断及鉴别诊断】

1．意识变化

随血压变化出现烦躁转入昏迷，但却因人而异。

意识变化	老年患者有动脉硬化，即使血压下降不明显，也可出现明显意识障碍
	体质好，脑对缺氧耐受性强，虽然血压测不到，其神志仍可清醒

2．血压

血压是诊断休克的一项重要指标，但在休克早期，因交感神经兴奋，儿茶酚胺释放过多。可造成血压升高。此时，如使用降压药，将会引起严重后果。

3．尿量

尿量既反映肾微循环血流灌注量，也可间接反映重要脏器血流灌注情况，当血压维持在10.67kPa（80mmHg），尿量 >30ml/h，表示肾灌注良好。

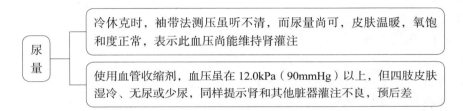

尿量 ── 冷休克时，袖带法测压虽听不清，而尿量尚可，皮肤温暖，氧饱和度正常，表示此血压尚能维持肾灌注

使用血管收缩剂，血压虽在12.0kPa（90mmHg）以上，但四肢皮肤湿冷、无尿或少尿，同样提示肾和其他脏器灌注不良，预后差

4．肾功能判断

不仅要关注尿量，而且应对尿比重和 pH 值以及血肌酐和尿素氮水平进行综合分析，不要单纯被尿量所迷惑。注意对非少尿性急性肾衰竭的鉴别，此时每天尿量虽可超过 1000ml，但尿比重低且固定，尿 pH 值上升，提示肾小管浓缩和酸化功能差。结合血清肌酐和尿素氮水平升高，表示肾脏功能不良。

5．对低氧血症和 ALI、ARDS 诊断应有足够认识

由于低氧血症原因未能很好寻找，救治措施不力，可产生一系列代谢紊乱，结果出现不可逆休克。在抗休克时尽早行机械辅助通气，纠正低血氧，更为重要。

6．血糖

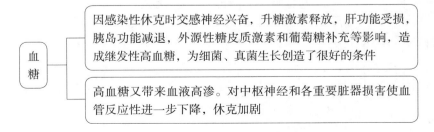

血糖 ── 因感染性休克时交感神经兴奋，升糖激素释放，肝功能受损，胰岛功能减退，外源性糖皮质激素和葡萄糖补充等影响，造成继发性高血糖，为细菌、真菌生长创造了很好的条件

高血糖又带来血液高渗。对中枢神经和各重要脏器损害使血管反应性进一步下降，休克加剧

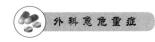

7. 心率

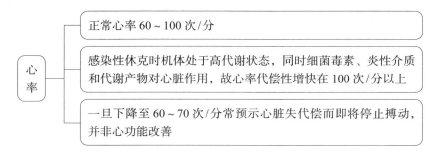

心率
- 正常心率60～100次/分
- 感染性休克时机体处于高代谢状态，同时细菌毒素、炎性介质和代谢产物对心脏作用，故心率代偿性增快在100次/分以上
- 一旦下降至60～70次/分常预示心脏失代偿而即将停止搏动，并非心功能改善

8. 血清电解质变化需要准确分析判断

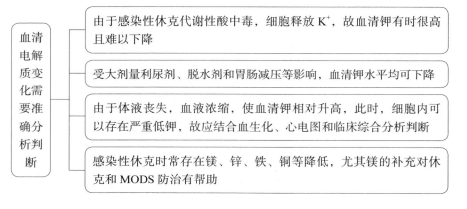

血清电解质变化需要准确分析判断
- 由于感染性休克代谢性酸中毒，细胞释放K^+，故血清钾有时很高且难以下降
- 受大剂量利尿剂、脱水剂和胃肠减压等影响，血清钾水平均可下降
- 由于体液丧失，血液浓缩，使血清钾相对升高，此时，细胞内可以存在严重低钾，故应结合血生化、心电图和临床综合分析判断
- 感染性休克时常存在镁、锌、铁、铜等降低，尤其镁的补充对休克和MODS防治有帮助

9. 注意酸碱失衡鉴别

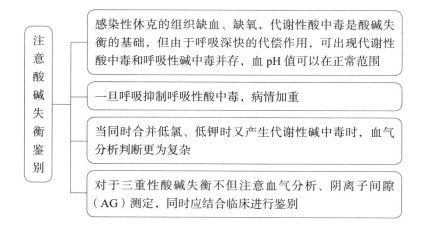

注意酸碱失衡鉴别
- 感染性休克的组织缺血、缺氧，代谢性酸中毒是酸碱失衡的基础，但由于呼吸深快的代偿作用，可出现代谢性酸中毒和呼吸性碱中毒并存，血pH值可以在正常范围
- 一旦呼吸抑制呼吸性酸中毒，病情加重
- 当同时合并低氯、低钾时又产生代谢性碱中毒时，血气分析判断更为复杂
- 对于三重性酸碱失衡不但注意血气分析、阴离子间隙（AG）测定，同时应结合临床进行鉴别

10．鉴于抗生素使用广泛，且剂量大，常可掩盖局部严重感染征象

各种感染性疾病如肺炎、败血症、腹膜炎、化脓性胆管炎、菌痢、脑膜炎、尿路感染、坏死性胰腺炎和各类脓肿等，均可导致感染性休克。其病原体如下：

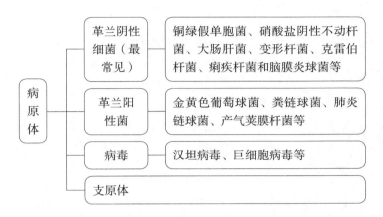

由于抗休克时采用大剂量糖皮质激素容易并发真菌感染，应注意血、尿、粪、痰和口腔检查真菌病原体，争取早发现、早处理。对机体抵抗力低、广谱抗生素力度大、激素使用时间长、剂量大者，对真菌感染宜实施预防性治疗。

【治疗】

积极控制感染，治疗原发病，早期发现和预防，尽快纠正休克的低血压状态和改善微循环，缩短休克期是关键所在。

1．控制感染

控制感染是救治感染性休克的主要环节。

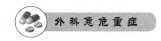

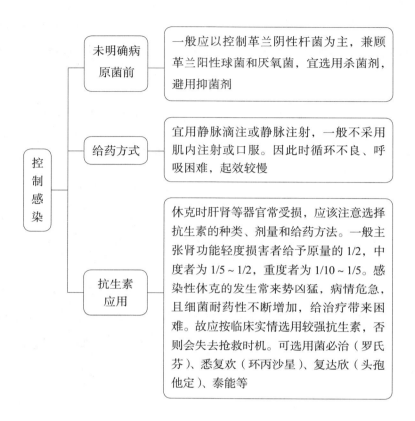

控制感染

未明确病原菌前：一般应以控制革兰阴性杆菌为主，兼顾革兰阳性球菌和厌氧菌，宜选用杀菌剂，避用抑菌剂

给药方式：宜用静脉滴注或静脉注射，一般不采用肌内注射或口服。因此时循环不良、呼吸困难，起效较慢

抗生素应用：休克时肝肾等器官常受损，应该注意选择抗生素的种类、剂量和给药方法。一般主张肾功能轻度损害者给予原量的 1/2，中度者为 1/5～1/2，重度者为 1/10～1/5。感染性休克的发生常来势凶猛，病情危急，且细菌耐药性不断增加，给治疗带来困难。故应按临床实情选用较强抗生素，否则会失去抢救时机。可选用菌必治（罗氏芬）、悉复欢（环丙沙星）、复达欣（头孢他定）、泰能等

2．扩容治疗

相对或有效循环血量的不足是感染性休克的危险因素，故扩容治疗（又称补充血容量）是抗休克的基本手段。扩容所用液体应包括胶体和晶体，各种液体的合理组合才能维持机体内环境的恒定。胶体液有低分子右旋糖酐、血浆、清蛋白和全血等；晶体液中以生理盐水、复方氯化钠注射液（乳酸林格液）较好。

（1）胶体液：胶体液有低分子右旋糖酐、血浆、清蛋白和全血等。

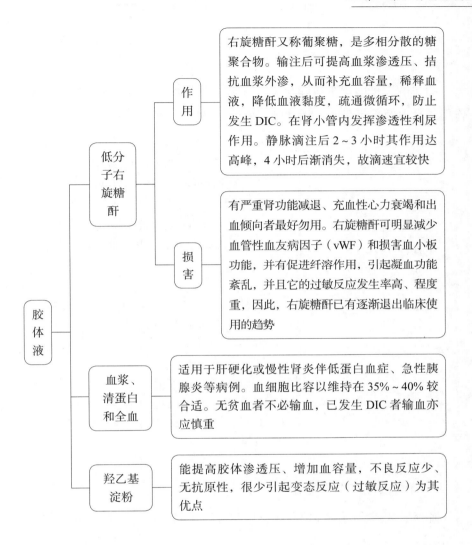

右旋糖酐又称葡聚糖，是多相分散的糖聚合物。输注后可提高血浆渗透压、拮抗血浆外渗，从而补充血容量，稀释血液，降低血液黏度，疏通微循环，防止发生 DIC。在肾小管内发挥渗透性利尿作用。静脉滴注后 2～3 小时其作用达高峰，4 小时后渐消失，故滴速宜较快

有严重肾功能减退、充血性心力衰竭和出血倾向者最好勿用。右旋糖酐可明显减少血管性血友病因子（vWF）和损害血小板功能，并有促进纤溶作用，引起凝血功能紊乱，并且它的过敏反应发生率高、程度重，因此，右旋糖酐已有逐渐退出临床使用的趋势

适用于肝硬化或慢性肾炎伴低蛋白血症、急性胰腺炎等病例。血细胞比容以维持在 35%～40% 较合适。无贫血者不必输血，已发生 DIC 者输血亦应慎重

能提高胶体渗透压、增加血容量，不良反应少、无抗原性，很少引起变态反应（过敏反应）为其优点

（2）晶体液

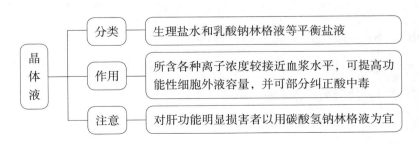

晶体液 —— 分类 —— 生理盐水和乳酸钠林格液等平衡盐液

作用 —— 所含各种离子浓度较接近血浆水平，可提高功能性细胞外液容量，并可部分纠正酸中毒

注意 —— 对肝功能明显损害者以用碳酸氢钠林格液为宜

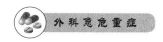

3．纠正酸中毒

纠正酸中毒的根本措施在于改善组织的低灌注状态。缓冲碱主要起治标作用，且血容量不足时，缓冲碱的效能亦难以充分发挥。

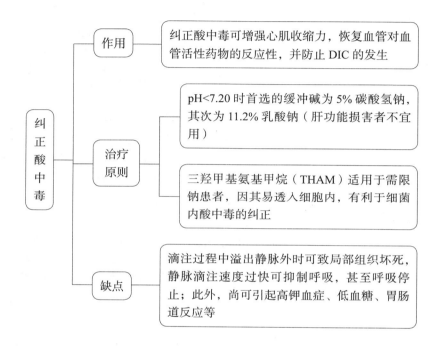

纠正酸中毒 —— 作用 —— 纠正酸中毒可增强心肌收缩力，恢复血管对血管活性药物的反应性，并防止 DIC 的发生

治疗原则 —— pH<7.20 时首选的缓冲碱为 5% 碳酸氢钠，其次为 11.2% 乳酸钠（肝功能损害者不宜用）

—— 三羟甲基氨基甲烷（THAM）适用于需限钠患者，因其易透入细胞内，有利于细菌内酸中毒的纠正

缺点 —— 滴注过程中溢出静脉外时可致局部组织坏死，静脉滴注速度过快可抑制呼吸，甚至呼吸停止；此外，尚可引起高钾血症、低血糖、胃肠道反应等

4．血管活性药物的应用

血管活性药物的应用旨在调整血管舒缩功能、疏通微循环淤滞，以利休克的逆转。

（1）扩血管药物：扩血管药物必须在充分扩容的基础上使用，适用于低排高阻型休克（冷休克）。常用的药物如下：

1）α受体阻滞剂：可解除内源性去甲肾上腺素所引起的微血管痉挛和微循环淤滞。使肺循环内血液流向体循环而防治肺水肿。

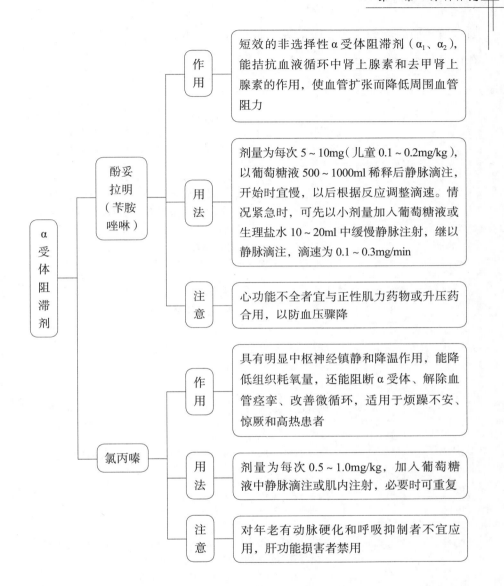

α受体阻滞剂

酚妥拉明（苄胺唑啉）

作用：短效的非选择性α受体阻滞剂（α₁、α₂），能拮抗血液循环中肾上腺素和去甲肾上腺素的作用，使血管扩张而降低周围血管阻力

用法：剂量为每次5～10mg（儿童0.1～0.2mg/kg），以葡萄糖液500～1000ml稀释后静脉滴注，开始时宜慢，以后根据反应调整滴速。情况紧急时，可先以小剂量加入葡萄糖液或生理盐水10～20ml中缓慢静脉注射，继以静脉滴注，滴速为0.1～0.3mg/min

注意：心功能不全者宜与正性肌力药物或升压药合用，以防血压骤降

氯丙嗪

作用：具有明显中枢神经镇静和降温作用，能降低组织耗氧量，还能阻断α受体、解除血管痉挛、改善微循环，适用于烦躁不安、惊厥和高热患者

用法：剂量为每次0.5～1.0mg/kg，加入葡萄糖液中静脉滴注或肌内注射，必要时可重复

注意：对年老有动脉硬化和呼吸抑制者不宜应用，肝功能损害者禁用

2）β受体激动剂：典型代表为异丙肾上腺素，成人2～4μg/（kg·min），儿童0.05～0.2μg/（kg·min）。心率不超过120次/分（儿童140次/分）。多巴胺为合成去甲肾上腺素和肾上腺素的前体。最初滴速为2～5μg/（kg·min），然后按需要调节滴速。多巴胺为目前应用较多的抗休克药，

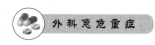

对伴有心肌收缩力减弱、尿量减少而血容量已补足的休克患者疗效较好。其作用视剂量大小而异：

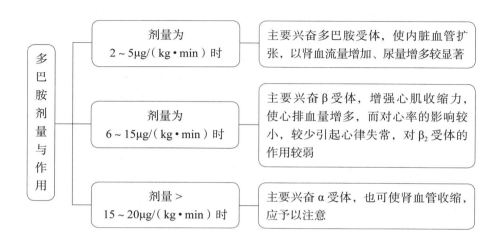

3）抗胆碱能药物

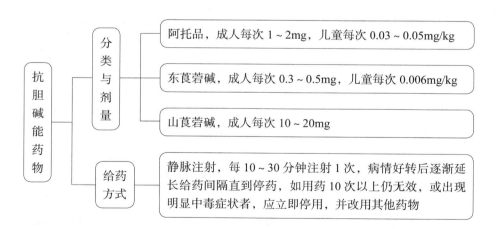

使用血管扩张药应注意：

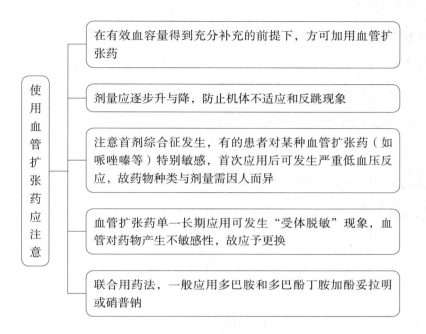

使用血管扩张药应注意

在有效血容量得到充分补充的前提下，方可加用血管扩张药

剂量应逐步升与降，防止机体不适应和反跳现象

注意首剂综合征发生，有的患者对某种血管扩张药（如哌唑嗪等）特别敏感，首次应用后可发生严重低血压反应，故药物种类与剂量需因人而异

血管扩张药单一长期应用可发生"受体脱敏"现象，血管对药物产生不敏感性，故应予更换

联合用药法，一般应用多巴胺和多巴酚丁胺加酚妥拉明或硝普钠

（2）缩血管药物：常用的缩血管药物有去甲肾上腺素与间羟胺。

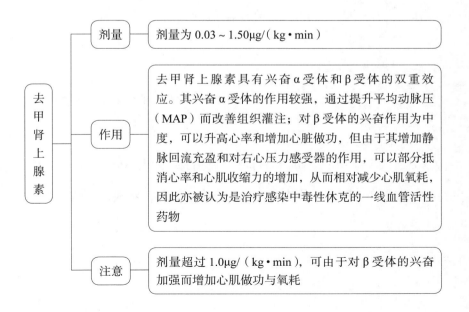

去甲肾上腺素

剂量 —— 剂量为 0.03～1.50μg/（kg·min）

作用 —— 去甲肾上腺素具有兴奋α受体和β受体的双重效应。其兴奋α受体的作用较强，通过提升平均动脉压（MAP）而改善组织灌注；对β受体的兴奋作用为中度，可以升高心率和增加心脏做功，但由于其增加静脉回流充盈和对右心压力感受器的作用，可以部分抵消心率和心肌收缩力的增加，从而相对减少心肌氧耗，因此亦被认为是治疗感染中毒性休克的一线血管活性药物

注意 —— 剂量超过 1.0μg/（kg·min），可由于对β受体的兴奋加强而增加心肌做功与氧耗

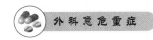

5．防治各种并发症

脓毒血症和感染性休克可导致各类脏器损害，如心功能不全、心律失常、肺水肿、消化道出血、DIC、急性肾衰竭、肝功能损害和 ALI、ARDS 等，尤其需警惕 MODS 的发生，并应作相应预防与救治处理。

（1）强心药物的应用：重症休克和休克后期病例常并发心功能不全，是因细菌毒素、心肌缺氧、酸中毒、电解质紊乱、心肌抑制因子、肺血管痉挛、肺动脉高压和肺水肿加重心脏负担，以及输液不当等因素引起。老年人和幼儿尤易发生，可预防应用毒毛花苷 K 或毛花苷 C。

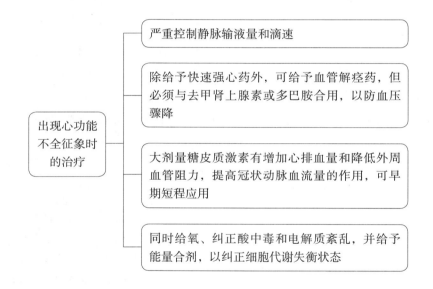

（2）维持呼吸功能、防治急性呼吸窘迫综合征（ARDS）：肺为休克的主要靶器官之一，顽固性休克常并发肺衰竭。此外，脑缺氧、脑水肿等亦可导致呼吸衰竭。

维持呼吸功能、防治急性呼吸窘迫综合征

- 休克患者均应给氧，经鼻导管（4～6L/min）或面罩间歇加压输入，吸入氧浓度以40%左右为宜，必须保持呼吸道通畅

- 在血容量补足后，如患者有神志欠清、痰液不易清除、气道阻塞现象时，应及早考虑做气管插管或切开，并行辅助呼吸（间歇正压），清除呼吸道分泌物，注意防止继发感染。应及早给予呼气末正压呼吸（PEEP），可通过持续扩张气道和肺泡，增加功能性残气量，减少肺内分流，提高动脉血氧分压、改善肺的顺应性、增高肺活量

- 除纠正低氧血症外，应及早给予血管解痉剂以降低肺循环阻力，并应正确掌握输液量、控制入液量、尽量少用晶体液

- 为减轻肺间质水肿可给予清蛋白和大剂量呋塞米（如血容量不低）

- 己酮可可碱对急性肺损伤有较好的保护作用，早期应用可减少中性粒细胞在肺内积聚，抑制肺毛细血管的渗出，防止肺水肿形成，具有阻断ARDS形成的作用；IL-1与TNF均为ARDS的重要损伤性介质，己酮可可碱能抑制两者对白细胞的激活作用，是治疗ARDS与多器官功能障碍综合征较好的药物

（3）肾功能的维护：休克患者出现少尿、无尿、氮质血症时，应注意鉴别为肾前性或急性肾功能不全所致。

肾功能的维护

- 在有效心排血量和血压恢复之后，如患者仍持续少尿，静脉滴注呋塞米（速尿）20～40mg

- 如患者排尿无明显增加，而心脏功能良好，则可重复一次

- 若患者仍无尿，提示可能已发生急性肾功能不全，应给予相应处理

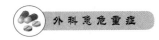

（4）脑水肿的防治

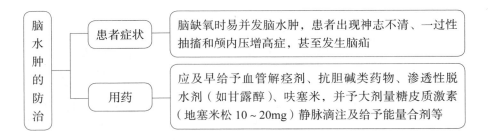

（5）DIC 的治疗

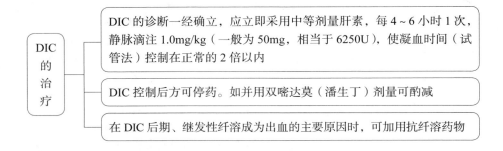

第二章　水、电解质和酸碱平衡

危重患者尤其是外科严重创伤、烧伤患者由于疾病影响、自身调节能力降低以及外界的不当干预经常发生水、电解质和酸碱平衡失调。浓度失调是指细胞外液水分的增加或减少，以致渗透微粒的浓度发生改变，即渗透压发生改变，如低钠血症或高钠血症。容量失调是指体液量的等渗性减少或增加，仅引起细胞外液量的改变，而发生缺水或水过多。因此，在对危重患者的治疗中要有预见性，提高警惕，考虑周全，及时防治，正确处理，才能使患者转危为安。

第一节　水和电解质的平衡失调

水和电解质的平衡失调是指水和电解质的缺少或过多，并有比例失调，或伴有渗透压改变的可能。由于水和钠的关系十分密切，因此缺水和失钠常常同时存在。引发水和钠代谢紊乱的原因和缺失程度均可不同。水和钠丧失的比例不同，因而引起的病理生理变化和一些临床表现也有不同。

人体每日水和各种电解质的排出量随着摄入量变动，以经常保持水和电解质在人体内保持着动态平衡。主要是通过机体的内在调节能力完成了这种

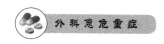

水和电解质在人体内经常不断变动和维持平衡。如果这种调节功能因疾病、创伤等各种因素的影响而受到破坏，水和电解质紊乱便会形成，体液平衡失调可表现为容量失调、浓度失调和成分失调。

一、脱水

脱水往往伴有盐的丧失，但由于两者丧失的比例不等，所以脱水可有三种类别，即等渗性脱水、低渗性脱水和高渗性脱水。

（一）等渗性缺水

等渗性缺水又称急性缺水或混合性缺水。这种缺水在有大面积烧伤及消化液丢失等病史，出现少尿、口渴、血压下降，甚至休克、意识障碍等外科患者中最易发生。水和钠成比例地丧失，血清钠仍在正常范围，细胞外液的渗透压也保持正常。它造成细胞外液量（包括循环血量）的迅速减少。等渗性缺水，基本上不改变细胞外液的渗透压，最初细胞内液并不向细胞外间隙转移，以代偿细胞外液的缺少。所以细胞内液的量并不发生变化。但这种液体丧失持续时间较久后，细胞内液也将逐渐外移，随同细胞外液一起丧失，以致引起细胞缺水。

【病因】

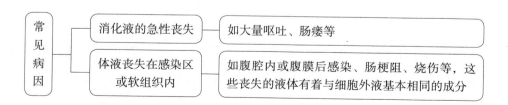

【病理】

等渗性缺水时水和钠成比例地丧失，血清钠仍在正常范围，细胞外液的渗透压也保持正常。它造成细胞外液量（包括循环血量）的迅速减少。等渗性缺水，基本上不改变细胞外液的渗透压，最初细胞内液并不向细胞外间隙转移，以代偿细胞外液的缺少。所以细胞内液的量并不发生变化。但这种液体丧失持续时间较久后，细胞内液也将逐渐外移，随同细胞外液一起丧失，以致引起细胞缺水。机体对等渗性缺水的代偿启动机制是肾入球小动脉壁的压力感受器受到管内压力下降的刺激以及肾小球滤过率下降所致的远曲小管液内 Na^+ 的减少。这些可引起肾素 - 醛固酮系统的兴奋，醛固酮的分泌量增加。醛固酮促进远曲小管对钠的再吸收，因此随钠一同被再吸收的水量也有所增加，从而代偿性地使细胞外液量回升。

【临床表现】

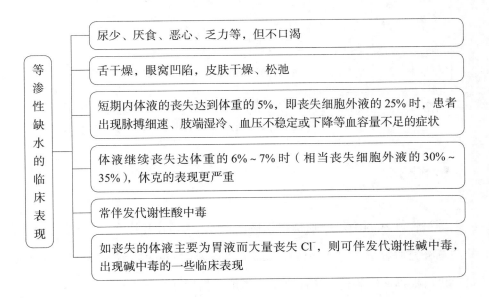

等渗性缺水的临床表现

- 尿少、厌食、恶心、乏力等，但不口渴
- 舌干燥，眼窝凹陷，皮肤干燥、松弛
- 短期内体液的丧失达到体重的 5%，即丧失细胞外液的 25% 时，患者出现脉搏细速、肢端湿冷、血压不稳定或下降等血容量不足的症状
- 体液继续丧失达体重的 6%~7% 时（相当丧失细胞外液的 30%~35%），休克的表现更严重
- 常伴发代谢性酸中毒
- 如丧失的体液主要为胃液而大量丧失 Cl^-，则可伴发代谢性碱中毒，出现碱中毒的一些临床表现

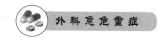

【辅助检查】

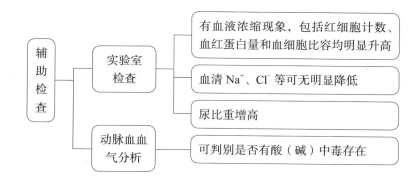

【诊断及鉴别诊断】

等渗性缺水的诊断与鉴别诊断主要依靠病史和临床表现。

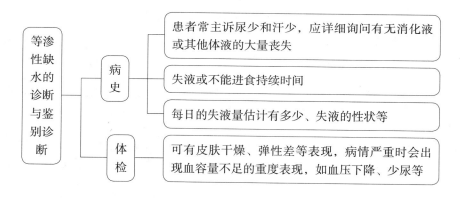

【治疗】

等渗性缺水的治疗原则是在积极治疗原发病的同时，应给予等渗盐水，并注意补充血容量（包括晶体和胶体）纠正休克。可根据临床表现估计补液量，也可根据血细胞比容（HCT，正常值：男性0.48，女性0.42）来计算。

尽可能同时处理引起等渗性缺水的原因，以减少水和钠的进一步丧失。针对细胞外液量的减少，用平衡盐溶液或等渗盐水尽快补充血容量。脉搏细速和血压下降等症状常表示细胞外液的丧失量已达体重的 5%，可先给患者快速静脉滴注上述溶液约 300ml（按体重 60kg 计算），以恢复血容量。如无血量不足的表现时，则可给上述用量的 1/2～2/3，即 1500～2000ml，补充缺水量，或按血细胞比容来计算补液量。补等渗盐水量（L）= 血细胞比容上升值 / 血细胞比容正常值 × 体重（kg）× 0.20。此外，还应补给日需要量水 2000ml 和钠 4.5g。一般在血容量补充使尿量达 40ml/h 后，补钾即应开始。因为在纠正缺水后，排钾量会有所增加，血清 K^+ 浓度也因细胞外液量的增加而被稀释降低，故应注意预防低钾血症的发生。

另外等渗盐水含 Na^+ 和 Cl^- 各 154mmol/L，而血清内 Na^+ 和 Cl^- 的含量分别为 142mmol/L 和 103mmol/L。两者相比，等渗盐水的 Cl^- 含量比血清的 Cl^- 含量高 50mmol/L。正常人肾有保留 HCO_3^-、排出 Cl^- 的功能，故 Cl^- 大量进入体内后，不致引起高氯性酸中毒。但在重度缺水或休克状态下，肾血流减少，排氯功能受到影响。从静脉内输给大量等渗盐水，有导致血 Cl^- 过高，引起高氯性酸中毒的危险。平衡盐溶液的电解质含量和血浆内含量相仿，用来治疗缺水比较理想，可以避免输入过多的 Cl^-，并对酸中毒的纠正有一定帮助。目前常用的平衡盐溶液有乳酸钠和复方氯化钠溶液（1.86% 乳酸钠溶液和复方氯化钠溶液之比为 1∶2）与碳酸氢钠和等渗水溶液（1.25% 碳酸氢钠溶液和等渗盐水之比为 1∶2）两种。

（二）低渗性缺水

低渗性缺水又称慢性缺水或继发性缺水。

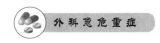
【病因】

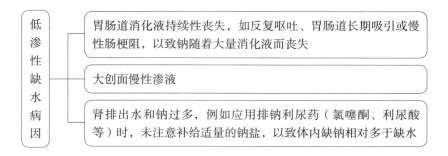

低渗性缺水病因

- 胃肠道消化液持续性丧失，如反复呕吐、胃肠道长期吸引或慢性肠梗阻，以致钠随着大量消化液而丧失
- 大创面慢性渗液
- 肾排出水和钠过多，例如应用排钠利尿药（氯噻酮、利尿酸等）时，未注意补给适量的钠盐，以致体内缺钠相对多于缺水

【病理】

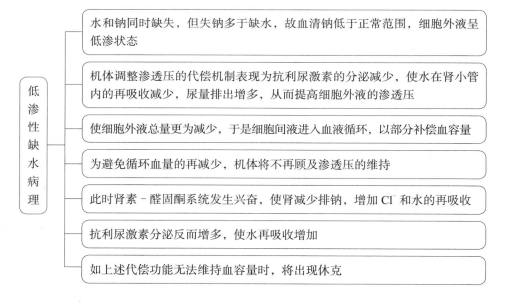

低渗性缺水病理

- 水和钠同时缺失，但失钠多于缺水，故血清钠低于正常范围，细胞外液呈低渗状态
- 机体调整渗透压的代偿机制表现为抗利尿激素的分泌减少，使水在肾小管内的再吸收减少，尿量排出增多，从而提高细胞外液的渗透压
- 使细胞外液总量更为减少，于是细胞间液进入血液循环，以部分补偿血容量
- 为避免循环血量的再减少，机体将不再顾及渗透压的维持
- 此时肾素－醛固酮系统发生兴奋，使肾减少排钠，增加 Cl^- 和水的再吸收
- 抗利尿激素分泌反而增多，使水再吸收增加
- 如上述代偿功能无法维持血容量时，将出现休克

【临床表现】

低渗性缺水的临床表现随缺钠程度不同而出现不同临床症状。

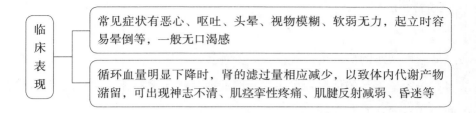

临床表现
- 常见症状有恶心、呕吐、头晕、视物模糊、软弱无力，起立时容易晕倒等，一般无口渴感
- 循环血量明显下降时，肾的滤过量相应减少，以致体内代谢产物潴留，可出现神志不清、肌痉挛性疼痛、肌腱反射减弱、昏迷等

【辅助检查】

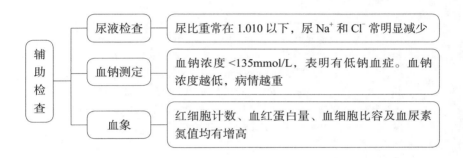

辅助检查
- 尿液检查 —— 尿比重常在 1.010 以下，尿 Na^+ 和 Cl^- 常明显减少
- 血钠测定 —— 血钠浓度 <135mmol/L，表明有低钠血症。血钠浓度越低，病情越重
- 血象 —— 红细胞计数、血红蛋白量、血细胞比容及血尿素氮值均有增高

【诊断及鉴别诊断】

根据患者有上述特点的体液丧失病史和临床表现，可初步作出低渗性缺水的诊断。

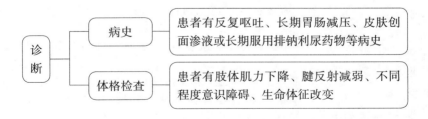

诊断
- 病史 —— 患者有反复呕吐、长期胃肠减压、皮肤创面渗液或长期服用排钠利尿药物等病史
- 体格检查 —— 患者有肢体肌力下降、腱反射减弱、不同程度意识障碍、生命体征改变

进一步可做辅助检查以明确诊断。

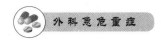
【治疗】

低渗性缺水的应对措施包括积极处理致病原因。针对细胞外液缺钠多于缺水和血容量不足的情况，采用含盐溶液或高渗盐水静脉输注，以纠正体液的低渗状态和补充血容量。

1. 针对轻度和中度缺钠患者

根据临床缺钠程度估计需要补给的液体量。

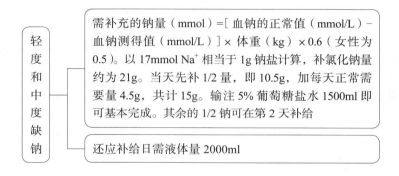

轻度和中度缺钠

> 需补充的钠量（mmol）＝［血钠的正常值（mmol/L）－血钠测得值（mmol/L）］×体重（kg）×0.6（女性为0.5）。以17mmol Na^+ 相当于1g钠盐计算，补氯化钠量约为21g。当天先补1/2量，即10.5g，加每天正常需要量4.5g，共计15g。输注5%葡萄糖盐水1500ml即可基本完成。其余的1/2钠可在第2天补给

> 还应补给日需液体量2000ml

2. 针对重度缺钠患者

对出现休克者，应先补足血容量，以改善微循环和组织器官的灌注。

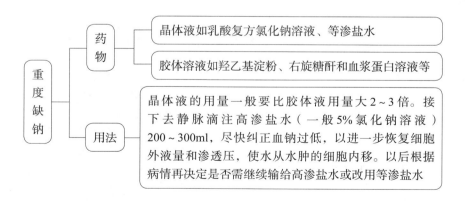

重度缺钠

药物

> 晶体液如乳酸复方氯化钠溶液、等渗盐水

> 胶体溶液如羟乙基淀粉、右旋糖酐和血浆蛋白溶液等

用法

> 晶体液的用量一般要比胶体液用量大2～3倍。接下去静脉滴注高渗盐水（一般5%氯化钠溶液）200～300ml，尽快纠正血钠过低，以进一步恢复细胞外液量和渗透压，使水从水肿的细胞内移。以后根据病情再决定是否需继续输给高渗盐水或改用等渗盐水

3. 针对缺钠并伴有酸中毒患者

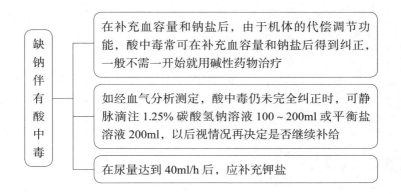

缺钠伴有酸中毒
- 在补充血容量和钠盐后，由于机体的代偿调节功能，酸中毒常可在补充血容量和钠盐后得到纠正，一般不需一开始就用碱性药物治疗
- 如经血气分析测定，酸中毒仍未完全纠正时，可静脉滴注 1.25% 碳酸氢钠溶液 100～200ml 或平衡盐溶液 200ml，以后视情况再决定是否继续补给
- 在尿量达到 40ml/h 后，应补充钾盐

（三）高渗性缺水

高渗性缺水又称原发性缺水。

【病因】

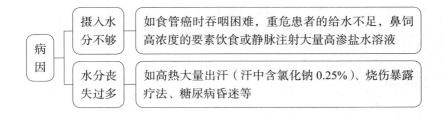

病因
- 摄入水分不够：如食管癌时吞咽困难，重危患者的给水不足，鼻饲高浓度的要素饮食或静脉注射大量高渗盐水溶液
- 水分丧失过多：如高热大量出汗（汗中含氯化钠 0.25%）、烧伤暴露疗法、糖尿病昏迷等

【病理】

虽有水和钠的同时丢失，但因缺水更多，故血清钠高于正常范围，细胞外液的渗透压升高。严重的缺水可使细胞内液移向细胞外间隙，结果导致细胞内、外液量都有减少。最后，由于脑细胞缺水而导致脑功能障碍的严重后果。

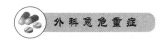

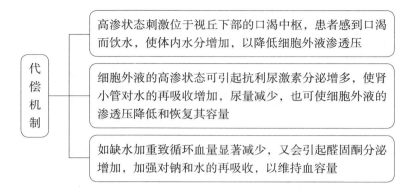

【临床表现】

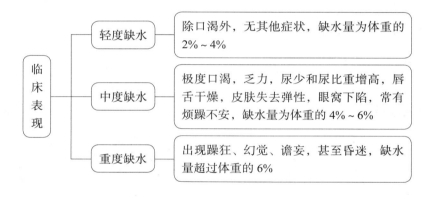

【辅助检查】

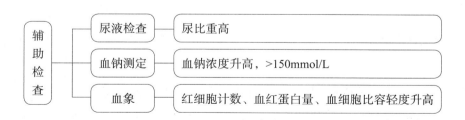

【诊断及鉴别诊断】

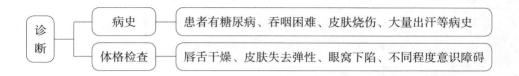

诊断
- 病史 —— 患者有糖尿病、吞咽困难、皮肤烧伤、大量出汗等病史
- 体格检查 —— 唇舌干燥、皮肤失去弹性、眼窝下陷、不同程度意识障碍

【治疗】

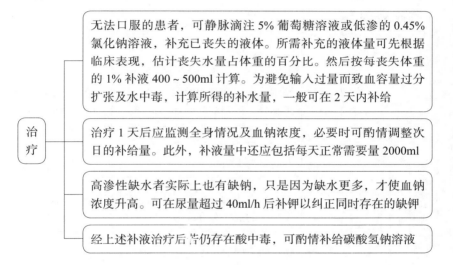

治疗

- 无法口服的患者，可静脉滴注 5% 葡萄糖溶液或低渗的 0.45% 氯化钠溶液，补充已丧失的液体。所需补充的液体量可先根据临床表现，估计丧失水量占体重的百分比。然后按每丧失体重的 1% 补液 400～500ml 计算。为避免输入过量而致血容量过分扩张及水中毒，计算所得的补水量，一般可在 2 天内补给

- 治疗 1 天后应监测全身情况及血钠浓度，必要时可酌情调整次日的补给量。此外，补液量中还应包括每天正常需要量 2000ml

- 高渗性缺水者实际上也有缺钠，只是因为缺水更多，才使血钠浓度升高。可在尿量超过 40ml/h 后补钾以纠正同时存在的缺钾

- 经上述补液治疗后，若仍存在酸中毒，可酌情补给碳酸氢钠溶液

二、水过多

水过多是指体内水总量过多引起的综合征，表现为细胞外液量增加，血钠浓度降低。

（一）水中毒

【病因】

当肾功能不全和神经内分泌调节异常时，如急性肾衰竭、心功能不全、

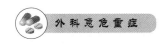

休克、抗利尿激素（精氨酸加压素）分泌增多、肾上腺皮质功能不全等，经口或静脉补充过多的水分，机体没有能力排出，就可扩大和稀释细胞外液，形成低血清钠，细胞外液低渗使水分向细胞内转移导致细胞水肿，体内水过多使细胞外和细胞内液都扩大，严重者可因脑水肿和肺水肿而死亡。水过多包括单纯水过多即水中毒，水钠同时过多即水钠潴留，由于临床常见于输入过多含钠液体，而称为输液过多综合征。

【临床表现】

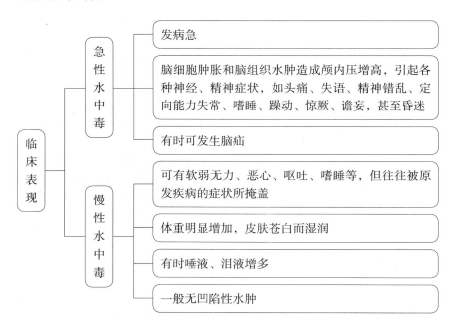

【辅助检查】

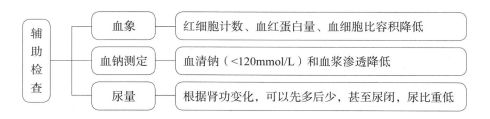

【治疗】

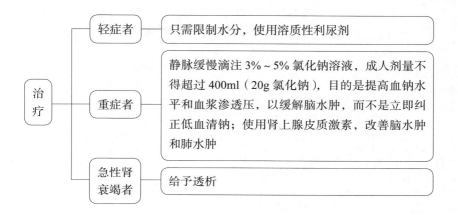

治疗
- 轻症者 —— 只需限制水分，使用溶质性利尿剂
- 重症者 —— 静脉缓慢滴注 3%～5% 氯化钠溶液，成人剂量不得超过 400ml（20g 氯化钠），目的是提高血钠水平和血浆渗透压，以缓解脑水肿，而不是立即纠正低血清钠；使用肾上腺皮质激素，改善脑水肿和肺水肿
- 急性肾衰竭者 —— 给予透析

（二）水和钠过多（输液过多综合征）

【病因】

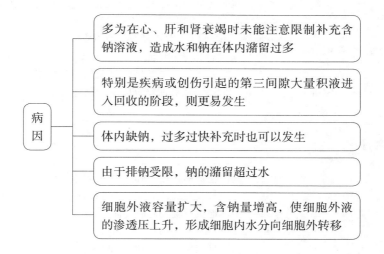

病因
- 多为在心、肝和肾衰竭时未能注意限制补充含钠溶液，造成水和钠在体内潴留过多
- 特别是疾病或创伤引起的第三间隙大量积液进入回收的阶段，则更易发生
- 体内缺钠，过多过快补充时也可以发生
- 由于排钠受限，钠的潴留超过水
- 细胞外液容量扩大，含钠量增高，使细胞外液的渗透压上升，形成细胞内水分向细胞外转移

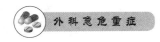

【临床表现】

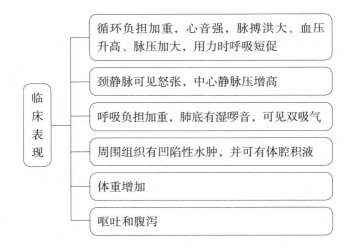

临床表现
- 循环负担加重，心音强，脉搏洪大、血压升高、脉压加大，用力时呼吸短促
- 颈静脉可见怒张，中心静脉压增高
- 呼吸负担加重，肺底有湿啰音，可见双吸气
- 周围组织有凹陷性水肿，并可有体腔积液
- 体重增加
- 呕吐和腹泻

【辅助检查】

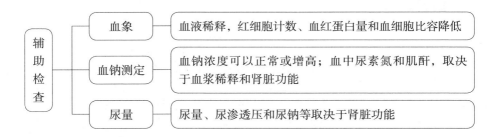

辅助检查
- 血象：血液稀释，红细胞计数、血红蛋白量和血细胞比容降低
- 血钠测定：血钠浓度可以正常或增高；血中尿素氮和肌酐，取决于血浆稀释和肾脏功能
- 尿量：尿量、尿渗透压和尿钠等取决于肾脏功能

【治疗】

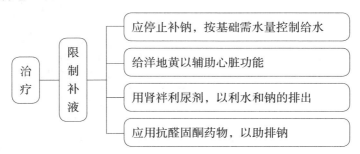

治疗 — 限制补液
- 应停止补钠，按基础需水量控制给水
- 给洋地黄以辅助心脏功能
- 用肾祥利尿剂，以利水和钠的排出
- 应用抗醛固酮药物，以助排钠

三、钠代谢失调

（一）低钠血症

低钠血症是指血清钠浓度低于 135mmol/L 的病理生理状态，但体内总钠浓度可降低，也可正常或增高。临床可分为缺钠性低钠血症、稀释性低钠血症和无症状性低钠血症 3 种类型。随着血钠浓度降低速度和程度不同，临床表现有很大的变异。严重的稀释性低钠血症就是水中毒。无症状性低钠血症，又称消耗病性低钠血症，发生机制不甚明了。可能因各种慢性消耗性疾病使细胞内蛋白质分解过多，胞内渗透压下降，细胞外液中含水量增加所致。临床上不仅较为少见，且临床表现也不明显。这里讨论的低钠血症主要是指缺钠性低钠血症。

【病因】

仅饮食中限制钠，如无体外失钠，一般不致引起严重缺钠。

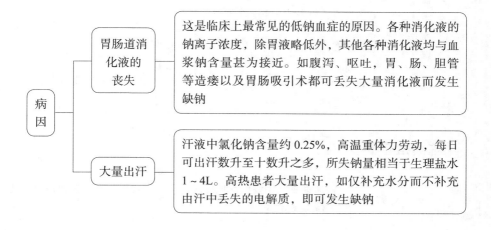

病因

胃肠道消化液的丧失：这是临床上最常见的低钠血症的原因。各种消化液的钠离子浓度，除胃液略低外，其他各种消化液均与血浆钠含量甚为接近。如腹泻、呕吐，胃、肠、胆管等造瘘以及胃肠吸引术都可丢失大量消化液而发生缺钠

大量出汗：汗液中氯化钠含量约 0.25%，高温重体力劳动，每日可出汗数升至十数升之多，所失钠量相当于生理盐水 1～4L。高热患者大量出汗，如仅补充水分而不补充由汗中丢失的电解质，即可发生缺钠

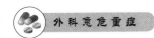

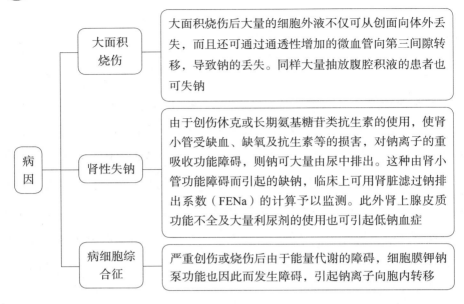

病因	大面积烧伤	大面积烧伤后大量的细胞外液不仅可从创面向体外丢失，而且还可通过通透性增加的微血管向第三间隙转移，导致钠的丢失。同样大量抽放腹腔积液的患者也可失钠
	肾性失钠	由于创伤休克或长期氨基糖苷类抗生素的使用，使肾小管受缺血、缺氧及抗生素等的损害，对钠离子的重吸收功能障碍，则钠可大量由尿中排出。这种由于肾小管功能障碍而引起的缺钠，临床上可用肾脏滤过钠排出系数（FENa）的计算予以监测。此外肾上腺皮质功能不全及大量利尿剂的使用也可引起低钠血症
	病细胞综合征	严重创伤或烧伤后由于能量代谢的障碍，细胞膜钾钠泵功能也因此而发生障碍，引起钠离子向胞内转移

【临床表现】

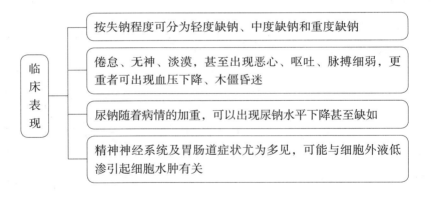

临床表现	按失钠程度可分为轻度缺钠、中度缺钠和重度缺钠
	倦怠、无神、淡漠，甚至出现恶心、呕吐、脉搏细弱，更重者可出现血压下降、木僵昏迷
	尿钠随着病情的加重，可以出现尿钠水平下降甚至缺如
	精神神经系统及胃肠道症状尤为多见，可能与细胞外液低渗引起细胞水肿有关

【辅助检查】

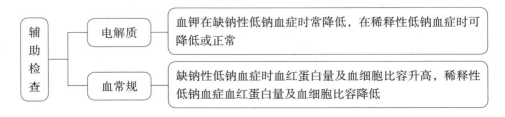

| 辅助检查 | 电解质 | 血钾在缺钠性低钠血症时常降低，在稀释性低钠血症时可降低或正常 |
| | 血常规 | 缺钠性低钠血症时血红蛋白量及血细胞比容升高，稀释性低钠血症血红蛋白量及血细胞比容降低 |

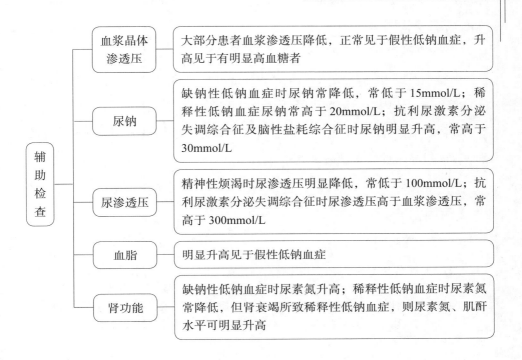

【诊断】

血清钠浓度低于135mmol/L 有意义；血清钠浓度低于130mmol/L 诊断确立，需立即纠正。

【治疗】

除了注意病因治疗和限制不含盐溶液的继续输注外，应重视补充钠。按血清钠的变化进行推算钠缺失量：钠缺乏量（mmol）=〔正常血清钠 mmol/L-患者血清钠 mmol/L〕× 体重（kg）×0.6。

按水电酸碱失调处理原则先补该计算值的 1/2。换算成氯化钠克数（1g 氯化钠相当于 17mmol 钠离子），并进而换算成等渗盐溶液予以补充。高度缺钠者，可适量应用 3% 或 5% 氯化钠溶液补充治疗。在补钠同时可适当选

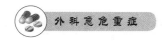

用利尿剂，利尿排水。

（二）高钠血症

高钠血症是指血清钠浓度高于 145mmol/L 的病理生理状态，常伴有血氯浓度升高，体内总钠浓度可降低，也可正常或增高。临床可分为纯水丢失型（高渗性脱水）、盐中毒型（摄盐过多）和低渗液体丢失型 3 种高钠血症类型，而以高渗性脱水型最多见。

【病因】

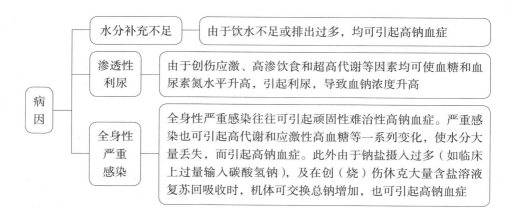

【临床表现】

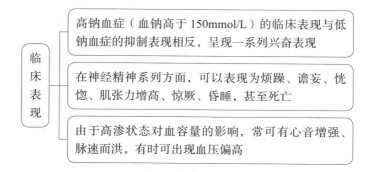

【辅助检查】

血清钠的监测（一般测定血清钠浓度高于 145mmol/L，有临床意义；血清钠浓度高于 150mmol/L，可以明确诊断）。

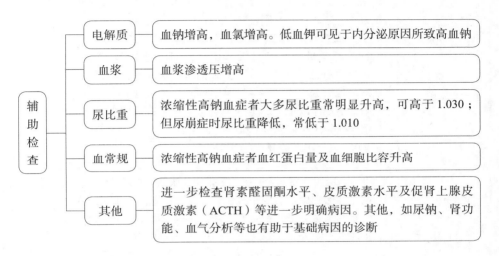

【诊断】

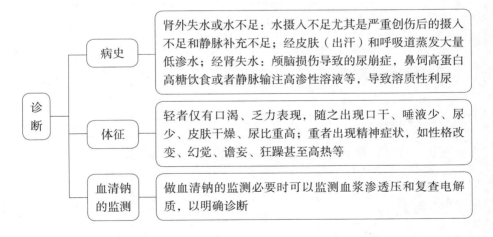

【治疗】

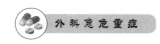

除了病因治疗外，治疗的重点应该是补充水分，辅加应用排钠型利尿剂，水不足数可考虑下列公式予以计算：不足数（L）＝体重 ×0.6×［1- 正常血钠（mmol/L）/ 实际血钠（mmol/L）］。先补计算量的 1/2。水分选用 5% 葡萄糖溶液为佳，尽量不用注射用水，以防溶血

假设患者机体总钠量没有变化，则可进行以下公式推导：现有总体液量 × 实际血钠＝正常体液量 × 正常血钠；现有总体液量＝正常体液量 × 正常血钠 ÷ 实际血钠；不足体液量（L）＝正常体液量 - 现有总体液量 -（体重 ×0.6）-（体重 ×0.6）× 正常血钠 / 实际血钠＝体重 ×0.6×［1- 正常血钠 / 实际血钠］

治疗

可适当应用呋塞米（速尿）等排钠利尿剂。必须指出，在高钠血症治疗中不宜纠正过快，以免脑细胞由于抗皱缩而产生新的渗透分子，在胞内发挥高张效应而出现脑水肿（等张性水中毒）。因此理想的血钠下降速率以 10mmol/（L·d）为佳。若血钠 >180mmol/L，单靠静脉输液常难奏效，应立即行透析治疗

四、钾代谢失调

（一）低钾血症

低钾血症是指血清钾低于 3.5mmol/L 的病理生理状态。

【病因】

引起低钾血症的病因分为两大类：真正缺钾和"不缺钾"的低钾血症。

1. 钾的真正缺乏

摄钾缺乏 —— 长期进食不足，腹部外科患者禁食，大量输入无钾溶液可致。由于肾功能保钾功能差，即使在饥饿状态下每日仍有 10mmol/L 钾从尿中排出

胃肠道中丧失 —— 腹部外科患者低钾的常见原因。胃液中钾量约 10mmol/L，经胃液失钾量虽然有限，但严重呕吐和持续胃肠减压可引起细胞外液容量缩减，导致继发性醛固酮增加，使钾从肾排泄增加，氯化物排泄过多可引起碱血症，使尿钾排泄增多。大量肠液丧失，如腹泻、滥用泻药、肠瘘、肠减压术和结肠绒毛状腺瘤可引起钾丢失过多。输尿管乙状结肠吻合术后，因结肠正常倾向于吸收 N^+ 及排 K^+ 和 HCO_3 而致缺钾

钾的真正缺乏

尿路中丧失 —— 各种原发性醛固酮增多症（肿瘤、增生）、库欣综合征、先天性肾上腺增生、肾素增多症以及各种继发性醛固酮增多症合并水肿状态，如肝硬化腹腔积液、充血性心力衰竭等，均可引起盐皮质醇分泌过多；皮质类固醇类药物长期使用可致高血压低血钾、水钠潴留。药物作用于远曲小管促进 K^+-Na^+ 交换，尿钾排泄增多而致低钾

—— 过多应用排钾利尿药，如呋塞米、氢氯噻嗪、布美他尼等

—— 肾小管性酸中毒引起低钾

—— 药物毒性直接作用于重吸收钾的肾小管细胞，如两性霉素 B、多黏菌素 B、万古霉素、庆大霉素、磺胺类等；长期大量使用阿司匹林，可使氧化磷酸化解耦联，K^+ 从肾小管细胞外逸导致低钾

—— 急腹症并发严重的中毒症状时，细胞膜上的"钠泵"功能失调，致代谢紊乱

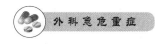

2. 钾的分布异常

钾的分布异常
├─ 体内胰岛素增加引起低钾血症
│   ├─ 胰岛素瘤
│   ├─ 应用胰岛素治疗未能控制的糖尿病患者可出现低钾血症
│   └─ 应用全胃肠外营养时，患者有过量糖负荷及外源性胰岛素供给，如无适量钾输入，将致低钾
│
├─ 甲状腺功能亢进症的低钾血症
│   └─ 比较少见的原因，患者在病理解剖及病理生理方面都发生异常改变。餐后葡萄糖代谢增高引起葡萄糖大量进入细胞内，形成葡萄糖-6-磷酸盐，由于葡萄糖被吸收引起的高血糖症导致胰岛素活力增加，使葡萄糖将钾带入细胞，可造成急性低血钾
│
├─ 应用叶酸或维生素 B_{12} 治疗巨细胞性贫血
│   └─ 常可使血清钾水平下降，甚至可诱发心律失常，可能是由于叶酸或维生素 B_{12} 使红细胞、血小板摄取 K^+ 增加，K^+ 从细胞外迅速向细胞内转移而致低血钾
│
├─ 大量静脉输入葡萄糖或甘露醇等也可引起低血钾
│   └─ 主要由于高渗性药物进入血液，摄取组织中水分而增加血容量后，在肾小球滤出进入肾小管时，又产生渗透性利尿作用，使肾排钾增多；血糖水平升高可刺激胰岛素分泌，使 K^+ 进入细胞而产生低血钾
│
└─ 肾上腺素能系统的作用
    └─ 肾上腺素能系统参与细胞膜钾的调节，创伤后低血钾可能是由于创伤时多并发长时间低血压、休克或儿茶酚胺量增加，可能引起 β_2 肾上腺素能受体兴奋，促使 K^+ 移入细胞内、第三间隙或被胶原组织吸收所致

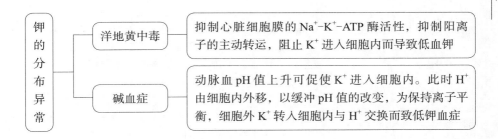

【临床表现】

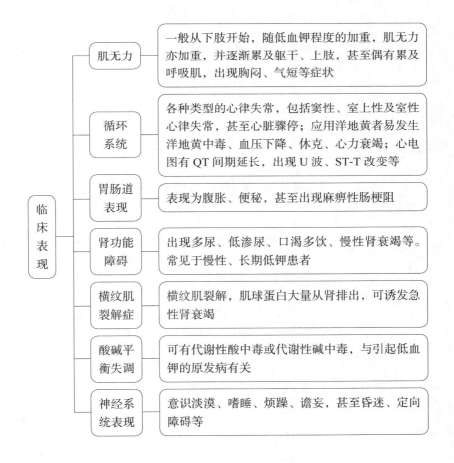

【辅助检查】

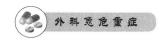

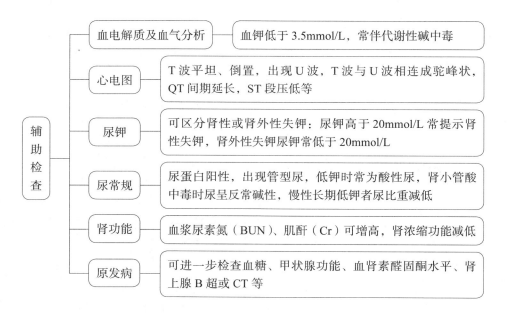

	血电解质及血气分析	血钾低于 3.5mmol/L，常伴代谢性碱中毒
辅助检查	心电图	T 波平坦、倒置，出现 U 波，T 波与 U 波相连成驼峰状，QT 间期延长、ST 段压低等
	尿钾	可区分肾性或肾外性失钾：尿钾高于 20mmol/L 常提示肾性失钾，肾外性失钾尿钾常低于 20mmol/L
	尿常规	尿蛋白阳性，出现管型尿，低钾时常为酸性尿，肾小管酸中毒时尿呈反常碱性，慢性长期低钾者尿比重减低
	肾功能	血浆尿素氮（BUN）、肌酐（Cr）可增高，肾浓缩功能减低
	原发病	可进一步检查血糖、甲状腺功能、血肾素醛固酮水平、肾上腺 B 超或 CT 等

【诊断】

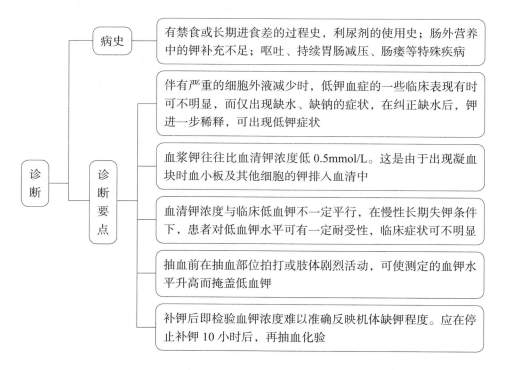

	病史	有禁食或长期进食差的过程史，利尿剂的使用史；肠外营养中的钾补充不足；呕吐、持续胃肠减压、肠瘘等特殊疾病
诊断	诊断要点	伴有严重的细胞外液减少时，低钾血症的一些临床表现有时可不明显，而仅出现缺水、缺钠的症状，在纠正缺水后，钾进一步稀释，可出现低钾症状
		血浆钾往往比血清钾浓度低 0.5mmol/L。这是由于出现凝血块时血小板及其他细胞的钾排入血清中
		血清钾浓度与临床低血钾不一定平行，在慢性长期失钾条件下，患者对低血钾水平可有一定耐受性，临床症状可不明显
		抽血前在抽血部位拍打或肢体剧烈活动，可使测定的血钾水平升高而掩盖低血钾
		补钾后即检验血钾浓度难以准确反映机体缺钾程度。应在停止补钾 10 小时后，再抽血化验

【治疗】

最主要的是尽早纠正和消除引起低钾血症的病因，以减少或终止钾的继续丧失。腹部外科患者多不能进食，常继续丢钾，应以静脉补钾盐为主。一旦胃肠道功能恢复可进食时，应及时给予口服补钾。补钾应根据发病原因、病史、临床表现综合分析，而不是单凭血清钾或心电图来决定。急症患者往往不会出现典型的低钾心电图变化。

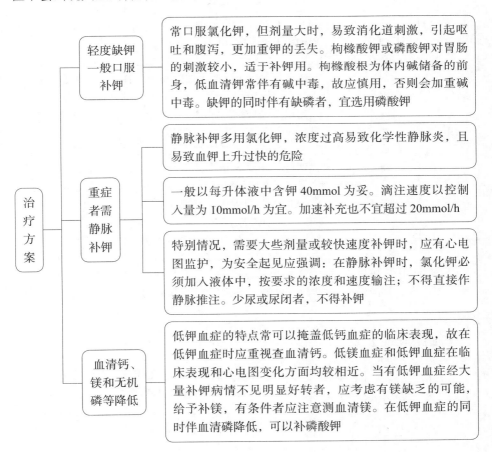

（二）高钾血症

高钾血症是指血钾浓度超过 5.5mmol/L 的病理生理状态。除外钾由细胞

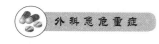
内转移至细胞外的情况，高钾血症通常反映总体钾过多。临床上可见于钾输入过多、钾排泄障碍、钾由细胞内外移等。

【病因】

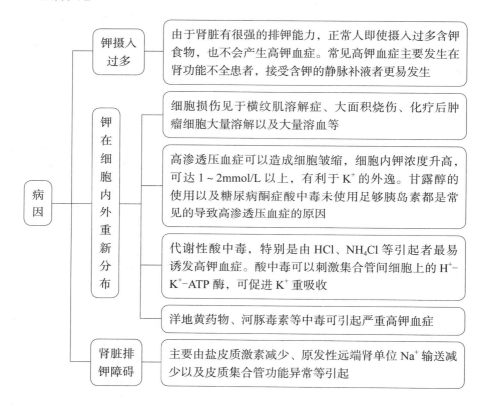

病因

钾摄入过多：由于肾脏有很强的排钾能力，正常人即使摄入过多含钾食物，也不会产生高钾血症。常见高钾血症主要发生在肾功能不全患者，接受含钾的静脉补液者更易发生

钾在细胞内外重新分布：
- 细胞损伤见于横纹肌溶解症、大面积烧伤、化疗后肿瘤细胞大量溶解以及大量溶血等
- 高渗透压血症可以造成细胞皱缩，细胞内钾浓度升高，可达 $1 \sim 2mmol/L$ 以上，有利于 K^+ 的外逸。甘露醇的使用以及糖尿病酮症酸中毒未使用足够胰岛素都是常见的导致高渗透压血症的原因
- 代谢性酸中毒，特别是由 HCl、NH_4Cl 等引起者最易诱发高钾血症。酸中毒可以刺激集合管间细胞上的 H^+-K^+-ATP 酶，可促进 K^+ 重吸收
- 洋地黄药物、河豚毒素等中毒可引起严重高钾血症

肾脏排钾障碍：主要由盐皮质激素减少、原发性远端肾单位 Na^+ 输送减少以及皮质集合管功能异常等引起

【临床表现】

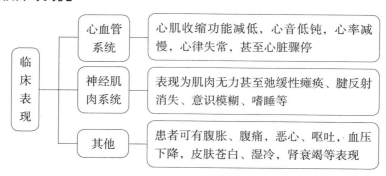

临床表现

心血管系统：心肌收缩功能减低，心音低钝，心率减慢，心律失常，甚至心脏骤停

神经肌肉系统：表现为肌肉无力甚至弛缓性瘫痪、腱反射消失、意识模糊、嗜睡等

其他：患者可有腹胀、腹痛、恶心、呕吐，血压下降，皮肤苍白、湿冷，肾衰竭等表现

【辅助检查】

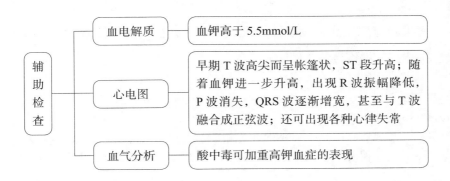

- 血电解质 —— 血钾高于 5.5mmol/L
- 心电图 —— 早期 T 波高尖而呈帐篷状，ST 段升高；随着血钾进一步升高，出现 R 波振幅降低，P 波消失，QRS 波逐渐增宽，甚至与 T 波融合成正弦波；还可出现各种心律失常
- 血气分析 —— 酸中毒可加重高钾血症的表现

【诊断及鉴别诊断】

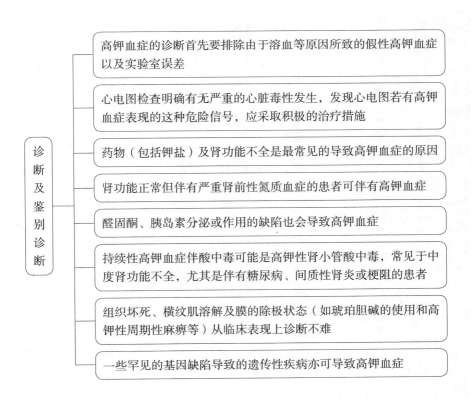

诊断及鉴别诊断

- 高钾血症的诊断首先要排除由于溶血等原因所致的假性高钾血症以及实验室误差
- 心电图检查明确有无严重的心脏毒性发生，发现心电图若有高钾血症表现的这种危险信号，应采取积极的治疗措施
- 药物（包括钾盐）及肾功能不全是最常见的导致高钾血症的原因
- 肾功能正常但伴有严重肾前性氮质血症的患者可伴有高钾血症
- 醛固酮、胰岛素分泌或作用的缺陷也会导致高钾血症
- 持续性高钾血症伴酸中毒可能是高钾性肾小管酸中毒，常见于中度肾功能不全，尤其是伴有糖尿病、间质性肾炎或梗阻的患者
- 组织坏死、横纹肌溶解及膜的除极状态（如琥珀胆碱的使用和高钾性周期性麻痹等）从临床表现上诊断不难
- 一些罕见的基因缺陷导致的遗传性疾病亦可导致高钾血症

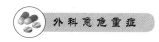

【治疗】

积极治疗原发病，限制钾的摄入和输入，祛除诱发因素，如积极抗感染、抗休克、供给足够热量等。

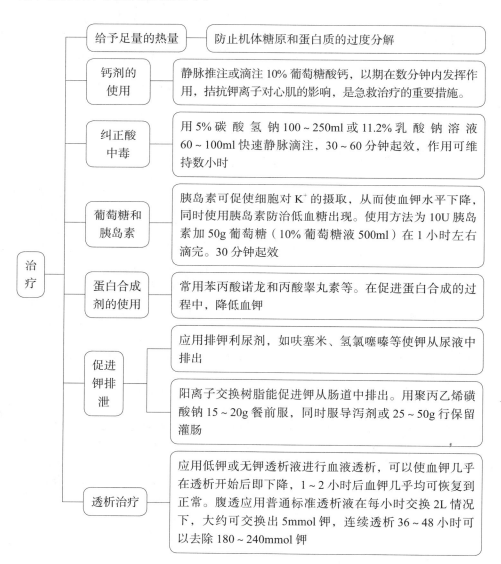

治疗
- 给予足量的热量 —— 防止机体糖原和蛋白质的过度分解
- 钙剂的使用 —— 静脉推注或滴注 10% 葡萄糖酸钙，以期在数分钟内发挥作用，拮抗钾离子对心肌的影响，是急救治疗的重要措施。
- 纠正酸中毒 —— 用 5% 碳酸氢钠 100～250ml 或 11.2% 乳酸钠溶液 60～100ml 快速静脉滴注，30～60 分钟起效，作用可维持数小时
- 葡萄糖和胰岛素 —— 胰岛素可促使细胞对 K^+ 的摄取，从而使血钾水平下降，同时使用胰岛素防治低血糖出现。使用方法为 10U 胰岛素加 50g 葡萄糖（10% 葡萄糖液 500ml）在 1 小时左右滴完。30 分钟起效
- 蛋白合成剂的使用 —— 常用苯丙酸诺龙和丙酸睾丸素等。在促进蛋白合成的过程中，降低血钾
- 促进钾排泄
  - 应用排钾利尿剂，如呋塞米、氢氯噻嗪等使钾从尿液中排出
  - 阳离子交换树脂能促进钾从肠道中排出。用聚丙烯磺酸钠 15～20g 餐前服，同时服导泻剂或 25～50g 行保留灌肠
- 透析治疗 —— 应用低钾或无钾透析液进行血液透析，可以使血钾几乎在透析开始后即下降，1～2 小时后血钾几乎均可恢复到正常。腹透应用普通标准透析液在每小时交换 2L 情况下，大约可交换出 5mmol 钾，连续透析 36～48 小时可以去除 180～240mmol 钾

五、钙代谢失调

（一）低钙血症

机体内钙的绝大部分（99%）储存于骨骼中，细胞外液钙仅是总钙量的0.1%。血钙浓度为 2.25 ~ 2.75mmol/L，相当恒定。其中的 45% 为离子化钙，它有维持神经肌肉稳定性的作用。不少外科患者可发生不同程度的钙代谢紊乱，特别是发生低钙血症。

血清蛋白浓度正常时，血钙低于 2.2mmol/L 时称为低钙血症。低钙血症一般指游离钙低于正常值。酸中毒或低蛋白血症时仅有蛋白结合钙降低；反之，碱中毒或高蛋白血症时，游离钙虽减少，但蛋白结合钙增多，故血清钙仍可正常。

低钙血症可发生在急性重症胰腺炎、坏死性筋膜炎、肾衰竭、消化道瘘和甲状旁腺功能受损的患者；后者是指由于甲状腺切除手术影响了甲状旁腺的血供或甲状旁腺被一并切除。

【病因】

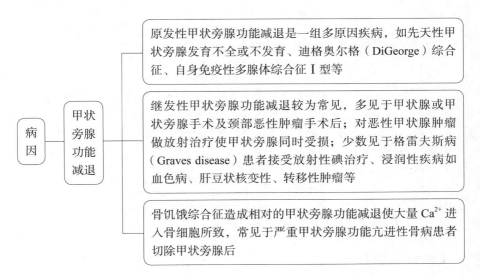

病因 — 甲状旁腺功能减退

原发性甲状旁腺功能减退是一组多原因疾病，如先天性甲状旁腺发育不全或不发育、迪格奥尔格（DiGeorge）综合征、自身免疫性多腺体综合征Ⅰ型等

继发性甲状旁腺功能减退较为常见，多见于甲状腺或甲状旁腺手术及颈部恶性肿瘤手术后；对恶性甲状腺肿瘤做放射治疗使甲状旁腺同时受损；少数见于格雷夫斯病（Graves disease）患者接受放射性碘治疗、浸润性疾病如血色病、肝豆状核变性、转移性肿瘤等

骨饥饿综合征造成相对的甲状旁腺功能减退使大量 Ca^{2+} 进入骨细胞所致，常见于严重甲状旁腺功能亢进性骨病患者切除甲状旁腺后

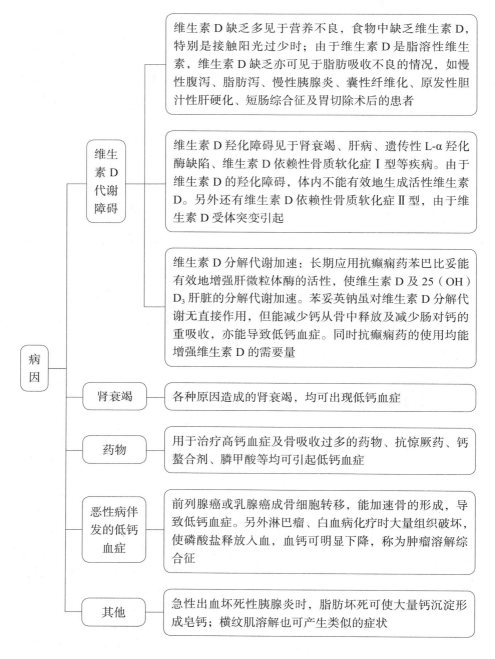

维生素D缺乏多见于营养不良，食物中缺乏维生素D，特别是接触阳光过少时；由于维生素D是脂溶性维生素，维生素D缺乏亦可见于脂肪吸收不良的情况，如慢性腹泻、脂肪泻、慢性胰腺炎、囊性纤维化、原发性胆汁性肝硬化、短肠综合征及胃切除术后的患者

维生素D羟化障碍见于肾衰竭、肝病、遗传性L-α羟化酶缺陷、维生素D依赖性骨质软化症Ⅰ型等疾病。由于维生素D的羟化障碍，体内不能有效地生成活性维生素D。另外还有维生素D依赖性骨质软化症Ⅱ型，由于维生素D受体突变引起

维生素D分解代谢加速：长期应用抗癫痫药苯巴比妥能有效地增强肝微粒体酶的活性，使维生素D及25（OH）D_3肝脏的分解代谢加速。苯妥英钠虽对维生素D分解代谢无直接作用，但能减少钙从骨中释放及减少肠对钙的重吸收，亦能导致低钙血症。同时抗癫痫药的使用均能增强维生素D的需要量

各种原因造成的肾衰竭，均可出现低钙血症

用于治疗高钙血症及骨吸收过多的药物、抗惊厥药、钙螯合剂、膦甲酸等均可引起低钙血症

前列腺癌或乳腺癌成骨细胞转移，能加速骨的形成，导致低钙血症。另外淋巴瘤、白血病化疗时大量组织破坏，使磷酸盐释放入血，血钙可明显下降，称为肿瘤溶解综合征

急性出血坏死性胰腺炎时，脂肪坏死可使大量钙沉淀形成皂钙；横纹肌溶解也可产生类似的症状

【临床表现】

低钙血症的症状与血钙降低的程度可能并不完全一致，而是与血钙降低的速度有关。由于细胞外钙与细胞膜电位有关，因此低钙血症的症状与神经、肌肉兴奋性等改变密切相关。

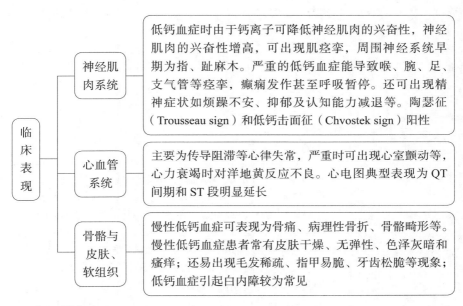

临床表现

- 神经肌肉系统：低钙血症时由于钙离子可降低神经肌肉的兴奋性，神经肌肉的兴奋性增高，可出现肌痉挛，周围神经系统早期为指、趾麻木。严重的低钙血症能导致喉、腕、足、支气管等痉挛，癫痫发作甚至呼吸暂停。还可出现精神症状如烦躁不安、抑郁及认知能力减退等。陶瑟征（Trousseau sign）和低钙击面征（Chvostek sign）阳性

- 心血管系统：主要为传导阻滞等心律失常，严重时可出现心室颤动等，心力衰竭时对洋地黄反应不良。心电图典型表现为 QT 间期和 ST 段明显延长

- 骨骼与皮肤、软组织：慢性低钙血症可表现为骨痛、病理性骨折、骨骼畸形等。慢性低钙血症患者常有皮肤干燥、无弹性、色泽灰暗和瘙痒；还易出现毛发稀疏、指甲易脆、牙齿松脆等现象；低钙血症引起白内障较为常见

【辅助检查】

实验室检查：血清钙水平降低（血清钙的正常值为 2.2 ~ 2.6mmol/L）。

【诊断及鉴别诊断】

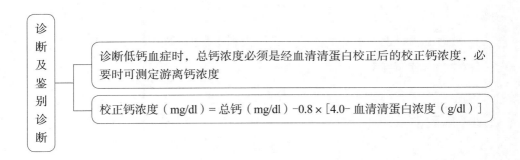

诊断及鉴别诊断

- 诊断低钙血症时，总钙浓度必须是经血清清蛋白校正后的校正钙浓度，必要时可测定游离钙浓度

- 校正钙浓度（mg/dl）= 总钙（mg/dl）-0.8 × [4.0- 血清清蛋白浓度（g/dl）]

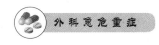

诊断及鉴别诊断	根据病史、体格检查及实验室检查〔如血磷，甲状旁腺素（PTH），肝、肾功能，清蛋白等〕常可明确本病的病因。如大部分低钙、高磷、肾功能正常的患者常为原发性或继发性甲状旁腺功能减退；靠近颈部手术史应怀疑甲状旁腺受损；镁含量、营养状态、大量输血、化疗、急性胰腺炎、胃肠道病变、用药史、是否伴维生素 D 缺乏、是否合并其他内分泌异常等均有助于诊断
	骨骼摄片可以了解骨病的性质及程度，同时还可确定有无因转移性肿瘤所引起

【治疗】

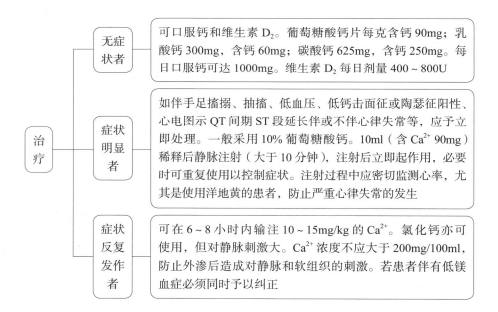

治疗	无症状者	可口服钙和维生素 D_2。葡萄糖酸钙片每克含钙 90mg；乳酸钙 300mg，含钙 60mg；碳酸钙 625mg，含钙 250mg。每日口服钙可达 1000mg。维生素 D_2 每日剂量 400～800U
	症状明显者	如伴手足搐搦、抽搐、低血压、低钙击面征或陶瑟征阳性、心电图示 QT 间期 ST 段延长伴或不伴心律失常等，应予立即处理。一般采用 10% 葡萄糖酸钙。10ml（含 Ca^{2+} 90mg）稀释后静脉注射（大于 10 分钟），注射后立即起作用，必要时可重复使用以控制症状。注射过程中应密切监测心率，尤其是使用洋地黄的患者，防止严重心律失常的发生
	症状反复发作者	可在 6～8 小时内输注 10～15mg/kg 的 Ca^{2+}。氯化钙亦可使用，但对静脉刺激大。Ca^{2+} 浓度不应大于 200mg/100ml，防止外渗后造成对静脉和软组织的刺激。若患者伴有低镁血症必须同时予以纠正

血钙一般纠正到正常低值即可，纠正到正常值可导致高尿钙症。

（二）高钙血症

【病因】

病因

维生素D作用过强

可由维生素 D 中毒、肉芽肿性疾病以及肾功能障碍引起。维生素 D 中毒很多为医源性，例如服用 $1,25-(OH)_2D_3$ 过多、时间过久，特别当合并肾脏损害时，使用必须注意

某些肉芽肿性疾病，包括结核病、结节病及组织胞质菌病，有时可出现高钙血症（约 30%），主要因为在这些肉芽肿病变形成过程中，巨噬细胞产生 $1,25-(OH)_2D_3$ 所致

骨钙动员过多

PTH 参与性主要见于原发性甲状旁腺功能亢进，可由腺瘤增生、癌肿以及多内分泌腺瘤病引起。过多的 PTH 可以使破骨细胞数目及活力增加，骨质吸收加快，钙被释放到血中，造成血钙升高。PTH 还促使钙从远端肾单位重吸收。PTH 亢进时还能促使肾脏合成更多的 $1,25-(OH)_2D_3$ 等，从而使血钙升高更为明显

非 PTH 参与性引起的高钙血症主要由内分泌及非内分泌性疾病引起。甲状腺功能亢进、肢端肥大症、嗜铬细胞瘤以及某些肾上腺皮质功能不全者常有轻度血钙过高，其机制尚未完全明了，可能是各种内分泌激素的改变影响破骨细胞活力等引起。非内分泌性原因常见为一些恶性肿瘤，包括乳腺癌、前列腺癌、肾癌、肺癌和甲状腺癌等。它们一方面可以直接转移到骨骼，促进破骨细胞作用，使骨钙吸收；另一方面，上述肿瘤中有些可以分泌一些刺激破骨细胞的体液因子影响破骨细胞的作用使血钙过高。急性坏死性胰腺炎和横纹肌溶解症治疗以后，原来与脂肪结合的钙盐可以再回到血中，加上此时肾功能往往尚未完全恢复，可能造成血钙过高

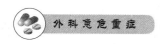

【临床表现】

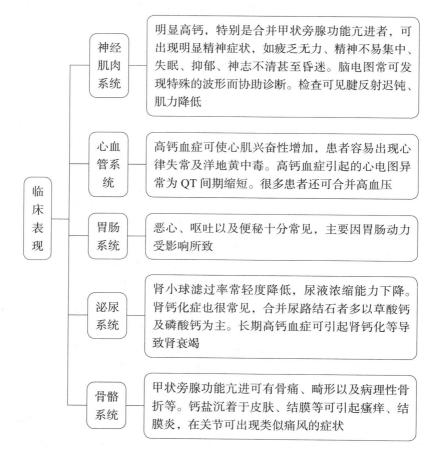

临床表现

- 神经肌肉系统：明显高钙，特别是合并甲状旁腺功能亢进者，可出现明显精神症状，如疲乏无力、精神不易集中、失眠、抑郁、神志不清甚至昏迷。脑电图常可发现特殊的波形而协助诊断。检查可见腱反射迟钝、肌力降低

- 心血管系统：高钙血症可使心肌兴奋性增加，患者容易出现心律失常及洋地黄中毒。高钙血症引起的心电图异常为 QT 间期缩短。很多患者还可合并高血压

- 胃肠系统：恶心、呕吐以及便秘十分常见，主要因胃肠动力受影响所致

- 泌尿系统：肾小球滤过率常轻度降低，尿液浓缩能力下降。肾钙化症也很常见，合并尿路结石者多以草酸钙及磷酸钙为主。长期高钙血症可引起肾钙化等导致肾衰竭

- 骨骼系统：甲状旁腺功能亢进可有骨痛、畸形以及病理性骨折等。钙盐沉着于皮肤、结膜等可引起瘙痒、结膜炎，在关节可出现类似痛风的症状

【辅助检查】

实验室检查：血清钙的测定。

【诊断】

诊断血钙浓度 ≥ 2.75mmol/L，有诊断意义。

【鉴别诊断】

确诊前应先除外由高蛋白血症引起的假性高钙血症。病因诊断可根据病史、体检以及实验室检查而确定。PTH 检查可以明确部分原因。凡 PTH 水平降低者，提示高钙血症由维生素 D，代谢异常、非 PTH 恶性病变或者促使骨钙动员等因素引起；PTH 过高则大多与 PTH 有关，如果伴有血磷过低、尿钙及尿 cAMP 排泄过高，则更有利于诊断。

【治疗】

高钙血症确定后，大多需要针对病因治疗。由维生素 D 摄入过多者应立即停用该药，肿瘤、内分泌障碍者针对病因处理后血钙多可下降。急性高钙血症可采用下列治疗方法。

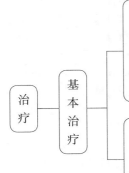

治疗 — 基本治疗

治疗原发病：如原发性甲状旁腺功能亢进症主要采用手术治疗；维生素 D 过量者停用；恶性肿瘤引起者手术或放化疗后多有血钙下降；结节病、多发性骨髓瘤、白血病、淋巴瘤等可用激素治疗；由甲状腺功能亢进症引起者应用普萘洛尔治疗有明显疗效

限制钙的摄入，补充足量水分，纠正水、电解质紊乱与酸碱平衡失调，治疗肾衰竭等。充分补足血容量，补充生理盐水 2000ml 左右，在肾功能好的情况下，可以靠身体自行调节，以达到排钙的目的

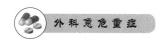

治疗 —— 药物治疗

减少钙的吸收
减少饮食中钙和维生素 D 的摄入，停用维生素 D 和钙剂。如已用大量维生素 D 者可口服泼尼松

增加尿钙的排出

补液：症状轻者增加口服液体量和含氯化钠的饮食，症状重者大量补充生理盐水 200ml/h，静脉滴注

利尿：呋塞米 20～100mg，每 2～6 小时 1 次，静脉注射（最大量 1000mg/d），它可作用于肾小管抑制钠和钙的再吸收，尿钠和尿钙一起排出

减少骨钙吸收和增加骨形成

糖皮质激素对维生素 D 中毒、多发性骨髓瘤、结节病、淋巴瘤、白血病和乳腺癌等恶性肿瘤均有效，泼尼松每日 40～80mg

普卡霉素是一种溶解细胞抗生素，可抑制骨吸收，增加粪钙吸收，25μg/kg 一次静脉滴注，数小时内即有降低血钙的作用，可有效持续 2～5 天，72 小时后再重复应用。其毒性作用有血小板减少、肝肾损害等

降钙素安全，有中度降钙作用，100～200U，肌内注射或皮下注射。每 8～12 小时 1 次，少数患者有恶心、脸部潮红等反应

磷可抑制内吸收，并与钙形成不溶性盐类沉着于骨，一般口服磷 1～4g/d，重症昏迷者可用 50mmol（1.5g 磷酸盐基质），6～8 小时内静脉滴注。肾衰竭和高血磷时禁用

应用络合剂降低血钙
可采用乙二胺四乙酸二钠（EDTA-Na$_2$），与钙结合成可溶性络合物而降低血钙浓度，每日 1～3g，静脉注射，加入 5% 葡萄糖液 500ml 中静脉滴注

六、镁、磷代谢失调

（一）低镁血症

镁对神经活动的控制、神经肌肉兴奋性的传递、肌收缩及心脏激动性等方面均具有重要的作用。正常成年人体内镁总量为1000mmol（约23.5g）。约50%的镁存在于骨骼内，其余几乎都在细胞内，细胞外液中仅有1%。血清镁正常浓度为0.80～1.20mmol/L。血清镁往往不能反映体内镁的缺乏情况，伴有缺水或肾功能不全时血清镁测定可正常。正常成年人每日需镁0.15～0.75mmol/kg，消化液中含镁3.1～3.85mmol/d，几乎全部经小肠重吸收。镁吸收后主要经肾脏排出（99%）。尿镁2～5mmol/d。肾脏的镁代谢特点与排钾的情况相仿，即"多进多排，少进少排，不进也排"。

血清镁低于0.75mmol/L称为低镁血症。而低镁综合征是指血清镁低于0.75mmol/L，伴有低血钾和（或）低血钙的临床综合征。

【病因】

1. 无明显镁丢失的低镁血症

总体镁并不减少，镁在血液、细胞内液、骨骼与软组织中分布不均。

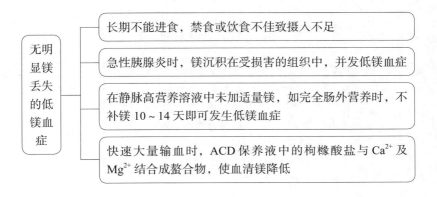

无明显镁丢失的低镁血症
- 长期不能进食，禁食或饮食不佳致摄入不足
- 急性胰腺炎时，镁沉积在受损害的组织中，并发低镁血症
- 在静脉高营养溶液中未加适量镁，如完全肠外营养时，不补镁10～14天即可发生低镁血症
- 快速大量输血时，ACD保养液中的枸橼酸盐与Ca^{2+}及Mg^{2+}结合成螯合物，使血清镁降低

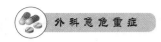
2. 丢失过多镁的低镁血症

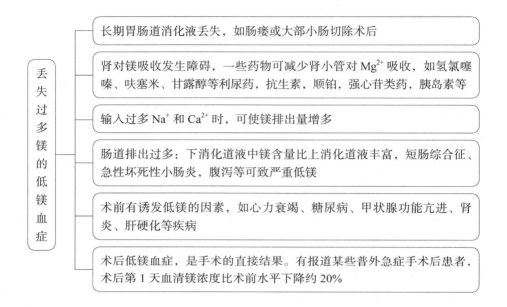

丢失过多镁的低镁血症

- 长期胃肠道消化液丢失，如肠瘘或大部小肠切除术后
- 肾对镁吸收发生障碍，一些药物可减少肾小管对 Mg^{2+} 吸收，如氢氯噻嗪、呋塞米、甘露醇等利尿药，抗生素，顺铂，强心苷类药，胰岛素等
- 输入过多 Na^+ 和 Ca^{2+} 时，可使镁排出量增多
- 肠道排出过多：下消化道液中镁含量比上消化道液丰富，短肠综合征、急性坏死性小肠炎，腹泻等可致严重低镁
- 术前有诱发低镁的因素，如心力衰竭、糖尿病、甲状腺功能亢进、肾炎、肝硬化等疾病
- 术后低镁血症，是手术的直接结果。有报道某些普外急症手术后患者，术后第 1 天血清镁浓度比术前水平下降约 20%

【临床表现】

镁缺乏患者常伴有低钾、低钙，很难确定哪些症状是由缺镁引起。

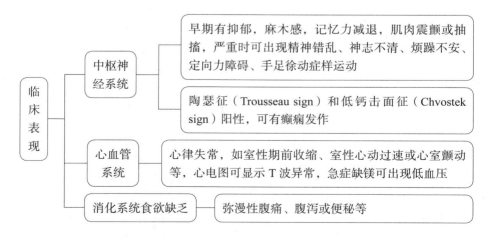

临床表现

- 中枢神经系统
  - 早期有抑郁，麻木感，记忆力减退，肌肉震颤或抽搐，严重时可出现精神错乱、神志不清、烦躁不安、定向力障碍、手足徐动症样运动
  - 陶瑟征（Trousseau sign）和低钙击面征（Chvostek sign）阳性，可有癫痫发作
- 心血管系统
  - 心律失常，如室性期前收缩、室性心动过速或心室颤动等，心电图可显示 T 波异常，急症缺镁可出现低血压
- 消化系统食欲缺乏
  - 弥漫性腹痛、腹泻或便秘等

【诊断及鉴别诊断】

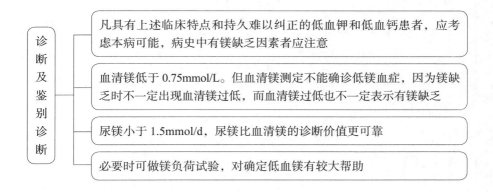

诊断及鉴别诊断

- 凡具有上述临床特点和持久难以纠正的低血钾和低血钙患者，应考虑本病可能，病史中有镁缺乏因素者应注意
- 血清镁低于 0.75mmol/L。但血清镁测定不能确诊低镁血症，因为镁缺乏时不一定出现血清镁过低，而血清镁过低也不一定表示有镁缺乏
- 尿镁小于 1.5mmol/d，尿镁比血清镁的诊断价值更可靠
- 必要时可做镁负荷试验，对确定低血镁有较大帮助

【治疗】

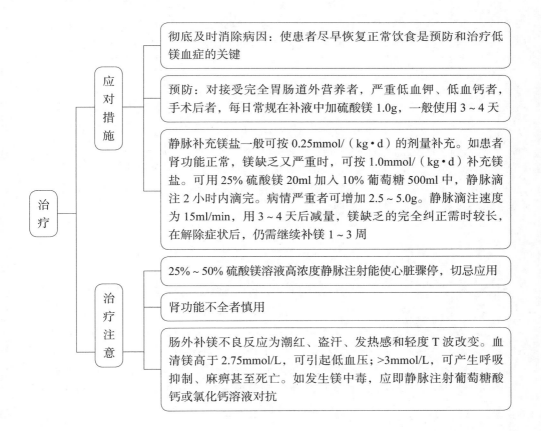

治疗

应对措施

- 彻底及时消除病因：使患者尽早恢复正常饮食是预防和治疗低镁血症的关键
- 预防：对接受完全胃肠道外营养者，严重低血钾、低血钙者，手术后者，每日常规在补液中加硫酸镁 1.0g，一般使用 3~4 天
- 静脉补充镁盐一般可按 0.25mmol/（kg·d）的剂量补充。如患者肾功能正常，镁缺乏又严重时，可按 1.0mmol/（kg·d）补充镁盐。可用 25% 硫酸镁 20ml 加入 10% 葡萄糖 500ml 中，静脉滴注 2 小时内滴完。病情严重者可增加 2.5~5.0g。静脉滴注速度为 15ml/min，用 3~4 天后减量，镁缺乏的完全纠正需时较长，在解除症状后，仍需继续补镁 1~3 周

治疗注意

- 25%~50% 硫酸镁溶液高浓度静脉注射能使心脏骤停，切忌应用
- 肾功能不全者慎用
- 肠外补镁不良反应为潮红、盗汗、发热感和轻度 T 波改变。血清镁高于 2.75mmol/L，可引起低血压；>3mmol/L，可产生呼吸抑制、麻痹甚至死亡。如发生镁中毒，应即静脉注射葡萄糖酸钙或氯化钙溶液对抗

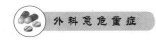

（二）低磷血症

磷是核酸及磷脂的基本成分、高能磷酸键的成分之一，磷还参与蛋白质的磷酸化、细胞膜的组成以及参与酸碱平衡等。体内的磷约85%存在于骨骼内，细胞外液中含磷仅2g。正常血清无机磷浓度为0.96～1.62mmol/L。血清磷酸盐含量低于0.96mmol/L（3.0mg/dl）称为低磷血症，是外科临床常见的电解质紊乱。

【病因】

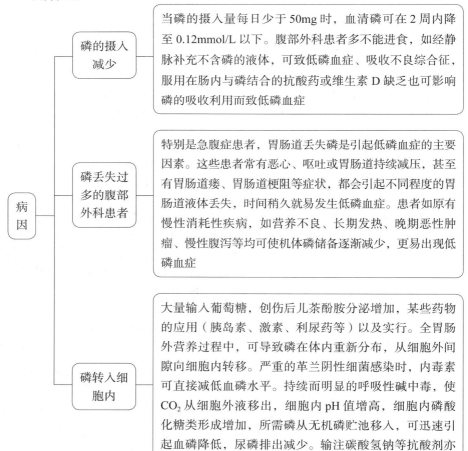

病因

磷的摄入减少：当磷的摄入量每日少于50mg时，血清磷可在2周内降至0.12mmol/L以下。腹部外科患者多不能进食，如经静脉补充不含磷的液体，可致低磷血症、吸收不良综合征，服用在肠内与磷结合的抗酸药或维生素D缺乏也可影响磷的吸收利用而致低磷血症

磷丢失过多的腹部外科患者：特别是急腹症患者，胃肠道丢失磷是引起低磷血症的主要因素。这些患者常有恶心、呕吐或胃肠道持续减压，甚至有胃肠道瘘、胃肠道梗阻等症状，都会引起不同程度的胃肠道液体丢失，时间稍久就易发生低磷血症。患者如原有慢性消耗性疾病，如营养不良、长期发热、晚期恶性肿瘤、慢性腹泻等均可使机体磷储备逐渐减少，更易出现低磷血症

磷转入细胞内：大量输入葡萄糖，创伤后儿茶酚胺分泌增加，某些药物的应用（胰岛素、激素、利尿药等）以及实行。全胃肠外营养过程中，可导致磷在体内重新分布，从细胞外间隙向细胞内转移。严重的革兰阴性细菌感染时，内毒素可直接减低血磷水平。持续而明显的呼吸性碱中毒，使CO_2从细胞外液移出，细胞内pH值增高，细胞内磷酸化糖类形成增加，所需磷从无机磷贮池移入，可迅速引起血磷降低，尿磷排出减少。输注碳酸氢钠等抗酸剂亦可引起血磷下降

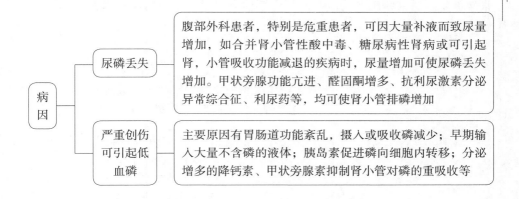

【临床表现】

低磷血症可有神经肌肉症状，如头晕、厌食、肌无力等非特征性表现。重症者表现更突出。典型症状如下：

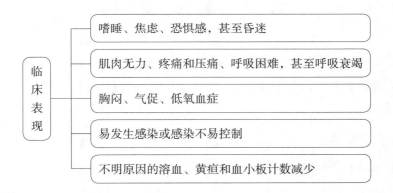

【诊断及鉴别诊断】

具有上述临床表现时，应及时检测血磷浓度，即可诊断。由于低磷血症在腹部外科患者特别是危重患者的临床表现往往被原发病和其他电解质、酸碱平衡紊乱所掩盖或混淆，常易被临床医师忽视。处于重症期患者才会出现典型症状，对机体损害严重。因此，尽早发现、及时补磷对危重患者的抢救

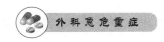

非常重要。对这些患者均应及时并定期检测血磷浓度，以早期诊断。

【治疗】

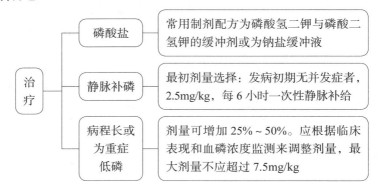

治疗

磷酸盐 —— 常用制剂配方为磷酸氢二钾与磷酸二氢钾的缓冲剂或为钠盐缓冲液

静脉补磷 —— 最初剂量选择：发病初期无并发症者，2.5mg/kg，每6小时一次性静脉补给

病程长或为重症低磷 —— 剂量可增加25%～50%。应根据临床表现和血磷浓度监测来调整剂量，最大剂量不应超过7.5mg/kg

第二节　酸碱平衡失调

酸碱平衡失调是临床常见的一种病症，在各种普通外科急症中均有可能出现。

正常人血液的酸碱度恒定在 pH 7.40±0.05，变动范围很小。虽然机体在代谢过程中会产生一定量的酸性或碱性物质不断地进入血液，并影响到血液的酸碱度，但正常情况下，机体有一套可以缓冲酸碱负荷，有效地减轻酸碱紊乱，调节体内酸碱平衡的继发性代偿性反应机制。机体这种调节酸碱物质含量及其比例，维持血液 pH 值在正常范围内的过程，称为酸碱平衡。

但如果酸碱物质超量负荷，或是调节功能发生障碍，则平衡状态将被破坏，形成不同形式的酸碱失调。原发性酸碱平衡失调可分为代谢性酸中毒、代谢性碱中毒、呼吸性酸中毒和呼吸性碱中毒 4 种。有时可同时存在两种以上的原发性酸碱失调，即为混合型酸碱平衡失调。

一、代谢性酸中毒

代谢性酸中毒是指细胞外液 H^+ 增加和（或）HCO_3^- 丢失而引起的以血浆 HCO_3^- 减少为特征的酸碱平衡紊乱。本病是临床工作中最常见的一种酸碱平衡紊乱，常伴有水电解质的紊乱。

【病因病理】

1．代谢性酸中毒的发生

代谢性酸中毒是临床最常见的酸碱失调，如果体内酸性物质的积聚或产生过多，或 HCO_3^- 丢失过多，即可引起代谢性酸中毒。代谢性酸中毒的主要病因有以下几点：

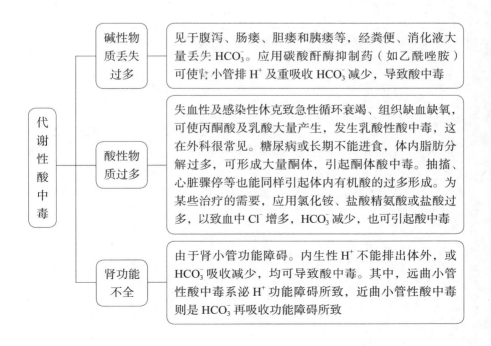

| 碱性物质丢失过多 | 见于腹泻、肠瘘、胆瘘和胰瘘等，经粪便、消化液大量丢失 HCO_3^-。应用碳酸酐酶抑制药（如乙酰唑胺）可使肾小管排 H^+ 及重吸收 HCO_3^- 减少，导致酸中毒 |

代谢性酸中毒

酸性物质过多：失血性及感染性休克致急性循环衰竭、组织缺血缺氧，可使丙酮酸及乳酸大量产生，发生乳酸性酸中毒，这在外科很常见。糖尿病或长期不能进食，体内脂肪分解过多，可形成大量酮体，引起酮体酸中毒。抽搐、心脏骤停等也能同样引起体内有机酸的过多形成。为某些治疗的需要，应用氯化铵、盐酸精氨酸或盐酸过多，以致血中 Cl^- 增多，HCO_3^- 减少，也可引起酸中毒

肾功能不全：由于肾小管功能障碍。内生性 H^+ 不能排出体外，或 HCO_3^- 吸收减少，均可导致酸中毒。其中，远曲小管性酸中毒系泌 H^+ 功能障碍所致，近曲小管性酸中毒则是 HCO_3^- 再吸收功能障碍所致

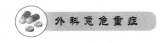
2. 代谢性酸中毒的代偿

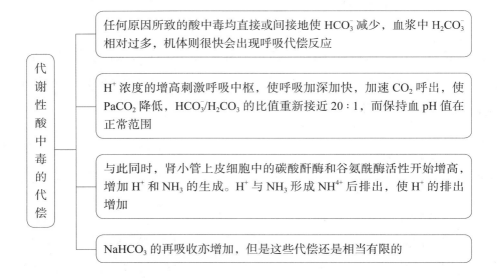

代谢性酸中毒的代偿

- 任何原因所致的酸中毒均直接或间接地使 HCO_3^- 减少，血浆中 $H_2CO_3^-$ 相对过多，机体则很快会出现呼吸代偿反应
- H^+ 浓度的增高刺激呼吸中枢，使呼吸加深加快，加速 CO_2 呼出，使 $PaCO_2$ 降低，HCO_3^-/H_2CO_3 的比值重新接近 20：1，而保持血 pH 值在正常范围
- 与此同时，肾小管上皮细胞中的碳酸酐酶和谷氨酰胺酶活性开始增高，增加 H^+ 和 NH_3 的生成。H^+ 与 NH_3 形成 NH_4^+ 后排出，使 H^+ 的排出增加
- $NaHCO_3$ 的再吸收亦增加，但是这些代偿还是相当有限的

【临床表现】

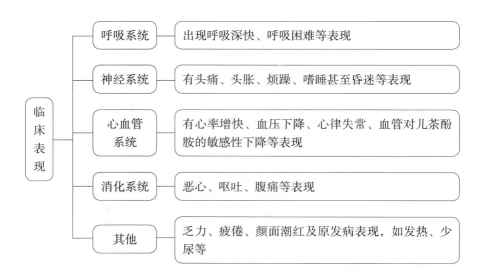

临床表现

- 呼吸系统 —— 出现呼吸深快、呼吸困难等表现
- 神经系统 —— 有头痛、头胀、烦躁、嗜睡甚至昏迷等表现
- 心血管系统 —— 有心率增快、血压下降、心律失常、血管对儿茶酚胺的敏感性下降等表现
- 消化系统 —— 恶心、呕吐、腹痛等表现
- 其他 —— 乏力、疲倦、颜面潮红及原发病表现，如发热、少尿等

【辅助检查】

辅助检查	血气分析	以明确诊断，并可了解代偿情况和酸中毒的严重程度。标准碳酸氢盐（SB）<22mmol/L；实际碳酸氢盐（AB）<22mmol/L，除非伴有其他原因引起的原发性呼吸性酸中毒；碱剩余（BE）<-3mmol/L，缺碱超过 2mmol/L；$PaCO_2$<4.66kPa 慢性代谢性酸中毒有呼吸代偿时，或 4.66 ~ 6.00kPa（35 ~ 45mmHg）急性代谢性酸中毒无呼吸代偿时，或 >6.00kPa（>45mmHg）伴有其他原因引起的呼吸性酸中毒；pH<7.35 无呼吸代偿，但可伴有呼吸性酸中毒，或 pH7.35 ~ 7.45 有呼吸代偿，或 pH>7.45 仅在伴有其他原因引起的碱中毒时
	血清电解质测定	根据血清电解质推算阴离子间隙（AG），以助病因诊断。代谢性酸中毒伴 AG 增大（正常氯血症性酸中毒）：酮酸中毒、乳酸酸中毒、β- 羟丁酸酸中毒、尿毒症酸中毒、非酮性高渗性高糖性昏迷、服毒（水杨酸、甲醇、乙烯丙二醇、副醛）。代谢性酸中毒伴 AG 减小（高氯血症性酸中毒）：肾小管性酸中毒（包括醛固酮缺乏症性酸中毒）、尿毒症性酸中毒（早期）、呼吸性碱中毒后的酸中毒，肠道丢失碳酸氢盐、碳酸酐酶抑制剂（醋氮酰氨、磺胺咪隆）。输尿管乙状结肠造瘘、稀释性酸中毒、用含氯的酸（盐酸、氯化铵、精氨酸盐酸盐、赖氨酸盐酸盐）、给不含氯的酸伴有好的肾廓清作用（硫酸、磷酸、含碳氨基酸）、使用阴离子交换树脂、某些酮酸中毒、氢离子转移到细胞外引起的酸中毒
	二氧化碳结合力测定	正常值为 25mmol，二氧化碳结合力的下降也可确定酸中毒的诊断和大致判定酸中毒的程度
	肾功能	尿素氮、肌酐升高提示肾衰竭引起酸中毒
	乳酸测定	血乳酸 >3mmol/L 考虑乳酸性酸中毒
	血糖、血酮及尿酮	糖尿病酮症酸中毒时血糖升高，血酮体 >15mmol/L，尿酮体阳性

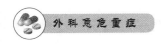

【诊断】

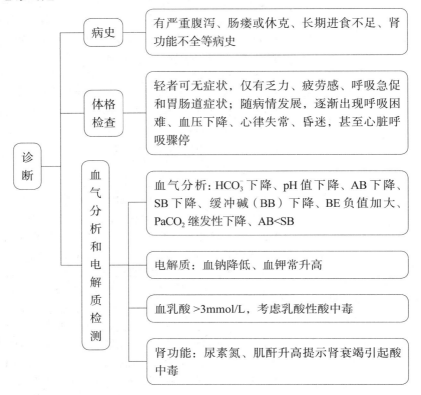

诊断 ─┬─ 病史 ─── 有严重腹泻、肠瘘或休克、长期进食不足、肾功能不全等病史

├─ 体格检查 ─── 轻者可无症状，仅有乏力、疲劳感、呼吸急促和胃肠道症状；随病情发展，逐渐出现呼吸困难、血压下降、心律失常、昏迷，甚至心脏呼吸骤停

└─ 血气分析和电解质检测 ─┬─ 血气分析：HCO_3^-下降、pH 值下降、AB 下降、SB 下降、缓冲碱（BB）下降、BE 负值加大、$PaCO_2$ 继发性下降、AB<SB

├─ 电解质：血钠降低、血钾常升高

├─ 血乳酸 >3mmol/L，考虑乳酸性酸中毒

└─ 肾功能：尿素氮、肌酐升高提示肾衰竭引起酸中毒

【治疗】

1. 基本治疗

轻度和重度患者（血浆 HCO_3^- 为 16～18mmol/L）常可自行纠正，不必使用碱性药物。低血容量性休克伴有的代谢性酸中毒，也可经补充血容量纠正休克的同时纠正酸中毒。对这类患者不宜过早使用碱剂，否则反而会造成代谢性碱中毒。

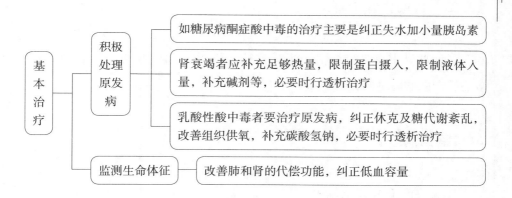

2. 补碱治疗

重症者，应当动脉血 pH<7.1 时，补充碱性药物。

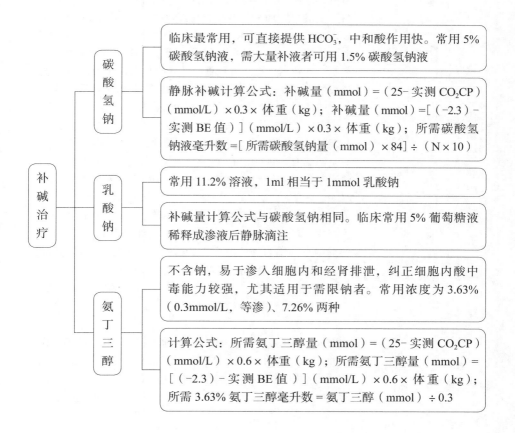

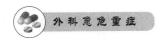

二、代谢性碱中毒

代谢性碱中毒是指细胞外液碱增多或 H^+ 丢失而引起的以血浆 HCO_3^- 增多为特征的酸碱平衡失调类型。

【病因病理】

1. 代谢性碱中毒的发生

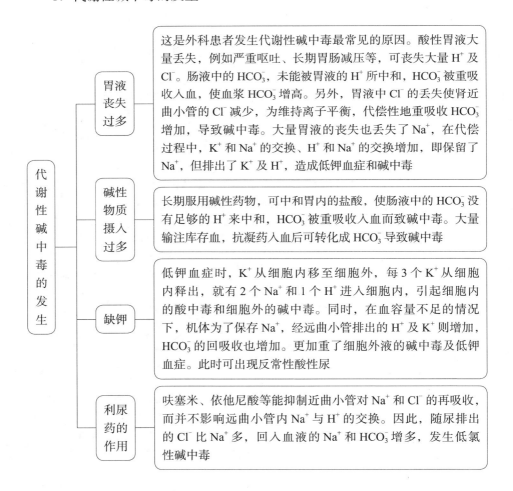

代谢性碱中毒的发生

胃液丧失过多 这是外科患者发生代谢性碱中毒最常见的原因。酸性胃液大量丢失，例如严重呕吐、长期胃肠减压等，可丧失大量 H^+ 及 Cl^-。肠液中的 HCO_3^-，未能被胃液的 H^+ 所中和，HCO_3^- 被重吸收入血，使血浆 HCO_3^- 增高。另外，胃液中 Cl^- 的丢失使肾近曲小管的 Cl^- 减少，为维持离子平衡，代偿性地重吸收 HCO_3^- 增加，导致碱中毒。大量胃液的丧失也丢失了 Na^+，在代偿过程中，K^+ 和 Na^+ 的交换、H^+ 和 Na^+ 的交换增加，即保留了 Na^+，但排出了 K^+ 及 H^+，造成低钾血症和碱中毒

碱性物质摄入过多 长期服用碱性药物，可中和胃内的盐酸，使肠液中的 HCO_3^- 没有足够的 H^+ 来中和，HCO_3^- 被重吸收入血而致碱中毒。大量输注库存血，抗凝药入血后可转化成 HCO_3^- 导致碱中毒

缺钾 低钾血症时，K^+ 从细胞内移至细胞外，每 3 个 K^+ 从细胞内释出，就有 2 个 Na^+ 和 1 个 H^+ 进入细胞内，引起细胞内的酸中毒和细胞外的碱中毒。同时，在血容量不足的情况下，机体为了保存 Na^+，经远曲小管排出的 H^+ 及 K^+ 则增加，HCO_3^- 的回吸收也增加。更加重了细胞外液的碱中毒及低钾血症。此时可出现反常性酸性尿

利尿药的作用 呋塞米、依他尼酸等能抑制近曲小管对 Na^+ 和 Cl^- 的再吸收，而并不影响远曲小管内 Na^+ 与 H^+ 的交换。因此，随尿排出的 Cl^- 比 Na^+ 多，回入血液的 Na^+ 和 HCO_3^- 增多，发生低氯性碱中毒

2．代谢性碱中毒的代偿

呼吸中枢受血浆 H^+ 浓度下降的影响而抑制，呼吸变浅变慢，CO_2 排出减少，使 $PaCO_2$ 升高，HCO_2/H_2CO_3 的比值可望接近 20：1，而保持血 pH 值在正常范围内。肾的代偿是 $^+$ 排泌和 NH_3 生成由于肾小管上皮细胞中的碳酸酐酶和谷氨酰酶活性降低而减少。HCO_3^- 的再吸收减少，经尿排出增多，从而使血 HCO_3^- 减少。

【临床表现】

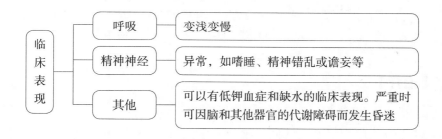

【辅助检查】

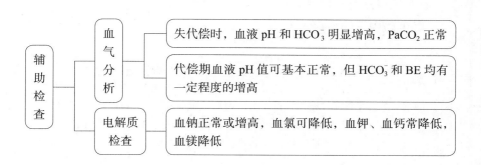

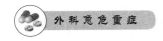

【诊断】

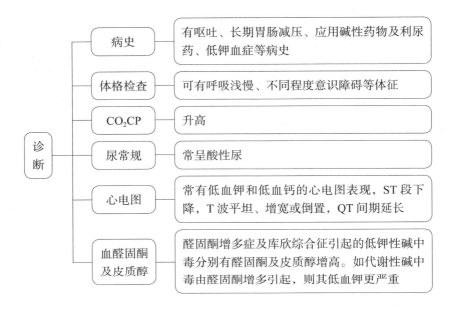

诊断

- 病史 —— 有呕吐、长期胃肠减压、应用碱性药物及利尿药、低钾血症等病史
- 体格检查 —— 可有呼吸浅慢、不同程度意识障碍等体征
- CO_2CP —— 升高
- 尿常规 —— 常呈酸性尿
- 心电图 —— 常有低血钾和低血钙的心电图表现,ST 段下降,T 波平坦、增宽或倒置,QT 间期延长
- 血醛固酮及皮质醇 —— 醛固酮增多症及库欣综合征引起的低钾性碱中毒分别有醛固酮及皮质醇增高。如代谢性碱中毒由醛固酮增多引起,则其低血钾更严重

【治疗】

以病因治疗为根本,减低细胞外液中的 HCO_3^-,补氯促肾排 HCO_3^- 宜补氯化钠;可补氯化钾,补氯之外尚适应代谢性碱中毒缺钾之需;化学缓冲和透析;有充血性心力衰竭时,可用碳酸酐酶抑制剂。

1. 轻度碱中毒的治疗

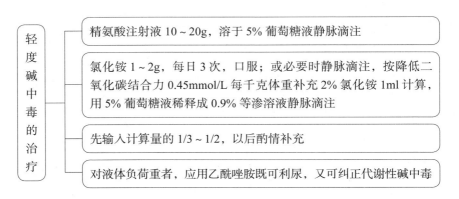

轻度碱中毒的治疗

- 精氨酸注射液 10～20g,溶于 5% 葡萄糖液静脉滴注
- 氯化铵 1～2g,每日 3 次,口服;或必要时静脉滴注,按降低二氧化碳结合力 0.45mmol/L 每千克体重补充 2% 氯化铵 1ml 计算,用 5% 葡萄糖液稀释成 0.9% 等渗溶液静脉滴注
- 先输入计算量的 1/3～1/2,以后酌情补充
- 对液体负荷重者,应用乙酰唑胺既可利尿,又可纠正代谢性碱中毒

2. 严重碱中毒的治疗

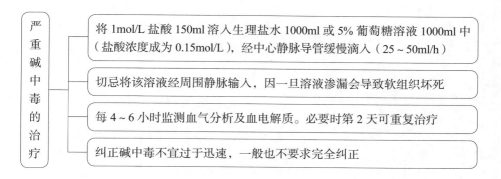

三、呼吸性酸中毒

呼吸性酸中毒是指 CO_2 排出障碍或吸入过多引起的以血浆 H_2CO_3 浓度升高为特征的酸碱平衡失调类型。任何原因导致肺的通气、换气功能障碍均可导致呼吸性酸中毒的产生。

【病因】

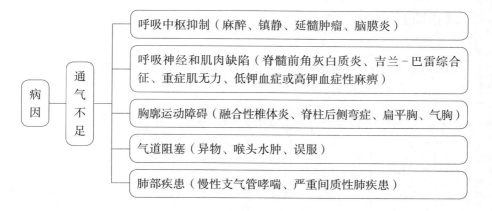

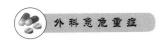

【临床表现】

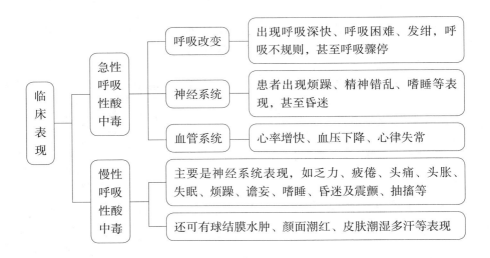

【辅助检查】

血气分析：$PaCO_2$ 升高，pH 值下降，HCO_3^- 继发性升高，AB 升高，SB 升高，AB>SB。

【诊断】

根据病史、体征和血气分析结果综合诊断。

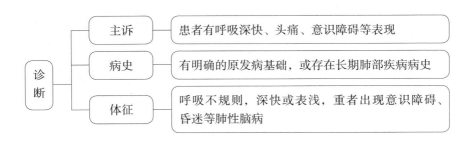

【治疗】

病因治疗是关键，以解决通气不足和缺氧为主。

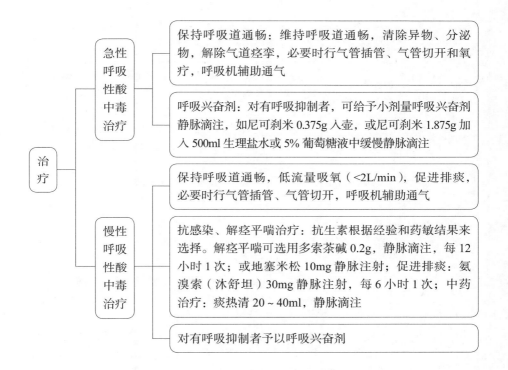

四、呼吸性碱中毒

呼吸性碱中毒是指 CO_2 呼出过多引起的以血浆 H_2CO_3 浓度降低为特征的酸碱平衡失调类型。

【病因】

呼吸性碱中毒为呼吸中枢受刺激、人工辅助呼吸过度和主动加强通气，造成通气过度。如缺氧、碱性和利尿药物摄入过多、中枢神经系统紊乱、心

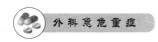

理性过度通气、呼吸反射性刺激、代谢性酸中毒突然恢复等。

【临床表现】

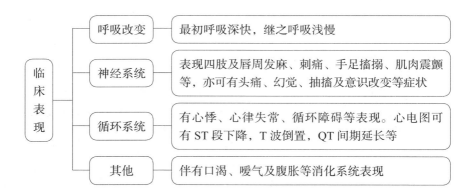

临床表现	呼吸改变	最初呼吸深快，继之呼吸浅慢
	神经系统	表现四肢及唇周发麻、刺痛、手足搐搦、肌肉震颤等，亦可有头痛、幻觉、抽搐及意识改变等症状
	循环系统	有心悸、心律失常、循环障碍等表现。心电图可有 ST 段下降，T 波倒置，QT 间期延长等
	其他	伴有口渴、嗳气及腹胀等消化系统表现

【辅助检查】

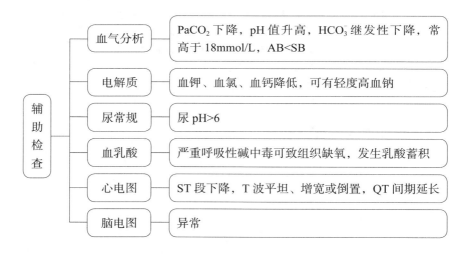

辅助检查	血气分析	$PaCO_2$ 下降，pH 值升高，HCO_3 继发性下降，常高于 18mmol/L，AB<SB
	电解质	血钾、血氯、血钙降低，可有轻度高血钠
	尿常规	尿 pH>6
	血乳酸	严重呼吸性碱中毒可致组织缺氧，发生乳酸蓄积
	心电图	ST 段下降，T 波平坦、增宽或倒置，QT 间期延长
	脑电图	异常

【诊断】

根据病史、体征及血气分析的监测即可确诊。

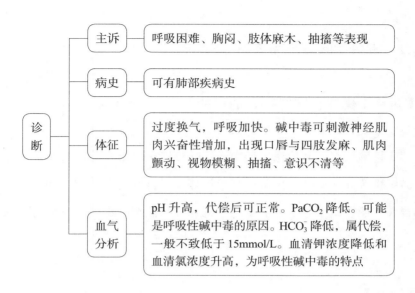

【治疗】

应积极治疗原发病，加强呼吸机管理，症状严重时予以对症处理。

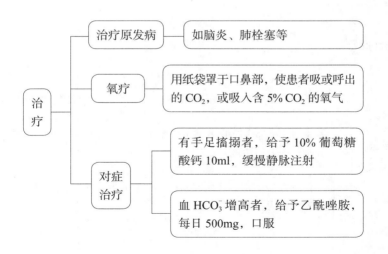

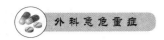

五、混合型酸碱平衡失调

【两种平衡失调同时存在的可能】

呼吸性酸中毒合并代谢性酸中毒；呼吸性碱中毒合并代谢性碱中毒；呼吸性碱中毒合并代谢性酸中毒；呼吸性酸中毒合并代谢性碱中毒；代谢性酸中毒合并代谢性碱中毒。呼吸性酸中毒和呼吸性碱中毒同时发生的可能性不存在。

【诊断】

重视血气分析，作为诊断依据。必须结合紊乱的原因，发展程度、代偿功能和临床表现进行综合分析，最后做出诊断。

【治疗】

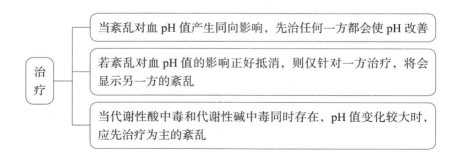

治疗

当紊乱对血 pH 值产生同向影响，先治任何一方都会使 pH 改善

若紊乱对血 pH 值的影响正好抵消，则仅针对一方治疗，将会显示另一方的紊乱

当代谢性酸中毒和代谢性碱中毒同时存在，pH 值变化较大时，应先治疗为主的紊乱

第三章 外科营养支持

第一节 概 述

【营养支持疗法的适应证】

凡患者存在营养不良、创伤或重度感染等病情，7天内无法正常进食者都可认为是营养支持的适应证。临床上需要实施外科营养支持疗法的疾病主要包括：

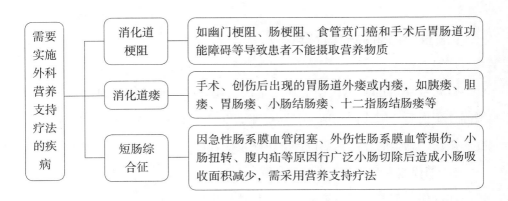

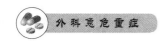

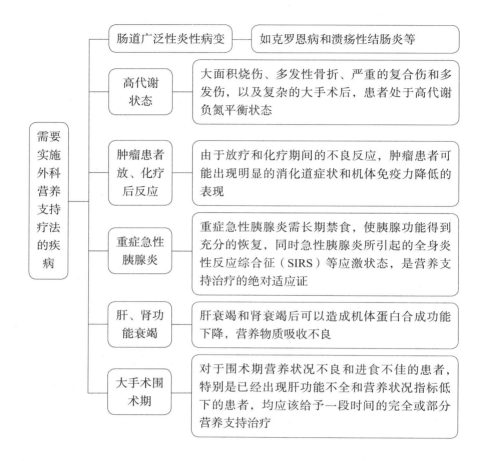

	肠道广泛性炎性病变	如克罗恩病和溃疡性结肠炎等
需要实施外科营养支持疗法的疾病	高代谢状态	大面积烧伤、多发性骨折、严重的复合伤和多发伤，以及复杂的大手术后，患者处于高代谢负氮平衡状态
	肿瘤患者放、化疗后反应	由于放疗和化疗期间的不良反应，肿瘤患者可能出现明显的消化道症状和机体免疫力降低的表现
	重症急性胰腺炎	重症急性胰腺炎需长期禁食，使胰腺功能得到充分的恢复，同时急性胰腺炎所引起的全身炎性反应综合征（SIRS）等应激状态，是营养支持治疗的绝对适应证
	肝、肾功能衰竭	肝衰竭和肾衰竭后可以造成机体蛋白合成功能下降，营养物质吸收不良
	大手术围术期	对于围术期营养状况不良和进食不佳的患者，特别是已经出现肝功能不全和营养状况指标低下的患者，均应该给予一段时间的完全或部分营养支持治疗

【危重症患者的代谢特点】

危重症患者的基本代谢变化包括内分泌改变与糖代谢紊乱、能量代谢增高、蛋白质分解代谢加速、脂肪代谢紊乱、维生素代谢变化和胃肠功能改变。创伤、感染的程度和部位都会影响反应程度。

1. 糖代谢紊乱

在创伤、手术、感染等情况下，机体发生应激反应。

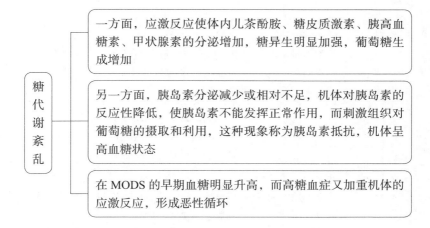

糖代谢紊乱

一方面，应激反应使体内儿茶酚胺、糖皮质激素、胰高血糖素、甲状腺素的分泌增加，糖异生明显加强，葡萄糖生成增加

另一方面，胰岛素分泌减少或相对不足，机体对胰岛素的反应性降低，使胰岛素不能发挥正常作用，而刺激组织对葡萄糖的摄取和利用，这种现象称为胰岛素抵抗，机体呈高血糖状态

在 MODS 的早期血糖明显升高，而高糖血症又加重机体的应激反应，形成恶性循环

2．蛋白质分解代谢加速

蛋白质作为功能和结构组织存在于人体，创伤、感染后因蛋白质丢失及分解代谢增加，消耗用于维持急性应激反应所需的蛋白质与能量。总体上机体由于蛋白质合成降低，尿素氮的排出增加，而出现明显的负氮平衡。

3．脂肪代谢紊乱

在创伤、感染等应激状态下，由于储存的糖原很快被耗尽，脂肪被动员供能。脂肪是人体能量的主要储存形式，通常状态下，约30%的热量由脂肪提供，每克脂肪组织能提供热量33.5kJ。但酮体的形成则根据创伤的种类和严重程度而有所变化。通常严重休克、创伤和感染后，酮体生成降低或缺乏。轻度创伤或感染时，酮体生成则稍增加，但往往低于非应激饥饿状态时的酮体水平。

4．能量代谢增高

静息能量消耗（REE）增加是危重症患者能量代谢的基本特征。REE是患者卧床时热量需要的基数。

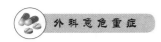

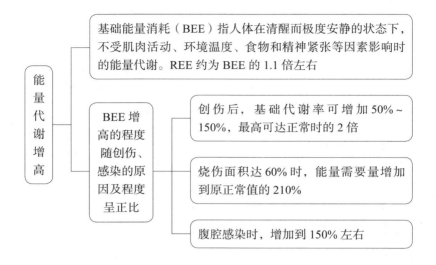

能量代谢增高

基础能量消耗（BEE）指人体在清醒而极度安静的状态下，不受肌肉活动、环境温度、食物和精神紧张等因素影响时的能量代谢。REE 约为 BEE 的 1.1 倍左右

BEE 增高的程度随创伤、感染的原因及程度呈正比

创伤后，基础代谢率可增加 50%～150%，最高可达正常时的 2 倍

烧伤面积达 60% 时，能量需要量增加到原正常值的 210%

腹腔感染时，增加到 150% 左右

5. 胃肠道功能改变

肠道是创伤应激反应的中心器官。

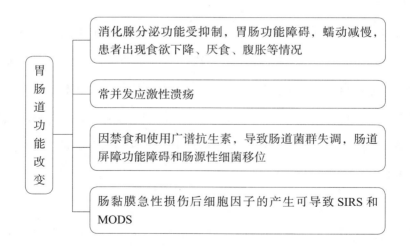

胃肠道功能改变

消化腺分泌功能受抑制，胃肠功能障碍，蠕动减慢，患者出现食欲下降、厌食、腹胀等情况

常并发应激性溃疡

因禁食和使用广谱抗生素，导致肠道菌群失调，肠道屏障功能障碍和肠源性细菌移位

肠黏膜急性损伤后细胞因子的产生可导致 SIRS 和 MODS

【营养状况的评估】

1．病史分析

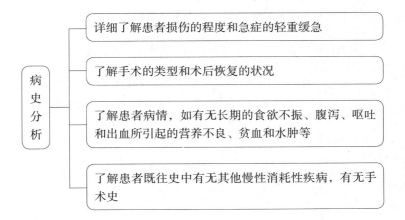

病史分析

- 详细了解患者损伤的程度和急症的轻重缓急
- 了解手术的类型和术后恢复的状况
- 了解患者病情，如有无长期的食欲不振、腹泻、呕吐和出血所引起的营养不良、贫血和水肿等
- 了解患者既往史中有无其他慢性消耗性疾病，有无手术史

2．身高与体重

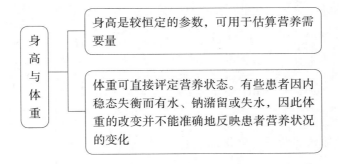

身高与体重

- 身高是较恒定的参数，可用于估算营养需要量
- 体重可直接评定营养状态。有些患者因内稳态失衡而有水、钠潴留或失水，因此体重的改变并不能准确地反映患者营养状况的变化

3．血清清蛋白

血清清蛋白水平的高低最能反映机体蛋白质热能的缺乏。

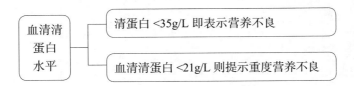

血清清蛋白水平

- 清蛋白 <35g/L 即表示营养不良
- 血清清蛋白 <21g/L 则提示重度营养不良

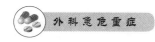

4．特定检查

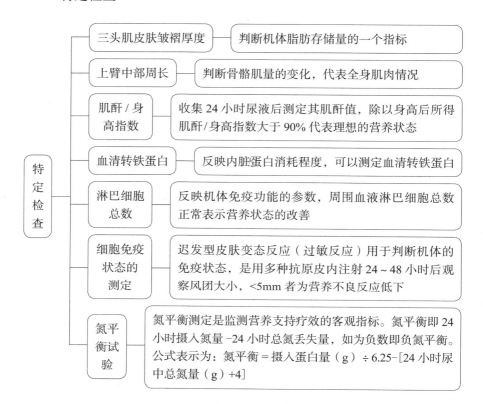

判断机体营养状况各项指标如表 3-1 所示。

表 3-1　机体营养状况指标

项目	正常值	营养状况		
		轻度	中度	重度
三头肌皮肤皱褶厚度（mm）	男 >10	20%～50%	30%～39%	<30%
	女 >13	20%～50%	30%～39%	<30%
上臂中部周长（cm）	男 >20.2	40%～50%	30%～39%	<30%
	女 >28.6	40%～50%	30%～39%	<30%
肌酐/身高指数	>1	60%～80%	40%～59%	40%
清蛋白（g/L）	35	28～34	21～27	<21

项目	正常值	营养状况		
		轻度	中度	重度
转铁蛋白（g/L）	2.5～2.0	1.8～2.0	1.6～1.8	<1.6
淋巴细胞总数	>2000	1200～2000	900～1200	<900
免疫皮肤试验	+	+	+	-
氮平衡（g）	±1	-5～-10	-10～-15	>-15

第二节　营养支持的方法

【全胃肠外营养】

全胃肠外营养是一种针对各种原因导致的不能进食、不想进食、不可进食和进食不足患者提供的营养支持手段。通过静脉途径给予适量的蛋白质、脂肪、糖类、电解质、维生素和微量元素，以达到营养治疗的一种方法。其营养途径分经中心静脉输入和经周围静脉输入两种类型，由于经周围静脉输入有一定的不足，因而临床上多采用经中心静脉输入为主。如经上腔静脉插管可选择颈外静脉、头静脉、颈内静脉和锁骨下静脉，而经下腔静脉插管多用股静脉。

【肠内营养】

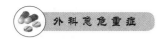

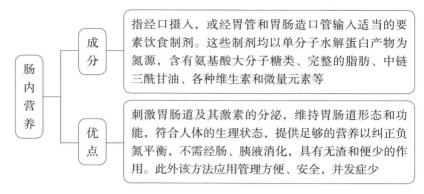

	成分	指经口摄入，或经胃管和胃肠造口管输入适当的要素饮食制剂。这些制剂均以单分子水解蛋白产物为氮源，含有氨基酸大分子糖类、完整的脂肪、中链三酰甘油、各种维生素和微量元素等
肠内营养	优点	刺激胃肠道及其激素的分泌，维持胃肠道形态和功能，符合人体的生理状态，提供足够的营养以纠正负氮平衡，不需经肠、胰液消化，具有无渣和便少的作用。此外该方法应用管理方便、安全，并发症少

第三节　营养支持并发症的防治

【肠外营养并发症的防治】

1. 导管性并发症

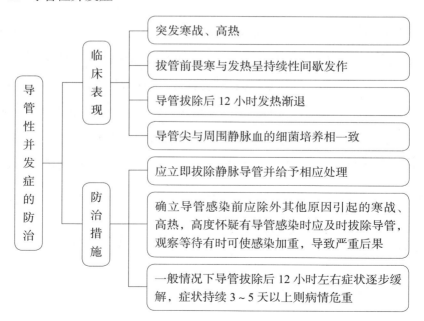

		突发寒战、高热
	临床表现	拔管前畏寒与发热呈持续性间歇发作
		导管拔除后 12 小时发热渐退
导管性并发症的防治		导管尖与周围静脉血的细菌培养相一致
		应立即拔除静脉导管并给予相应处理
	防治措施	确立导管感染前应除外其他原因引起的寒战、高热，高度怀疑有导管感染时应及时拔除导管，观察等待有时可使感染加重，导致严重后果
		一般情况下导管拔除后 12 小时左右症状逐步缓解，症状持续 3~5 天以上则病情危重

2. 代谢性并发症

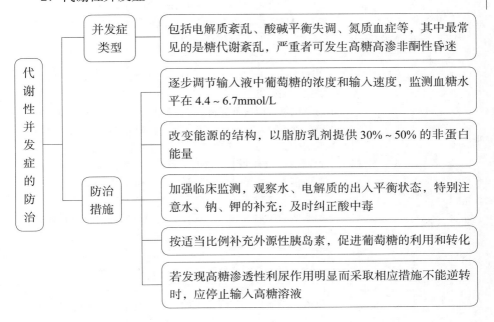

代谢性并发症的防治

并发症类型：包括电解质紊乱、酸碱平衡失调、氮质血症等，其中最常见的是糖代谢紊乱，严重者可发生高糖高渗非酮性昏迷

防治措施：
逐步调节输入液中葡萄糖的浓度和输入速度，监测血糖水平在 4.4 ~ 6.7mmol/L

改变能源的结构，以脂肪乳剂提供 30% ~ 50% 的非蛋白能量

加强临床监测，观察水、电解质的出入平衡状态，特别注意水、钠、钾的补充；及时纠正酸中毒

按适当比例补充外源性胰岛素，促进葡萄糖的利用和转化

若发现高糖渗透性利尿作用明显而采取相应措施不能逆转时，应停止输入高糖溶液

3. 肝损害和胆汁淤积

全胃肠外营养引起肝损害和胆汁淤积的防治措施包括：

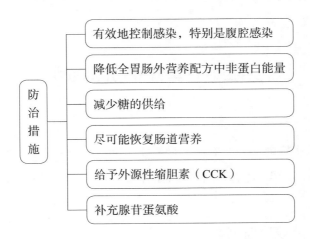

防治措施：
有效地控制感染，特别是腹腔感染

降低全胃肠外营养配方中非蛋白能量

减少糖的供给

尽可能恢复肠道营养

给予外源性缩胆素（CCK）

补充腺苷蛋氨酸

【肠内营养并发症的防治】

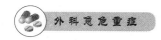

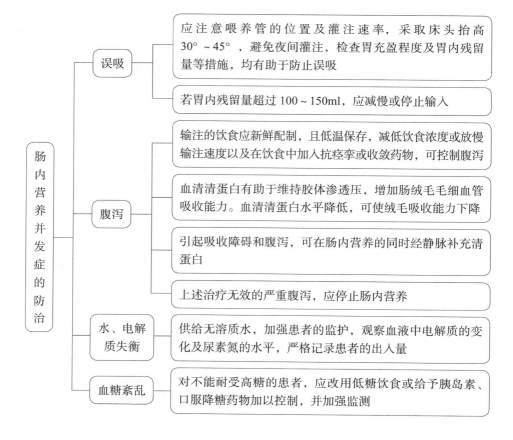

肠内营养并发症的防治
├─ 误吸
│ ├─ 应注意喂养管的位置及灌注速率，采取床头抬高30°~45°，避免夜间灌注，检查胃充盈程度及胃内残留量等措施，均有助于防止误吸
│ └─ 若胃内残留量超过100~150ml，应减慢或停止输入
├─ 腹泻
│ ├─ 输注的饮食应新鲜配制，且低温保存，减低饮食浓度或放慢输注速度以及在饮食中加入抗痉挛或收敛药物，可控制腹泻
│ ├─ 血清清蛋白有助于维持胶体渗透压，增加肠绒毛毛细血管吸收能力。血清清蛋白水平降低，可使绒毛吸收能力下降
│ ├─ 引起吸收障碍和腹泻，可在肠内营养的同时经静脉补充清蛋白
│ └─ 上述治疗无效的严重腹泻，应停止肠内营养
├─ 水、电解质失衡 ── 供给无溶质水，加强患者的监护，观察血液中电解质的变化及尿素氮的水平，严格记录患者的出入量
└─ 血糖紊乱 ── 对不能耐受高糖的患者，应改用低糖饮食或给予胰岛素、口服降糖药物加以控制，并加强监测

第四节 营养支持的监测

营养支持实施前，需要对患者做一次全面的营养状态评定，在营养支持期间，也需反复对患者的营养状态做出评价。

【营养支持效果监测】

1. 体重

体重是评价营养状态的一项重要指标。一般来说，在治疗过程中，体重增加是营养状况好转的表现，但水、钠潴留或脂肪存积亦表现体重增加，因此，最好用理想体重百分率来表示。

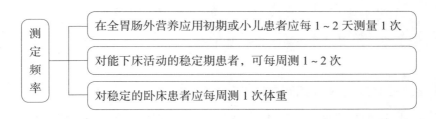

2. 上臂中点肌肉周径

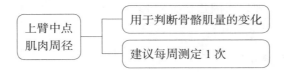

3. 肱三头肌皮肤皱褶厚度

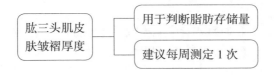

4. 迟发型过敏皮肤试验

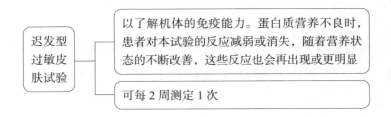

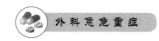

5．总淋巴细胞计数

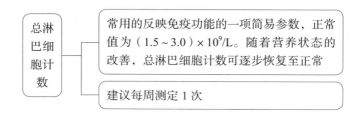

总淋巴细胞计数 — 常用的反映免疫功能的一项简易参数，正常值为（1.5～3.0）×10^9/L。随着营养状态的改善，总淋巴细胞计数可逐步恢复至正常

建议每周测定 1 次

6．尿中 3- 甲基组氨酸测定

尿中 3- 甲基组氨酸（3-MH）含量反映机体肌肉蛋白分解程度，也可作为评定机体代谢状态的一项参数。营养支持过程中必要时可动态观察尿液中 3-MH 值的改变，观察肌肉蛋白分解是否有所改变，其量的减少说明分解在减少。

7．肌酐 / 身高指数

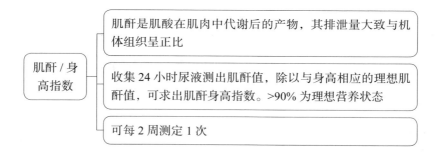

肌酐 / 身高指数 — 肌酐是肌酸在肌肉中代谢后的产物，其排泄量大致与机体组织呈正比

收集 24 小时尿液测出肌酐值，除以与身高相应的理想肌酐值，可求出肌酐身高指数。>90% 为理想营养状态

可每 2 周测定 1 次

8．氮平衡

排出的氮量可以反映体内蛋白质的分解量。比较每日摄入的氮量与排出的氮量，称为氮平衡测定，是判定营养支持效果与组织蛋白质代谢状况的一项重要指标。

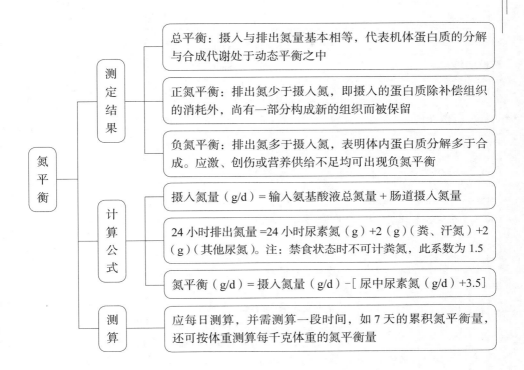

9．内脏蛋白质测定

机体蛋白质通过血清有关蛋白质的含量来反映代谢情况，尤其是半衰期短的蛋白质（表3-2）。这些蛋白质中的一部分可每周监测1次，以比较营养支持效果。

表3-2 有关血清蛋白质的半衰期及正常含量

蛋白质	半衰期（h）	正常含量
视黄醇结合蛋白	12	男：36～56mg/L（3.6～5.6mg/ml） 女：26.7～57.9mg/L（2.67～5.79mg/ml）
纤维连接蛋白	15～20	190～128mg/L（19～28mg/dl）
前清蛋白（PA）	2	280～350mg/L（28～35mg/dl）
纤维蛋白原（FB）	2.5	2.0～4.0g/L（200～400mg/dl）

续表

蛋白质	半衰期（h）	正常含量
铜蓝蛋白	4.5	230～440mg/L（23～44mg/dl）
酸糖蛋白	5	550～1400mg/L（55～140mg/dl）
抗胰蛋白酶蛋白（AT）	4～7	2.0～3.0g/L（200～300mg/dl）
转铁蛋白（TF）	8	2.4～2.8g/L（240～280mg/dl）
清蛋白（AL）	21	35～50g/L（3.5～5.0g/dl）

【营养支持并发症监测】

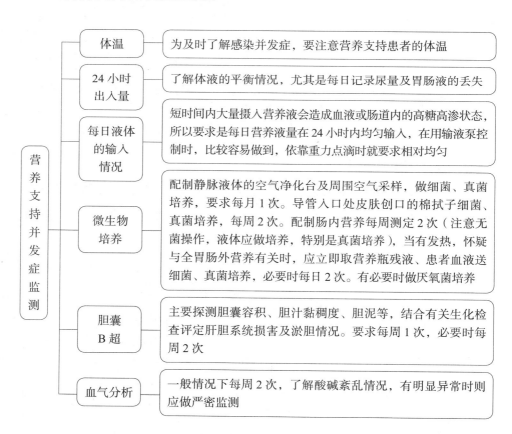

营养支持并发症监测

体温——为及时了解感染并发症，要注意营养支持患者的体温

24小时出入量——了解体液的平衡情况，尤其是每日记录尿量及胃肠液的丢失

每日液体的输入情况——短时间内大量摄入营养液会造成血液或肠道内的高糖高渗状态，所以要求是每日营养液量在24小时内均匀输入，在用输液泵控制时，比较容易做到，依靠重力点滴时就要求相对均匀

微生物培养——配制静脉液体的空气净化台及周围空气采样，做细菌、真菌培养，要求每月1次。导管入口处皮肤创口的棉拭子细菌、真菌培养，每周2次。配制肠内营养每周测定2次（注意无菌操作，液体应做培养，特别是真菌培养），当有发热、怀疑与全胃肠外营养有关时，应立即取营养瓶残液、患者血液送细菌、真菌培养，必要时每日2次。有必要时做厌氧菌培养

胆囊B超——主要探测胆囊容积、胆汁黏稠度、胆泥等，结合有关生化检查评定肝胆系统损害及淤胆情况。要求每周1次，必要时每周2次

血气分析——一般情况下每周2次，了解酸碱紊乱情况，有明显异常时则应做严密监测

营养支持并发症监测

血常规 —— 每周 1~2 次，以监测有关并发症。血常规包括红细胞计数、血小板计数、白细胞计数加分类等，如血小板计数下降，除考虑其他因素外，尚需考虑是否有必需脂肪乳和铜的缺乏。有感染时，急查血细胞

血糖、尿糖 —— 一般情况下，血糖每周 2~3 次，尿糖每日 2 次，当患者处于不稳定状态或有应激等情况时，应增加血糖及尿糖的测定次数

血清渗透压 —— 正常值为（儿童）270~285mmol/L，（成人）285~295mmol/L。当怀疑有高渗情况时应做测定。在没有渗透压测定仪的单位，可按以下公式做出计算：血清渗透压（mmol/L）=2（Na^++K^+）+ 血糖 + 血尿素氮

血清电解质 —— 通常情况下，每周测定 2 次。包括血清钾、钠、氯、钙、镁、磷，电解质紊乱时，则应勤测，必要时每日 2 次

血清微量元素及维生素 —— 不一定列为常规监测，只是怀疑有缺乏时做测定

肝功能测定 —— 肝功能测定包括总胆红素、直接胆红素、GPT、GOT、AKP、γ-GT 等项，要求每周 1~2 次

血脂测定 —— 可每 1~2 周测 1 次。主要包括胆固醇、三酰甘油、低密度脂蛋白胆固醇、高密度脂蛋白胆固醇等。在输注脂肪乳剂的过程中，应监测血脂廓清情况，亦即每日在脂肪乳剂输完后 6 小时采取血标本，观察脂肪廓清的情况，以便观察脂肪乳剂是否能被利用

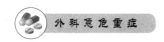

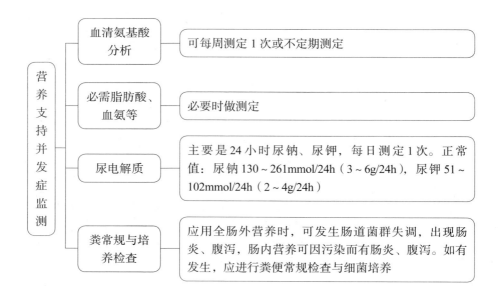

营养支持并发症监测

- 血清氨基酸分析 —— 可每周测定 1 次或不定期测定
- 必需脂肪酸、血氨等 —— 必要时做测定
- 尿电解质 —— 主要是 24 小时尿钠、尿钾，每日测定 1 次。正常值：尿钠 130～261mmol/24h（3～6g/24h），尿钾 51～102mmol/24h（2～4g/24h）
- 粪常规与培养检查 —— 应用全肠外营养时，可发生肠道菌群失调，出现肠炎、腹泻，肠内营养可因污染而有肠炎、腹泻。如有发生，应进行粪便常规检查与细菌培养

第四章 外科损伤

第一节 创 伤

创伤是指机体受到机械因素如顿挫力、火器投射物或锐器等打击后所造成的组织或器官的破损。

【创伤的分类】

1. 按致伤原因分类

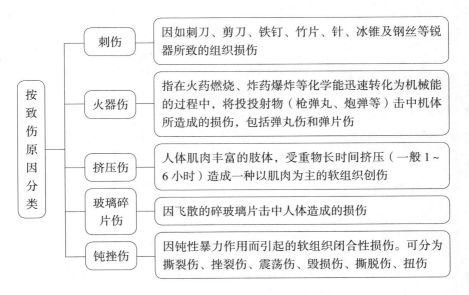

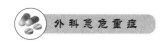

2．按有无伤口分类

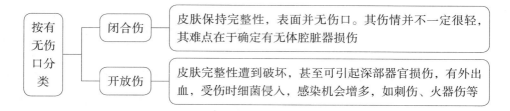

3．按受伤部位分类

根据损伤的解剖部位可分为头部伤、颌面部伤、颈部伤、胸部伤、腹部伤、骨盆部（或泌尿生殖系）伤、上肢伤和下肢伤。

4．按伤情轻重分类

按伤情轻重分为轻伤、中等伤、重伤。有多种伤情者可按指数评定。创伤指数如表4-1。

表4-1　创伤指数表

指数分	1	3	4	6
	四肢	背部	胸部	头、颈、腹部
创伤类型	撕裂伤	挫伤	穿刺	钝性打击伤、枪弹伤
心血管情况	外出血	血压 13.3/8.0kPa 脉搏 100～140 次/分	血压 <8.0kPa 脉搏 >140/分	血压消失 脉搏 <55 次/分
呼吸情况	胸痛	呼吸困难	青紫	窒息
神志	嗜睡	眩晕	半昏迷	昏迷

说明如下：

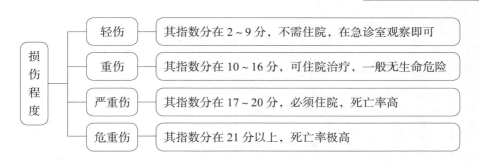

损伤程度
- 轻伤：其指数分在 2~9 分，不需住院，在急诊室观察即可
- 重伤：其指数分在 10~16 分，可住院治疗，一般无生命危险
- 严重伤：其指数分在 17~20 分，必须住院，死亡率高
- 危重伤：其指数分在 21 分以上，死亡率极高

【创伤严重程度评估和评分系统】

创伤评分是以计分的形式来估算创伤严重程度，即应用量化和权重处理伤员的生理指标或诊断名称作为参数，由数字计算以显示伤员伤情严重程度的诸多方案，总和为创伤评分。

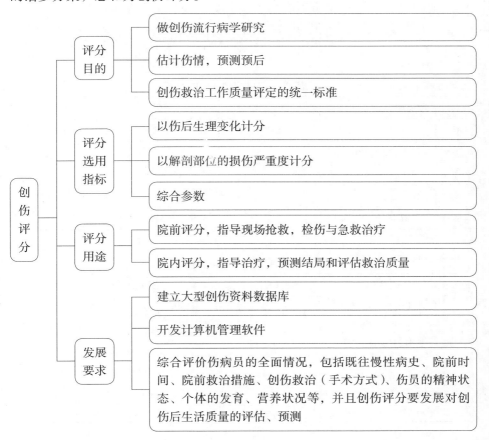

创伤评分
- 评分目的
  - 做创伤流行病学研究
  - 估计伤情，预测预后
  - 创伤救治工作质量评定的统一标准
- 评分选用指标
  - 以伤后生理变化计分
  - 以解剖部位的损伤严重度计分
  - 综合参数
- 评分用途
  - 院前评分，指导现场抢救，检伤与急救治疗
  - 院内评分，指导治疗，预测结局和评估救治质量
- 发展要求
  - 建立大型创伤资料数据库
  - 开发计算机管理软件
  - 综合评价伤病员的全面情况，包括既往慢性病史、院前时间、院前救治措施、创伤救治（手术方式）、伤员的精神状态、个体的发育、营养状况等，并且创伤评分要发展对创伤后生活质量的评估、预测

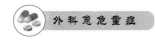

1. 院前评分

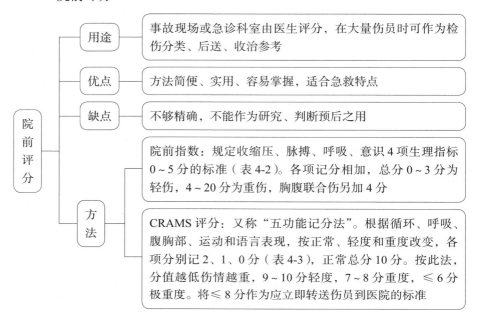

表 4-2　院前指数（PHI）

记分	收缩压［kPa（mmHg）］	脉搏（次/分）	呼吸	意识
0	>13.3（100）	51～100	正常	正常
1	11.4～13.3（86～100）			
2	10.0～11.3（75～85）			
3		≥120	费力或浅	模糊或烦躁
4	0～9.8（0～74）	≤150	<10次/分或需插管	言语不能理解

表 4-3　CRAMS 评分法

记分	循环（C）	呼吸（R）	胸腹（A）	运动（M）	言语（S）
0	毛细血管不能充盈或收缩压 <11.3kPa（85mmHg）	无自主呼吸	连枷胸，板状腹，或深穿透伤	无反应	发音听不清或不能发音
1	毛细血管充盈迟缓，或收缩压为 11.3～13.3kPa（85～100mmHg）	费力或浅，呼吸频率 >35次/分	胸或腹压痛	只对疼痛刺激有反应	言语错乱或语无伦次
2	毛细血管充盈正常和收缩压 >13.3kPa（100mmHg）	正常	均无压痛	正常，能按吩咐动作	正常，对答切题

2. 院内评分

创伤评分种类繁多，院前评分应采用快速、简便易行的方法，达到快速有效地筛选伤员的目的。院内评分现多采用含生理、解剖、年龄在内的综合性评分方法，其发展已趋于全面、准确、实用。

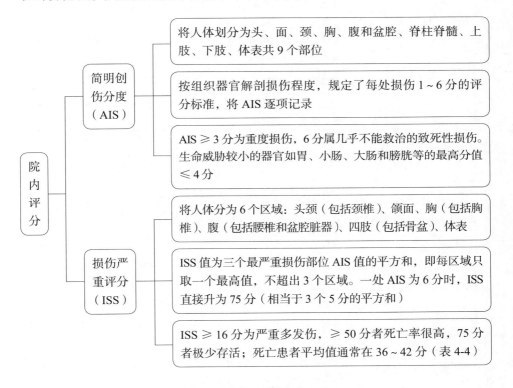

表4-4 损伤严重度评分（ISS）

轻度，1分，Ⅰ级	体表	全身疼痛；小裂伤，小挫伤，擦伤（需包扎者）；撕脱伤<10% 体表面积；Ⅰ度或小面积烧伤及Ⅱ度、Ⅲ度烧伤
	头颈	头痛、头晕，无意识丧失；有挥鞭伤主诉但无体征或 X 线异常
	面部	眼角膜擦、挫伤；眼玻璃体积血、视网膜出血；牙折断或脱位；鼻骨或下颌骨骨折
	胸部	肌肉痛或胸壁挫伤
	腹部	肌肉痛，擦伤、挫伤，腰扭伤
	四肢	轻度扭伤和指、趾骨骨折或脱位

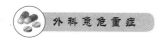

中度，2分，Ⅱ级	体表	广泛挫伤、擦伤；大裂伤；撕脱伤<19%（体表面积）；10%～20%Ⅱ度或Ⅲ度烧伤
	头颈	昏迷<15分钟；伤后无记忆丧失；面骨骨折，但无移位；单纯颅骨骨折
	面部	无移位的面骨骨折或开放性鼻骨折；面部变形的裂伤；眼裂伤；视网膜剥离；颈椎轻度骨折
	胸部	单纯2～3根肋骨或胸骨骨折；胸壁重度挫伤；无血气胸、气胸或呼吸困难；胸椎轻度压缩性骨折
	腹部	腹部腹壁重度挫伤，腹内器官挫伤，无穿孔；腰椎压缩骨折
	四肢和骨盆	指、四肢骨开放性骨折；无移位的长骨或骨盆骨折；肘、肩关节脱位，肌腱、肌肉裂伤
重度，不危及生命，3分，Ⅲ级	体表	广泛挫伤、擦伤；两处以上的肢体大裂伤或宽度>7.5cm的撕裂伤；20%～30%Ⅱ度或Ⅲ度烧伤或撕脱伤
	头颈	昏迷<1小时；无严重神经系统体征；伤后记忆丧失不足3小时；颅骨凹陷性骨折，颈椎骨折，但无神经损伤
	腹部	腹腔脏器挫伤；腹膜外膀胱破裂；腹膜后出血；输尿管撕脱伤；腰椎骨折，不伴神经损伤
	四肢和骨盆	有移位的长骨骨折，或多发性手、足骨骨折；单纯长骨开放性骨折；骨盆粉碎性骨折；大关节脱位；多发性指、趾截断伤；四肢主要神经血管撕裂伤或血栓形成
重度，危及生命，4分，Ⅳ级	体表	严重裂伤，伴有危险的出血，30%～50%Ⅱ度或Ⅲ度烧伤或撕脱伤
	头颈	昏迷1～6小时，有神经系统体征；伤后记忆丧失达3～12小时；颅骨开放性骨折
	胸部	开放性创伤；连枷胸；纵隔气肿；心肌挫伤，但无循环障碍；心包损伤；血胸>1000ml，胸椎骨折，合并截瘫
	四肢	多发性长骨闭合性骨折；创伤性肢体离断
危重，不能肯定存活，5分，Ⅴ级	体表	超过50%面积的Ⅱ度或Ⅲ度烧伤或脱伤
	头颅	昏迷超过24小时；颅内出血>100ml；颅内压升高；颈椎4节段以下损伤，伴四肢瘫痪；主要呼吸道堵塞
	胸部	胸部外伤，伴有重度呼吸困难（气管裂伤、纵隔积血）；主动脉破裂；肺叶撕裂伤伴张力性气胸；心肌挫伤或破裂，伴有循环障碍
	腹部	腹腔脏器（除脾、肾外）或血管撕裂、撕脱或严重破裂伤，如肝、脾、胰、胃、十二指肠、大肠、动静脉
	四肢	多发性开放性四肢骨折

【创伤早期的评估和急救】

无论是在受伤现场还是在急诊室或病房中接触伤员，都要首先观察患者的神志、面色、呼吸、状态、脉搏或血压，以初步判断为轻、中、重伤或估计其伤情。

1. 呼吸功能的估计和急救

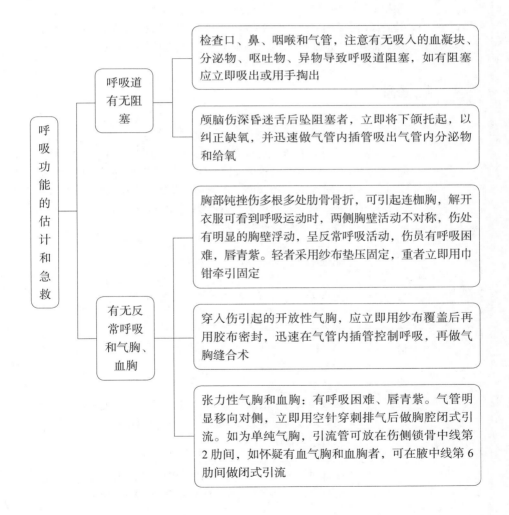

呼吸功能的估计和急救

呼吸道有无阻塞
检查口、鼻、咽喉和气管，注意有无吸入的血凝块、分泌物、呕吐物、异物导致呼吸道阻塞，如有阻塞应立即吸出或用手掏出

颅脑伤深昏迷舌后坠阻塞者，立即将下颌托起，以纠正缺氧，并迅速做气管内插管吸出气管内分泌物和给氧

有无反常呼吸和气胸、血胸
胸部钝挫伤多根多处肋骨骨折，可引起连枷胸，解开衣服可看到呼吸运动时，两侧胸壁活动不对称，伤处有明显的胸壁浮动，呈反常呼吸活动，伤员有呼吸困难，唇青紫。轻者采用纱布垫压固定，重者立即用巾钳牵引固定

穿入伤引起的开放性气胸，应立即用纱布覆盖后再用胶布密封，迅速在气管内插管控制呼吸，再做气胸缝合术

张力性气胸和血胸：有呼吸困难、唇青紫。气管明显移向对侧，立即用空针穿刺排气后做胸腔闭式引流。如为单纯气胸，引流管可放在伤侧锁骨中线第2肋间，如怀疑有血气胸和血胸者，可在腋中线第6肋间做闭式引流

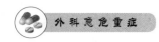

2. 血容量丢失的估计和纠正

血容量丢失的估计和纠正

- 伤员有面色苍白、肢冷、脉搏快速、血压降低或不能测出，并询问致伤原因

- 外出血可见伤部衣物被浸染，立即用压迫止血、止血带止血或血管钳夹住出血血管。彻底止血应在清创术中进行

- 内出血车祸、坠落伤，大多数为胸、腹体腔内出血或腹膜后血肿，急救时迅速抽血做血型交叉试验配血，并立即多通道输入平衡盐溶液和全血。根据受伤病史、受伤部位、全身和局部检查、必要的实验室检查和辅助检查以确立诊断。纠正休克，如在大量补液输血后，休克好转或仍无好转，都应手术止血，只有在止血成功后，才能彻底纠正休克

3. 确立诊断

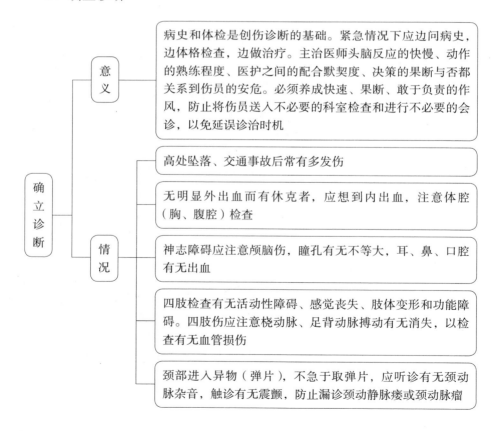

确立诊断

- 意义
  - 病史和体检是创伤诊断的基础。紧急情况下应边问病史，边体格检查，边做治疗。主治医师头脑反应的快慢、动作的熟练程度、医护之间的配合默契度、决策的果断与否都关系到伤员的安危。必须养成快速、果断、敢于负责的作风，防止将伤员送入不必要的科室检查和进行不必要的会诊，以免延误诊治时机

- 情况
  - 高处坠落、交通事故后常有多发伤
  - 无明显外出血而有休克者，应想到内出血，注意体腔（胸、腹腔）检查
  - 神志障碍应注意颅脑伤，瞳孔有无不等大，耳、鼻、口腔有无出血
  - 四肢检查有无活动性障碍、感觉丧失、肢体变形和功能障碍。四肢伤应注意桡动脉、足背动脉搏动有无消失，以检查有无血管损伤
  - 颈部进入异物（弹片），不急于取弹片，应听诊有无颈动脉杂音，触诊有无震颤，防止漏诊颈动静脉瘘或颈动脉瘤

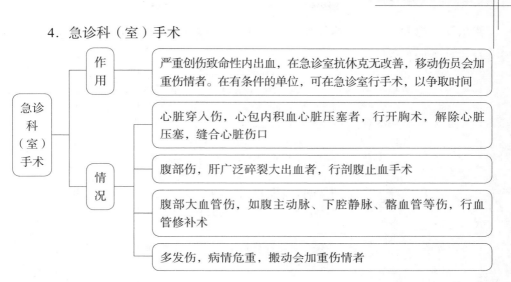

4. 急诊科（室）手术

急诊科（室）手术

作用：严重创伤致命性内出血，在急诊室抗休克无改善，移动伤员会加重伤情者。在有条件的单位，可在急诊室行手术，以争取时间

情况：
心脏穿入伤，心包内积血心脏压塞者，行开胸术，解除心脏压塞，缝合心脏伤口

腹部伤，肝广泛碎裂大出血者，行剖腹止血手术

腹部大血管伤，如腹主动脉、下腔静脉、髂血管等伤，行血管修补术

多发伤，病情危重，搬动会加重伤情者

第二节　烧　　伤

烧伤可由热水、蒸汽、火焰、电流、激光、放射线、酸、碱、磷等致伤因子引起。单纯由热力因子引起的损伤是狭义的烧伤，又称烫伤、灼伤，临床多见。其他因子烧伤则加冠病因称之，如电烧伤、化学烧伤、放射线烧伤等。由于烧伤在外科学中的地位逐渐被重视，目前烧伤已经独立于外伤和创伤，发展成为独立的学科。

一、热烧伤

热烧伤是指热液（水、汤、油等）、蒸汽、高温气体、火焰、炽热金属液体或固体（钢铁、钢锭等）所引起的组织损害。通常所称的狭义烧伤一般是指热力所致的烧伤，临床上也有将热液、蒸汽所致的烧伤称为烫伤。

【病理生理】

根据烧伤临床发展过程的不同阶段，大多将此过程分为 4 期：急性体液

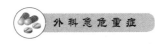

渗出期、感染期、创面修复期、康复期。各期之间相互关联交错，烧伤越重关系越密切。

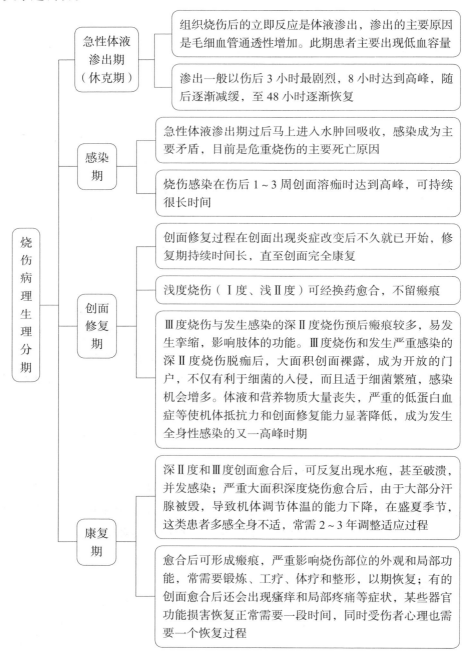

急性体液渗出期（休克期）
- 组织烧伤后的立即反应是体液渗出，渗出的主要原因是毛细血管通透性增加。此期患者主要出现低血容量
- 渗出一般以伤后 3 小时最剧烈，8 小时达到高峰，随后逐渐减缓，至 48 小时逐渐恢复

感染期
- 急性体液渗出期过后马上进入水肿回吸收，感染成为主要矛盾，目前是危重烧伤的主要死亡原因
- 烧伤感染在伤后 1~3 周创面溶痂时达到高峰，可持续很长时间

创面修复期
- 创面修复过程在创面出现炎症改变后不久就已开始，修复期持续时间长，直至创面完全康复
- 浅度烧伤（Ⅰ度、浅Ⅱ度）可经换药愈合，不留瘢痕
- Ⅲ度烧伤与发生感染的深Ⅱ度烧伤预后瘢痕较多，易发生挛缩，影响肢体的功能。Ⅲ度烧伤和发生严重感染的深Ⅱ度烧伤脱痂后，大面积创面裸露，成为开放的门户，不仅有利于细菌的入侵，而且适于细菌繁殖，感染机会增多。体液和营养物质大量丧失，严重的低蛋白血症等使机体抵抗力和创面修复能力显著降低，成为发生全身性感染的又一高峰时期

康复期
- 深Ⅱ度和Ⅲ度创面愈合后，可反复出现水疱，甚至破溃，并发感染；严重大面积深度烧伤愈合后，由于大部分汗腺被毁，导致机体调节体温的能力下降，在盛夏季节，这类患者多感全身不适，常需 2~3 年调整适应过程
- 愈合后可形成瘢痕，严重影响烧伤部位的外观和局部功能，常需要锻炼、工疗、体疗和整形，以期恢复；有的创面愈合后还会出现瘙痒和局部疼痛等症状，某些器官功能损害恢复正常需要一段时间，同时受伤者心理也需要一个恢复过程

烧伤病理生理分期

【临床表现和诊断】

1．烧伤面积的估算

烧伤面积的估算是指皮肤烧伤区域占全身体表面积的百分数。常用的面积估算方法有两种：中国新九分法和手掌法。

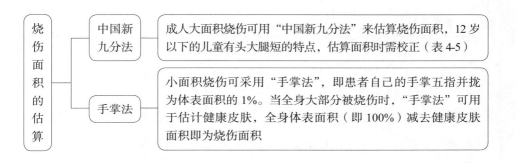

表 4-5 体表面积计算法——中国新九分法

部位	占成人体表面积（%）	占儿童体表面积（%）
头颈	9×1	9+（12－年龄）
发部	3	3
面部	3	3
颈部	3	3
双上肢	9×2	9×2
双上臂	7	7
双前臂	6	6
双手	5	5
躯干	9×3	9×3
躯干前	13	13
躯干后	13	13
会阴	1	1

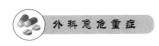

部位	占成人体表面积（%）	占儿童体表面积（%）
双下肢	9×5+1	9×5+1-（12-年龄）
双臀	5*	5*
双股	21	21
双小腿	13	13
双足	7*	7*

注：* 表示成年女性的臀部和双足各占6%

2. 烧伤深度判断

目前三度四分法为国际通用分法：即表皮烧伤为Ⅰ度，真皮浅层烧伤为浅Ⅱ度，真皮深层烧伤为深Ⅱ度，全层皮肤、皮下脂肪甚至肌肉、骨骼等烧伤为Ⅲ度（表4-6）。

表4-6　各类烧伤深度的临床表现

深度分类	损伤深度	临床表现
Ⅰ度（红斑型）	表皮层	红斑，轻度红、肿、热、痛，感觉过敏，无水疱，干燥
Ⅱ度（水疱型）或浅Ⅱ度	真皮浅层	剧痛，感觉过敏，水疱形成，壁薄个大，基底潮红，明显水肿
深Ⅱ度	真皮深层	小水疱，去除表皮见基底较湿，红白相间或苍白，有红色出血点，水肿明显，痛觉迟钝，数日后如无感染，可出现网状栓塞
Ⅲ度（坏死型）	全层皮肤累及皮下组织或更深	皮革样，蜡白或焦黄、焦炭化，感觉消失，干燥，痂下水肿，可出现树枝状静脉栓塞

3. 烧伤严重程度分度

烧伤严重程度由烧伤的面积和深度决定，目前仍然采用1970年全国烧伤会议拟定的分类标准，将烧伤严重程度分为以下几类。

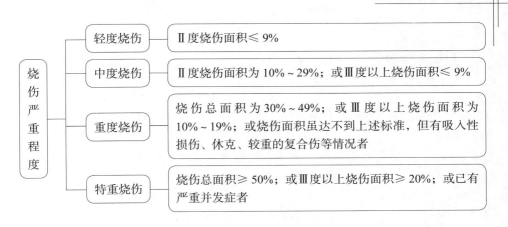

【辅助检查】

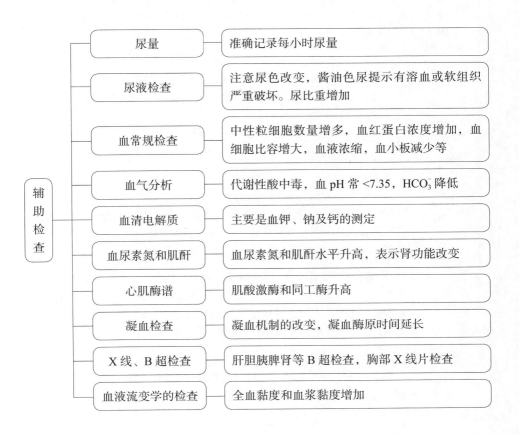

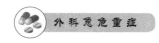

【院前急救】

1. "脱"——脱离致伤源

<table>
<tr><td rowspan="3">脱离致伤源</td><td>尽快脱去着火或沸液浸渍的衣服，以免着火衣服或衣服上的热液继续作用，使创面加大加深</td></tr>
<tr><td>切勿用手拍打燃烧的衣裤，以免导致双手严重烧伤，而应用水将火浇灭，或跳入附近水池、河沟内。如无水源可用，可迅速卧倒后，慢慢在地上滚动，压灭火焰，也可用身边不易燃的材料如毯子、大衣、棉被等迅速覆盖着火处，使与空气隔绝而灭火</td></tr>
<tr><td>伤员衣物着火时不要奔跑、呼叫，以防增加头面部烧伤或吸入性损伤危险，迅速以毛巾、衣物等捂住口鼻离开密闭和通风不良的现场，以免吸入有毒烟雾</td></tr>
</table>

2. "冲"——冲洗创面

<table>
<tr><td rowspan="3">冲洗创面</td><td>流动水冲洗可最大程度减轻损伤，及时冷疗能阻止热力继续作用，防止创面加深，并可减轻疼痛，减少渗出和水肿</td></tr>
<tr><td>将烧伤创面在自来水龙头下淋洗或浸入清洁冷水中（水温以伤员能耐受为准，一般为 15 ~ 20℃，夏天可在水中加冰块），或用清洁冷（冰）水浸湿的毛巾、衣服、纱垫等敷于创面。冷疗的时间无明确限制，一般掌握到冷疗停止后不再有剧痛为止，多需 0.5 ~ 1 小时或更长</td></tr>
<tr><td>一般适用于中小面积烧伤，特别是四肢的烧伤，且注意冷疗时的保温，尤其是儿童及老人</td></tr>
</table>

3. "包" ——包扎创面

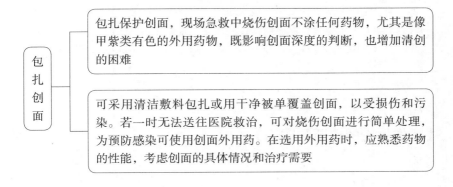

包扎创面

包扎保护创面，现场急救中烧伤创面不涂任何药物，尤其是像甲紫类有色的外用药物，既影响创面深度的判断，也增加清创的困难

可采用清洁敷料包扎或用干净被单覆盖创面，以受损伤和污染。若一时无法送往医院救治，可对烧伤创面进行简单处理，为预防感染可使用创面外用药。在选用外用药时，应熟悉药物的性能，考虑创面的具体情况和治疗需要

4. "送" ——转送专科医院

应尽早开始正规的确定性救治，需先将伤员迅速送至就近的医疗单位进行初步治疗，然后依情况做进一步处理。

【急诊处理】

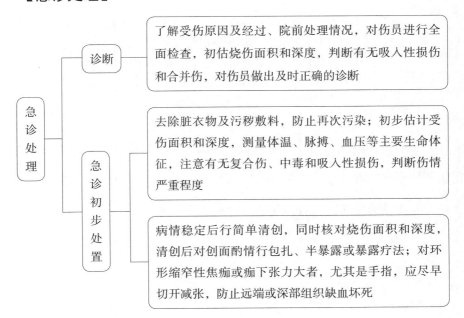

急诊处理

诊断

了解受伤原因及经过、院前处理情况，对伤员进行全面检查，初估烧伤面积和深度，判断有无吸入性损伤和合并伤，对伤员做出及时正确的诊断

急诊初步处置

去除脏衣物及污秽敷料，防止再次污染；初步估计受伤面积和深度，测量体温、脉搏、血压等主要生命体征，注意有无复合伤、中毒和吸入性损伤，判断伤情严重程度

病情稳定后行简单清创，同时核对烧伤面积和深度，清创后对创面酌情行包扎、半暴露或暴露疗法；对环形缩窄性焦痂或痂下张力大者，尤其是手指，应尽早切开减张，防止远端或深部组织缺血坏死

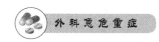
急诊处理	急诊初步处置	对于中度以上烧伤患者，应建立静脉通道进行补液，防止休克。必要时留置导尿管，观察尿量及尿的颜色，注意有无血红蛋白尿。对于有呼吸困难者，立即气管插管或气管切开并吸氧，必要时用呼吸机辅助呼吸

【烧伤休克的诊断和防治】

1．诊断要点

（1）发病特点

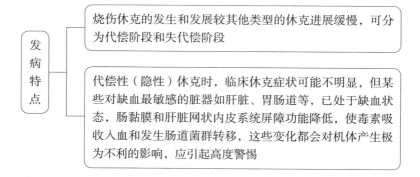

发病特点	烧伤休克的发生和发展较其他类型的休克进展缓慢，可分为代偿阶段和失代偿阶段
	代偿性（隐性）休克时，临床休克症状可能不明显，但某些对缺血最敏感的脏器如肝脏、胃肠道等，已处于缺血状态，肠黏膜和肝脏网状内皮系统屏障功能降低，使毒素吸收入血和发生肠道菌群转移，这些变化都会对机体产生极为不利的影响，应引起高度警惕

（2）病史：应注意与致伤源接触时间的长短，特别注意受伤当时有否因密闭环境或呼叫奔跑吸入大量烟雾、高热蒸汽或化学气体；有否昏迷或其他外伤；有否长途转送，有否口服或静脉液体复苏等。

（3）体征

神志和精神状态 —— 烦躁不安是休克早期的表现之一，可出现不同程度的意识障碍，如淡漠、狂躁、谵妄、意识障碍，甚至昏迷，主要由于组织灌注不足和脑缺血缺氧所致

末梢循环 —— 末梢循环不良也是休克的症状之一，主要表现为甲床和皮肤毛细血管再充盈时间延长，指端轻度发绀，肢端发凉

口渴 —— 为烧伤休克较早的表现，轻度烧伤经口服补液治疗后可缓解，但严重烧伤患者的口渴则非单纯血容量不足所致，不应让其无限制地饮水

体征

血压 —— 休克时血压的反应往往较慢，但脉压缩小至 3.99kPa（30mmHg）以下则表示休克已失代偿；血压降低时，休克已较严重，故血压不能作为休克的早期诊断指标

脉搏和心率 —— 动脉血压的降低往往迟于心率的改变，故心率可作为早期诊断休克的指标，心率 >120 次/分，脉搏细数无力，表示循环血量不足和周围血管阻力增加

消化道症状 —— 严重烧伤早期有时恶心、呕吐，这是消化道功能紊乱的表现。为烧伤休克的早期症状之一，应注意鉴别由急性胃扩张和麻痹性肠梗阻所致，或因脑细胞缺氧导致

舌象 —— 烧伤容易损毁体表，影响体表观察效果，因此可观察舌象。舌质颜色变淡是末梢循环不良的表现，有舌苔和少津是体液不足的表现

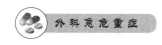

（4）监测指标

尿量：单位时间尿量可反映脱水和休克的严重程度，比较敏感地反映全身组织关注情况，尿量减少是烧伤休克的早期表现之一，在休克期应该连续观察单位时间排尿量，现多主张维持成人尿量为1ml/（kg·h），儿童 >1ml/（kg·h）

中心静脉压和右心房压：通过中心静脉插管，检测CVP和RAP反映右心前负荷或容量负荷的指标，降低时多表示回心血量低于心排血量。但在心血管顺应性降低的患者，CVP和RAP正常或偏高不一定说明血容量充足，可通过容量负荷试验加以鉴别，如果容量负荷试验不能取得增加心排血量和尿量的效果，应给予强心治疗并适当限制输液。中心静脉压正常范围为0.5～1.18kPa（5～12cmH_2O）

肺动脉压（PAP）和肺动脉楔压（PAWP）：反映左心前负荷。由于漂浮导管检测受气道和胸腔内压力的影响，在使用呼吸机正压通气时，应该在呼气测PAWP；若使用呼气末正压通气（PEEP），则应该对所监测的PAP和PAWP进行校正。还应注意插管应尽量在无烧伤创面的部位进行，以减少插管引起的感染

经皮氧分压和末梢血氧饱和度：对心排血量下降所致的外周灌注不良较敏感，但由于经皮氧分压（TcPO_2）和末梢血氧饱和度（SpO_2）这两项指标对血氧含量和血流量的变化具有双重反应性，因此在降低时首先检测动脉血气，以鉴别其降低的原因

胃肠黏膜pH监测：胃肠道黏膜与全身重要器官比较，缺血缺氧产生得最早，而且恢复得最迟；胃肠黏膜分泌液pH值降低发生得最早，恢复得最迟。胃肠黏膜细胞内pH正常值 >7.320，监测方法有间接测量法（半透膜法）和直接电极测定法

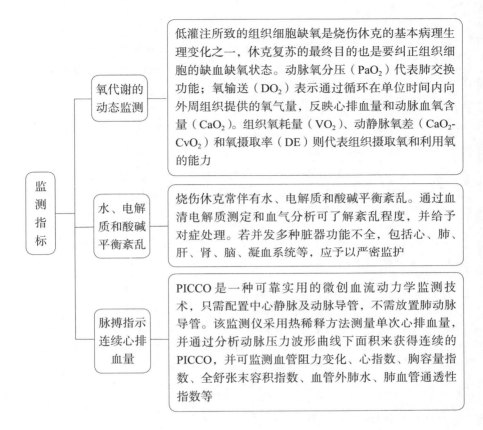

2. 防治

（1）液体复苏公式

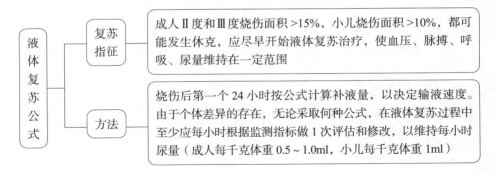

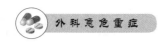

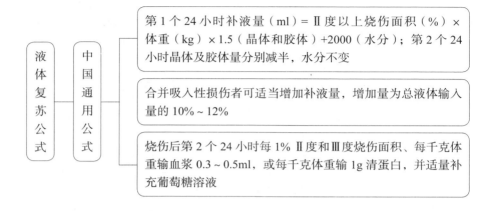

液体复苏公式

中国通用公式

第1个24小时补液量（ml）= Ⅱ度以上烧伤面积（%）× 体重（kg）×1.5（晶体和胶体）+2000（水分）；第2个24小时晶体及胶体量分别减半，水分不变

合并吸入性损伤者可适当增加补液量，增加量为总液体输入量的10%～12%

烧伤后第2个24小时每1%Ⅱ度和Ⅲ度烧伤面积、每千克体重输血浆0.3～0.5ml，或每千克体重输1g清蛋白，并适量补充葡萄糖溶液

（2）复苏液的选择

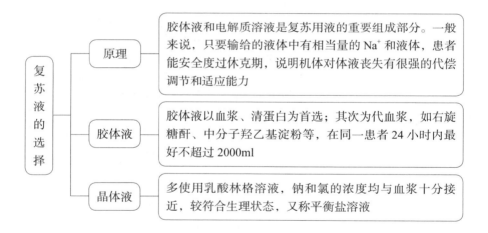

复苏液的选择

原理

胶体液和电解质溶液是复苏用液的重要组成部分。一般来说，只要输给的液体中有相当量的 Na^+ 和液体，患者能安全度过休克期，说明机体对体液丧失有很强的代偿调节和适应能力

胶体液

胶体液以血浆、清蛋白为首选；其次为代血浆，如右旋糖酐、中分子羟乙基淀粉等，在同一患者24小时内最好不超过2000ml

晶体液

多使用乳酸林格溶液，钠和氯的浓度均与血浆十分接近，较符合生理状态，又称平衡盐溶液

（3）复苏效果评价：烧伤休克是涉及全身各系统及脏器的综合性病理变化，用几个简单的指标很难说明其复苏效果，因此衡量复苏效果是否满意，应根据反映各系统、各脏器微循环灌注、细胞代谢和功能的多项指标来进行综合评判。

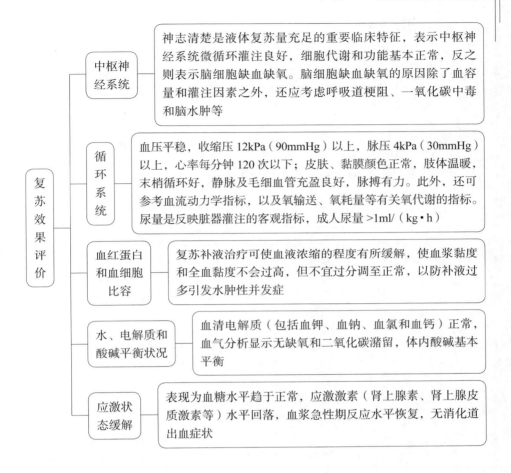

【烧伤感染的防治】

1. 非侵袭性感染

即局灶性感染，是指烧伤创面仅有少量细菌定植；或虽创面上有大量细菌生长，但仅限于创伤表面；或细菌穿透部分焦痂乃至焦痂全层，此时痂下定植的细菌不一定侵入邻近的活组织，其菌量 <10^5CFU/g（组织）。

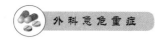

（1）临床表现

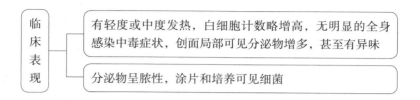

临床表现
- 有轻度或中度发热，白细胞计数略增高，无明显的全身感染中毒症状，创面局部可见分泌物增多，甚至有异味
- 分泌物呈脓性，涂片和培养可见细菌

（2）诊断：根据创面局部和全身表现可明确诊断。

（3）防治

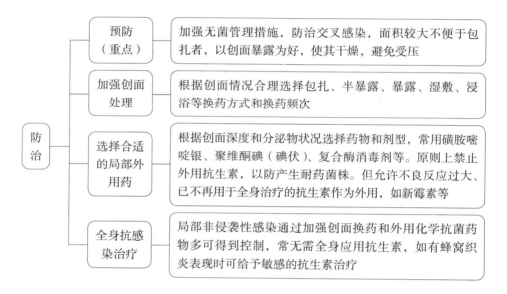

防治
- 预防（重点）：加强无菌管理措施，防治交叉感染，面积较大不便于包扎者，以创面暴露为好，使其干燥，避免受压
- 加强创面处理：根据创面情况合理选择包扎、半暴露、暴露、湿敷、浸浴等换药方式和换药频次
- 选择合适的局部外用药：根据创面深度和分泌物状况选择药物和剂型，常用磺胺嘧啶银、聚维酮碘（碘伏）、复合酶消毒剂等。原则上禁止外用抗生素，以防产生耐药菌株。但允许不良反应过大、已不再用于全身治疗的抗生素作为外用，如新霉素等
- 全身抗感染治疗：局部非侵袭性感染通过加强创面换药和外用化学抗菌药物多可得到控制，常无需全身应用抗生素，如有蜂窝织炎表现时可给予敏感的抗生素治疗

2. 侵袭性感染

侵袭性感染是由病原菌入侵扩散引起的烧伤脓毒症，包括创面脓毒症、内源性和血性播散性感染等。烧伤脓毒症是烧伤的严重感染性并发症，是引发多器官功能障碍综合征（MODS）甚至导致患者死亡的重要原因之一，也是临床救治的难点和重点。

（1）预防

休克期过渡平稳

动静脉穿刺应避免经创面置管，置管部位每日严格消毒和护理，严格限制置管时间于 72 小时内，尤其经创面置管者，如有输液不畅，应立即拔除导管，其尖端做培养和药物敏感试验

清除气道分泌物，始终保持呼吸道通畅。定时变更体位，注意翻身拍背，鼓励患者深呼吸或自行咳痰，可防止肺不张和减少肺部感染的机会，注意湿化气道。气管内灌洗，可先向气管内注入 5 ~ 10ml 无菌生理盐水，患者阵发性呛咳，此时立即吸痰，控制每次吸痰时间在 10 ~ 15 秒，以防低氧血症，可根据患者耐受情况 2 ~ 3 小时进行 1 次

纠正低氧血症，根据患者呼吸系统感染是否缺氧等情况，可考虑适当给予鼻导管、鼻塞、面罩或经气管切开、气管内插管等方式给氧

严格无菌操作实施导尿术，除治疗必须观察尿量外，若无排尿困难，应尽早拔除导尿管，注意会阴部清洁，定时消毒尿道口及尿管外露部分，定时更换 1 次性无菌尿袋

大面积深度烧伤者早期切（削）痂消灭创面

营养支持与免疫调理

保护器官功能

合理使用抗生素

预防

135

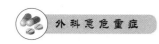

（2）治疗

```
        ┌─ 积极处理原发病，如系创面引起的，则在全身积极治疗的前提
        │   下，抢切创面并予以覆盖，或加强局部换药；如系导管引起的，
        │   则拔除导管并予以引流，进行细菌学检查，确定病原；如系呼
        │   吸、泌尿、消化系统疾病引起，应加强局部治疗及特殊护理
        │
        ├─ 根据微生物学诊断，即细菌培养、药敏试验和细菌产酶测定的
治 ─────┤   结果，选用强而有效的抗生素
疗       │
        ├─ 加强心、脑、肺、肾、肝等器官功能的保护与支持，维持水、
        │   电、酸碱平衡或调整紊乱
        │
        ├─ 必要时进行血流动力学监测，作为液体入量的参考；必要时可
        │   使用血管活性药物等
        │
        └─ 采取对抗和清除炎性介质、毒素的药物和措施，如使用乌司他
            丁和连续肾脏替代疗法等
```

1）紧急复苏捆绑方案

```
        ┌─ 测定患者血清乳酸水平
        │
        ├─ 给予抗生素前采血进行细菌培养
        │
紧       ├─ 在症状出现后，若患者在急诊室应在 3 小时内给予广谱抗生素；若在非急
急       │   诊科的 ICU 病房，则在 1 小时内给予广谱抗生素
复       │
苏 ─────┤
捆       ├─ 若出现低血压和（或）血清乳酸水平 >4mmol/L，按最低 20ml/kg 的剂量
绑       │   给予首剂晶体液或胶体液；若首次液体复苏不能改善低血压，则给予升压
方       │   药使平均动脉压维持在 8.6kPa（65mmHg）或以上
案       │
        └─ 若液体复苏后低血压仍持续和（或）乳酸水平 >4mmol/L，则应维持中心静
            脉压为 0.8kPa（8cmH_2O）或以上，混合静脉血氧饱和度为 65% 或以上
```

2）治疗捆绑方案

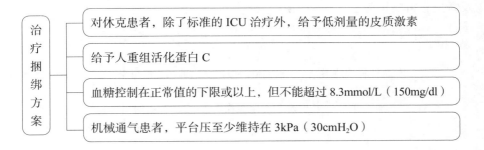

治疗捆绑方案：
- 对休克患者，除了标准的 ICU 治疗外，给予低剂量的皮质激素
- 给予人重组活化蛋白 C
- 血糖控制在正常值的下限或以上，但不能超过 8.3mmol/L（150mg/dl）
- 机械通气患者，平台压至少维持在 3kPa（30cmH$_2$O）

二、电烧伤

伴随着工业化进程的不断发展，在一切生产过程中均可发生电烧伤，电流通过人体所引起的烧伤称为电烧伤。因电引起的烧伤有两类，一类是电弧烧伤，同热力烧伤；一类是同电源接触，电流通过机体所引起的电烧伤。

【临床表现】

1. 局部损害

有典型的"入口"和"出口"，一般入口比出口损伤重，以Ⅲ度为主，可深达肌肉、骨骼。损伤呈外小内大的特点，深部组织呈夹心状坏死。由于电流损伤的血管呈渐进性加重的特点，因而损伤组织呈进行性坏死。创面早期呈灰黄色、黄色或焦黄，严重者组织炭化、凝固，少有水肿，疼痛较轻。早期从外表很难确定损伤范围和严重程度。24～48小时，邻近组织肿胀、发红、炎症反应和深部组织水肿较一般烧伤重。

2. 全身损害

患者可出现昏迷、呼吸暂停、心脏骤停，并可遗留神经质、遗忘症、癫痫、头痛和语言困难等后遗症。轻者有恶心、心悸、头晕和短暂意识丧失，恢复后多不遗留症状。重者可出现休克、心室颤动或呼吸、心脏骤停，如不及时抢救可立即死亡。

3．并发症

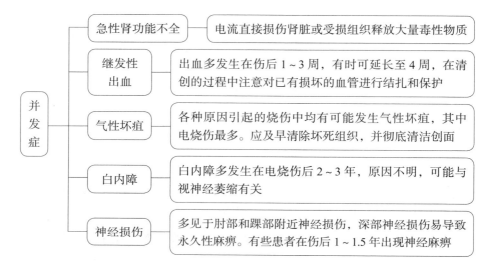

【辅助检查】

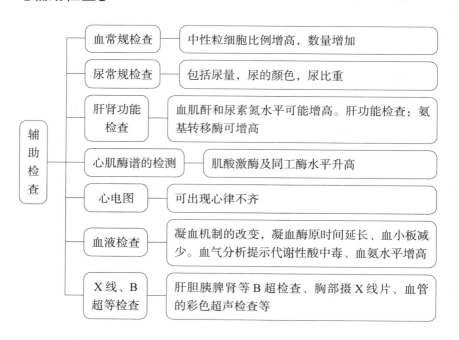

【治疗】

1. 现场急救

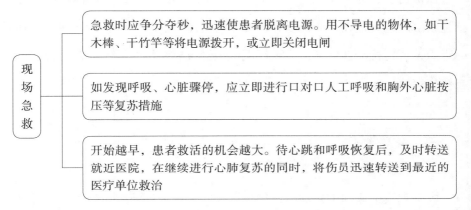

现场急救
- 急救时应争分夺秒，迅速使患者脱离电源。用不导电的物体，如干木棒、干竹竿等将电源拨开，或立即关闭电闸
- 如发现呼吸、心脏骤停，应立即进行口对口人工呼吸和胸外心脏按压等复苏措施
- 开始越早，患者救活的机会越大。待心跳和呼吸恢复后，及时转送就近医院，在继续进行心肺复苏的同时，将伤员迅速转送到最近的医疗单位救治

2. 全身治疗

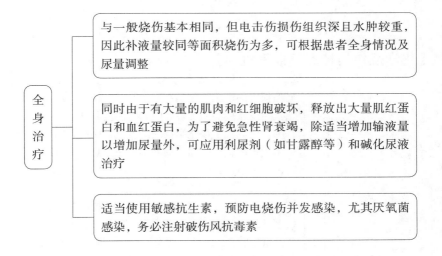

全身治疗
- 与一般烧伤基本相同，但电击伤损伤组织深且水肿较重，因此补液量较同等面积烧伤为多，可根据患者全身情况及尿量调整
- 同时由于有大量的肌肉和红细胞破坏，释放出大量肌红蛋白和血红蛋白，为了避免急性肾衰竭，除适当增加输液量以增加尿量外，可应用利尿剂（如甘露醇等）和碱化尿液治疗
- 适当使用敏感抗生素，预防电烧伤并发感染，尤其厌氧菌感染，务必注射破伤风抗毒素

3. 局部处理

电烧伤后，深部组织坏死，体液大量渗出，肢体水肿较剧者，静脉回流障碍，应尽早进行筋膜腔切开减压，防止肢体缺血坏死。

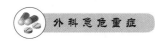

4. 创面处理

电接触烧伤的创面宜采用暴露疗法，对范围较广的电烧伤，清理创面时尽量保留血管、神经和肌腱，术中对出血活跃的肌肉应给予保留；创面可用抗生素溶液纱布包扎，或覆以异体皮或人造皮，以减少感染；如创面仍有坏死组织，可再行清创处理，直至创面组织健康或移植的异体皮存活后，再行自体皮移植。

三、化学烧伤

由于现代工业的迅猛发展，化学烧伤发生率呈逐渐增加趋势。能引起人体损害的化学物质约有 2.5 万余种。在日常生活、军事、科研及工农业生产中，常常因化学物质泄漏而发生化学烧伤。

【化学烧伤的特点及致病机制】

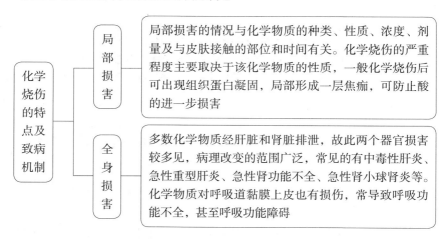

化学烧伤的特点及致病机制

局部损害：局部损害的情况与化学物质的种类、性质、浓度、剂量及与皮肤接触的部位和时间有关。化学烧伤的严重程度主要取决于该化学物质的性质，一般化学烧伤后可出现组织蛋白凝固，局部形成一层焦痂，可防止酸的进一步损害

全身损害：多数化学物质经肝脏和肾脏排泄，故此两个器官损害较多见，病理改变的范围广泛，常见的有中毒性肝炎、急性重型肝炎、急性肾功能不全、急性肾小球肾炎等。化学物质对呼吸道黏膜上皮也有损伤，常导致呼吸功能不全，甚至呼吸功能障碍

【临床表现】

1．酸烧伤

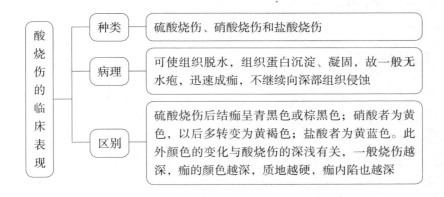

酸烧伤的临床表现

- 种类：硫酸烧伤、硝酸烧伤和盐酸烧伤
- 病理：可使组织脱水，组织蛋白沉淀、凝固，故一般无水疱，迅速成痂，不继续向深部组织侵蚀
- 区别：硫酸烧伤后结痂呈青黑色或棕黑色；硝酸者为黄色，以后多转变为黄褐色；盐酸者为黄蓝色。此外颜色的变化与酸烧伤的深浅有关，一般烧伤越深，痂的颜色越深，质地越硬，痂内陷也越深

2．碱烧伤

临床上常见的碱烧伤有苛性碱、石灰及氨水等。碱烧伤的特点是与组织蛋白结合，形成碱性蛋白化合物，易于溶解，进一步使创面加深，皂化脂肪组织，使细胞脱水而致死，并产热加重损伤。因此它造成的损伤比酸烧伤严重。

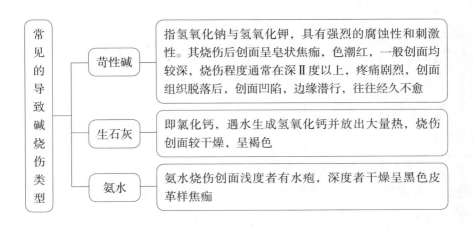

常见的导致碱烧伤类型

- 苛性碱：指氢氧化钠与氢氧化钾，具有强烈的腐蚀性和刺激性。其烧伤后创面呈皂状焦痂，色潮红，一般创面均较深，烧伤程度通常在深Ⅱ度以上，疼痛剧烈，创面组织脱落后，创面凹陷，边缘潜行，往往经久不愈
- 生石灰：即氯化钙，遇水生成氢氧化钙并放出大量热，烧伤创面较干燥，呈褐色
- 氨水：氨水烧伤创面浅度者有水疱，深度者干燥呈黑色皮革样焦痂

3．磷烧伤

磷烧伤在化学烧伤中居第3位，仅次于酸碱烧伤。磷烧伤是一种特殊烧伤，磷烧伤除因皮肤上的磷接触空气自燃引起烧伤外，还由于磷燃烧氧化后生成五氧化二磷，对细胞有脱湿和夺氧作用，遇水则形成磷酸，造成磷酸烧

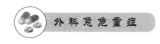

伤，使创面继续加深。磷和磷化物均可自创面或呼吸道迅速吸收，数分钟内即可入血，导致脏器功能不全。

【辅助检查】

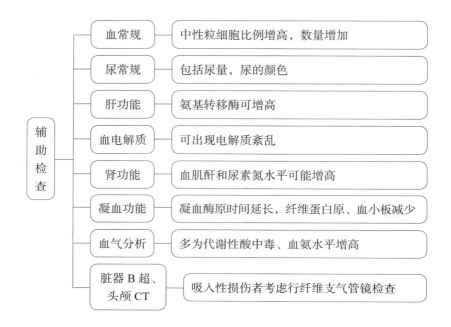

辅助检查	血常规	中性粒细胞比例增高，数量增加
	尿常规	包括尿量，尿的颜色
	肝功能	氨基转移酶可增高
	血电解质	可出现电解质紊乱
	肾功能	血肌酐和尿素氮水平可能增高
	凝血功能	凝血酶原时间延长，纤维蛋白原、血小板减少
	血气分析	多为代谢性酸中毒、血氨水平增高
	脏器 B 超、头颅 CT	吸入性损伤者考虑行纤维支气管镜检查

【治疗】

某些化学烧伤同时有全身中毒，条件允许应及时施用特效解毒药物；一般情况下则给予全身支持，加速毒物排出，以保护肝、肾等重要器官。对于一般的化学物质烧伤，注意及时冲洗，根据创面的深度给予相应的处理。若为威胁生命的中毒，如液态黄磷烧伤面积较大，仅靠冲洗中和是不够的，还应争取时间果断地切、削创面焦痂，除去毒物来源，并酌情植皮覆盖创面。

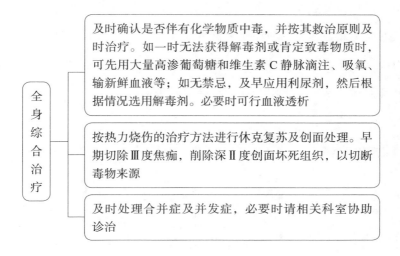

及时确认是否伴有化学物质中毒，并按其救治原则及时治疗。如一时无法获得解毒剂或肯定致毒物质时，可先用大量高渗葡萄糖和维生素 C 静脉滴注、吸氧、输新鲜血液等；如无禁忌，及早应用利尿剂，然后根据情况选用解毒剂。必要时可行血液透析

全身综合治疗

按热力烧伤的治疗方法进行休克复苏及创面处理。早期切除Ⅲ度焦痂，削除深Ⅱ度创面坏死组织，以切断毒物来源

及时处理合并症及并发症，必要时请相关科室协助诊治

第三节　冷　　伤

冷伤是人体在一定的条件下，受寒冷低温侵袭后发生的局部或全身的组织损害。冷伤属物理因素伤害，是寒冷地区或从事低温下作业人员的常见急症。冷伤可分为有两类：一类称非冻结性冷伤，以 10℃以下至冰点以上的低温加以潮湿条件所造成，常见于肢体末梢部分如足、手、耳、鼻等部位，如冻疮、战壕足、浸渍足等；另一类称冻结性冷伤，由冰点以下的低温所造成，分局部冷伤（冻伤）和全身冷伤（冻僵）。

一、非冻结性冷伤

【病因】

冻疮是在寒冷潮湿的环境下所发生的局部组织损伤，好发于手、足、耳

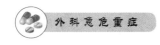

郭等处。在我国一般发生于冬季和春季，长江流域一带冬天潮湿，防寒设施差，冻疮反比北方多见。战壕足和浸渍足（手）分别系因长时间站立于低温壕沟内或浸渍于寒冷的水中所引起的局部冷伤。这两种冷伤常发生于战时，平时也可因某种施工、水田劳动或部队执勤等造成。

【病理】

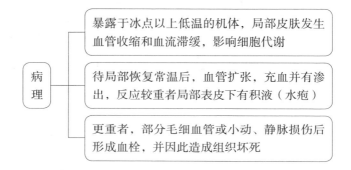

病理

- 暴露于冰点以上低温的机体，局部皮肤发生血管收缩和血流滞缓，影响细胞代谢
- 待局部恢复常温后，血管扩张，充血并有渗出，反应较重者局部表皮下有积液（水疱）
- 更重者，部分毛细血管或小动、静脉损伤后形成血栓，并因此造成组织坏死

【临床表现】

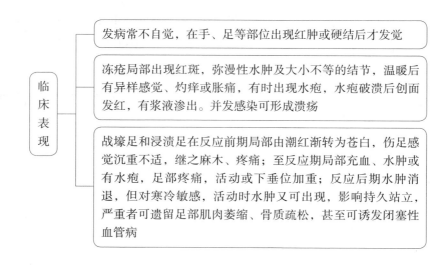

临床表现

- 发病常不自觉，在手、足等部位出现红肿或硬结后才发觉
- 冻疮局部出现红斑，弥漫性水肿及大小不等的结节，温暖后有异样感觉、灼痒或胀痛，有时出现水疱，水疱破溃后创面发红，有浆液渗出。并发感染可形成溃疡
- 战壕足和浸渍足在反应前期局部由潮红渐转为苍白，伤足感觉沉重不适，继之麻木、疼痛；至反应期局部充血、水肿或有水疱，足部疼痛，活动或下垂位加重；反应后期水肿消退，但对寒冷敏感，活动时水肿又可出现，影响持久站立，严重者可遗留足部肌肉萎缩、骨质疏松，甚至可诱发闭塞性血管病

【预防和治疗】

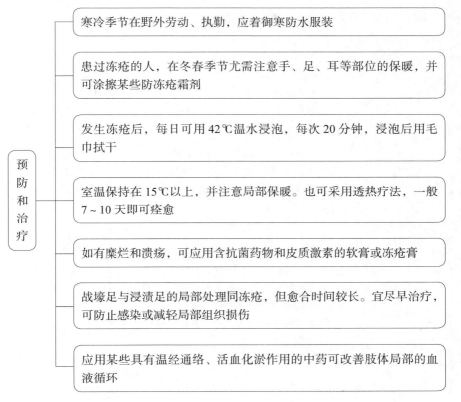

预防和治疗

寒冷季节在野外劳动、执勤，应着御寒防水服装

患过冻疮的人，在冬春季节尤需注意手、足、耳等部位的保暖，并可涂擦某些防冻疮霜剂

发生冻疮后，每日可用42℃温水浸泡，每次20分钟，浸泡后用毛巾拭干

室温保持在15℃以上，并注意局部保暖。也可采用透热疗法，一般7~10天即可痊愈

如有糜烂和溃疡，可应用含抗菌药物和皮质激素的软膏或冻疮膏

战壕足与浸渍足的局部处理同冻疮，但愈合时间较长。宜尽早治疗，可防止感染或减轻局部组织损伤

应用某些具有温经通络、活血化淤作用的中药可改善肢体局部的血液循环

二、冻结性冷伤

【病因】

冻结性冷伤是由意外事故时，人体接触冰点以下的低温所造成的组织损伤。如野外遇到暴风雪、陷入冰雪中或工作时不慎受致冷剂（液氮、固体 CO_2 等）损伤等，均可造成冻结性冷伤。

【病理】

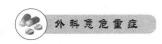

冻结性冷伤的发展过程，可分为 3 个阶段。

1. 生理调节阶段

生理调节阶段

> 人体局部皮肤等组织接触 0℃ 以下的低温时，会引起强烈的血管收缩反应，导致组织缺血

> 一方面人体为了调节产热与散热之间的动态平衡，使产热增加，主要表现为肌肉紧张度增加（可出现寒战），使代谢明显增高；严重者，除肌肉外内脏代谢活动也随之增强

> 另一方面皮肤血管收缩，血流减少使散热减少。如果持续受冷，局部血管反而扩张，结果血流增加，皮温回升，使局部循环暂时得以改善。此血管收缩和扩张现象可交替出现。随着接触时间的延长或温度的降低，使细胞外液甚至连同细胞内液及细胞间隙等处形成冰晶、细胞变形，重者导致细胞坏死

2. 组织冻结阶段

组织冻结阶段

> 各部位组织发生冻结温度不同，皮肤开始冻结时温度约为 -5℃

> 组织冻结后，进展比较迅速，先形成冰核，然后向四周扩张，冰晶的大小与冻结速度有关。速度快，则冰晶小。局部冷伤一般为缓慢冻结

> 但有时在接触温度极低的硬质固体（如机械或武器的金属部分）或液体（如液氮）时，可以立即造成接触部位的皮肤冻结。如果未能及时脱离接触，冻结组织可以迅速加深，严重者可将皮肤冻结在低温固体上。强行脱离时，可造成撕脱伤

3. 复温阶段

<table>
<tr>
<td rowspan="3">复温阶段</td>
<td>表浅的皮肤冻结在复温后多无严重损伤。深部组织的冻结虽经复温，损伤并未因此而终止</td>
</tr>
<tr>
<td>冷伤损害主要发生在复温的过程中，局部血管扩张、充血、渗出以及血栓形成，进而加重组织的缺血；组织内冰晶可使细胞外液渗透压增高或直接破坏组织细胞结构，冻融后发生坏死，邻近组织出现炎症反应。不仅电解质紊乱和代谢障碍依然不同程度地存在，而且出现新的病变，突出的是微循环的改变。这是由于复温后冻区微血管显著扩张（或破裂）和血液淤滞，以及冷冻对血管壁的损伤（内皮细胞对寒冷极为敏感），致毛细血管通透性和渗出增加，出现明显水肿和水疱。严重者可有弥散性血栓形成，导致组织坏死</td>
</tr>
<tr>
<td>冷伤早期主要为代谢障碍，继之为复温后的微循环方面改变，是冷伤引起组织损伤与坏死的基本原因。此过程中许多体液、细胞因子、炎症介质等参与了病变发生过程。内皮细胞损伤导致内皮素的释放；复温时释放的氧自由基；白细胞、血小板、吞噬细胞活化后释放的白介素、肿瘤坏死因子、白三烯、前列腺素、各种蛋白酶、黏附因子，以及补体活化碎片等，均将加速、加重病变的过程</td>
</tr>
</table>

【临床表现】

1. 局部冻伤

按其损伤深度可分为四度，不过在冻融前不易区分其深度，复温后不同深度的创面表现各有不同。

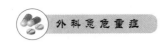

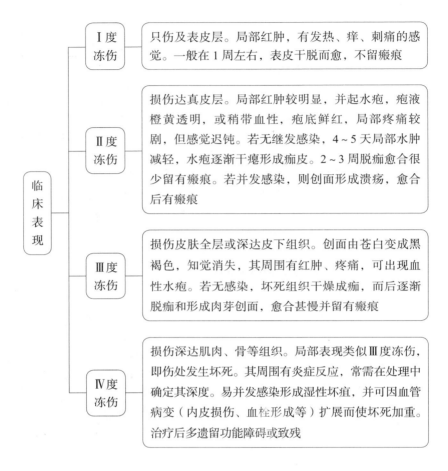

临床表现	I 度冻伤	只伤及表皮层。局部红肿，有发热、痒、刺痛的感觉。一般在 1 周左右，表皮干脱而愈，不留瘢痕
	II 度冻伤	损伤达真皮层。局部红肿较明显，并起水疱，疱液橙黄透明，或稍带血性，疱底鲜红，局部疼痛较剧，但感觉迟钝。若无继发感染，4～5天局部水肿减轻，水疱逐渐干瘪形成痂皮。2～3周脱痂愈合很少留有瘢痕。若并发感染，则创面形成溃疡，愈合后有瘢痕
	III 度冻伤	损伤皮肤全层或深达皮下组织。创面由苍白变成黑褐色，知觉消失，其周围有红肿、疼痛，可出现血性水疱。若无感染，坏死组织干燥成痂，而后逐渐脱痂和形成肉芽创面，愈合甚慢并留有瘢痕
	IV 度冻伤	损伤深达肌肉、骨等组织。局部表现类似III度冻伤，即伤处发生坏死。其周围有炎症反应，常需在处理中确定其深度。易并发感染形成湿性坏疽，并可因血管病变（内皮损伤、血栓形成等）扩展而使坏死加重。治疗后多遗留功能障碍或致残

2. 全身性冷伤

开始时有寒战、苍白、发绀、疲乏无力、打呵欠等表现，随后出现肢体僵硬，幻觉或意识模糊，甚至昏迷、心律失常、呼吸抑制，终至发生心脏、呼吸骤停。患者及时得到抢救后，其心跳呼吸虽可恢复，但常有心室颤动、低血压、休克等；呼吸道分泌物多或发生肺水肿；尿量少或发生急性肾衰竭；可发生多器官功能障碍。

通常肛温在 28~30℃以上多可复苏，若低至 25℃左右，即有死亡的危险。

【治疗】

1. 急救和复温

急救和复温
- 迅速使患者脱离寒冷环境和冰冻物体，切勿勉强卸脱与肢体冻结在一起的衣物
- 严禁火烤、雪搓、冷水浸泡或猛力捶打患部
- 应抓紧行局部与全身温水快速复温。一般用 40~42℃温水浸泡伤肢或浸浴全身 20~30 分钟，水量要足够，水温要较稳定
- 当发现冻区组织软化、皮肤转红，尤其是指（趾）甲床潮红，皮温达 36℃，表明已达复温目的，不宜过久浸泡，以免增加组织代谢，影响恢复
- 对于颜面冻伤，可用 42℃的热水浸湿毛巾，局部热敷
- 在无热水条件下。可将冻肢置于自身或救护者身体温暖部位，以达复温的目的
- 患者有疼痛，可用镇痛剂
- 对心脏、呼吸骤停者要施行心脏按压和人工呼吸

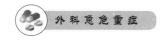

2. 局部冻伤的治疗

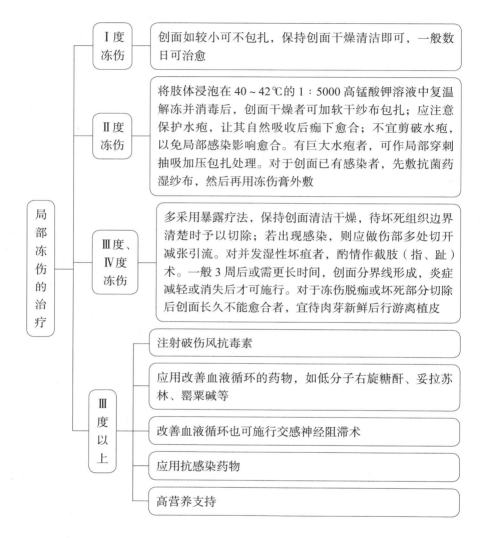

注意：处理局部冻伤时，对于Ⅱ、Ⅲ度冻伤未能判断者，按Ⅲ度治疗。局部冻伤的手术处理原则是：减少伤残，最大限度地保留尚有存活可能的肢体组织，等到有明显的分界后才能进行组织切除，宁可等待稍久，也不应切除尚有活力的组织。

3．全身冻伤的治疗

首先应采用体表复温和中心复温的方法使患者复温。体表复温可采用温水浸浴、理疗等，中心复温可通过体外循环或腹膜透析法进行加温。复温后要防治休克和维持呼吸功能，并注意纠正心律失常和酸中毒，防治多器官功能不全。同时不能忽视全身冻伤时合并的局部冻伤的治疗。

【预防】

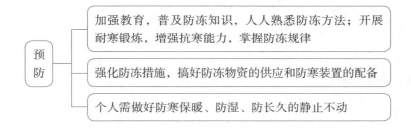

第四节　咬螫伤

一、狂犬病

狂犬病即疯狗症，又名恐水症，是一种侵害中枢神经系统的急性病毒性传染病，所有恒温动物包括人类，都可能被感染。与一般的狗咬伤不同，它多由已染病如有颈软、低头、垂耳、尾巴下拖、吠声嘶哑等症状的动物咬人而得，现已成为城市常见的传染病之一。一般多为口边出白色泡沫的疯狗咬到而传染，其实猫、白鼬、浣熊、臭鼬、狐狸或蝙蝠也可能患病并传染。患病的动物经常变得非常野蛮，在唾液里的病毒从咬破的伤口进入人体。狂犬病病毒从一个人传到另外一个人极为少见，患狂犬病的人死亡率极高。

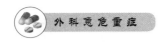

【临床表现】

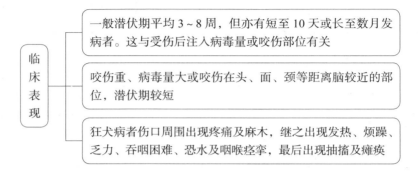

临床表现

- 一般潜伏期平均 3 ~ 8 周，但亦有短至 10 天或长至数月发病者。这与受伤后注入病毒量或咬伤部位有关
- 咬伤重、病毒量大或咬伤在头、面、颈等距离脑较近的部位，潜伏期较短
- 狂犬病者伤口周围出现疼痛及麻木，继之出现发热、烦躁、乏力、吞咽困难、恐水及咽喉痉挛，最后出现抽搐及瘫痪

【辅助检查】

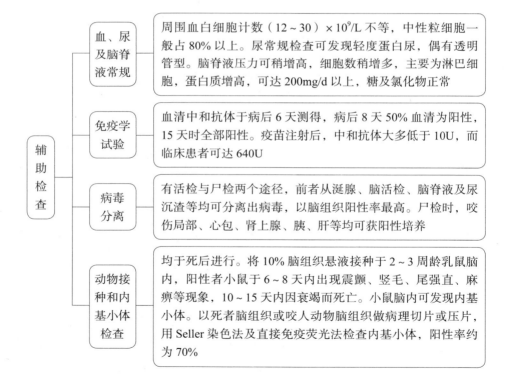

辅助检查

- 血、尿及脑脊液常规：周围血白细胞计数（12 ~ 30）× 10^9/L 不等，中性粒细胞一般占 80% 以上。尿常规检查可发现轻度蛋白尿，偶有透明管型。脑脊液压力可稍增高，细胞数稍增多，主要为淋巴细胞，蛋白质增高，可达 200mg/d 以上，糖及氯化物正常

- 免疫学试验：血清中和抗体于病后 6 天测得，病后 8 天 50% 血清为阳性，15 天时全部阳性。疫苗注射后，中和抗体大多低于 10U，而临床患者可达 640U

- 病毒分离：有活检与尸检两个途径，前者从涎腺、脑活检、脑脊液及尿沉渣等均可分离出病毒，以脑组织阳性率最高。尸检时，咬伤局部、心包、肾上腺、胰、肝等均可获阳性培养

- 动物接种和内基小体检查：均于死后进行。将 10% 脑组织悬液接种于 2 ~ 3 周龄乳鼠脑内，阳性者小鼠于 6 ~ 8 天内出现震颤、竖毛、尾强直、麻痹等现象，10 ~ 15 天内因衰竭而死亡。小鼠脑内可发现内基小体。以死者脑组织或咬人动物脑组织做病理切片或压片，用 Seller 染色法及直接免疫荧光法检查内基小体，阳性率约为 70%

【诊断】

根据被犬、猫等咬伤史及典型的症状、体征诊断。

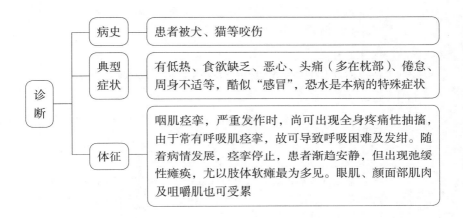

【预防】

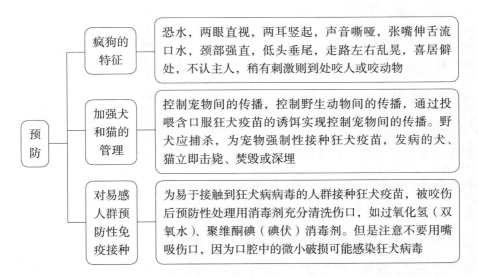

【治疗】

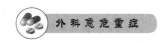

被狗咬伤后，无论是否狂犬咬伤均应及时正确处理伤口，并酌情给予必要的预防疫苗和抗毒血清注射。

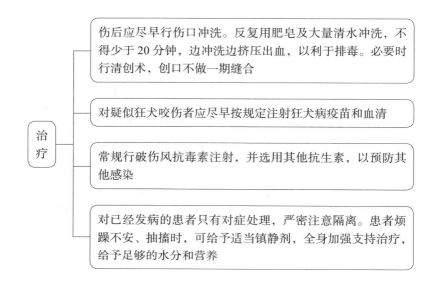

治疗

伤后应尽早行伤口冲洗。反复用肥皂及大量清水冲洗，不得少于 20 分钟，边冲洗边挤压出血，以利于排毒。必要时行清创术，创口不做一期缝合

对疑似狂犬咬伤者应尽早按规定注射狂犬病疫苗和血清

常规行破伤风抗毒素注射，并选用其他抗生素，以预防其他感染

对已经发病的患者只有对症处理，严密注意隔离。患者烦躁不安、抽搐时，可给予适当镇静剂，全身加强支持治疗，给予足够的水分和营养

二、毒蛇咬伤

毒蛇咬伤是热带和亚热带地区较严重的疾病。患者如未能得到及时救治，可导致休克、呼吸衰竭、肝衰竭、肾衰竭等严重并发症，甚至死亡。我国蛇类约 160 余种，已发现毒蛇 47 种，其中剧毒蛇约 10 余种。分布较广，以南方各省最常见。根据毒蛇所分泌的毒液性质，大致分为三类：以分泌神经毒为主的有金环蛇、银环蛇、海蛇等；分泌血液毒为主的有竹叶青、五步蛇、蝰蛇、龟壳花蛇等；分泌混合毒的有蝮蛇、眼镜王蛇、眼镜蛇等。其中以眼镜王蛇最毒，咬伤后死亡率最高。全国各地蛇种分布不同，例如华东地区以蝮蛇最为常见，广东省以眼镜蛇咬伤居多，由于蛇毒不同，治疗应区别对待。

【毒蛇的识别】

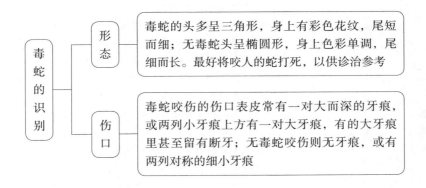

毒蛇的识别

形态：毒蛇的头多呈三角形，身上有彩色花纹，尾短而细；无毒蛇头呈椭圆形，身上色彩单调，尾细而长。最好将咬人的蛇打死，以供诊治参考

伤口：毒蛇咬伤的伤口表皮常有一对大而深的牙痕，或两列小牙痕上方有一对大牙痕，有的大牙痕里甚至留有断牙；无毒蛇咬伤则无牙痕，或有两列对称的细小牙痕

【临床表现】

1. 神经毒为主的临床表现

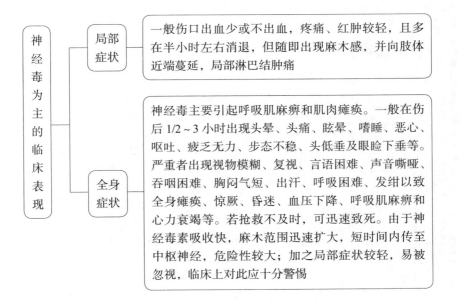

神经毒为主的临床表现

局部症状：一般伤口出血少或不出血，疼痛、红肿较轻，且多在半小时左右消退，但随即出现麻木感，并向肢体近端蔓延，局部淋巴结肿痛

全身症状：神经毒主要引起呼吸肌麻痹和肌肉瘫痪。一般在伤后1/2～3小时出现头晕、头痛、眩晕、嗜睡、恶心、呕吐、疲乏无力、步态不稳、头低垂及眼睑下垂等。严重者出现视物模糊、复视、言语困难、声音嘶哑、吞咽困难、胸闷气短、出汗、呼吸困难、发绀以致全身瘫痪、惊厥、昏迷、血压下降、呼吸肌麻痹和心力衰竭等。若抢救不及时，可迅速致死。由于神经毒素吸收快，麻木范围迅速扩大，短时间内传至中枢神经，危险性较大；加之局部症状较轻，易被忽视，临床上对此应十分警惕

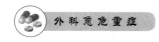

2. 血液毒为主的临床表现

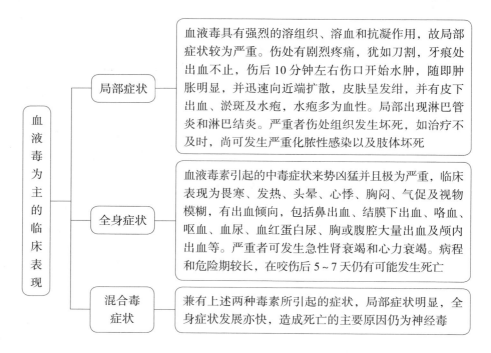

血液毒为主的临床表现

局部症状 —— 血液毒具有强烈的溶组织、溶血和抗凝作用，故局部症状较为严重。伤处有剧烈疼痛，犹如刀割，牙痕处出血不止，伤后 10 分钟左右伤口开始水肿，随即肿胀明显，并迅速向近端扩散，皮肤呈发绀，并有皮下出血、淤斑及水疱，水疱多为血性。局部出现淋巴管炎和淋巴结炎。严重者伤处组织发生坏死，如治疗不及时，尚可发生严重化脓性感染以及肢体坏死

全身症状 —— 血液毒素引起的中毒症状来势凶猛并且极为严重，临床表现为畏寒、发热、头晕、心悸、胸闷、气促及视物模糊，有出血倾向，包括鼻出血、结膜下出血、咯血、呕血、血尿、血红蛋白尿、胸或腹腔大量出血及颅内出血等。严重者可发生急性肾衰竭和心力衰竭。病程和危险期较长，在咬伤后 5~7 天仍有可能发生死亡

混合毒症状 —— 兼有上述两种毒素所引起的症状，局部症状明显，全身症状发展亦快，造成死亡的主要原因仍为神经毒

【辅助检查】

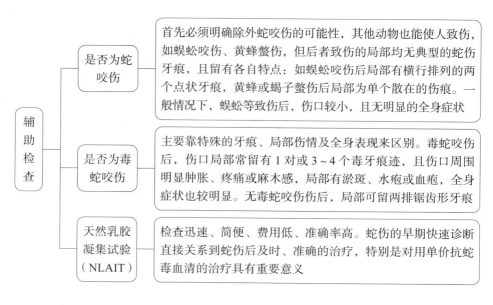

辅助检查

是否为蛇咬伤 —— 首先必须明确除外蛇咬伤的可能性，其他动物也能使人致伤，如蜈蚣咬伤、黄蜂螫伤，但后者致伤的局部均无典型的蛇伤牙痕，且留有各自特点：如蜈蚣咬伤后局部有横行排列的两个点状牙痕，黄蜂或蝎子螫伤后局部为单个散在的伤痕。一般情况下，蜈蚣等致伤后，伤口较小，且无明显的全身症状

是否为毒蛇咬伤 —— 主要靠特殊的牙痕、局部伤情及全身表现来区别。毒蛇咬伤后，伤口局部常留有 1 对或 3~4 个毒牙痕迹，且伤口周围明显肿胀、疼痛或麻木感，局部有淤斑、水疱或血疱，全身症状也较明显。无毒蛇咬伤伤后，局部可留两排锯齿形牙痕

天然乳胶凝集试验（NLAIT） —— 检查迅速、简便、费用低、准确率高。蛇伤的早期快速诊断直接关系到蛇伤后及时、准确的治疗，特别是对用单价抗蛇毒血清的治疗具有重要意义

【诊断】

根据病史及典型的症状、体征即可确诊。

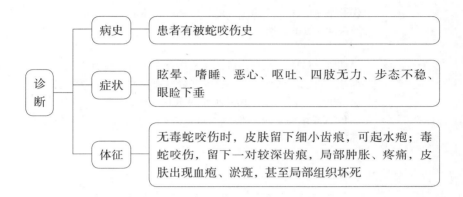

诊断
- 病史 —— 患者有被蛇咬伤史
- 症状 —— 眩晕、嗜睡、恶心、呕吐、四肢无力、步态不稳、眼睑下垂
- 体征 —— 无毒蛇咬伤时，皮肤留下细小齿痕，可起水疱；毒蛇咬伤，留下一对较深齿痕，局部肿胀、疼痛，皮肤出现血疱、淤斑，甚至局部组织坏死

【预防】

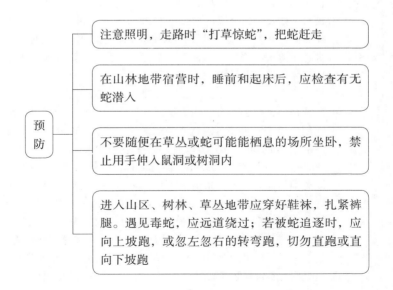

预防
- 注意照明，走路时"打草惊蛇"，把蛇赶走
- 在山林地带宿营时，睡前和起床后，应检查有无蛇潜入
- 不要随便在草丛或蛇可能能栖息的场所坐卧，禁止用手伸入鼠洞或树洞内
- 进入山区、树林、草丛地带应穿好鞋袜，扎紧裤腿。遇见毒蛇，应远道绕过；若被蛇追逐时，应向上坡跑，或忽左忽右的转弯跑，切勿直跑或直向下坡跑

【治疗】

防止毒素扩散

伤肢下垂、少动，切忌奔跑，以减少毒素吸收，最好是将伤肢制动后放低抬送

早期绑扎肢体。蛇咬伤后，在咬伤近端用带子及其他代用品绑扎，松紧度以能阻断淋巴液和静脉血液回流而不妨碍动脉血的供应为宜。每隔 10～20 分钟放松 1 次，每次 1～2 分钟，以免造成组织坏死。伤口做排毒处理及敷蛇药后即可解除绑扎

迅速转送医院

局部降温，可降低毒素吸收的速度，降低毒素中酶的活力，方法是将肢体浸于冷水中（4～7℃，但不低于4℃，以防冷伤）。3～4 小时后改用冰袋冷敷，一般维持 24～36 小时。如被眼镜蛇咬伤，降温可延长到 72 小时。降温开始时，局部疼痛有时可短暂加剧，但数分钟后疼痛即明显减轻，此时可将绑扎带除去。降温时需注意全身保暖。此外，降温亦有加重局部坏死程度之可能

冲洗伤口，扩创排毒。用大量清水冲洗，最好先用肥皂水清洗创口周围，再用等渗盐水、过氧化氢或 1：5000 高锰酸钾溶液冲洗创口。冲洗伤口后，以牙痕为中心，切开伤口呈"+"或"++"，深 2～3mm，使毒液排出。但切口不宜过深，以免损伤血管。如伤口流血不止，考虑其为血液毒造成，不宜切开，避免伤口出血。伤口中如有断牙，应予以取出。肢体肿胀明显者，用三棱针刺八邪或八风穴 2～3mm，并自上而下地进行挤压排毒，也可用吸奶器、拔火罐等方法吸毒，紧急情况下也可用嘴吸吮，吸出毒液立即吐出，用清水漱口，但吸吮者唇舌黏膜溃破时，不宜用此法，以防施救者中毒

三、蜈蚣咬伤

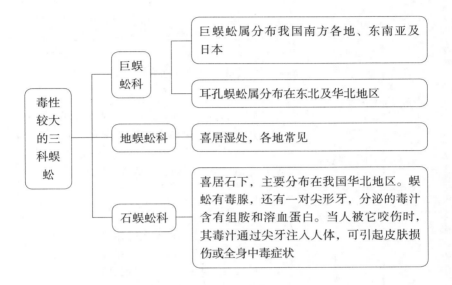

【临床表现】

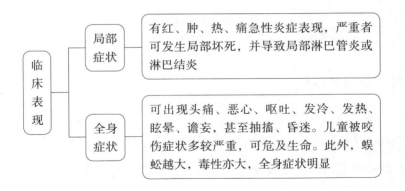

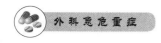

【治疗】

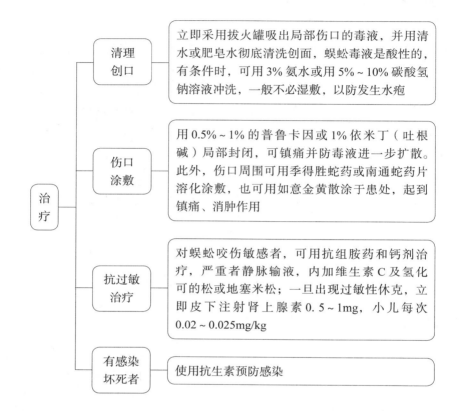

	清理创口	立即采用拔火罐吸出局部伤口的毒液，并用清水或肥皂水彻底清洗创面，蜈蚣毒液是酸性的，有条件时，可用 3% 氨水或用 5%～10% 碳酸氢钠溶液冲洗，一般不必湿敷，以防发生水疱
治疗	伤口涂敷	用 0.5%～1% 的普鲁卡因或 1% 依米丁（吐根碱）局部封闭，可镇痛并防毒液进一步扩散。此外，伤口周围可用季得胜蛇药或南通蛇药片溶化涂敷，也可用如意金黄散涂于患处，起到镇痛、消肿作用
	抗过敏治疗	对蜈蚣咬伤敏感者，可用抗组胺药和钙剂治疗，严重者静脉输液，内加维生素 C 及氢化可的松或地塞米松；一旦出现过敏性休克，立即皮下注射肾上腺素 0.5～1mg，小儿每次 0.02～0.025mg/kg
	有感染坏死者	使用抗生素预防感染

四、毒蜘蛛咬伤

少数蜘蛛会伤人，一般仅引起局部肿痛，短时间内即自行消失；而毒蜘蛛含有神经性蛋白毒，注入人体可引起中毒症状。毒蜘蛛咬伤中毒患者临床上少见，但是近年来时有发生，中毒后病情较重，若不及时抢救随时可出现严重并发症而危及患者生命。

【临床表现】

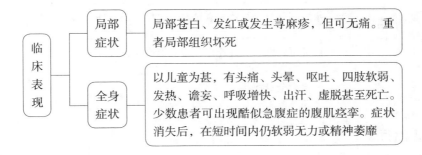

临床表现 —— 局部症状 —— 局部苍白、发红或发生荨麻疹，但可无痛。重者局部组织坏死

全身症状 —— 以儿童为甚，有头痛、头晕、呕吐、四肢软弱、发热、谵妄、呼吸增快、出汗、虚脱甚至死亡。少数患者可出现酷似急腹症的腹肌痉挛。症状消失后，在短时间内仍软弱无力或精神萎靡

【治疗】

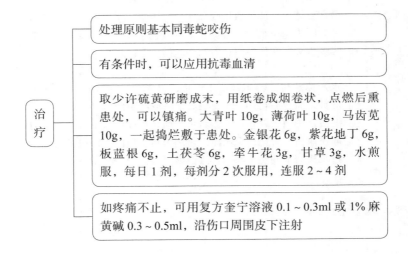

治疗 —— 处理原则基本同毒蛇咬伤

有条件时，可以应用抗毒血清

取少许硫黄研磨成末，用纸卷成烟卷状，点燃后熏患处，可以镇痛。大青叶 10g，薄荷叶 10g，马齿苋 10g，一起捣烂敷于患处。金银花 6g，紫花地丁 6g，板蓝根 6g，土茯苓 6g，牵牛花 3g，甘草 3g，水煎服，每日 1 剂，每剂分 2 次服用，连服 2～4 剂

如疼痛不止，可用复方奎宁溶液 0.1～0.3ml 或 1% 麻黄碱 0.3～0.5ml，沿伤口周围皮下注射

五、水蛭咬伤

水蛭俗名蚂蟥，属环节动物蛭纲类，世界上有 400～500 种，我国约有 100 种，已发现 89 种。水蛭多栖于浅水中，人多在水沟或稻田中被咬。在我国亚热带丛林地带，尚有一种旱水蛭，常成群栖于树枝和草上，在野外工作的人们常被其咬伤。水蛭致伤系用吸盘吸附皮肤上，并逐渐深入皮内。

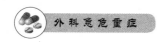

【临床表现】

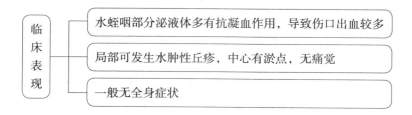

临床表现
- 水蛭咽部分泌液体多有抗凝血作用，导致伤口出血较多
- 局部可发生水肿性丘疹，中心有淤点，无痛觉
- 一般无全身症状

【治疗】

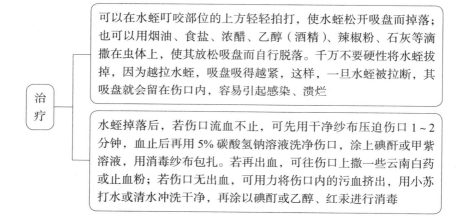

治疗
- 可以在水蛭叮咬部位的上方轻轻拍打，使水蛭松开吸盘而掉落；也可以用烟油、食盐、浓醋、乙醇（酒精）、辣椒粉、石灰等滴撒在虫体上，使其放松吸盘而自行脱落。千万不要硬性将水蛭拔掉，因为越拉水蛭，吸盘吸得越紧，这样，一旦水蛭被拉断，其吸盘就会留在伤口内，容易引起感染、溃烂
- 水蛭掉落后，若伤口流血不止，可先用干净纱布压迫伤口1～2分钟，血止后再用5%碳酸氢钠溶液洗净伤口，涂上碘酊或甲紫溶液，用消毒纱布包扎。若再出血，可往伤口上撒一些云南白药或止血粉；若伤口无出血，可用力将伤口内的污血挤出，用小苏打水或清水冲洗干净，再涂以碘酊或乙醇、红汞进行消毒

六、蜂螫伤

蜂螫伤是指由蜜蜂、黄蜂、大黄蜂、土蜂尾部的毒刺刺伤皮肤所致。蜂针本为产卵器的变形物，可由它将毒液注入人体。雌蜜蜂的毒刺上尚有逆钩，刺入人体后，部分残留于伤口内。黄蜂的刺则不留于伤口内，但黄蜂较蜜蜂螫伤严重。雄蜂的毒腺及螫针不伤人。

【临床表现】

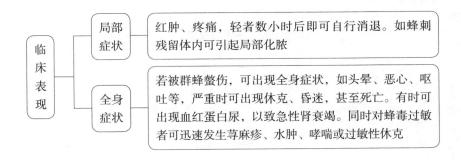

【治疗】

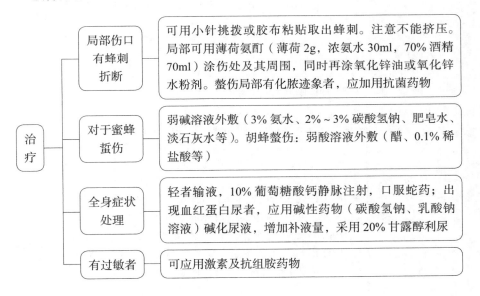

七、蝎螫伤

蝎属蜘蛛纲节肢动物，多寄居于热带雨林、干旱岩石地带、沙漠、石块和洞穴中。蝎的尾部有一弯曲而锐利的钩，与一对毒腺相通。蝎螫人时毒钩刺入人体，释放毒液，这是一种神经毒，毒性较大，可迅速引起一系列中毒反应。

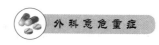

【临床表现】

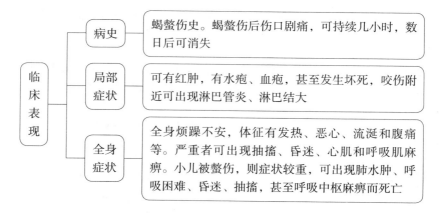

临床表现 ── 病史 ── 蝎螫伤史。蝎螫伤后伤口剧痛，可持续几小时，数日后可消失

局部症状 ── 可有红肿，有水疱、血疱，甚至发生坏死，咬伤附近可出现淋巴管炎、淋巴结大

全身症状 ── 全身烦躁不安，体征有发热、恶心、流涎和腹痛等。严重者可出现抽搐、昏迷、心肌和呼吸肌麻痹。小儿被螫伤，则症状较重，可出现肺水肿、呼吸困难、昏迷、抽搐，甚至呼吸中枢麻痹而死亡

【治疗】

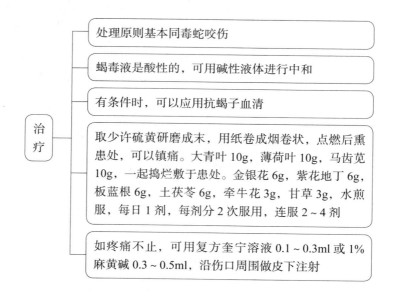

治疗 ── 处理原则基本同毒蛇咬伤

蝎毒液是酸性的，可用碱性液体进行中和

有条件时，可以应用抗蝎子血清

取少许硫黄研磨成末，用纸卷成烟卷状，点燃后熏患处，可以镇痛。大青叶 10g，薄荷叶 10g，马齿苋 10g，一起捣烂敷于患处。金银花 6g，紫花地丁 6g，板蓝根 6g，土茯苓 6g，牵牛花 3g，甘草 3g，水煎服，每日 1 剂，每剂分 2 次服用，连服 2~4 剂

如疼痛不止，可用复方奎宁溶液 0.1~0.3ml 或 1% 麻黄碱 0.3~0.5ml，沿伤口周围做皮下注射

第五章　外科感染

外科感染是指需要外科治疗的感染，包括创伤、烧伤、手术、器械检查等并发的感染。外科感染有以下特点：常为多种细菌的混合感染；局部症状明显；多为器质性病变，常有组织化脓性坏死，而需外科处理。

第一节　皮肤和软组织急性化脓性感染

一、疖和疖病

疖是单个毛囊及其周围组织的急性化脓性感染。反复发作者称为疖病。常发生于毛囊和皮脂腺丰富的部位，如颈、头、面部、腋部、腹股沟部及会阴部和小肠。

【病因】

本病多由金黄色葡萄球菌感染引起，偶可为表皮葡萄球菌、链球菌、假单胞菌属和大肠埃希菌等单独或混合感染，也可由真菌性毛囊炎（如糠秕马

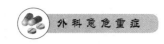

拉色菌）继发细菌感染导致。高温、多汗、搔抓、卫生习惯不良、全身性慢性疾病、器官移植和长期应用糖皮质激素等为常见诱发因素。

【临床表现】

疖和疖病初起为毛囊性炎症丘疹，逐渐增大形成炎症性硬结，局部有红肿、热痛。经2~4天后硬结中心有波动感，皮肤表面出现小黄点，破溃后排出脓栓、坏死组织及脓液。1~2周后炎症消退而痊愈。皮损好发于头、面、颈以及臀部，有时四肢和躯干也可受累。可伴有发热、全身不适与局部淋巴结大。

疖可以成批发生，每批发生时可以有间歇期也可无间歇期。有些发病可以持续数月或数年，称为慢性疖病。

【诊断】

本病诊断主要是临床皮损的特征改变，必要时结合细菌学检查与组织病理。如反复发作应寻找皮损局部与全身因素，如糖尿病、中性粒细胞减少症、肿瘤等因素。

【预防】

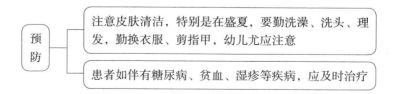

预防
- 注意皮肤清洁，特别是在盛夏，要勤洗澡、洗头、理发，勤换衣服、剪指甲，幼儿尤应注意
- 患者如伴有糖尿病、贫血、湿疹等疾病，应及时治疗

【治疗】

原则是争取在早期促使炎症消退，局部化脓时尽早使脓液排出。

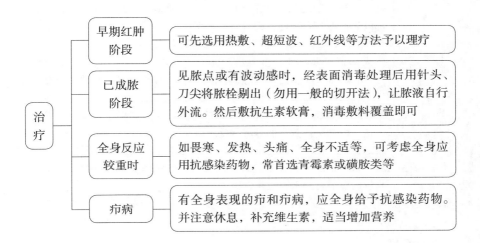

治疗	早期红肿阶段	可先选用热敷、超短波、红外线等方法予以理疗
	已成脓阶段	见脓点或有波动感时，经表面消毒处理后用针头、刀尖将脓栓剔出（勿用一般的切开法），让脓液自行外流。然后敷抗生素软膏，消毒敷料覆盖即可
	全身反应较重时	如畏寒、发热、头痛、全身不适等，可考虑全身应用抗感染药物，常首选青霉素或磺胺类等
	疖病	有全身表现的疖和疖病，应全身给予抗感染药物。并注意休息，补充维生素，适当增加营养

二、痈

痈是多个相邻的毛囊及其所属皮脂腺或汗腺的急性化脓性感染，或由多个疖融合而成。好发于皮肤厚韧的项、背部，也可见于上唇、腹壁和耻骨联合部的软组织。

【病因】

痈的病原菌主要为金黄色葡萄球菌，其次为链球菌等。由于有多个毛囊同时发生感染，痈比疖的急性炎症浸润范围大，对全身的不良影响较重。病变常使表面皮肤血运障碍甚至坏死，亦常累及深层皮下结缔组织而较易向外扩展。由于自行破溃常较慢，常使感染沿皮下组织向外周扩展。

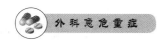

【临床表现】

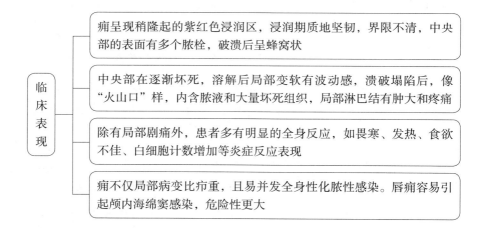

临床表现

- 痈呈现稍隆起的紫红色浸润区，浸润期质地坚韧，界限不清，中央部的表面有多个脓栓，破溃后呈蜂窝状
- 中央部在逐渐坏死，溶解后局部变软有波动感，溃破塌陷后，像"火山口"样，内含脓液和大量坏死组织，局部淋巴结有肿大和疼痛
- 除有局部剧痛外，患者多有明显的全身反应，如畏寒、发热、食欲不佳、白细胞计数增加等炎症反应表现
- 痈不仅局部病变比疖重，且易并发全身性化脓性感染。唇痈容易引起颅内海绵窦感染，危险性更大

【辅助检查】

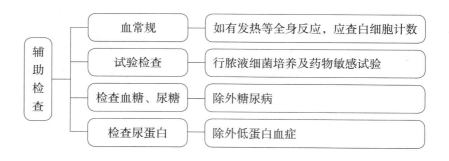

辅助检查

血常规	如有发热等全身反应，应查白细胞计数
试验检查	行脓液细菌培养及药物敏感试验
检查血糖、尿糖	除外糖尿病
检查尿蛋白	除外低蛋白血症

【诊断】

根据本病的临床表现，诊断本病一般不难。

【治疗】

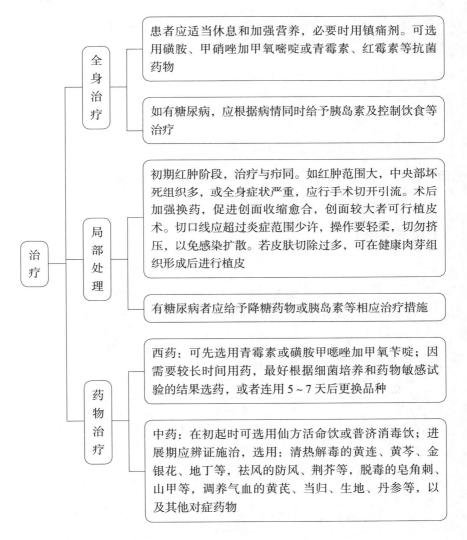

治疗
- 全身治疗
  - 患者应适当休息和加强营养，必要时用镇痛剂。可选用磺胺、甲硝唑加甲氧嘧啶或青霉素、红霉素等抗菌药物
  - 如有糖尿病，应根据病情同时给予胰岛素及控制饮食等治疗
- 局部处理
  - 初期红肿阶段，治疗与疖同。如红肿范围大，中央部坏死组织多，或全身症状严重，应行手术切开引流。术后加强换药，促进创面收缩愈合，创面较大者可行植皮术。切口线应超过炎症范围少许，操作要轻柔，切勿挤压，以免感染扩散。若皮肤切除过多，可在健康肉芽组织形成后进行植皮
  - 有糖尿病者应给予降糖药物或胰岛素等相应治疗措施
- 药物治疗
  - 西药：可先选用青霉素或磺胺甲噁唑加甲氧苄啶；因需要较长时间用药，最好根据细菌培养和药物敏感试验的结果选药，或者连用 5～7 天后更换品种
  - 中药：在初起时可选用仙方活命饮或普济消毒饮；进展期应辨证施治，选用：清热解毒的黄连、黄芩、金银花、地丁等，祛风的防风、荆芥等，脱毒的皂角刺、山甲等，调养气血的黄芪、当归、生地、丹参等，以及其他对症药物

三、急性蜂窝织炎

急性蜂窝织炎是皮下、筋膜下、肌间隙或深部疏松结缔组织的急性、弥

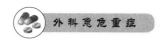

漫性、化脓性感染。本病特点是：任何部位的皮肤均可感染，且病变不易局限，扩散迅速，病变组织与正常组织无明显界线，全身中毒症状明显。故治疗局部感染的同时，需积极应用抗生素，早期采取抗休克措施。

【病因】

常见致病菌为溶血性链球菌和金黄色葡萄球菌，少数由厌氧菌和大肠埃希菌引起。近年厌氧菌感染和混合感染有明显的增加趋势。

【临床表现】

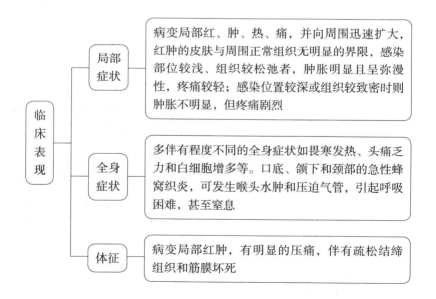

【辅助检查】

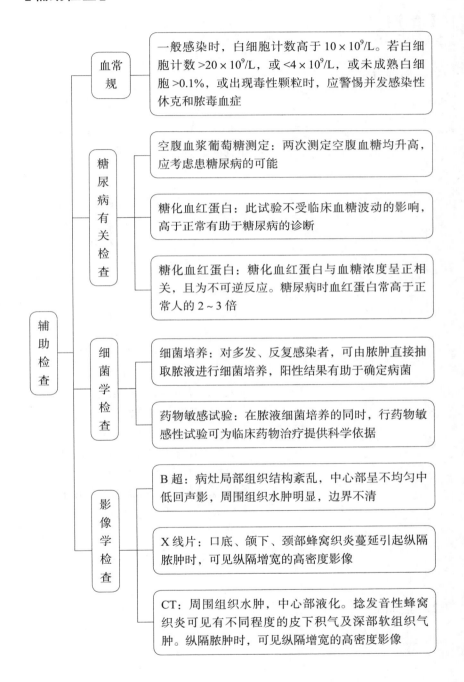

血常规
一般感染时，白细胞计数高于 $10 \times 10^9/L$。若白细胞计数 $>20 \times 10^9/L$，或 $<4 \times 10^9/L$，或未成熟白细胞 $>0.1\%$，或出现毒性颗粒时，应警惕并发感染性休克和脓毒血症

糖尿病有关检查

空腹血浆葡萄糖测定：两次测定空腹血糖均升高，应考虑患糖尿病的可能

糖化血红蛋白：此试验不受临床血糖波动的影响，高于正常有助于糖尿病的诊断

糖化血红蛋白：糖化血红蛋白与血糖浓度呈正相关，且为不可逆反应。糖尿病时血红蛋白常高于正常人的 2~3 倍

细菌学检查

细菌培养：对多发、反复感染者，可由脓肿直接抽取脓液进行细菌培养，阳性结果有助于确定病菌

药物敏感试验：在脓液细菌培养的同时，行药物敏感性试验可为临床药物治疗提供科学依据

影像学检查

B超：病灶局部组织结构紊乱，中心部呈不均匀中低回声影，周围组织水肿明显，边界不清

X线片：口底、颌下、颈部蜂窝织炎蔓延引起纵隔脓肿时，可见纵隔增宽的高密度影像

CT：周围组织水肿，中心部液化。捻发音性蜂窝织炎可见有不同程度的皮下积气及深部软组织气肿。纵隔脓肿时，可见纵隔增宽的高密度影像

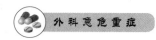

【治疗】

1. 局部治疗

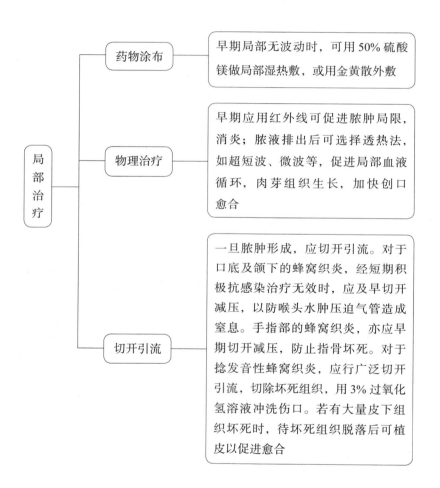

局部治疗	药物涂布	早期局部无波动时，可用50%硫酸镁做局部湿热敷，或用金黄散外敷
	物理治疗	早期应用红外线可促进脓肿局限，消炎；脓液排出后可选择透热法，如超短波、微波等，促进局部血液循环，肉芽组织生长，加快创口愈合
	切开引流	一旦脓肿形成，应切开引流。对于口底及颌下的蜂窝织炎，经短期积极抗感染治疗无效时，应及早切开减压，以防喉头水肿压迫气管造成窒息。手指部的蜂窝织炎，亦应早期切开减压，防止指骨坏死。对于捻发音性蜂窝织炎，应行广泛切开引流，切除坏死组织，用3%过氧化氢溶液冲洗伤口。若有大量皮下组织坏死时，待坏死组织脱落后可植皮以促进愈合

2. 全身治疗

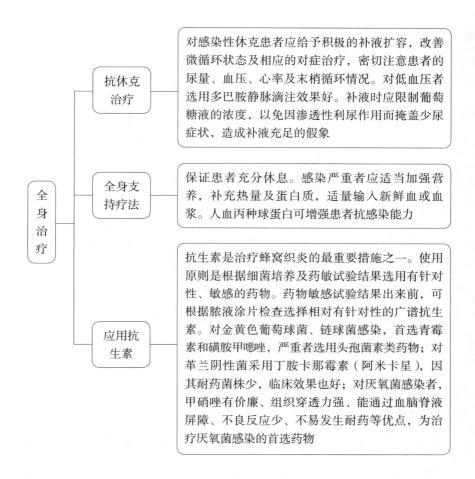

全身治疗

抗休克治疗：对感染性休克患者应给予积极的补液扩容，改善微循环状态及相应的对症治疗，密切注意患者的尿量、血压、心率及末梢循环情况。对低血压者选用多巴胺静脉滴注效果好。补液时应限制葡萄糖液的浓度，以免因渗透性利尿作用而掩盖少尿症状，造成补液充足的假象

全身支持疗法：保证患者充分休息。感染严重者应适当加强营养，补充热量及蛋白质，适量输入新鲜血或血浆。人血丙种球蛋白可增强患者抗感染能力

应用抗生素：抗生素是治疗蜂窝织炎的最重要措施之一。使用原则是根据细菌培养及药敏试验结果选用有针对性、敏感的药物。药物敏感试验结果出来前，可根据脓液涂片检查选择相对有针对性的广谱抗生素。对金黄色葡萄球菌、链球菌感染，首选青霉素和磺胺甲噁唑，严重者选用头孢菌素类药物；对革兰阴性菌采用丁胺卡那霉素（阿米卡星），因其耐药菌株少，临床效果也好；对厌氧菌感染者，甲硝唑有价廉、组织穿透力强、能通过血脑脊液屏障、不良反应少、不易发生耐药等优点，为治疗厌氧菌感染的首选药物

四、急性脓肿

急性脓肿是在身体各部位发生急性感染后，病灶局部的组织发生坏死、液化而形成的脓液积聚，其周围有一完整的脓腔壁，将脓液包绕。急性脓肿常继发于各种化脓性感染，如急性蜂窝织炎、急性淋巴结炎及疖、痈等，但亦可由远处原发感染灶经血循环或淋巴管转移而来。有些脓肿则发生于局部组织损伤后，如血肿或异物存留处，亦有因治疗注射而发生者。

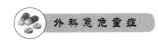

【临床表现及诊断】

1. 局部症状

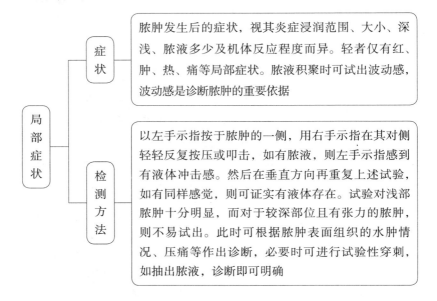

2. 全身症状

较小而表浅的脓肿，常不引起全身症状；大而深的脓肿，由于局部炎症反应和毒素的吸收，可有明显的全身症状，如发热、头痛、食欲减退、乏力和白细胞计数增加等。

【鉴别诊断】

急性脓肿需与其他局部能试出波动感的疾病相鉴别。

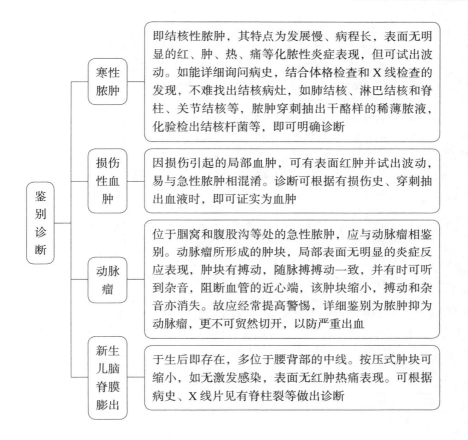

鉴别诊断

寒性脓肿

即结核性脓肿，其特点为发展慢、病程长，表面无明显的红、肿、热、痛等化脓性炎症表现，但可试出波动。如能详细询问病史，结合体格检查和X线检查的发现，不难找出结核病灶，如肺结核、淋巴结核和脊柱、关节结核等，脓肿穿刺抽出干酪样的稀薄脓液，化验检出结核杆菌等，即可明确诊断

损伤性血肿

因损伤引起的局部血肿，可有表面红肿并试出波动，易与急性脓肿相混淆。诊断可根据有损伤史、穿刺抽出血液时，即可证实为血肿

动脉瘤

位于腘窝和腹股沟等处的急性脓肿，应与动脉瘤相鉴别。动脉瘤所形成的肿块，局部表面无明显的炎症反应表现，肿块有搏动，随脉搏搏动一致，并有时可听到杂音，阻断血管的近心端，该肿块缩小，搏动和杂音亦消失。故应经常提高警惕，详细鉴别为脓肿抑为动脉瘤，更不可贸然切开，以防严重出血

新生儿脑脊膜膨出

于生后即存在，多位于腰背部的中线。按压式肿块可缩小，如无激发感染，表面无红肿热痛表现。可根据病史、X线片见有脊柱裂等做出诊断

【治疗】

有全身症状时应按一般炎症处理，如使用抗生素等。急性脓肿的局部处理为切开脓肿，有使感染扩散的危险。反之，如脓肿已成熟而又不及时切开，则可因脓腔内压力增高，不但疼痛加剧，而且组织继续被破坏，毒素被大量吸收，使感染可能再度向四周扩散，破入附近器官或侵入血管、淋巴管而造成败血症。因此，凡已试出波动或穿刺抽出脓液时，即应切开排脓，引流脓腔。切开排脓时应注意下列事项：

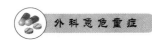

一般可在局部麻醉下进行，要注意无菌原则，以防发生混合感染

切开应在波动最明显处，选择其最低位，以利引流。切口大小以保证引流通畅为依据，过大过小均不适宜。必要时可作对口引流

原则上切口应沿皮肤纹理进行，如此可使愈合容易，不显瘢痕。在关节附近者，应注意瘢痕挛缩对功能的影响，一般做横切口

注意事项

切开时要注意避免损伤血管、神经或其他重要的组织及器官

切开后用手指探查脓腔内部，清除坏死组织，如有间隔时应将隔膜分开，以消灭多方性脓肿，避免日后需要再次切开排脓。脓腔内脓液应尽量吸净，放置引流物以保证引流通畅

切开排脓同时，应作细菌培养和药物敏感试验，作为使用抗生素的依据

排脓后如伤口经久不愈，应查明有无异物或坏死组织存留、有无无效腔存在、有无结核或放线菌等特殊感染，换药技术是否恰当及全身健康状况不佳等原因，并做相应的处理

五、丹毒

丹毒是皮肤及其网状淋巴管的急性炎症。好发于下肢和面部。丹毒属于由细菌感染引起的急性化脓性真皮炎症。其病原菌是 A 族乙型溶血性链球菌，多由皮肤或黏膜破伤而侵入，但亦可由血行感染。

【病因和发病机制】

丹毒的致病菌是 A 族 β 溶血性链球菌，多由皮肤黏膜微小损伤处侵犯真皮内网状淋巴管所致，也可由血行感染。鼻炎和足癣常是引起面部丹毒和小腿丹毒的主要诱因，糖尿病、营养不良以及全身抵抗力低下等均为本病促发因素。丹毒很少扩展至真皮下，但蔓延很快，通常不化脓，很少有组织坏死。

【临床表现】

临床表现

丹毒多发于面部及头皮，四肢及生殖器也常受累。发病急，常先有畏寒、发热、头痛、恶心以及呕吐等全身中毒症状。原发皮损为鲜红色水肿性红斑，表面灼热，紧张发亮，并且境界清楚。红肿向四周蔓延，中央红色消退、脱屑、呈棕黄色，边缘隆起，有时损伤尚可发生水疱或血疱。自觉灼痛，局部淋巴结常肿大

复发性丹毒因为诱因未消除，或病原菌潜伏于淋巴管内，常在原部位复发。导致皮肤淋巴管受损阻塞，发生象皮肿，尤多见于小腿。如眼睑、颊以及其他部位的持续肿胀则致假性象皮病，也称慢性链球菌性淋巴水肿

【诊断及鉴别诊断】

根据发病急骤，境界清楚的水肿性红斑和伴有全身中毒症状，诊断不难。丹毒需与下列病症鉴别。

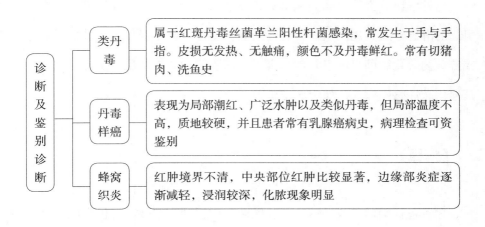

诊断及鉴别诊断

类丹毒：属于红斑丹毒丝菌革兰阳性杆菌感染，常发生于手与手指。皮损无发热、无触痛，颜色不及丹毒鲜红。常有切猪肉、洗鱼史

丹毒样癌：表现为局部潮红、广泛水肿以及类似丹毒，但局部温度不高，质地较硬，并且患者常有乳腺癌病史，病理检查可资鉴别

蜂窝织炎：红肿境界不清，中央部位红肿比较显著，边缘部炎症逐渐减轻，浸润较深，化脓现象明显

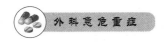

【治疗】

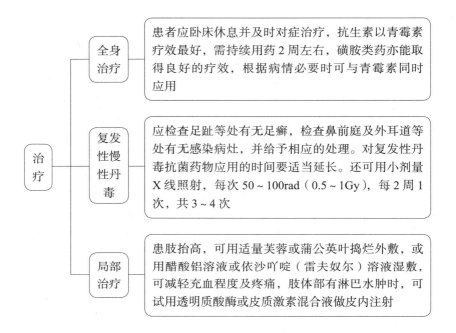

治疗	全身治疗	患者应卧床休息并及时对症治疗，抗生素以青霉素疗效最好，需持续用药2周左右，磺胺类药亦能取得良好的疗效，根据病情必要时可与青霉素同时应用
	复发性慢性丹毒	应检查足趾等处有无足癣，检查鼻前庭及外耳道等处有无感染病灶，并给予相应的处理。对复发性丹毒抗菌药物应用的时间要适当延长。还可用小剂量X线照射，每次50~100rad（0.5~1Gy），每2周1次，共3~4次
	局部治疗	患肢抬高，可用适量芙蓉或蒲公英叶捣烂外敷，或用醋酸铝溶液或依沙吖啶（雷夫奴尔）溶液湿敷，可减轻充血程度及疼痛，肢体部有淋巴水肿时，可试用透明质酸酶或皮质激素混合液做皮内注射

六、急性淋巴管炎及急性淋巴结炎

急性淋巴管炎系致病菌从破损的皮肤或感染灶蔓延至邻近淋巴管内，所引起的淋巴管及其周围组织的急性炎症。急性淋巴结炎是由金黄色葡萄球菌或链球菌等化脓菌沿淋巴管侵入淋巴结所引起的急性化脓性炎症，多继发于其他化脓性感染病灶，如疖、足癣等。

【病因】

金黄色葡萄球菌或链球菌等化脓菌经破损的皮肤侵入淋巴间隙，继而引起淋巴结、淋巴管及其周围的急性化脓性炎症病变。感染部位淋巴结大，出现条索状红线，可伴全身不适症状。如不及时控制其发展，可形成多腔性脓肿。

【临床表现】

1. 急性淋巴管炎

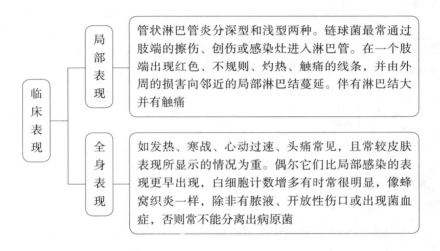

临床表现
- 局部表现：管状淋巴管炎分深型和浅型两种。链球菌最常通过肢端的擦伤、创伤或感染灶进入淋巴管。在一个肢端出现红色、不规则、灼热、触痛的线条，并由外周的损害向邻近的局部淋巴结蔓延。伴有淋巴结大并有触痛
- 全身表现：如发热、寒战、心动过速、头痛常见，且常较皮肤表现所显示的情况为重。偶尔它们比局部感染的表现更早出现，白细胞计数增多有时常很明显，像蜂窝织炎一样，除非有脓液、开放性伤口或出现菌血症，否则常不能分离出病原菌

2. 急性淋巴结炎

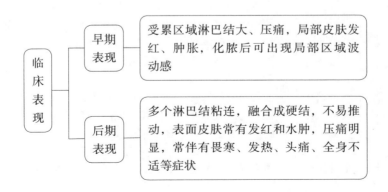

临床表现
- 早期表现：受累区域淋巴结大、压痛，局部皮肤发红、肿胀，化脓后可出现局部区域波动感
- 后期表现：多个淋巴结粘连，融合成硬结，不易推动，表面皮肤常有发红和水肿，压痛明显，常伴有畏寒、发热、头痛、全身不适等症状

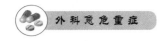
【辅助检查】

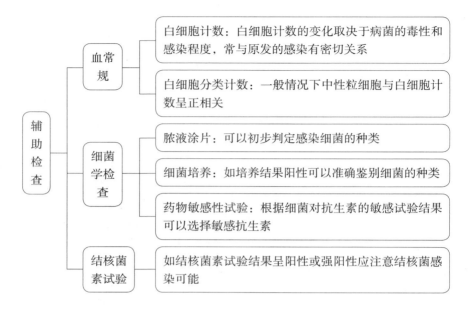

辅助检查
- 血常规
  - 白细胞计数：白细胞计数的变化取决于病菌的毒性和感染程度，常与原发的感染有密切关系
  - 白细胞分类计数：一般情况下中性粒细胞与白细胞计数呈正相关
- 细菌学检查
  - 脓液涂片：可以初步判定感染细菌的种类
  - 细菌培养：如培养结果阳性可以准确鉴别细菌的种类
  - 药物敏感性试验：根据细菌对抗生素的敏感试验结果可以选择敏感抗生素
- 结核菌素试验
  - 如结核菌素试验结果呈阳性或强阳性应注意结核菌感染可能

【诊断】

在淋巴液引流区域的相应部位有感染病灶，感染部位淋巴结增大，出现索条状红线，诊断不困难。

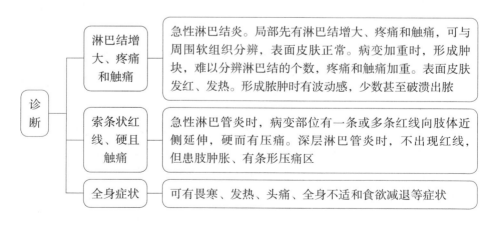

诊断
- 淋巴结增大、疼痛和触痛
  - 急性淋巴结炎。局部先有淋巴结增大、疼痛和触痛，可与周围软组织分辨，表面皮肤正常。病变加重时，形成肿块，难以分辨淋巴结的个数，疼痛和触痛加重。表面皮肤发红、发热。形成脓肿时有波动感，少数甚至破溃出脓
- 索条状红线、硬且触痛
  - 急性淋巴管炎时，病变部位有一条或多条红线向肢体近侧延伸，硬而有压痛。深层淋巴管炎时，不出现红线，但患肢肿胀、有条形压痛区
- 全身症状
  - 可有畏寒、发热、头痛、全身不适和食欲减退等症状

【治疗】

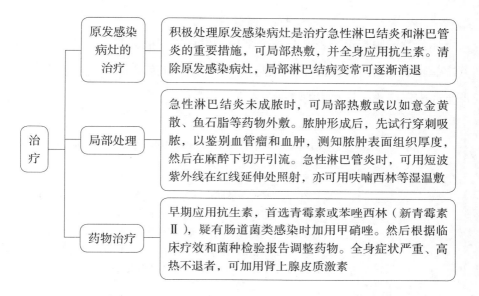

七、坏死性筋膜炎

坏死性筋膜炎是一种较少见的严重软组织感染，与链球菌性坏死不同，常外伤不重而多种细菌混合感染，是以广泛而迅速的皮下组织和筋膜坏死为特征的软组织感染，而皮肤仅有轻度损伤，常伴有全身中毒性休克。

【病因】

本病是多种细菌的混合感染，其中主要是化脓性链球菌和金黄色葡萄球菌等需氧菌。本病感染只损害皮下组织和筋膜，不累及感染部位的肌肉组织是其重要特征。

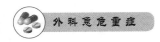

【临床表现】

坏死性筋膜炎可累及全身各个部位，发病以四肢为多见，尤其是下肢；其次是腹壁、会阴、背、臀部和颈部等。患者局部症状尚轻，全身即表现出严重的中毒症状，是本病的特征。

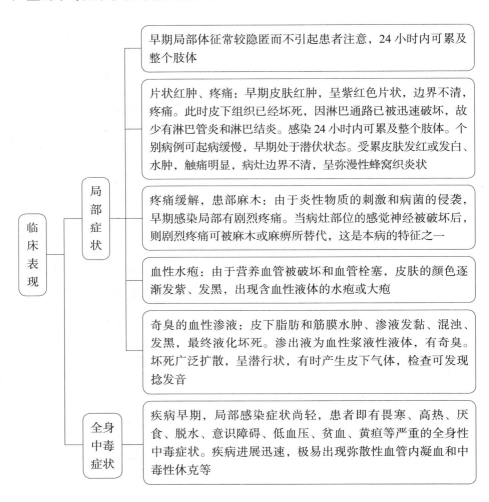

临床表现

局部症状

- 早期局部体征常较隐匿而不引起患者注意，24 小时内可累及整个肢体

- 片状红肿、疼痛：早期皮肤红肿，呈紫红色片状，边界不清，疼痛。此时皮下组织已经坏死，因淋巴通路已被迅速破坏，故少有淋巴管炎和淋巴结炎。感染 24 小时内可累及整个肢体。个别病例可起病缓慢，早期处于潜伏状态。受累皮肤发红或发白、水肿，触痛明显，病灶边界不清，呈弥漫性蜂窝织炎状

- 疼痛缓解，患部麻木：由于炎性物质的刺激和病菌的侵袭，早期感染局部有剧烈疼痛。当病灶部位的感觉神经被破坏后，则剧烈疼痛可被麻木或麻痹所替代，这是本病的特征之一

- 血性水疱：由于营养血管被破坏和血管栓塞，皮肤的颜色逐渐发紫、发黑，出现含血性液体的水疱或大疱

- 奇臭的血性渗液：皮下脂肪和筋膜水肿、渗液发黏、混浊、发黑，最终液化坏死。渗出液为血性浆液性液体，有奇臭。坏死广泛扩散，呈潜行状，有时产生皮下气体，检查可发现捻发音

全身中毒症状

- 疾病早期，局部感染症状尚轻，患者即有畏寒、高热、厌食、脱水、意识障碍、低血压、贫血、黄疸等严重的全身性中毒症状。疾病进展迅速，极易出现弥散性血管内凝血和中毒性休克等

【辅助检查】

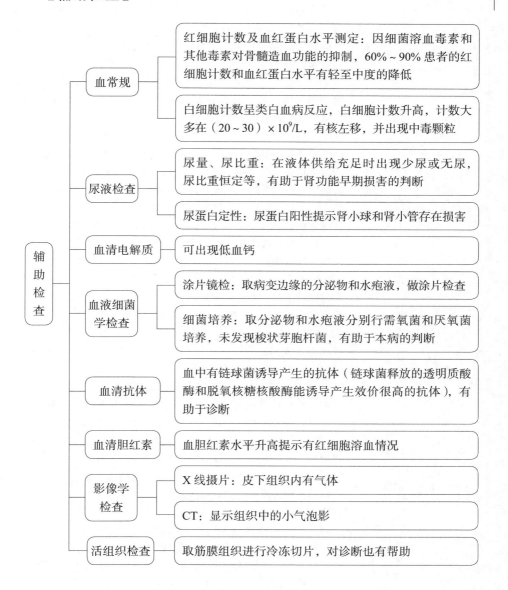

辅助检查

- 血常规
  - 红细胞计数及血红蛋白水平测定：因细菌溶血毒素和其他毒素对骨髓造血功能的抑制，60%～90% 患者的红细胞计数和血红蛋白水平有轻至中度的降低
  - 白细胞计数呈类白血病反应，白细胞计数升高，计数大多在（20～30）×10^9/L，有核左移，并出现中毒颗粒
- 尿液检查
  - 尿量、尿比重：在液体供给充足时出现少尿或无尿，尿比重恒定等，有助于肾功能早期损害的判断
  - 尿蛋白定性：尿蛋白阳性提示肾小球和肾小管存在损害
- 血清电解质
  - 可出现低血钙
- 血液细菌学检查
  - 涂片镜检：取病变边缘的分泌物和水疱液，做涂片检查
  - 细菌培养：取分泌物和水疱液分别行需氧菌和厌氧菌培养，未发现梭状芽胞杆菌，有助于本病的判断
- 血清抗体
  - 血中有链球菌诱导产生的抗体（链球菌释放的透明质酸酶和脱氧核糖核酸酶能诱导产生效价很高的抗体），有助于诊断
- 血清胆红素
  - 血胆红素水平升高提示有红细胞溶血情况
- 影像学检查
  - X 线摄片：皮下组织内有气体
  - CT：显示组织中的小气泡影
- 活组织检查
  - 取筋膜组织进行冷冻切片，对诊断也有帮助

【治疗】

早期诊断，尽早清创是治疗关键，应用大剂量有效抗生素和全身支持治疗。

治疗

药物治疗

坏死性筋膜炎是多种细菌的混合感染（各种需氧菌和厌氧菌），全身中毒症状出现早、病情重，应联合应用抗生素。甲硝唑对脆弱类杆菌高度有效，配伍克林霉素可控制脆弱类杆菌；氨基糖苷类（如庆大霉素、妥布霉素、丁胺卡那等）可控制肠杆菌属；氨苄青霉素对肠球菌和厌氧性消化链球菌敏感；头孢菌素如头孢噻肟、头孢三嗪等的抗菌谱较广，对需氧菌和厌氧菌均有效

手术治疗

切除感染部位的健康皮肤备用：清除坏死组织，清洗创面；行游离植皮，覆盖创面。此法可防止创面大量的血清渗出，有利于维持术后体液和电解质的平衡

在健康的皮肤上做多处纵行切开：清除坏死筋膜和脂肪组织，以3%过氧化氢、甲硝唑溶液或0.5%～1.5%高锰酸钾溶液等冲洗伤口，造成不利于厌氧菌生长的环境；然后用浸有抗生素药液（甲硝唑、庆大霉素等）的纱条湿敷，每4～6小时换药1次。换药时需探查是否有皮肤、皮下组织与深筋膜分离情况存在，以决定是否需要进一步扩大引流

择期行植皮术：皮肤缺损较大，难以自愈时，应待炎症消退后，择期行植皮术

手术操作中应注意健康筋膜的保护，损伤后易造成感染扩散。甲硝唑局部湿敷可延缓皮肤生长，不宜长期应用

支持治疗

积极纠正水、电解质紊乱。贫血和低蛋白血症者，可输注新鲜血、清蛋白或血浆；可采用鼻饲或静脉高营养、要素饮食等，保证足够的热量摄入

高压氧治疗

近年来外科感染中合并厌氧菌的混合性感染日益增多，而高压氧对专性厌氧菌有效。需注意的是，虽然高压氧疗法可以降低坏死性筋膜炎患者的病死率，减少额外清创的需要，但该疗法绝不能取代外科清创和抗生素治疗

并发症治疗

在治疗全程中均应密切观察患者的血压、脉搏、尿量，行血细胞比容、电解质、凝血机制、血气分析等检查，及时治疗心肾衰竭，预防弥散性血管内凝血与休克的发生

第二节 脓毒血症

脓毒血症又称"多发脓肿"，是由致病菌侵入血液循环并在其中生长繁殖，产生毒素而引起的全身性感染，易在人体抵抗力降低的情况下发生。绝大多数呈急性病程，病情重，预后差。在临床上可导致全身多脏器的功能紊乱和衰竭。现已知炎症介质有补体成分、花生四烯酸代谢产物、肿瘤坏死因子（TNF）、白细胞介素（IL-S）、干扰素（IFN-α）、血小板活化因子（PAF）、巨噬细胞前炎症细胞因子（MPIC）、蛋白酶、凝血噁烷和氧自由基等。

【病因】

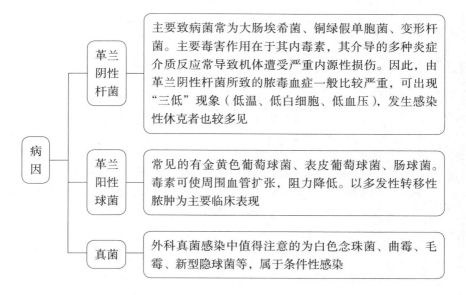

病因

- 革兰阴性杆菌：主要致病菌常为大肠埃希菌、铜绿假单胞菌、变形杆菌。主要毒害作用在于其内毒素，其介导的多种炎症介质反应常导致机体遭受严重内源性损伤。因此，由革兰阴性杆菌所致的脓毒血症一般比较严重，可出现"三低"现象（低温、低白细胞、低血压），发生感染性休克者也较多见
- 革兰阳性球菌：常见的有金黄色葡萄球菌、表皮葡萄球菌、肠球菌。毒素可使周围血管扩张，阻力降低。以多发性转移性脓肿为主要临床表现
- 真菌：外科真菌感染中值得注意的为白色念珠菌、曲霉、毛霉、新型隐球菌等，属于条件性感染

【临床表现】

185

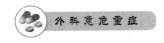

根据病因不同，分为3种类型。

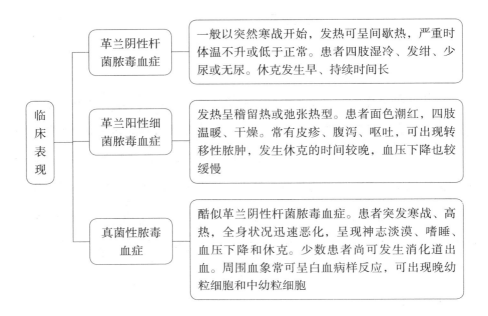

临床表现	革兰阴性杆菌脓毒血症	一般以突然寒战开始，发热可呈间歇热，严重时体温不升或低于正常。患者四肢湿冷、发绀、少尿或无尿。休克发生早、持续时间长
	革兰阳性细菌脓毒血症	发热呈稽留热或弛张热型。患者面色潮红，四肢温暖、干燥。常有皮疹、腹泻、呕吐，可出现转移性脓肿，发生休克的时间较晚，血压下降也较缓慢
	真菌性脓毒血症	酷似革兰阴性杆菌脓毒血症。患者突发寒战、高热，全身状况迅速恶化，呈现神志淡漠、嗜睡、血压下降和休克。少数患者尚可发生消化道出血。周围血象常可呈白血病样反应，可出现晚幼粒细胞和中幼粒细胞

【辅助检查】

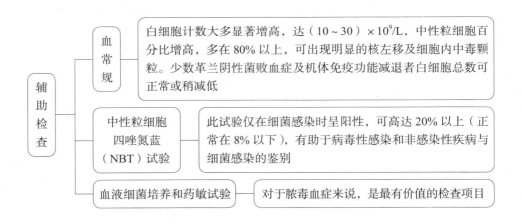

辅助检查	血常规	白细胞计数大多显著增高，达（10～30）×10^9/L，中性粒细胞百分比增高，多在80%以上，可出现明显的核左移及细胞内中毒颗粒。少数革兰阴性菌败血症及机体免疫功能减退者白细胞总数可正常或稍减低
	中性粒细胞四唑氮蓝（NBT）试验	此试验仅在细菌感染时呈阳性，可高达20%以上（正常在8%以下），有助于病毒性感染和非感染性疾病与细菌感染的鉴别
	血液细菌培养和药敏试验	对于脓毒血症来说，是最有价值的检查项目

【治疗】

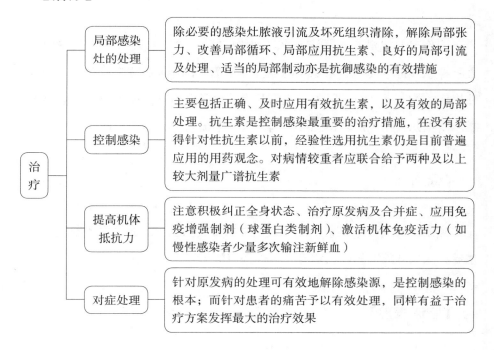

治疗
- 局部感染灶的处理：除必要的感染灶脓液引流及坏死组织清除，解除局部张力、改善局部循环、局部应用抗生素、良好的局部引流及处理、适当的局部制动亦是抗御感染的有效措施
- 控制感染：主要包括正确、及时应用有效抗生素，以及有效的局部处理。抗生素是控制感染最重要的治疗措施，在没有获得针对性抗生素以前，经验性选用抗生素仍是目前普遍应用的用药观念。对病情较重者应联合给予两种及以上较大剂量广谱抗生素
- 提高机体抵抗力：注意积极纠正全身状态、治疗原发病及合并症、应用免疫增强制剂（球蛋白类制剂）、激活机体免疫活力（如慢性感染者少量多次输注新鲜血）
- 对症处理：针对原发病的处理可有效地解除感染源，是控制感染的根本；而针对患者的痛苦予以有效处理，同样有益于治疗方案发挥最大的治疗效果

第三节 厌氧菌感染

厌氧菌是人体内主要的正常菌群，厌氧菌感染绝大多数属内源性，必须在全身或局部抵抗力下降时才能发生侵入和感染。在外科感染中厌氧菌的检出率至少在 50% 以上。厌氧菌不仅可引起严重的胸腹部感染和脓肿，而且很多严重的软组织坏死性感染几乎都与厌氧菌有关，近年来已受到外科医师的重视。

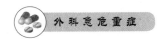

一、破伤风

破伤风是由破伤风梭菌侵入人体伤口后，在厌氧环境下生长繁殖，产生嗜神经外毒素而引起全身肌肉强直性痉挛为特点的急性传染病。一切开放性损伤，均有破伤风的可能。重型患者可因喉痉挛或继发严重肺部感染而死亡。新生儿破伤风由脐带感染引起，病死率很高。

【病因】

破伤风杆菌及其毒素不能侵入正常的皮肤和黏膜，故破伤风都发生在创伤后。一切开放性损伤，均有发生破伤风的可能。

【临床表现】

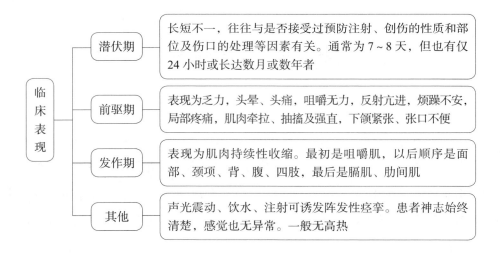

临床表现	潜伏期	长短不一，往往与是否接受过预防注射、创伤的性质和部位及伤口的处理等因素有关。通常为7~8天，但也有仅24小时或长达数月或数年者
	前驱期	表现为乏力，头晕、头痛，咀嚼无力，反射亢进，烦躁不安，局部疼痛，肌肉牵拉、抽搐及强直，下颌紧张、张口不便
	发作期	表现为肌肉持续性收缩。最初是咀嚼肌，以后顺序是面部、颈项、背、腹、四肢，最后是膈肌、肋间肌
	其他	声光震动、饮水、注射可诱发阵发性痉挛。患者神志始终清楚，感觉也无异常。一般无高热

【辅助检查】

破伤风患者的实验室检查一般无特异性发现，尤其症状典型时诊断不难，故作临床诊断时不要求常规做厌氧培养和细菌学证据。当有肺部继发感染时，白细胞计数可明显增高，痰培养可发现相应的病原菌。伤口分泌物常常分离到需氧性化脓性细菌，亦可经厌氧培养分离出破伤风杆菌。

【诊断】

根据典型表现、病史、体征及辅助检查可明确诊断。

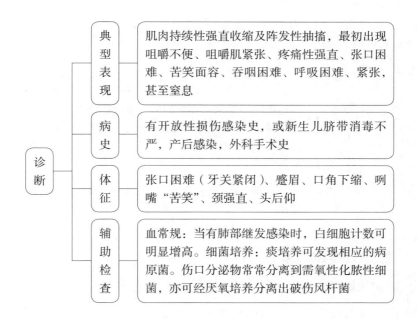

诊断		
	典型表现	肌肉持续性强直收缩及阵发性抽搐，最初出现咀嚼不便、咀嚼肌紧张、疼痛性强直、张口困难、苦笑面容、吞咽困难、呼吸困难、紧张，甚至窒息
	病史	有开放性损伤感染史，或新生儿脐带消毒不严，产后感染，外科手术史
	体征	张口困难（牙关紧闭）、蹙眉、口角下缩、咧嘴"苦笑"、颈强直、头后仰
	辅助检查	血常规：当有肺部继发感染时，白细胞计数可明显增高。细菌培养：痰培养可发现相应的病原菌。伤口分泌物常常分离到需氧性化脓性细菌，亦可经厌氧培养分离出破伤风杆菌

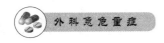

【鉴别诊断】

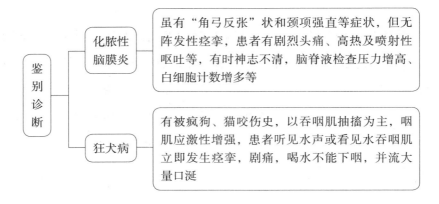

鉴别诊断 ——
- 化脓性脑膜炎：虽有"角弓反张"状和颈项强直等症状，但无阵发性痉挛，患者有剧烈头痛、高热及喷射性呕吐等，有时神志不清，脑脊液检查压力增高、白细胞计数增多等
- 狂犬病：有被疯狗、猫咬伤史，以吞咽肌抽搐为主，咽肌应激性增强，患者听见水声或看见水吞咽肌立即发生痉挛，剧痛，喝水不能下咽，并流大量口涎

【治疗】

1. 立即处理伤口

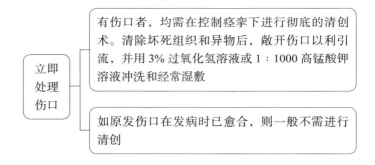

立即处理伤口 ——
- 有伤口者，均需在控制痉挛下进行彻底的清创术。清除坏死组织和异物后，敞开伤口以利引流，并用 3% 过氧化氢溶液或 1:1000 高锰酸钾溶液冲洗和经常湿敷
- 如原发伤口在发病时已愈合，则一般不需进行清创

2. 使用破伤风抗毒素

因破伤风抗毒素和人体破伤风免疫球蛋白均无中和已与神经组织结合的毒素作用，故应尽早使用，以中和游离的毒素。

使用破伤风抗毒素

一般用 2 万～5 万 U 抗毒素加入 5% 葡萄糖液 500～1000ml 内，缓慢静脉滴注，剂量不宜过大，以免引起血清反应。对清创不够彻底的患者及严重患者，以后每日再用 1 万～2 万 U 抗毒素，肌内注射或静脉滴注，共 3～5 天

新生儿破伤风可用 2 万 U 抗毒素由静脉滴注，此外也可作脐周注射。还有将 5000～10000U 抗毒素做蛛网膜下隙注射的治疗方法，认为可使抗毒素直接进入脑组织内，效果较好，并可不再全身应用抗毒素。如同时加用泼尼松龙 12.5mg，可减少这种注射所引起的炎症和水肿反应

如有人体破伤风免疫球蛋白或已获得自动免疫的人血清，则完全可以代替破伤风抗毒素。人体破伤风免疫球蛋白一般只需注射一次，剂量为 3000～6000U

3．控制和解除痉挛

这是治疗过程中很重要的一环，如能做好，在极大程度上可防止窒息和肺部感染的发生，减少死亡。患者应住单人病室，环境应尽量安静，防止声光刺激。注意防止发生坠床或压疮。

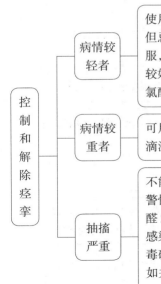

控制和解除痉挛

病情较轻者：使用镇静剂和催眠药物，以减少患者对外来刺激的敏感性。但忌用大剂量，以免造成患者深度昏迷。用地西泮（5mg 口服，10mg 静脉注射，每日 3～4 次）控制和解除痉挛，效果较好。也可用巴比妥钠（0.1～0.2g，肌内注射）或 10% 水合氯醛（15ml 口服或 20～40ml 直肠灌注，每日 3 次）

病情较重者：可用氯丙嗪 50～100mg，加入 5% 葡萄糖液 250ml 缓慢静脉滴注，每日 4 次

抽搐严重：不能进行治疗和护理者，可用硫喷妥钠 0.5g，肌内注射（要警惕发生喉痉挛，用于已做气管切开的患者，比较安全），副醛 2～4ml，肌内注射（副醛有刺激呼吸道的不良反应，肺部感染者不宜使用），或肌松弛剂，如氯化琥珀胆碱、氯化筒箭毒碱、氨酰胆碱等（在气管切开及控制呼吸的条件下使用）。如并发高热、昏迷，可加用肾上腺皮质激素泼尼松 30mg 口服，或氢化可的松 200～400mg，静脉滴注，每日 1 次

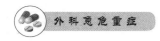

二、气性坏疽

气性坏疽是由梭状芽胞杆菌所引起的一种严重急性特异性感染。病变发展迅速、产气及恶臭，伴有严重的毒血症。通常发生于开放性骨折、深层肌肉广泛性挫裂伤，伤口内有死腔和异物存留或有血管损伤以致局部血液供应不良的患者。

【病因】

致病菌梭状芽胞杆菌为革兰阳性厌氧杆菌，以产气荚膜杆菌（魏氏杆菌）、水肿杆菌和腐败杆菌为主，其次为产芽胞杆菌和溶组织杆菌等，临床上见到的气性坏疽，常是两种以上致病菌的混合感染。

【临床表现】

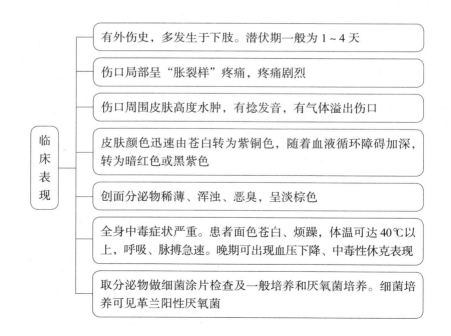

临床表现

- 有外伤史，多发生于下肢。潜伏期一般为 1～4 天
- 伤口局部呈"胀裂样"疼痛，疼痛剧烈
- 伤口周围皮肤高度水肿，有捻发音，有气体溢出伤口
- 皮肤颜色迅速由苍白转为紫铜色，随着血液循环障碍加深，转为暗红色或黑紫色
- 创面分泌物稀薄、浑浊、恶臭，呈淡棕色
- 全身中毒症状严重。患者面色苍白、烦躁，体温可达 40℃以上，呼吸、脉搏急速。晚期可出现血压下降、中毒性休克表现
- 取分泌物做细菌涂片检查及一般培养和厌氧菌培养。细菌培养可见革兰阳性厌氧菌

【辅助检查】

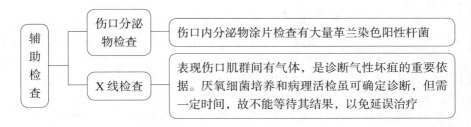

【诊断】

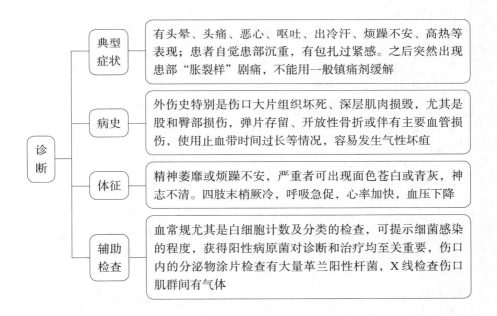

【治疗】

气性坏疽发展迅速，如不及时处理，患者常丧失肢体，甚至死亡，故一旦确诊，应立即积极治疗。

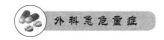

1. 紧急手术处理

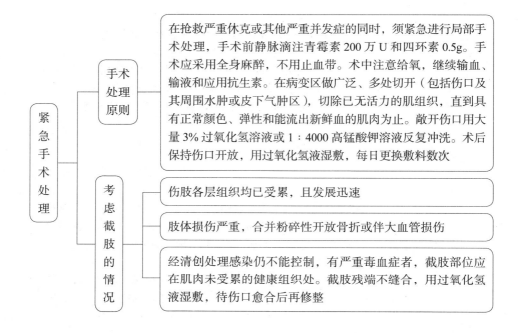

紧急手术处理

手术处理原则

在抢救严重休克或其他严重并发症的同时，须紧急进行局部手术处理，手术前静脉滴注青霉素 200 万 U 和四环素 0.5g。手术应采用全身麻醉，不用止血带。术中注意给氧，继续输血、输液和应用抗生素。在病变区做广泛、多处切开（包括伤口及其周围水肿或皮下气肿区），切除已无活力的肌组织，直到具有正常颜色、弹性和能流出新鲜血的肌肉为止。敞开伤口用大量 3% 过氧化氢溶液或 1：4000 高锰酸钾溶液反复冲洗。术后保持伤口开放，用过氧化氢液湿敷，每日更换敷料数次

考虑截肢的情况

伤肢各层组织均已受累，且发展迅速

肢体损伤严重，合并粉碎性开放骨折或伴大血管损伤

经清创处理感染仍不能控制，有严重毒血症者，截肢部位应在肌肉未受累的健康组织处。截肢残端不缝合，用过氧化氢液湿敷，待伤口愈合后再修整

2. 高压氧疗法

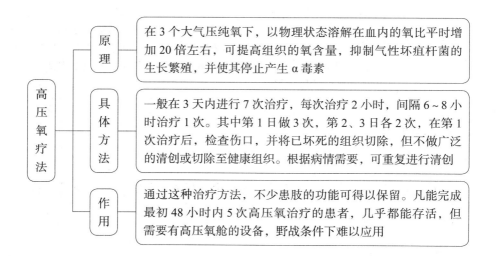

高压氧疗法

原理

在 3 个大气压纯氧下，以物理状态溶解在血内的氧比平时增加 20 倍左右，可提高组织的氧含量，抑制气性坏疽杆菌的生长繁殖，并使其停止产生 α 毒素

具体方法

一般在 3 天内进行 7 次治疗，每次治疗 2 小时，间隔 6~8 小时治疗 1 次。其中第 1 日做 3 次，第 2、3 日各 2 次，在第 1 次治疗后，检查伤口，并将已坏死的组织切除，但不做广泛的清创或切除至健康组织。根据病情需要，可重复进行清创

作用

通过这种治疗方法，不少患肢的功能可得以保留。凡能完成最初 48 小时内 5 次高压氧治疗的患者，几乎都能存活，但需要有高压氧舱的设备，野战条件下难以应用

3．抗生素应用

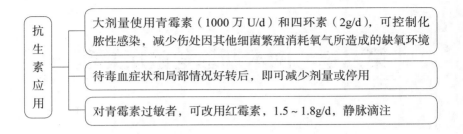

抗生素应用

- 大剂量使用青霉素（1000万 U/d）和四环素（2g/d），可控制化脓性感染，减少伤处因其他细菌繁殖消耗氧气所造成的缺氧环境
- 待毒血症状和局部情况好转后，即可减少剂量或停用
- 对青霉素过敏者，可改用红霉素，1.5～1.8g/d，静脉滴注

4．全身支持疗法

包括少量多次输血，纠正水与电解质代谢失调，给予高蛋白、高热量饮食，镇痛、镇静、退热等。

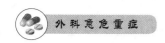
第六章　围术期急危重症处理

　　围术期包括手术前准备期、手术过程以及手术后恢复期。手术是治疗外科疾病的重要手段，它能治愈疾病，但手术和麻醉具有创伤性，甚至引起新陈代谢的应激反应，所以手术也能产生并发症、后遗症等不良后果。为了确保手术成功，手术前要做好各项准备，尽可能使患者接近良好的生理状态，以便能更好地耐受手术；同时，手术后对存在的问题要及时处理，以防止各种并发症，促使并确保患者早日康复。

第一节　术前准备

　　手术前准备期通常是指从患者入院到施行手术这段时间。在这一时间内主要的准备工作可概括为两方面：一是手术者与患者方面的准备；二是提高患者对手术耐受力的准备。除急性呼吸道窒息和血管大出血等极少数非常紧急情况需立即进行抢救的手术外，任何外科手术术前均应有适当和必要的准备。

【手术时机的选择】

对于手术时机的选择，在临床上主要根据手术的急缓程度，大致分为3类。

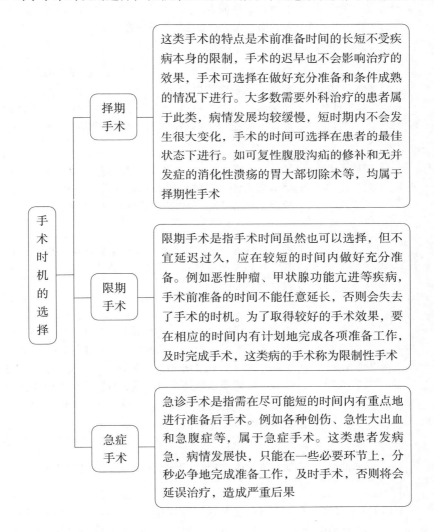

手术时机的选择

择期手术：这类手术的特点是术前准备时间的长短不受疾病本身的限制，手术的迟早也不会影响治疗的效果，手术可选择在做好充分准备和条件成熟的情况下进行。大多数需要外科治疗的患者属于此类，病情发展均较缓慢，短时期内不会发生很大变化，手术的时间可选择在患者的最佳状态下进行。如可复性腹股沟疝的修补和无并发症的消化性溃疡的胃大部切除术等，均属于择期性手术

限期手术：限期手术是指手术时间虽然也可以选择，但不宜延迟过久，应在较短的时间内做好充分准备。例如恶性肿瘤、甲状腺功能亢进等疾病，手术前准备的时间不能任意延长，否则会失去了手术的时机。为了取得较好的手术效果，要在相应的时间内有计划地完成各项准备工作，及时完成手术，这类病的手术称为限制性手术

急症手术：急诊手术是指需在尽可能短的时间内有重点地进行准备后手术。例如各种创伤、急性大出血和急腹症等，属于急症手术。这类患者发病急，病情发展快，只能在一些必要环节上，分秒必争地完成准备工作，及时手术，否则将会延误治疗，造成严重后果

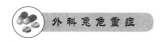

【一般准备】

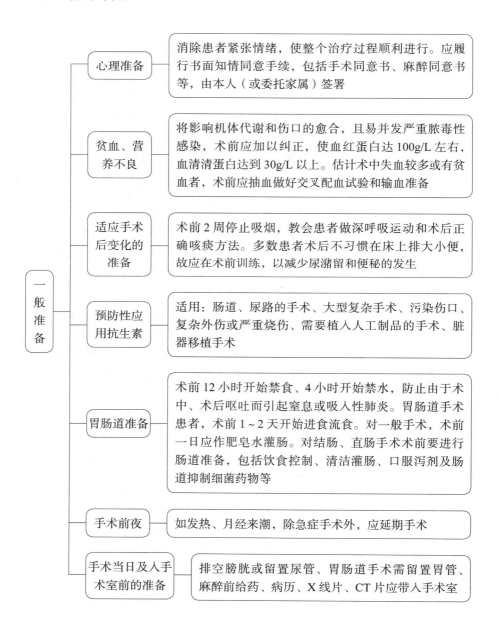

一般准备

- 心理准备 —— 消除患者紧张情绪，使整个治疗过程顺利进行。应履行书面知情同意手续，包括手术同意书、麻醉同意书等，由本人（或委托家属）签署

- 贫血、营养不良 —— 将影响机体代谢和伤口的愈合，且易并发严重脓毒性感染，术前应加以纠正，使血红蛋白达100g/L左右，血清清蛋白达到30g/L以上。估计术中失血较多或有贫血者，术前应抽血做好交叉配血试验和输血准备

- 适应手术后变化的准备 —— 术前2周停止吸烟，教会患者做深呼吸运动和术后正确咳痰方法。多数患者术后不习惯在床上排大小便，故应在术前训练，以减少尿潴留和便秘的发生

- 预防性应用抗生素 —— 适用：肠道、尿路的手术、大型复杂手术、污染伤口、复杂外伤或严重烧伤、需要植入人工制品的手术、脏器移植手术

- 胃肠道准备 —— 术前12小时开始禁食、4小时开始禁水，防止由于术中、术后呕吐而引起窒息或吸入性肺炎。胃肠道手术患者，术前1~2天开始进食流食。对一般手术，术前一日应作肥皂水灌肠。对结肠、直肠手术术前要进行肠道准备，包括饮食控制、清洁灌肠、口服泻剂及肠道抑制细菌药物等

- 手术前夜 —— 如发热、月经来潮，除急症手术外，应延期手术

- 手术当日及入手术室前的准备 —— 排空膀胱或留置尿管、胃肠道手术需留置胃管、麻醉前给药、病历、X线片、CT片应带入手术室

【特殊患者的术前准备】

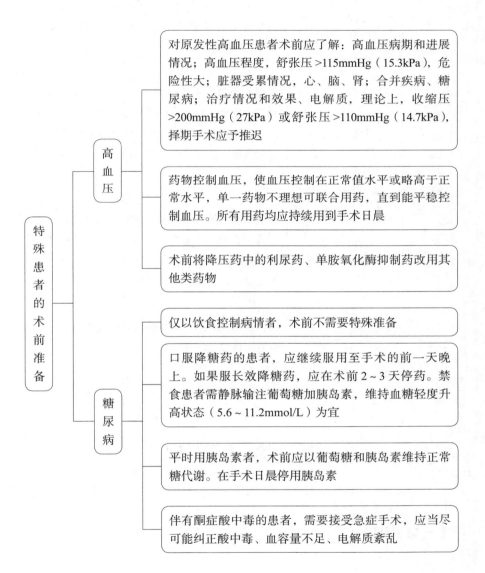

特殊患者的术前准备

高血压

对原发性高血压患者术前应了解：高血压病期和进展情况；高血压程度，舒张压>115mmHg（15.3kPa），危险性大；脏器受累情况，心、脑、肾；合并疾病、糖尿病；治疗情况和效果、电解质，理论上，收缩压>200mmHg（27kPa）或舒张压>110mmHg（14.7kPa），择期手术应予推迟

药物控制血压，使血压控制在正常值水平或略高于正常水平，单一药物不理想可联合用药，直到能平稳控制血压。所有用药均应持续用到手术日晨

术前将降压药中的利尿药、单胺氧化酶抑制药改用其他类药物

糖尿病

仅以饮食控制病情者，术前不需要特殊准备

口服降糖药的患者，应继续服用至手术的前一天晚上。如果服长效降糖药，应在术前2～3天停药。禁食患者需静脉输注葡萄糖加胰岛素，维持血糖轻度升高状态（5.6～11.2mmol/L）为宜

平时用胰岛素者，术前应以葡萄糖和胰岛素维持正常糖代谢。在手术日晨停用胰岛素

伴有酮症酸中毒的患者，需要接受急症手术，应当尽可能纠正酸中毒、血容量不足、电解质紊乱

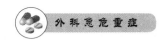

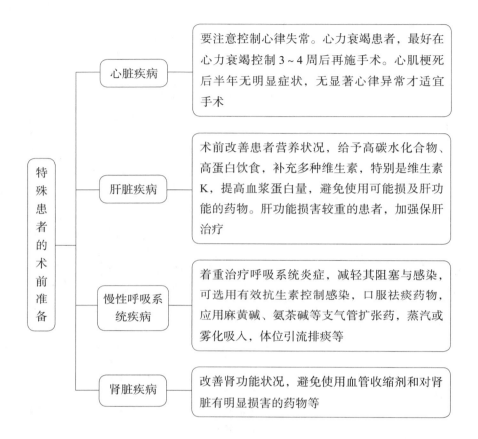

特殊患者的术前准备

- 心脏疾病 —— 要注意控制心律失常。心力衰竭患者，最好在心力衰竭控制 3~4 周后再施手术。心肌梗死后半年无明显症状，无显著心律异常才适宜手术

- 肝脏疾病 —— 术前改善患者营养状况，给予高碳水化合物、高蛋白饮食，补充多种维生素，特别是维生素 K，提高血浆蛋白量，避免使用可能损及肝功能的药物。肝功能损害较重的患者，加强保肝治疗

- 慢性呼吸系统疾病 —— 着重治疗呼吸系统炎症，减轻其阻塞与感染，可选用有效抗生素控制感染，口服祛痰药物，应用麻黄碱、氨茶碱等支气管扩张药，蒸汽或雾化吸入，体位引流排痰等

- 肾脏疾病 —— 改善肾功能状况，避免使用血管收缩剂和对肾脏有明显损害的药物等

第二节　术后处理

【一般处理】

一般处理
├─ 体位：应根据麻醉及患者全身状况、术式、疾病性质等选择体位。全麻尚未清醒时，应去枕平卧，头偏向一侧，以防口腔内呕吐物或分泌物吸入呼吸道。椎管内麻醉患者，应去枕平卧 6 ~ 12 小时，以防头痛。颈、胸部手术后，多采用高半坐卧位，以便于呼吸及有效引流。腹部手术后，多取低半坐卧位，以减少腹壁张力。任何体位都应使患者感到舒适，有利于内脏生理活动为原则

├─ 生命体征观察：凡大、中型手术或有可能发生内出血、气管压迫者，必须定时测定血压、脉搏、呼吸，每 15 ~ 30 分钟一次，直至病情稳定后视病情减少测定次数

├─ 饮食和输液：何时进何种食物与手术大小及是否涉及胃肠道有关。局麻术后饮食一般可不限制，全麻非胃肠道手术患者，术后 6 小时无恶心呕吐者，可给流食，以后改为半流食或普食。胃肠道手术患者，一般禁食 1 ~ 2 天，第 3 天肠功能恢复，肛门排气后方可进饮食。禁食期间需由静脉输液来供给水、电解质和营养成分

└─ 早期下床活动
  ├─ 增加肺活量，使呼吸道分泌物易于咳出，减少肺部并发症
  ├─ 促进血液循环，防止静脉血栓形成
  ├─ 有助于肠道和膀胱功能的恢复，减少腹胀和尿潴留的发生
  └─ 休克、心力衰竭、严重感染、出血、极度衰弱患者，以及整形、骨关节手术后需要固定时，不宜过早下床活动

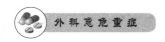

【常见不适症状的处理】

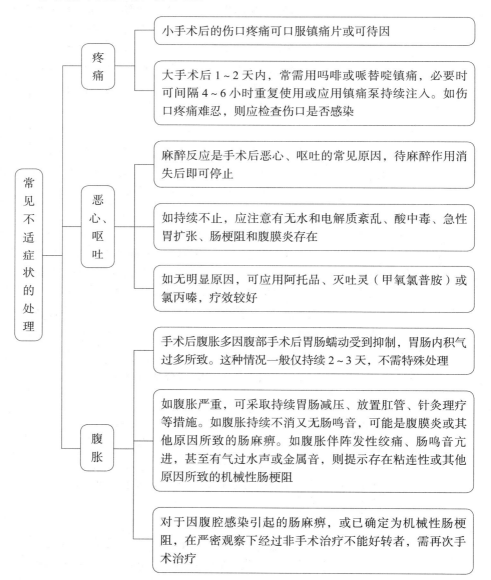

常见不适症状的处理

疼痛
- 小手术后的伤口疼痛可口服镇痛片或可待因
- 大手术后 1～2 天内，常需用吗啡或哌替啶镇痛，必要时可间隔 4～6 小时重复使用或应用镇痛泵持续注入。如伤口疼痛难忍，则应检查伤口是否感染

恶心、呕吐
- 麻醉反应是手术后恶心、呕吐的常见原因，待麻醉作用消失后即可停止
- 如持续不止，应注意有无水和电解质紊乱、酸中毒、急性胃扩张、肠梗阻和腹膜炎存在
- 如无明显原因，可应用阿托品、灭吐灵（甲氧氯普胺）或氯丙嗪，疗效较好

腹胀
- 手术后腹胀多因腹部手术后胃肠蠕动受到抑制，胃肠内积气过多所致。这种情况一般仅持续 2～3 天，不需特殊处理
- 如腹胀严重，可采取持续胃肠减压、放置肛管、针灸理疗等措施。如腹胀持续不消又无肠鸣音，可能是腹膜炎或其他原因所致的肠麻痹。如腹胀伴阵发性绞痛、肠鸣音亢进，甚至有气过水声或金属音，则提示存在粘连性或其他原因所致的机械性肠梗阻
- 对于因腹腔感染引起的肠麻痹，或已确定为机械性肠梗阻，在严密观察下经过非手术治疗不能好转者，需再次手术治疗

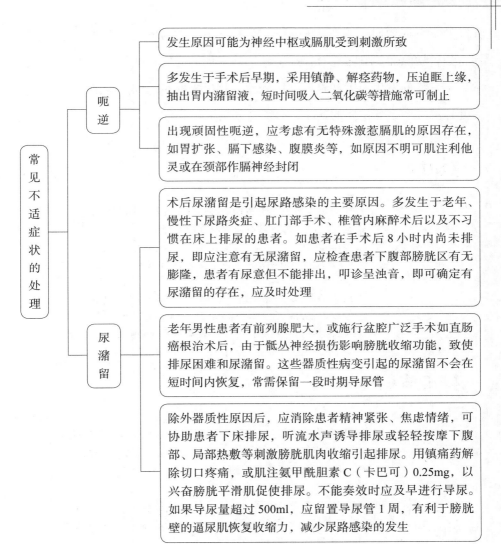

常见不适症状的处理

呃逆
- 发生原因可能为神经中枢或膈肌受到刺激所致
- 多发生于手术后早期，采用镇静、解痉药物，压迫眶上缘，抽出胃内潴留液，短时间吸入二氧化碳等措施常可制止
- 出现顽固性呃逆，应考虑有无特殊激惹膈肌的原因存在，如胃扩张、膈下感染、腹膜炎等，如原因不明可肌注利他灵或在颈部作膈神经封闭

尿潴留
- 术后尿潴留是引起尿路感染的主要原因。多发生于老年、慢性下尿路炎症、肛门部手术、椎管内麻醉术后以及不习惯在床上排尿的患者。如患者在手术后 8 小时内尚未排尿，即应注意有无尿潴留，应检查患者下腹部膀胱区有无膨隆，患者有尿意但不能排出，叩诊呈浊音，即可确定有尿潴留的存在，应及时处理
- 老年男性患者有前列腺肥大，或施行盆腔广泛手术如直肠癌根治术后，由于骶丛神经损伤影响膀胱收缩功能，致使排尿困难和尿潴留。这些器质性病变引起的尿潴留不会在短时间内恢复，常需保留一段时期导尿管
- 除外器质性原因后，应消除患者精神紧张、焦虑情绪，可协助患者下床排尿，听流水声诱导排尿或轻轻按摩下腹部、局部热敷等刺激膀胱肌肉收缩引起排尿。用镇痛药解除切口疼痛，或肌注氨甲酰胆素 C（卡巴可）0.25mg，以兴奋膀胱平滑肌促使排尿。不能奏效时应及早进行导尿。如果导尿量超过 500ml，应留置导尿管 1 周，有利于膀胱壁的逼尿肌恢复收缩力，减少尿路感染的发生

第三节 术后并发症的防治

通常将术后并发症分为两大类：一类为一般性并发症，即各专科手术后

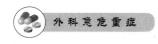

共同的并发症如切口感染、出血和肺炎等；另一类为各特定手术的特殊并发症，如胃切除后的倾倒综合征、肺叶切除术后的支气管胸膜瘘。熟悉各种手术后并发症的发生原因和早期临床表现，积极采取有效的防治措施，是手术后处理的一个十分重要的环节，必须高度重视。

【发热】

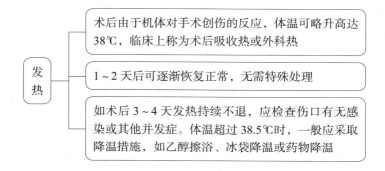

【切口感染】

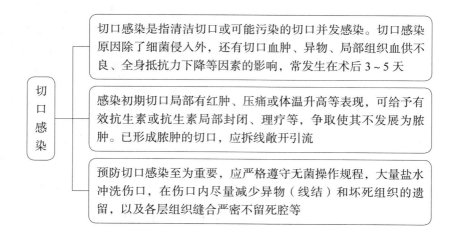

【切口裂开】

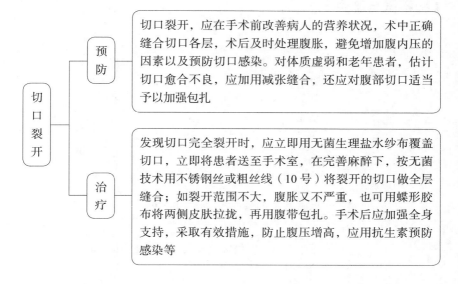

切口裂开

预防：切口裂开，应在手术前改善病人的营养状况，术中正确缝合切口各层，术后及时处理腹胀，避免增加腹内压的因素以及预防切口感染。对体质虚弱和老年患者，估计切口愈合不良，应加用减张缝合，还应对腹部切口适当予以加强包扎

治疗：发现切口完全裂开时，应立即用无菌生理盐水纱布覆盖切口，立即将患者送至手术室，在完善麻醉下，按无菌技术用不锈钢丝或粗丝线（10号）将裂开的切口做全层缝合；如裂开范围不大，腹胀又不严重，也可用蝶形胶布将两侧皮肤拉拢，再用腹带包扎。手术后应加强全身支持，采取有效措施，防止腹压增高，应用抗生素预防感染等

【术后出血】

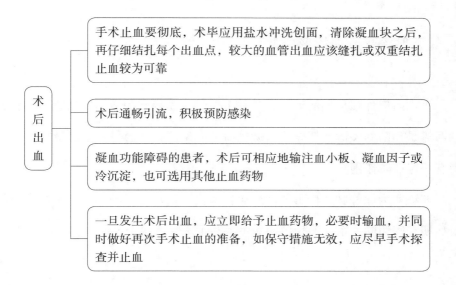

术后出血

手术止血要彻底，术毕应用盐水冲洗创面，清除凝血块之后，再仔细结扎每个出血点，较大的血管出血应该缝扎或双重结扎止血较为可靠

术后通畅引流，积极预防感染

凝血功能障碍的患者，术后可相应地输注血小板、凝血因子或冷沉淀，也可选用其他止血药物

一旦发生术后出血，应立即给予止血药物，必要时输血，并同时做好再次手术止血的准备，如保守措施无效，应尽早手术探查并止血

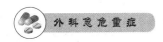

【肺不张与肺炎】

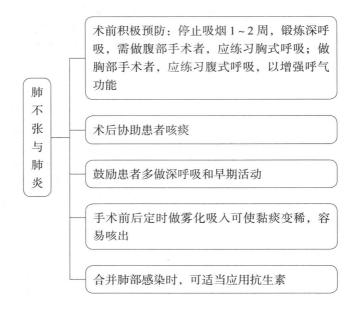

肺不张与肺炎

- 术前积极预防：停止吸烟 1~2 周，锻炼深呼吸，需做腹部手术者，应练习胸式呼吸；做胸部手术者，应练习腹式呼吸，以增强呼气功能
- 术后协助患者咳痰
- 鼓励患者多做深呼吸和早期活动
- 手术前后定时做雾化吸入可使黏痰变稀，容易咳出
- 合并肺部感染时，可适当应用抗生素

【下肢深静脉血栓形成】

手术后应加强早期活动，尤其是下肢的自动或被动活动，加速下肢静脉的回流是预防的关键。低分子右旋糖酐静脉滴注，对容易发生静脉栓塞的患者有一定预防作用。

如证实为深静脉血栓形成静脉血栓形成，治疗方法的选择与血栓的部位及病期有密切的关系。治疗包括非手术和手术疗法两个方面。

1. 非手术疗法

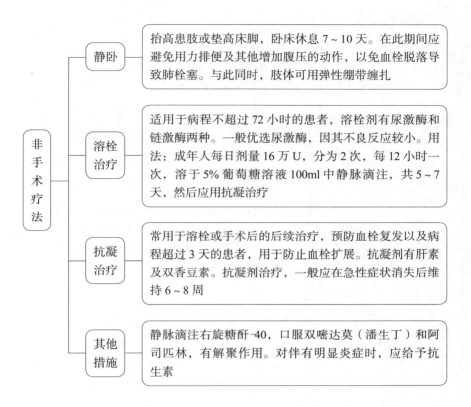

非手术疗法

静卧：抬高患肢或垫高床脚，卧床休息 7～10 天。在此期间应避免用力排便及其他增加腹压的动作，以免血栓脱落导致肺栓塞。与此同时，肢体可用弹性绷带缠扎

溶栓治疗：适用于病程不超过 72 小时的患者，溶栓剂有尿激酶和链激酶两种。一般优选尿激酶，因其不良反应较小。用法：成年人每日剂量 16 万 U，分为 2 次，每 12 小时一次，溶于 5% 葡萄糖溶液 100ml 中静脉滴注，共 5～7 天，然后应用抗凝治疗

抗凝治疗：常用于溶栓或手术后的后续治疗，预防血栓复发以及病程超过 3 天的患者，用于防止血栓扩展。抗凝剂有肝素及双香豆素。抗凝剂治疗，一般应在急性症状消失后维持 6～8 周

其他措施：静脉滴注右旋糖酐-40，口服双嘧达莫（潘生丁）和阿司匹林，有解聚作用。对伴有明显炎症时，应给予抗生素

2. 手术疗法

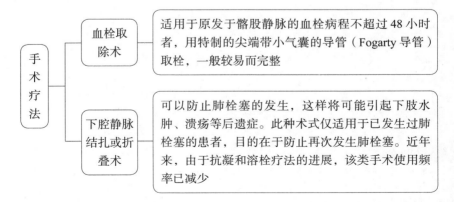

手术疗法

血栓取除术：适用于原发于髂股静脉的血栓病程不超过 48 小时者，用特制的尖端带小气囊的导管（Fogarty 导管）取栓，一般较易而完整

下腔静脉结扎或折叠术：可以防止肺栓塞的发生，这样将可能引起下肢水肿、溃疡等后遗症。此种术式仅适用于已发生过肺栓塞的患者，目的在于防止再次发生肺栓塞。近年来，由于抗凝和溶栓疗法的进展，该类手术使用频率已减少

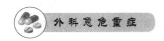

【尿路感染】

尿路感染

长期留置尿管、尿潴留是术后并发尿路感染的基本原因，感染可上行引起急性膀胱炎和急性肾盂肾炎

急性膀胱炎主要表现为尿频、尿急、尿痛，有时尚有排尿困难。一般无全身症状，尿液检查有较多红细胞和脓细胞。急性肾盂肾炎主要表现为全身发冷、发热，肾区叩击痛，血白细胞计数增高，尿液检查可见大量白细胞和细菌

尿液细菌培养不仅可以明确菌种，而且为选择有效抗生素提供依据。预防尤为重要。留置尿管一定要按无菌要求操作，留置时间不宜过长。术后指导患者自主排尿防止尿潴留。尿路感染的治疗主要是应用有效抗生素，维持充分尿量及保持尿路通畅

第七章　普外科急危重症

第一节　胆管损伤

胆管损伤包括创伤性胆管损伤和医源性胆管损伤，以下分别论述。

一、创伤性胆管损伤

肝外胆管创伤较少见，仅占腹腔脏器损伤的 3%～5%；而胆囊较为膨胀且相对表浅，易受到损伤。需要注意的是，创伤性胆管损伤常合并肝、十二指肠、胰腺或腹腔内大血管在内的其他脏器损伤。

【病因病理】

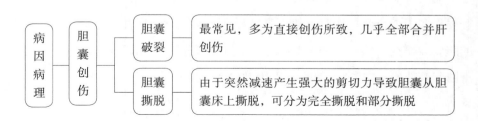

病因病理　胆囊创伤

胆囊破裂　最常见，多为直接创伤所致，几乎全部合并肝创伤

胆囊撕脱　由于突然减速产生强大的剪切力导致胆囊从胆囊床上撕脱，可分为完全撕脱和部分撕脱

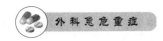

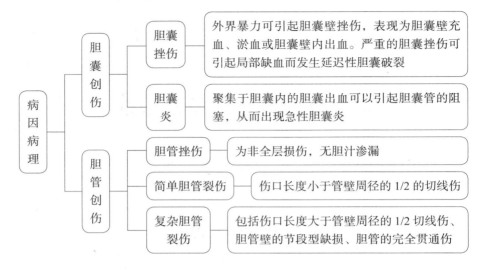

【临床表现】

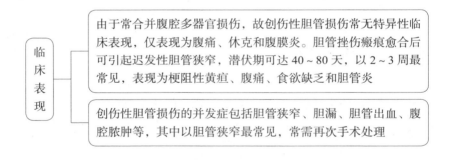

【辅助检查】

创伤性胆管损伤行诊断性腹腔穿刺可能见到胆汁,但由于后者也可见于肝损伤和十二指肠损伤时,故不具特异性。当疑有创伤性胆管损伤或其引起的胆管狭窄时,应尽早行 CT、磁共振胆胰管成像（MRCP）、B 超、内镜逆行胰胆管造影（ERCP）等检查以协助诊断。

【诊断及鉴别诊断】

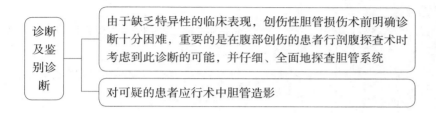

诊断及鉴别诊断

由于缺乏特异性的临床表现，创伤性胆管损伤术前明确诊断十分困难，重要的是在腹部创伤的患者行剖腹探查术时考虑到此诊断的可能，并仔细、全面地探查胆管系统

对可疑的患者应行术中胆管造影

【治疗】

创伤性胆管损伤治疗的首要目标是修复损伤的胆管和终止并发的腹腔内出血。手术方式根据损伤部位决定。

二、医源性胆管损伤

医源性胆管损伤指胆囊切除术、胃大部切除术、肝切除术等腹部手术造成的胆管损伤，肝外胆管损伤较为常见。

【病因】

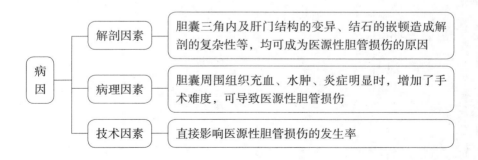

病因

解剖因素

胆囊三角内及肝门结构的变异、结石的嵌顿造成解剖的复杂性等，均可成为医源性胆管损伤的原因

病理因素

胆囊周围组织充血、水肿、炎症明显时，增加了手术难度，可导致医源性胆管损伤

技术因素

直接影响医源性胆管损伤的发生率

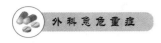
【病理分类】

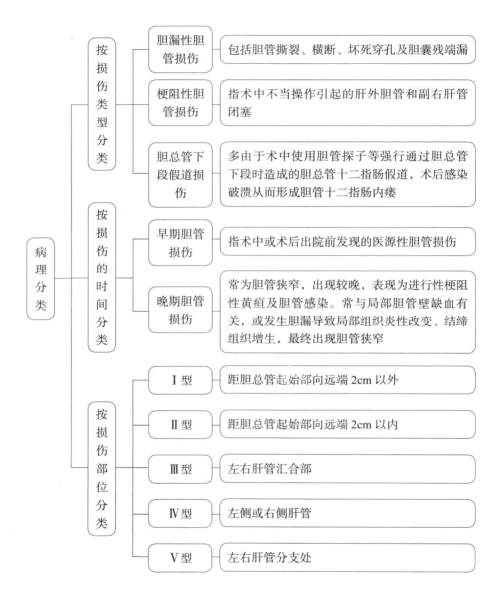

病理分类

按损伤类型分类
- 胆漏性胆管损伤 —— 包括胆管撕裂、横断、坏死穿孔及胆囊残端漏
- 梗阻性胆管损伤 —— 指术中不当操作引起的肝外胆管和副右肝管闭塞
- 胆总管下段假道损伤 —— 多由于术中使用胆管探子等强行通过胆总管下段时造成的胆总管十二指肠假道，术后感染破溃从而形成胆管十二指肠内瘘

按损伤的时间分类
- 早期胆管损伤 —— 指术中或术后出院前发现的医源性胆管损伤
- 晚期胆管损伤 —— 常为胆管狭窄，出现较晚，表现为进行性梗阻性黄疸及胆管感染。常与局部胆管壁缺血有关，或发生胆漏导致局部组织炎性改变、结缔组织增生，最终出现胆管狭窄

按损伤部位分类
- Ⅰ型 —— 距胆总管起始部向远端2cm以外
- Ⅱ型 —— 距胆总管起始部向远端2cm以内
- Ⅲ型 —— 左右肝管汇合部
- Ⅳ型 —— 左侧或右侧肝管
- Ⅴ型 —— 左右肝管分支处

【临床表现】

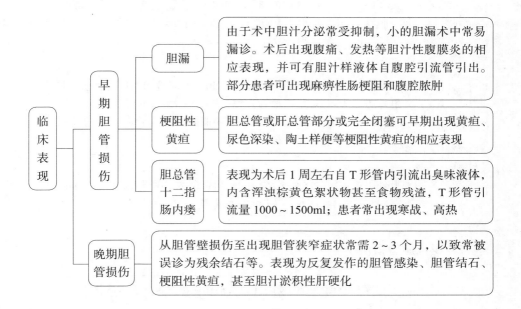

临床表现
- 早期胆管损伤
  - 胆漏：由于术中胆汁分泌常受抑制，小的胆漏术中常易漏诊。术后出现腹痛、发热等胆汁性腹膜炎的相应表现，并可有胆汁样液体自腹腔引流管引出。部分患者可出现麻痹性肠梗阻和腹腔脓肿
  - 梗阻性黄疸：胆总管或肝总管部分或完全闭塞可早期出现黄疸、尿色深染、陶土样便等梗阻性黄疸的相应表现
  - 胆总管十二指肠内瘘：表现为术后1周左右自T形管内引流出臭味液体，内含浑浊棕黄色絮状物甚至食物残渣，T形管引流量1000～1500ml；患者常出现寒战、高热
- 晚期胆管损伤：从胆管壁损伤至出现胆管狭窄症状常需2～3个月，以致常被误诊为残余结石等。表现为反复发作的胆管感染、胆管结石、梗阻性黄疸，甚至胆汁淤积性肝硬化

【辅助检查】

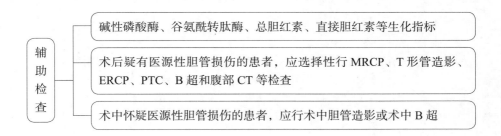

辅助检查
- 碱性磷酸酶、谷氨酰转肽酶、总胆红素、直接胆红素等生化指标
- 术后疑有医源性胆管损伤的患者，应选择性行MRCP、T形管造影、ERCP、PTC、B超和腹部CT等检查
- 术中怀疑医源性胆管损伤的患者，应行术中胆管造影或术中B超

【治疗】

1. 术中诊断的胆管损伤

术中获得诊断时应尽可能术中处理。

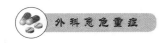
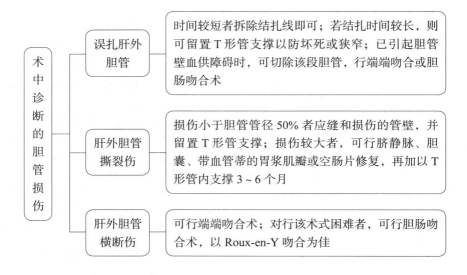

术中诊断的胆管损伤：

- 误扎肝外胆管：时间较短者拆除结扎线即可；若结扎时间较长，则可留置 T 形管支撑以防坏死或狭窄；已引起胆管壁血供障碍时，可切除该段胆管，行端端吻合或胆肠吻合术

- 肝外胆管撕裂伤：损伤小于胆管管径 50% 者应缝和损伤的管壁，并留置 T 形管支撑；损伤较大者，可行脐静脉、胆囊、带血管蒂的胃浆肌瓣或空肠片修复，再加以 T 形管内支撑 3～6 个月

- 肝外胆管横断伤：可行端端吻合术；对行该术式困难者，可行胆肠吻合术，以 Roux-en-Y 吻合为佳

2．早期胆管损伤

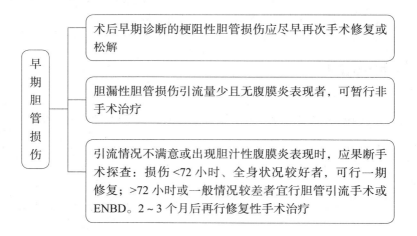

早期胆管损伤：

- 术后早期诊断的梗阻性胆管损伤应尽早再次手术修复或松解

- 胆漏性胆管损伤引流量少且无腹膜炎表现者，可暂行非手术治疗

- 引流情况不满意或出现胆汁性腹膜炎表现时，应果断手术探查：损伤 <72 小时、全身状况较好者，可行一期修复；>72 小时或一般情况较差者宜行胆管引流手术或 ENBD。2～3 个月后再行修复性手术治疗

3．晚期胆管损伤

晚期胆管损伤常表现为胆管狭窄，应行完善的术前准备，再根据不同情况行不同的处理。

（1）手术治疗

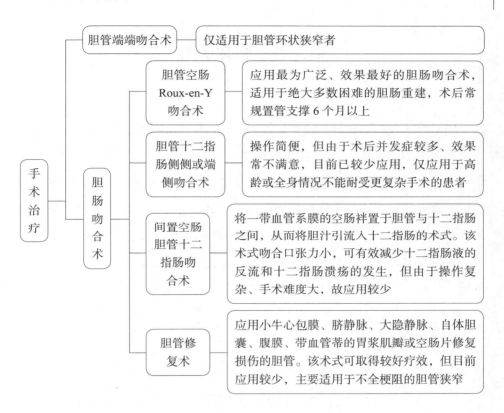

（2）非手术治疗

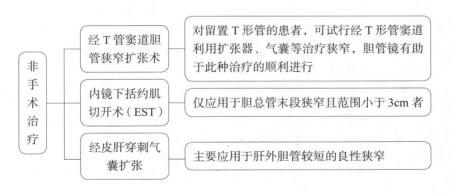

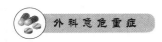

第二节 胰腺损伤

胰腺位于腹膜后深处，受伤机会较少，占腹部损伤的 1%～2%，主要为交通事故所致，瞬间暴力将胰腺挤压于坚硬的脊柱上，造成不同程度的损伤。无论是钝伤还是火器伤，多数合并其他脏器伤，其死亡率主要取决于合并伤的多少和程度以及胰腺损伤的部位，因其多合并肝、十二指肠、大血管的损伤，胰头部损伤的死亡率比体尾部损伤高 1 倍。延误诊断或治疗不及时，会显著增加并发症发生率及死亡率，如能早期确诊，治疗合理，预后多良好。

【病因病理】

病因病理 ┳ 胰腺位于上腹部腹膜后，部位较深，受伤机会较少。胰腺损伤常因上腹部遭受强力挤压暴力，以致将胰腺挤压于脊柱上，造成不同程度的损伤

┣ 暴力偏向脊柱右侧时，多伤及胰头及邻近的十二指肠、肝外胆管和肝脏；暴力正对脊柱时，多造成胰体或胰体和十二指肠裂伤或断裂；暴力偏向左侧时，可引起胰尾和脾破裂。胰腺损伤，无论是钝性伤还是火器伤，多数合并其他脏器伤

┗ 死亡率主要取决于合并伤的多少和程度，也与受伤机制和损伤部位有关。医源性损伤主要见于胃大部切除术、脾切除术和十二指肠憩室手术，容易造成胰瘘

【临床表现】

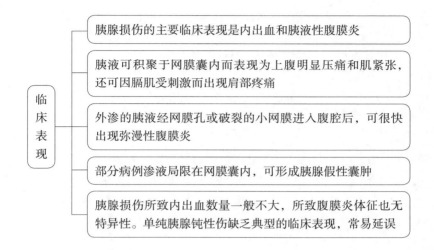

临床表现

- 胰腺损伤的主要临床表现是内出血和胰液性腹膜炎
- 胰液可积聚于网膜囊内而表现为上腹明显压痛和肌紧张，还可因膈肌受刺激而出现肩部疼痛
- 外渗的胰液经网膜孔或破裂的小网膜进入腹腔后，可很快出现弥漫性腹膜炎
- 部分病例渗液局限在网膜囊内，可形成胰腺假性囊肿
- 胰腺损伤所致内出血数量一般不大，所致腹膜炎体征也无特异性。单纯胰腺钝性伤缺乏典型的临床表现，常易延误

【辅助检查】

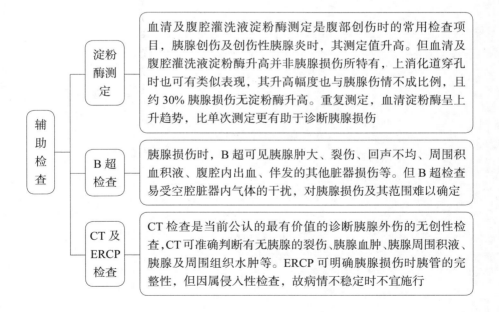

辅助检查

- 淀粉酶测定：血清及腹腔灌洗液淀粉酶测定是腹部创伤时的常用检查项目，胰腺创伤及创伤性胰腺炎时，其测定值升高。但血清及腹腔灌洗液淀粉酶升高并非胰腺损伤所特有，上消化道穿孔时也可有类似表现，其升高幅度也与胰腺伤情不成比例，且约30%胰腺损伤无淀粉酶升高。重复测定，血清淀粉酶呈上升趋势，比单次测定更有助于诊断胰腺损伤
- B超检查：胰腺损伤时，B超可见胰腺肿大、裂伤、回声不均、周围积血积液、腹腔内出血、伴发的其他脏器损伤等。但B超检查易受空腔脏器内气体的干扰，对胰腺损伤及其范围难以确定
- CT及ERCP检查：CT检查是当前公认的最有价值的诊断胰腺外伤的无创性检查，CT可准确判断有无胰腺的裂伤、胰腺血肿、胰腺周围积液、胰腺及周围组织水肿等。ERCP可明确胰腺损伤时胰管的完整性，但因属侵入性检查，故病情不稳定时不宜施行

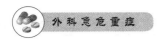

【诊断】

诊断

- 穿透性腹部损伤中，胰腺外伤较容易及时发现。但闭合性腹部损伤中，因合并周围脏器损伤掩盖胰腺损伤症状而难以在术前作出诊断

- 单纯胰腺损伤，症状体征可能不重，常延误诊断，甚至直到形成假性囊肿时方被发现

- 血清及腹腔灌洗液中淀粉酶测定、B超、CT等辅助检查可为诊断胰腺损伤提供重要的参考价值

- 凡上腹部创伤，都应考虑到胰腺损伤的可能

- 大多数胰腺损伤不是在术前确诊，而是在剖腹探查术中发现的，故在术中注意发现胰腺损伤也十分重要

【治疗】

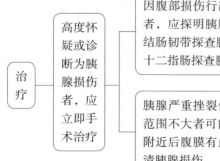

治疗 — 高度怀疑或诊断为胰腺损伤者，应立即手术治疗

- 因腹部损伤行剖腹手术，怀疑有胰腺损伤可能者，应探明胰腺，进行全面探查，包括切断胃结肠韧带探查胰腺的腹侧，按 Kocher 方法掀起十二指肠探查胰头背面和十二指肠

- 胰腺严重挫裂伤或断裂者，较易确诊；但损伤范围不大者可能漏诊。凡术中探查时发现胰腺附近后腹膜有血肿者，都应将血肿切开，以查清胰腺损伤

治疗 ── 手术以止血、清创、控制胰腺外分泌及处理合并伤为目的

- 被膜完整的胰腺挫伤,可仅做局部引流

- 胰体部分破裂而主胰管未断者,可用丝线行褥式修补

- 胰颈、胰体、胰尾部的严重挫裂伤或横断伤,宜行胰腺近端缝合、远端切除(胰腺储备功能足够,不易发生内外分泌功能不足)

- 胰头严重挫裂或断裂,则宜行主胰管吻合或胰头断面缝闭和远段胰腺空肠 Roux-Y 吻合(因胰岛多分布于体尾部,头部较少)

- 胰头损伤合并十二指肠破裂者,若胰头部胆总管断裂而胰管完好,可缝闭胆总管两断端,修补十二指肠及胰腺裂口,另行胆总管空肠 Roux-Y 吻合;如胆总管与胰管同时断裂,且胰腺后壁完整,可以空肠 Roux-Y 袢覆盖胰腺后壁与胰腺和十二指肠裂口吻合。以上两种情况都应加作缝闭幽门的十二指肠旷置术

- 只有胰头严重毁损、无法修复时不得已行胰头十二指肠切除

- 各类手术均需建立充分有效的腹腔引流,最好同时使用烟卷和双套管负压吸引,烟卷可数日后拔除,胶管则应维持 10 天以上

第三节　脾破裂

正常脾脏包膜菲薄,仅 1~2mm 厚,脾实质内间质较少,柔软脆弱,故易在直接或间接暴力作用下破裂,发生率占各种腹部伤的 40%~50%。有慢

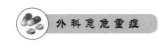

性病理改变（如血吸虫病、疟疾、黑热病、传染性单核细胞增多症、淋巴瘤等）的脾脏更易破裂。脾损伤20%～30%合并其他内脏伤，按其频数依次为左胸、左肾、颅脑、肝及胃肠道等。这些多器官伤表明损伤严重，也增加了治疗的复杂性，故其并发症及死亡率较单纯脾破裂显著增加。

【病因病理】

1. 病因

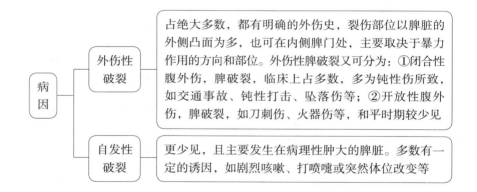

2. 病理

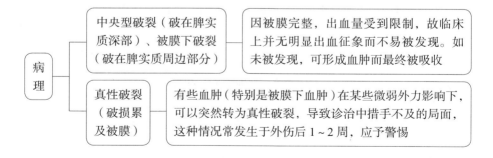

【临床表现】

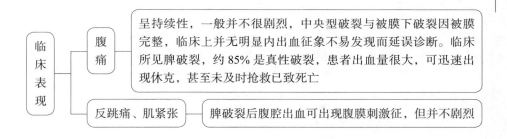

【辅助检查】

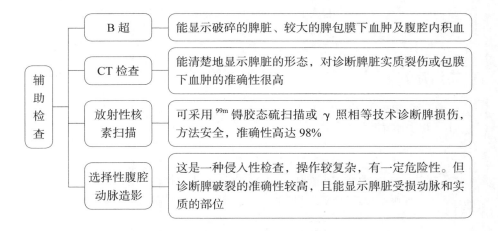

【诊断】

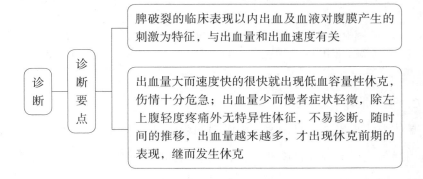

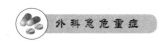

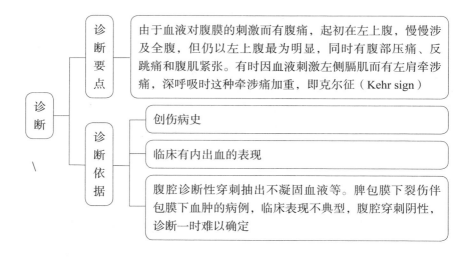

诊断 诊断要点 由于血液对腹膜的刺激而有腹痛，起初在左上腹，慢慢涉及全腹，但仍以左上腹最为明显，同时有腹部压痛、反跳痛和腹肌紧张。有时因血液刺激左侧膈肌而有左肩牵涉痛，深呼吸时这种牵涉痛加重，即克尔征（Kehr sign）

诊断依据 创伤病史

临床有内出血的表现

腹腔诊断性穿刺抽出不凝固血液等。脾包膜下裂伤伴包膜下血肿的病例，临床表现不典型，腹腔穿刺阴性，诊断一时难以确定

【治疗】

1. 非手术治疗

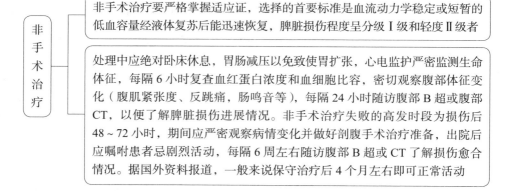

非手术治疗 非手术治疗要严格掌握适应证，选择的首要标准是血流动力学稳定或短暂的低血容量经液体复苏后能迅速恢复，脾脏损伤程度呈分级Ⅰ级和轻度Ⅱ级者

处理中应绝对卧床休息，胃肠减压以免致使胃扩张，心电监护严密监测生命体征，每隔6小时复查血红蛋白浓度和血细胞比容，密切观察腹部体征变化（腹肌紧张度、反跳痛、肠鸣音等），每隔24小时随访腹部B超或腹部CT，以便了解脾脏损伤进展情况。非手术治疗失败的高发时段为损伤后48～72小时，期间应严密观察病情变化并做好剖腹手术治疗准备，出院后应嘱咐患者忌剧烈活动，每隔6周左右随访腹部B超或CT了解损伤愈合情况。据国外资料报道，一般来说保守治疗后4个月左右即可正常活动

2. 手术治疗

具体方式视患者全身情况、脾脏损伤程度以及损伤分级而定：Ⅰ、Ⅱ级可应用局部止血剂或缝合修补术，Ⅲ级采用脾修补或脾部分切除术，Ⅳ级采用脾部分切除术或全脾切除术，Ⅴ级则行全脾切除术。

脾脏修补术适应证
- 生命体征稳定或经液体复苏后稳定者
- 脾脏损伤呈Ⅰ级、Ⅱ级以及Ⅲ级，裂伤表浅，远离脾门，裂伤不超过10cm者
- 无危及生命的严重合并伤者

脾脏部分切除术适应证
- 生命体征稳定或经液体复苏后稳定者
- 脾损伤程度为Ⅲ级、Ⅳ级且裂伤位于脾脏上、下极，局部呈粉碎伤或星状挫裂伤无法修补者
- 脾脏两极有血液循环障碍者
- 经脾脏修补术后部分区域血液循环障碍者

手术治疗

全脾切除术适应证
- 生命体征不稳定出现低血容量休克者
- 合并其他多脏器损伤（如头颅外伤、骨盆骨折、长骨骨折等）
- 腹腔内污染严重或有腹膜炎体征者
- 年老（>55岁）患者合并有多脏器功能不全，伤情危重者

自体脾移植术
- 脾脏是人体最大的淋巴器官，全脾切除术后机体免疫功能低下，可能导致切脾后并发凶险性感染，因此对于全脾切除术者为降低感染的发生率可行自体脾脏移植术，但疗效及手术方式，至今仍有争论。禁忌证：脾蒂扭转造成脾脏梗死者；腹腔内严重污染者；大网膜发育不良无法行移植术者

部分性脾动脉栓塞术
- 该项技术是经脾动脉造影明确脾动脉破裂的诊断及损伤部位，再经超选择性插管至出血的脾动脉分支利用明胶海绵进行栓塞止血治疗，PSE仅栓塞脾动脉破裂分支，且明胶海绵闭塞血管时间为几周至数月，不是永久性闭塞；脾实质侧支循环丰富，弹簧钢圈栓塞小动脉后并不能导致栓塞区完全彻底的梗死。因此，PSE术后保留的脾组织结构完整，不影响脾动脉主干供血，也符合现代脾外科保脾及其功能的基本要求

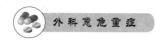

第四节　小肠及肠系膜损伤

小肠是占腹腔容积最大的器官，分布面广、相对表浅、缺少骨骼的保护，同时由于空肠起始部及回肠末端固定，因此在腹部创伤中极易发生小肠损伤，在腹部闭合性损伤中占 15%～20%，在开放性损伤中占 20%～30%。小肠损伤常可伴有肠系膜及邻近脏器的损伤。系主干或根部损伤，可引起致死性大出血，病死率可达 30% 左右。

【病因】

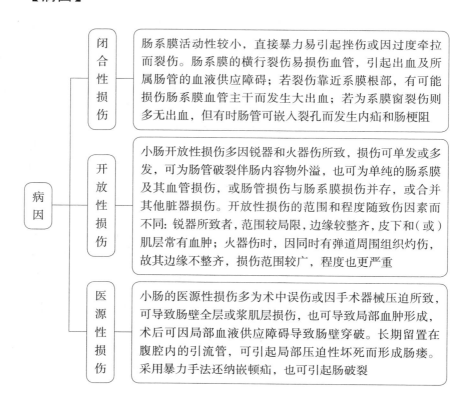

	闭合性损伤	肠系膜活动性较小，直接暴力易引起挫伤或因过度牵拉而裂伤。肠系膜的横行裂伤易损伤血管，引起出血及所属肠管的血液供应障碍；若裂伤靠近系膜根部，有可能损伤肠系膜血管主干而发生大出血；若为系膜窗裂伤则多无出血，但有时肠管可嵌入裂孔而发生内疝和肠梗阻
病因	开放性损伤	小肠开放性损伤多因锐器和火器伤所致，损伤可单发或多发，可为肠管破裂伴肠内容物外溢，也可为单纯的肠系膜及其血管损伤，或肠管损伤与肠系膜损伤并存，或合并其他脏器损伤。开放性损伤的范围和程度随致伤因素而不同：锐器所致者，范围较局限，边缘较整齐，皮下和（或）肌层常有血肿；火器伤时，因同时有弹道周围组织灼伤，故其边缘不整齐，损伤范围较广，程度也更严重
	医源性损伤	小肠的医源性损伤多为术中误伤或因手术器械压迫所致，可导致肠壁全层或浆肌层损伤，也可导致局部血肿形成，术后可因局部血液供应障碍导致肠壁穿破。长期留置在腹腔内的引流管，可引起局部压迫性坏死而形成肠瘘。采用暴力手法还纳嵌顿疝，也可引起肠破裂

【病理】

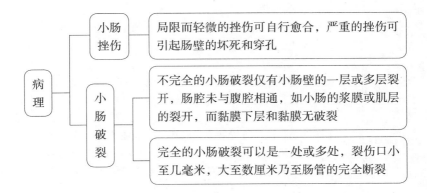

病理
- 小肠挫伤：局限而轻微的挫伤可自行愈合，严重的挫伤可引起肠壁的坏死和穿孔
- 小肠破裂：
  - 不完全的小肠破裂仅有小肠壁的一层或多层裂开，肠腔未与腹腔相通，如小肠的浆膜或肌层的裂开，而黏膜下层和黏膜无破裂
  - 完全的小肠破裂可以是一处或多处，裂伤口小至几毫米，大至数厘米乃至肠管的完全断裂

【临床表现】

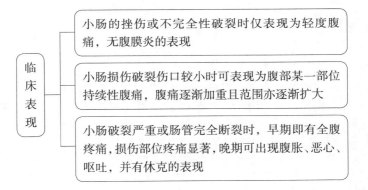

临床表现
- 小肠的挫伤或不完全性破裂时仅表现为轻度腹痛，无腹膜炎的表现
- 小肠损伤破裂伤口较小时可表现为腹部某一部位持续性腹痛，腹痛逐渐加重且范围亦逐渐扩大
- 小肠破裂严重或肠管完全断裂时，早期即有全腹疼痛，损伤部位疼痛显著，晚期可出现腹胀、恶心、呕吐，并有休克的表现

【辅助检查】

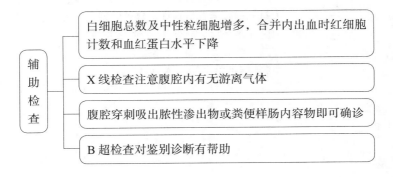

辅助检查
- 白细胞总数及中性粒细胞增多，合并内出血时红细胞计数和血红蛋白水平下降
- X线检查注意腹腔内有无游离气体
- 腹腔穿刺吸出脓性渗出物或粪便样肠内容物即可确诊
- B超检查对鉴别诊断有帮助

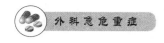

【诊断】

诊断
- 小肠壁的挫伤或为不完全性肠破裂时腹部损伤处有轻度压痛，无肌紧张和反跳痛
- 肠破裂穿孔不大、肠内容物流入腹腔的量不多时，腹部有局限性腹膜炎的体征，并逐渐转变成弥散性腹膜炎
- 小肠挫伤广泛严重发展成为肠坏死穿孔或小肠多处破裂时，可出现典型的腹膜炎，全腹压痛明显，有腹肌紧张和反跳痛，肝浊音界缩小，出现移动性浊音，肠鸣音减弱或消失
- 晚期出现腹胀，体温升高，脉搏快而弱，血压下降，面色苍白，四肢湿冷等休克体征

【治疗】

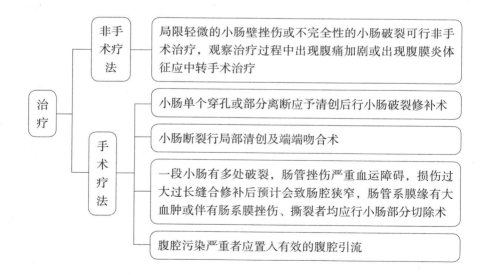

治疗
- 非手术疗法
  - 局限轻微的小肠壁挫伤或不完全性的小肠破裂可行非手术治疗，观察治疗过程中出现腹痛加剧或出现腹膜炎体征应中转手术治疗
- 手术疗法
  - 小肠单个穿孔或部分离断应予清创后行小肠破裂修补术
  - 小肠断裂行局部清创及端端吻合术
  - 一段小肠有多处破裂，肠管挫伤严重血运障碍，损伤过大过长缝合修补后预计会致肠腔狭窄，肠管系膜缘有大血肿或伴有肠系膜挫伤、撕裂者均应行小肠部分切除术
  - 腹腔污染严重者应置入有效的腹腔引流

第五节　胃、十二指肠溃疡急性穿孔

　　胃、十二指肠溃疡急性穿孔是胃、十二指肠溃疡常见的严重并发症，也是外科常见的急腹症之一。和其他急腹症一样，本病特点为起病急、病情重、变化快，常需紧急处理，若诊治不当，可危及患者生命。

【病因及发病机制】

　　胃、十二指肠溃疡穿孔发生在慢性溃疡的基础上，患者有长期溃疡病史，但在少数情况下，急性溃疡也可以发生穿孔。下列因素可促进穿孔的发生。

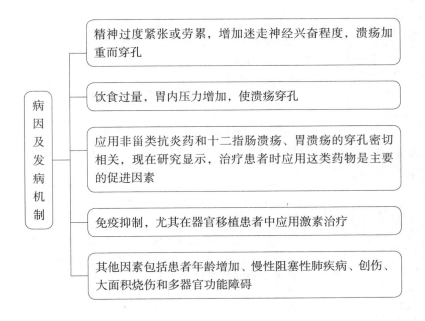

病因及发病机制

- 精神过度紧张或劳累，增加迷走神经兴奋程度，溃疡加重而穿孔
- 饮食过量，胃内压力增加，使溃疡穿孔
- 应用非甾类抗炎药和十二指肠溃疡、胃溃疡的穿孔密切相关，现在研究显示，治疗患者时应用这类药物是主要的促进因素
- 免疫抑制，尤其在器官移植患者中应用激素治疗
- 其他因素包括患者年龄增加、慢性阻塞性肺疾病、创伤、大面积烧伤和多器官功能障碍

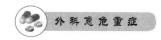

【病理生理】

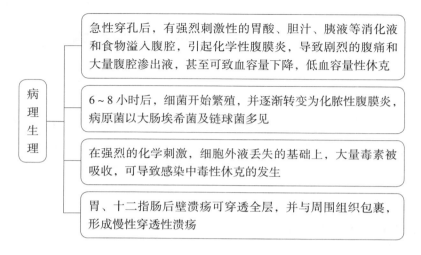

病理生理

急性穿孔后，有强烈刺激性的胃酸、胆汁、胰液等消化液和食物溢入腹腔，引起化学性腹膜炎，导致剧烈的腹痛和大量腹腔渗出液，甚至可致血容量下降，低血容量性休克

6～8小时后，细菌开始繁殖，并逐渐转变为化脓性腹膜炎，病原菌以大肠埃希菌及链球菌多见

在强烈的化学刺激，细胞外液丢失的基础上，大量毒素被吸收，可导致感染中毒性休克的发生

胃、十二指肠后壁溃疡可穿透全层，并与周围组织包裹，形成慢性穿透性溃疡

【临床表现】

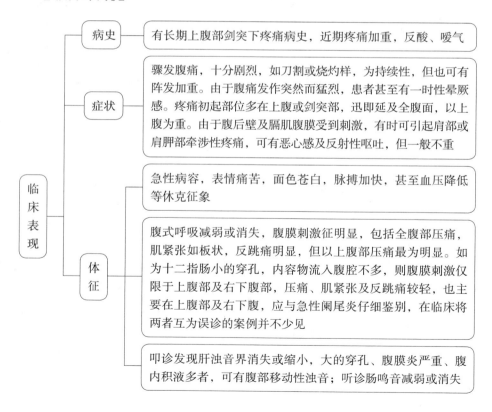

临床表现

病史
有长期上腹部剑突下疼痛病史，近期疼痛加重，反酸、嗳气

症状
骤发腹痛，十分剧烈，如刀割或烧灼样，为持续性，但也可有阵发加重。由于腹痛发作突然而猛烈，患者甚至有一时性晕厥感。疼痛初起部位多在上腹或剑突部，迅即延及全腹面，以上腹为重。由于腹后壁及膈肌腹膜受到刺激，有时可引起肩部或肩胛部牵涉性疼痛，可有恶心感及反射性呕吐，但一般不重

体征
急性病容，表情痛苦，面色苍白，脉搏加快，甚至血压降低等休克征象

腹式呼吸减弱或消失，腹膜刺激征明显，包括全腹部压痛，肌紧张如板状，反跳痛明显，但以上腹部压痛最为明显。如为十二指肠小的穿孔，内容物流入腹腔不多，则腹膜刺激仅限于上腹部及右下腹部，压痛、肌紧张及反跳痛较轻，也主要在上腹部及右下腹，应与急性阑尾炎仔细鉴别，在临床将两者互为误诊的案例并不少见

叩诊发现肝浊音界消失或缩小，大的穿孔、腹膜炎严重、腹内积液多者，可有腹部移动性浊音；听诊肠鸣音减弱或消失

【辅助检查】

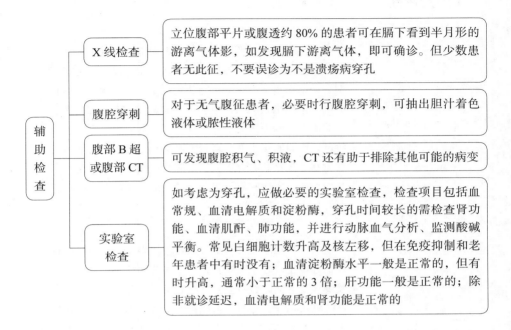

【诊断】

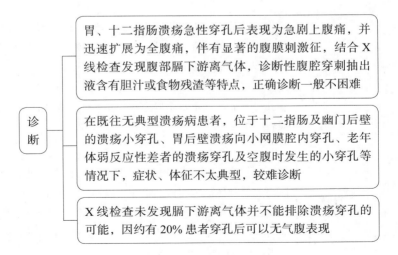

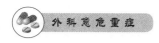

【鉴别诊断】

鉴别诊断

急性胰腺炎

溃疡急性穿孔和急性胰腺炎都是上腹部突然受到强烈化学性刺激而引起的急腹症，因而在临床表现上有很多相似之处，在鉴别诊断上可能造成困难。急性胰腺炎的腹痛发作虽然也较突然，但多不如溃疡穿孔者急骤，腹痛开始时有由轻而重的过程，疼痛部位趋向于上腹偏左及背部，腹肌紧张程度也略轻。血清及腹腔渗液的淀粉酶含量在溃疡穿孔时可以有所增高，但其增高的数值尚不足以诊断。急性胰腺炎X线检查无膈下游离气体，B超及CT提示胰腺肿胀

胆石症、急性胆囊炎

胆绞痛发作以阵发性为主，压痛较局限于右上腹，而且压痛程度也较轻，腹肌紧张远不如溃疡穿孔者显著。腹膜炎体征多局限在右上腹，有时可触及肿大的胆囊，墨菲（Murphy）征阳性，X线检查无膈下游离气体，B超提示有胆囊结石、胆囊炎，如血清胆红素有增高，则可明确诊断

急性阑尾炎

溃疡穿孔后胃、十二指肠内容物可顺升结肠旁沟或小肠系膜根部流至右下腹，引起右下腹腹膜炎症状和体征，易被误诊为急性阑尾炎穿孔。仔细询问病史当能发现，急性阑尾炎开始发病时的上腹痛一般不十分剧烈，阑尾穿孔时腹痛的加重也不以上腹为主，腹膜炎体征则右下腹较上腹明显

胃癌穿孔

胃癌急性穿孔所引起的腹内病理变化与溃疡穿孔相同，因而症状和体征也相似，术前难以鉴别。老年患者，特别是无溃疡病史而近期内有胃部不适或消化不良及消瘦、体力差等症状者，当出现溃疡急性穿孔的症状和体征时，应考虑到胃肠穿孔的可能

【治疗】

　　胃十二指肠溃疡急性穿孔是普外科常见的急症，一旦确诊，应马上行留置胃管、胃肠减压，以减少胃肠液进入腹腔，并尽早手术。最好在转变为细菌性腹膜炎前手术，行穿孔修补或胃大部切除术，并彻底冲洗腹腔。

　　1. 非手术治疗

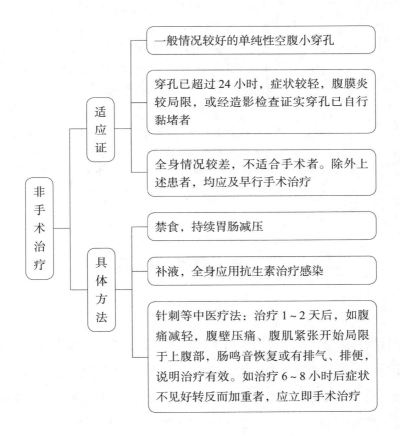

　　2. 手术治疗

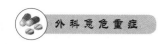

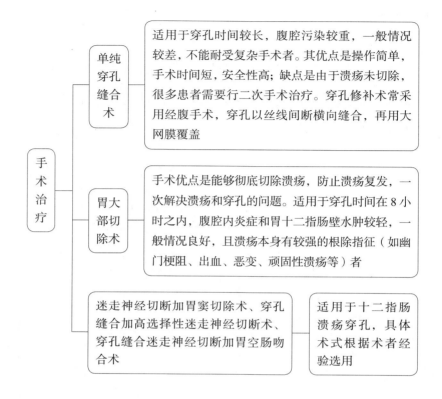

第六节　急性肠梗阻

急性肠梗阻是一种常见的外科急腹症，是由于各种原因使肠内容物通过障碍而引起一系列病理生理变化的临床症候群。由于病因多种多样，临床表现复杂，病情发展迅速，需要早期作出诊断、处理。诊治的延误可使病情发展加重，甚至出现肠坏死、腹膜炎等严重的情况。

【病因及分类】

肠梗阻的分类比较复杂，从不同角度着眼，可有不同的分类法。它们在临床工作中都有一定的指导作用，不仅在某种程度上能反映病变的严重程度，并常可作为治疗原则的选择依据，因而具有重要意义。

1. 病因分类

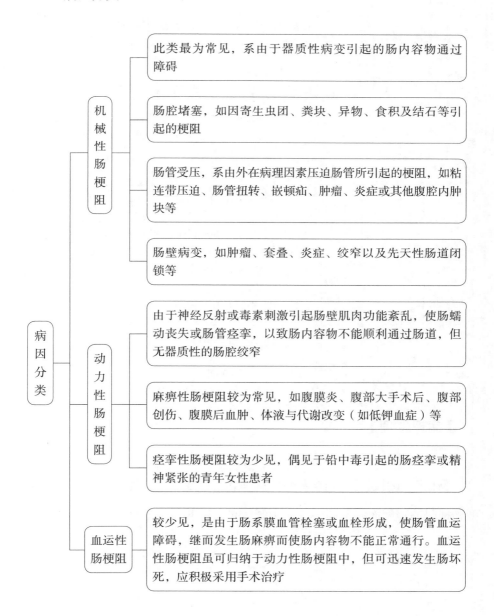

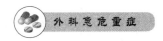

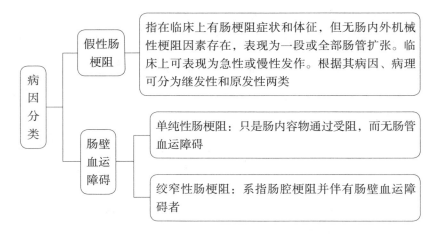

2. 其他分类

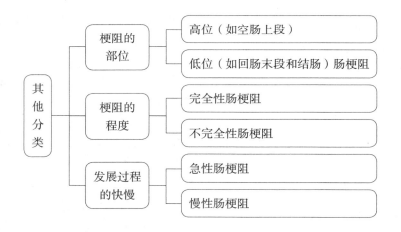

【病理生理】

肠梗阻可引起局部和全身性的病理和生理变化，急性肠梗阻随梗阻的类型和梗阻的程度而有不同的改变，概括起来有下列几方面。

1. 局部病理生理改变

局部病理生理改变

肠蠕动增加

正常时肠蠕动由自主神经系统、肠管本身的肌电活动和多肽类激素的调节来控制。当发生肠梗阻时各种刺激增加而使肠管活动增加，梗阻近端肠管肠蠕动的频率和强度均增加，这是机体企图克服障碍的一种抗病反应。在高位肠梗阻时，肠蠕动频率较快，每3~5分钟即可有一次；低位小肠梗阻时，间隔较长，可10~15分钟1次。因此，在临床上可以出现阵发性腹痛、反射性呕吐、肠鸣音亢进、腹壁可见肠型等。如梗阻长时间不解除，肠蠕动又可逐渐变弱甚至消失，出现肠麻痹

肠腔膨胀、积气积液

肠梗阻进一步发展，在梗阻以上肠腔出现大量积气积液，肠管也随之逐渐扩张、肠壁变薄。梗阻以下肠管则塌陷空虚。肠腔内气体70%是咽下的空气，30%是血液弥散至肠腔内和肠腔内细菌发酵所产生。这些气体大部分为氮气，很少能向血液内弥散，因而易引起肠腔膨胀。肠腔内的液体，一部分是饮入的液体，大部分则是胃肠道的分泌液。肠腔膨胀及各种刺激使分泌增加，但扩张、壁薄的肠管吸收功能障碍，因而使肠腔积液不断增加

肠壁充血水肿、通透性增加

若肠梗阻再进一步发展，则出现肠壁毛细血管和小静脉的淤血、肠壁水肿、肠壁通透性增加、液体外渗，肠腔内液体可渗透至腹腔，血性渗液可进入肠腔。如肠腔内压力增高，使小动脉血流受阻，肠壁上出现小出血点，严重者，可出现点状坏死和穿孔。此时肠壁血运障碍，细菌和毒素可以透过肠壁渗至腹腔内，引起腹膜炎

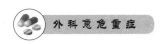

2. 全身性病理生理改变

全身性病理生理改变

水和电解质缺失

正常时胃肠道分泌液每天约8000ml，绝大部分在小肠吸收回到血液循环，仅约500ml通过回盲瓣到达结肠。肠梗阻时回吸收障碍而液体自血液向肠腔继续渗出，于是消化液不断地积聚于肠腔内，形成大量的第三间隙液，再加上梗阻时呕吐丢失，丧失到体外，可以迅速导致血容量减少和血液浓缩。同时伴随大量电解质的丢失，高位肠梗阻时更为显著，低位肠梗阻时，积存在肠管内的胃肠液可达5～10L。这些胃肠液约与血浆等渗，所以在梗阻初期是等渗性脱水。胆汁、胰液及肠液均为碱性，含有大量的 HCO_3^-，加上组织灌注不良，酸性代谢产物增加。尿量减少，很容易引起酸中毒。胃液中钾离子浓度约为血清钾离子的两倍，其他消化液中钾离子浓度与血清钾离子浓度相等，因此，肠梗阻时也丧失大量钾离子，血钾浓度降低，引起肠壁肌张力减退，加重肠腔膨胀

对呼吸和心脏功能的影响

由于肠梗阻时肠腔膨胀使腹压增高，横膈上升，腹式呼吸减弱，可影响肺泡内气体交换。同时可影响下腔静脉血液回流，使心排血量明显减少，出现呼吸循环功能障碍，甚至加重休克

感染和中毒性休克

梗阻以上的肠内容物淤积、发酵、细菌繁殖并生成许多毒性产物，肠管极度膨胀，肠壁通透性增加。在肠管发生绞窄、失去活力时，细菌和毒素可透过肠壁到腹腔内引起感染，又经过腹膜吸收进入血液循环，产生严重的毒血症状甚至中毒性休克。这种感染性肠液在手术时如不经事先减压清除，梗阻解除后毒素可经肠道吸收迅速引起中毒性休克。再由于肠梗阻时，大量失水引起血容量减少，一旦发生感染和中毒，往往造成难复性休克，既有失液、失血，又有中毒因素的严重休克，可致脑、心、肺、肝、肾及肾上腺等重要脏器的损害，休克难以纠正

肠梗阻的病理生理变化程度随着梗阻的性质和部位不同而有差别。高位小肠梗阻容易引起脱水和电解质失衡，低位肠梗阻容易引起肠膨胀和中毒症状，绞窄性肠梗阻容易引起休克，结肠梗阻或闭袢性肠梗阻容易引起肠坏死、穿孔和腹膜炎。梗阻晚期，机体抗病能力明显低下，各种病理生理变化均可出现

【临床表现】

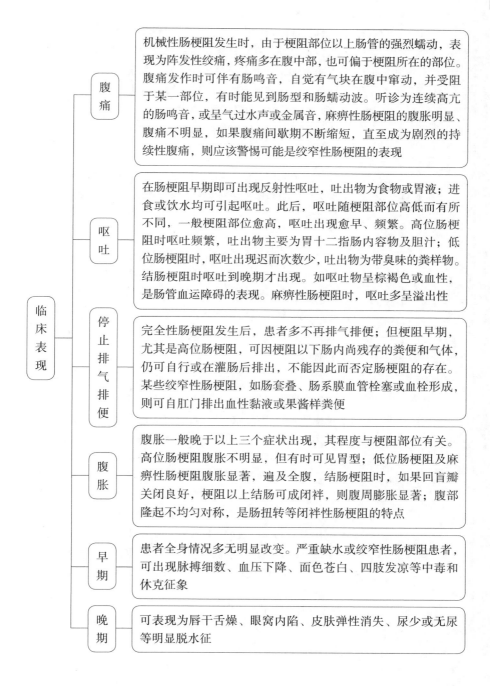

临床表现

腹痛
机械性肠梗阻发生时，由于梗阻部位以上肠管的强烈蠕动，表现为阵发性绞痛，疼痛多在腹中部，也可偏于梗阻所在的部位。腹痛发作时可伴有肠鸣音，自觉有气块在腹中窜动，并受阻于某一部位，有时能见到肠型和肠蠕动波。听诊为连续高亢的肠鸣音，或呈气过水声或金属音，麻痹性肠梗阻的腹胀明显、腹痛不明显，如果腹痛间歇期不断缩短，直至成为剧烈的持续性腹痛，则应该警惕可能是绞窄性肠梗阻的表现

呕吐
在肠梗阻早期即可出现反射性呕吐，吐出物为食物或胃液；进食或饮水均可引起呕吐。此后，呕吐随梗阻部位高低而有所不同，一般梗阻部位愈高，呕吐出现愈早、频繁。高位肠梗阻时呕吐频繁，吐出物主要为胃十二指肠内容物及胆汁；低位肠梗阻时，呕吐出现迟而次数少，吐出物为带臭味的粪样物。结肠梗阻时呕吐到晚期才出现。如呕吐物呈棕褐色或血性，是肠管血运障碍的表现。麻痹性肠梗阻时，呕吐多呈溢出性

停止排气排便
完全性肠梗阻发生后，患者多不再排气排便；但梗阻早期，尤其是高位肠梗阻，可因梗阻以下肠内尚残存的粪便和气体，仍可自行或在灌肠后排出，不能因此而否定肠梗阻的存在。某些绞窄性肠梗阻，如肠套叠、肠系膜血管栓塞或血栓形成，则可自肛门排出血性黏液或果酱样粪便

腹胀
腹胀一般晚于以上三个症状出现，其程度与梗阻部位有关。高位肠梗阻腹胀不明显，但有时可见胃型；低位肠梗阻及麻痹性肠梗阻腹胀显著，遍及全腹，结肠梗阻时，如果回盲瓣关闭良好，梗阻以上结肠可成闭袢，则腹周膨胀显著；腹部隆起不均匀对称，是肠扭转等闭袢性肠梗阻的特点

早期
患者全身情况多无明显改变。严重缺水或绞窄性肠梗阻患者，可出现脉搏细数、血压下降、面色苍白、四肢发凉等中毒和休克征象

晚期
可表现为唇干舌燥、眼窝内陷、皮肤弹性消失、尿少或无尿等明显脱水征

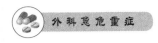

【辅助检查】

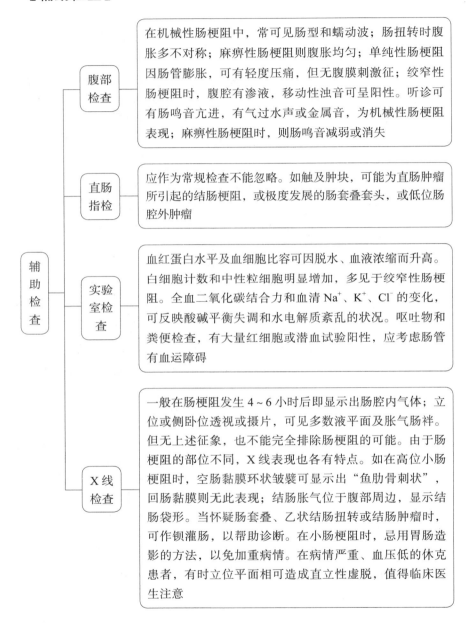

辅助检查

腹部检查
在机械性肠梗阻中，常可见肠型和蠕动波；肠扭转时腹胀多不对称；麻痹性肠梗阻则腹胀均匀；单纯性肠梗阻因肠管膨胀，可有轻度压痛，但无腹膜刺激征；绞窄性肠梗阻时，腹腔有渗液，移动性浊音可呈阳性。听诊可有肠鸣音亢进，有气过水声或金属音，为机械性肠梗阻表现；麻痹性肠梗阻时，则肠鸣音减弱或消失

直肠指检
应作为常规检查不能忽略。如触及肿块，可能为直肠肿瘤所引起的结肠梗阻，或极度发展的肠套叠套头，或低位肠腔外肿瘤

实验室检查
血红蛋白水平及血细胞比容可因脱水、血液浓缩而升高。白细胞计数和中性粒细胞明显增加，多见于绞窄性肠梗阻。全血二氧化碳结合力和血清 Na^+、K^+、Cl^- 的变化，可反映酸碱平衡失调和水电解质紊乱的状况。呕吐物和粪便检查，有大量红细胞或潜血试验阳性，应考虑肠管有血运障碍

X线检查
一般在肠梗阻发生 4~6 小时后即显示出肠腔内气体；立位或侧卧位透视或摄片，可见多数液平面及胀气肠袢。但无上述征象，也不能完全排除肠梗阻的可能。由于肠梗阻的部位不同，X线表现也各有特点。如在高位小肠梗阻时，空肠黏膜环状皱襞可显示出"鱼肋骨刺状"，回肠黏膜则无此表现；结肠胀气位于腹部周边，显示结肠袋形。当怀疑肠套叠、乙状结肠扭转或结肠肿瘤时，可作钡灌肠，以帮助诊断。在小肠梗阻时，忌用胃肠造影的方法，以免加重病情。在病情严重、血压低的休克患者，有时立位平面相可造成直立性虚脱，值得临床医生注意

【诊断及鉴别诊断】

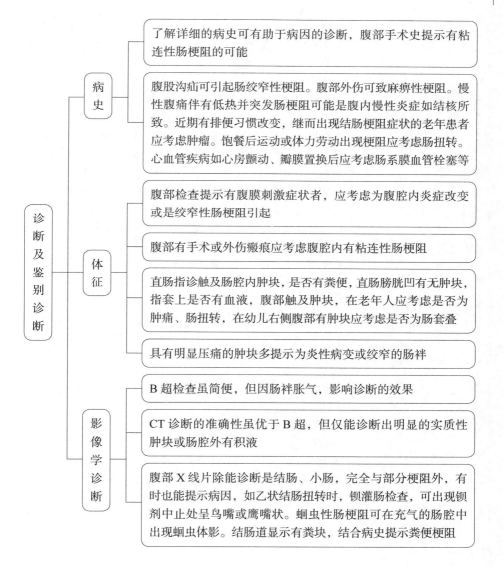

病史

　了解详细的病史可有助于病因的诊断，腹部手术史提示有粘连性肠梗阻的可能

　腹股沟疝可引起肠绞窄性梗阻。腹部外伤可致麻痹性梗阻。慢性腹痛伴有低热而突发肠梗阻可能是腹内慢性炎症如结核所致。近期有排便习惯改变，继而出现结肠梗阻症状的老年患者应考虑肿瘤。饱餐后运动或体力劳动出现梗阻应考虑肠扭转。心血管疾病如心房颤动、瓣膜置换后应考虑肠系膜血管栓塞等

体征

　腹部检查提示有腹膜刺激症状者，应考虑为腹腔内炎症改变或是绞窄性肠梗阻引起

　腹部有手术或外伤瘢痕应考虑腹腔内有粘连性肠梗阻

　直肠指诊触及肠腔内肿块，是否有粪便，直肠膀胱凹有无肿块，指套上是否有血液，腹部触及肿块，在老年人应考虑是否为肿痛、肠扭转，在幼儿右侧腹部有肿块应考虑是否为肠套叠

　具有明显压痛的肿块多提示为炎性病变或绞窄的肠袢

影像学诊断

　B超检查虽简便，但因肠袢胀气，影响诊断的效果

　CT诊断的准确性虽优于B超，但仅能诊断出明显的实质性肿块或肠腔外有积液

　腹部X线片除能诊断是结肠、小肠，完全与部分梗阻外，有时也能提示病因，如乙状结肠扭转时，钡灌肠检查，可出现钡剂中止处呈鸟嘴或鹰嘴状。蛔虫性肠梗阻可在充气的肠腔中出现蛔虫体影。结肠道显示有粪块，结合病史提示粪便梗阻

【治疗】

　　治疗原则：纠正肠梗阻引起的全身生理紊乱，纠正水、电解质及酸碱平衡紊乱。去除造成肠梗阻的原因，采用非手术治疗或手术治疗。

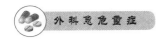

1．非手术治疗

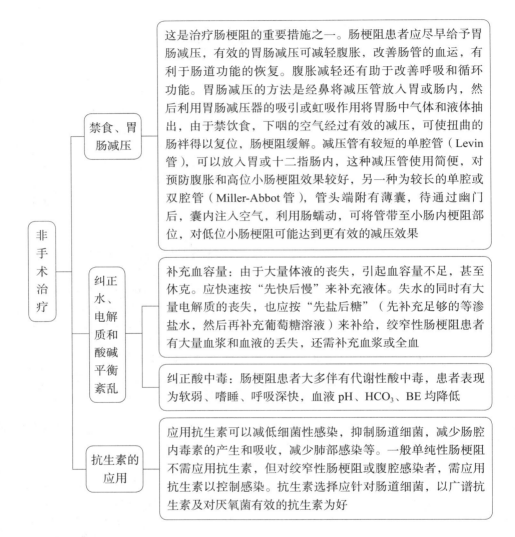

非手术治疗

禁食、胃肠减压

这是治疗肠梗阻的重要措施之一。肠梗阻患者应尽早给予胃肠减压，有效的胃肠减压可减轻腹胀，改善肠管的血运，有利于肠道功能的恢复。腹胀减轻还有助于改善呼吸和循环功能。胃肠减压的方法是经鼻将减压管放入胃或肠内，然后利用胃肠减压器的吸引或虹吸作用将胃肠中气体和液体抽出，由于禁饮食，下咽的空气经过有效的减压，可使扭曲的肠祥得以复位，肠梗阻缓解。减压管有较短的单腔管（Levin管），可以放入胃或十二指肠内，这种减压管使用简便，对预防腹胀和高位小肠梗阻效果较好，另一种为较长的单腔或双腔管（Miller-Abbot管），管头端附有薄囊，待通过幽门后，囊内注入空气，利用肠蠕动，可将管带至小肠内梗阻部位，对低位小肠梗阻可能达到更有效的减压效果

纠正水、电解质和酸碱平衡紊乱

补充血容量：由于大量体液的丧失，引起血容量不足，甚至休克。应快速按"先快后慢"来补充液体。失水的同时有大量电解质的丧失，也应按"先盐后糖"（先补充足够的等渗盐水，然后再补充葡萄糖溶液）来补给，绞窄性肠梗阻患者有大量血浆和血液的丢失，还需补充血浆或全血

纠正酸中毒：肠梗阻患者大多伴有代谢性酸中毒，患者表现为软弱、嗜睡、呼吸深快，血液 pH、HCO_3、BE 均降低

抗生素的应用

应用抗生素可以减低细菌性感染，抑制肠道细菌，减少肠腔内毒素的产生和吸收，减少肺部感染等。一般单纯性肠梗阻不需应用抗生素，但对绞窄性肠梗阻或腹腔感染者，需应用抗生素以控制感染。抗生素选择应针对肠道细菌，以广谱抗生素及对厌氧菌有效的抗生素为好

2．手术治疗

手术是治疗急性肠梗阻的重要方法，大多数急性肠梗阻需要通过手术解除。手术治疗的原则：争取较短时间内以简单可靠的方法解除梗阻，恢复肠道的正常功能。肠梗阻的手术方式应根据梗阻的性质、原因、部位及患者的具体情况决定，各种术式有其不同的适应证和要求，选择得当则可获得最佳

临床效果。

手术治疗

肠切除术

由于某种原因使一段肠管失去生理功能或存活能力，如绞窄性肠坏死、肠肿瘤、粘连性团块、先天性肠畸形（狭窄、闭锁）需要行肠段切除术。切除范围要视病变范围而决定。肠切除术大致可分三步：①处理肠系膜，在预定切除肠曲的相应肠系膜上做扇形切口，切断并结扎系膜血管，注意不要损伤切除区邻近肠管的供应血管，肠管在切除线以外清除其系膜约1cm，确保系膜缘做浆肌层缝合。②切除肠曲的两端各置有齿钳两把，可适当斜行钳夹，保证对系膜缘有较好的血供，并可加大吻合口。离两侧钳夹约5cm处，各放置套有橡胶管的肠钳一把，以阻断两侧肠内容物，切除病变肠段，吸去两端间肠内容物，肠壁止血。③将两断端靠拢，1号丝线做间断全层内翻吻合，然后在前后壁做间断浆肌层缝合，缝闭肠系膜缺口，以防内疝

肠短路术

肠短路术又称肠捷径手术，适用于急性炎症期的粘连、充血水肿严重、组织脆弱易撕裂、不能切除的粘连性肿块或肿瘤晚期不能切除而仅为解除梗阻的一种姑息性手术。其方法是在梗阻部位上下方无明显炎症、肠壁柔软的肠管间行短路吻合。肠短路手术有两种方式：一种是侧侧式，即在梗阻部位近、远端的肠管间做侧侧吻合；另一种是端侧式，即先将梗阻近侧胀大肠祥切除，远侧端予以缝合关闭，近侧端与梗阻远端萎陷的肠祥做端侧吻合。两种术式的优劣各异，可根据病变的情况决定。如患者情况较差，手术以解除梗阻而病变不能再切除者或为完全性梗阻者，则以简单有效的侧侧吻合术为宜，以免在端侧吻合后梗阻近端的肠祥盲端有胀破的可能。如需做二期手术，且能根除梗阻病变者，作为二期病灶切除术前的准备手术，可行端侧式吻合

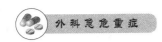

肠造瘘术包括小肠造瘘及结肠造瘘，主要用于危重患者，由于患者周身状况危急不能耐受更大手术操作时仍不失为一种有效解除梗阻的外科疗法。但在小肠梗阻时，因术后营养、水电解质平衡都不易维持，造瘘口周围皮肤护理也甚麻烦，因此，应竭力避免小肠造瘘术。对不能切除的结肠肿瘤或直肠肿瘤所致梗阻，或肿瘤虽能切除但因肠道准备不足，患者情况较差等情况下，适宜行结肠造瘘术或永久性人工肛门手术。肠造瘘术分为三种：①断端造瘘：如为绞窄性肠梗阻、肠管已坏死，则须将坏死肠段切除，近端肠管从侧腹壁造瘘口处拖出并缝合固定，远端缝闭，待病情许可时再行二期手术。②双口造瘘：将梗阻上方肠管提出行双口造瘘，主要适用于结肠梗阻或粘连性梗阻，肠管虽无坏死但无法分离，造瘘目的为单纯减压。③插管造瘘：单纯插管造瘘作为解除肠道梗阻效果不理想，只有在坏死肠管切除后一期吻合，预防术后发生吻合口瘘时，可在吻合口上端肠管内插入减压管，并包埋固定在侧腹壁的腹膜上，戳孔引出，术后减压，避免吻合口瘘的发生。小肠高位插管造瘘又可作为供给肠内营养的备用通道

手术治疗

肠造瘘术

肠套叠复位术

使套叠的肠管退出并恢复原位。手术要求尽量在腹腔内操作，术者用手挤压套入部远端，轻柔地将套入部挤出。待完全复位后，仔细观察肠壁血运及蠕动情况，确认有无坏死表现。如为回结肠套叠，可将末端回肠与升结肠内侧壁稍予固定，以免再发生套叠

肠扭转复位术

将扭转的肠管复位后，恢复原来的功能位置。复位前应注意肠管血运情况及肠腔内容物多少，当肠腔内积存大量液体气体时，应先行减压后再复位，以免突然复位使大量毒素吸收导致中毒性休克

肠减压术

如果术中见肠管极度扩张致手术有困难时，可先行肠管减压。常用减压方法：①穿刺减压，用一粗针头接上吸引装置，直刺入膨胀的肠管，尽可能吸出肠内气体和液体，拔针后缝合针眼。因针头易堵塞，减压不满意；②橡皮管减压，在肠壁上做一小切口，置入橡皮管或导尿管，还可接上三通管，管周固定后进行吸引减压，可用生理盐水灌洗肠腔，减少中毒机会；③切开减压，对较游离肠管可提至切口外，周围保护好后可直接切开肠管进行减压，这种方法减压效果好，但易污染腹腔

第七节　急性阑尾炎

急性阑尾炎是最常见的外科急腹症之一，其发病率约为 1∶1000。各年龄段（不满 1 岁至 90 岁，甚至 90 岁以上）人群及妊娠期妇女均可发病，以青年最为多见。阑尾切除术也是外科最常施行的一种手术。急性阑尾炎临床表现变化较多，需要与许多腹腔内外疾病相鉴别。早期就医、早期确诊、早期手术可以使急性阑尾炎在临床上收到良好的治疗效果。若延误诊治，则可能出现严重后果。因此对本病的处理应予以重视。

【病因】

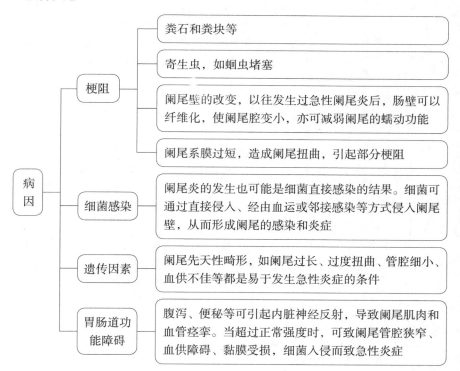

病因
- 梗阻
  - 粪石和粪块等
  - 寄生虫，如蛔虫堵塞
  - 阑尾壁的改变，以往发生过急性阑尾炎后，肠壁可以纤维化，使阑尾腔变小，亦可减弱阑尾的蠕动功能
  - 阑尾系膜过短，造成阑尾扭曲，引起部分梗阻
- 细菌感染
  - 阑尾炎的发生也可能是细菌直接感染的结果。细菌可通过直接侵入、经由血运或邻接感染等方式侵入阑尾壁，从而形成阑尾的感染和炎症
- 遗传因素
  - 阑尾先天性畸形，如阑尾过长、过度扭曲、管腔细小、血供不佳等都是易于发生急性炎症的条件
- 胃肠道功能障碍
  - 腹泻、便秘等可引起内脏神经反射，导致阑尾肌肉和血管痉挛。当超过正常强度时，可致阑尾管腔狭窄、血供障碍、黏膜受损，细菌入侵而致急性炎症

【病理】

病理	急性单纯性阑尾炎	阑尾轻度肿胀，浆膜表面充血。阑尾壁各层组织间均有炎性细胞浸润，以黏膜和黏膜下层为最著；黏膜上可能出现小的溃疡和出血点，阑尾腔内可能有少量渗出液，临床症状和全身反应也较轻，如能及时处理，其感染可以消退，炎症完全吸收，阑尾也可恢复正常
	急性化脓性阑尾炎	阑尾明显肿胀，壁内有大量炎性细胞浸润，可形成大量大小不一的微小脓肿；浆膜高度充血并有较多脓性渗出物，作为机体炎症防御、局限化的一种表现，常有大网膜下移、包绕部分或全部阑尾。此类阑尾炎的阑尾已有不同程度的组织破坏，即使经保守治疗恢复，阑尾壁仍可留有瘢痕挛缩，致阑尾腔狭窄，因此，日后炎症可反复发作
	坏疽性及穿孔性阑尾炎	本型是一种重型的阑尾炎。根据阑尾血运阻断的部位，坏死范围可仅限于阑尾的一部分或累及整个阑尾。阑尾管壁坏死或部分坏死，呈暗紫色或黑色。阑尾腔内积脓，且压力升高，阑尾壁血液循环障碍。穿孔部位多存阑尾根部和尖端。穿孔如未被包裹，感染继续扩散，则可引起急性弥漫性腹膜炎
	阑尾周围脓肿	阑尾穿孔并发弥漫性腹膜炎最为严重，常见于坏疽穿孔性阑尾炎，婴幼儿大网膜过短、妊娠期的子宫妨碍大网膜下移，故易于在阑尾穿孔后出现弥漫性腹膜炎。由于阑尾炎症严重，进展迅速，局部大网膜或肠襻粘连尚不足以局限，故一旦穿孔，感染很快蔓及全腹腔。患者有全身性感染、中毒和脱水等现象，有全腹性腹壁强直和触痛，并有肠麻痹的腹胀、呕吐等症状。如不经适当治疗，死亡率很高；即使经过积极治疗后全身性感染获得控制，也常因发生盆腔脓肿、膈下脓肿或多发性腹腔脓肿等并发症而需多次手术引流，甚至遗下腹腔窦道、肠瘘、粘连性肠梗阻等并发症而使病情复杂、病期迁延

【临床表现】

1. 症状

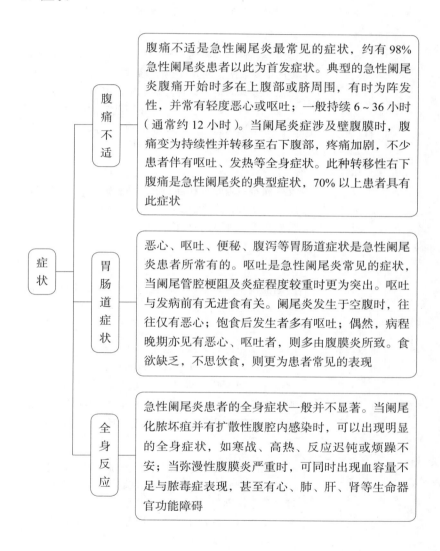

症状

腹痛不适

腹痛不适是急性阑尾炎最常见的症状，约有98%急性阑尾炎患者以此为首发症状。典型的急性阑尾炎腹痛开始时多在上腹部或脐周围，有时为阵发性，并常有轻度恶心或呕吐；一般持续6~36小时（通常约12小时）。当阑尾炎症涉及壁腹膜时，腹痛变为持续性并转移至右下腹部，疼痛加剧，不少患者伴有呕吐、发热等全身症状。此种转移性右下腹痛是急性阑尾炎的典型症状，70%以上患者具有此症状

胃肠道症状

恶心、呕吐、便秘、腹泻等胃肠道症状是急性阑尾炎患者所常有的。呕吐是急性阑尾炎常见的症状，当阑尾管腔梗阻及炎症程度较重时更为突出。呕吐与发病前有无进食有关。阑尾炎发生于空腹时，往往仅有恶心；饱食后发生者多有呕吐；偶然，病程晚期亦见有恶心、呕吐者，则多由腹膜炎所致。食欲缺乏，不思饮食，则更为患者常见的表现

全身反应

急性阑尾炎患者的全身症状一般并不显著。当阑尾化脓坏疽并有扩散性腹腔内感染时，可以出现明显的全身症状，如寒战、高热、反应迟钝或烦躁不安；当弥漫性腹膜炎严重时，可同时出现血容量不足与脓毒症表现，甚至有心、肺、肝、肾等生命器官功能障碍

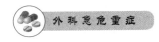
2. 体征

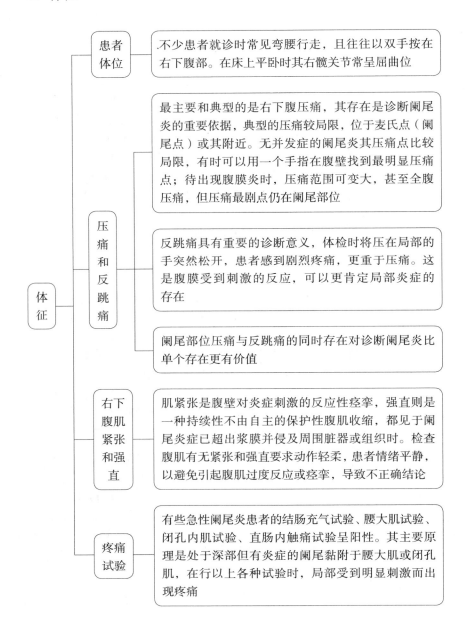

体征

患者体位：不少患者就诊时常见弯腰行走，且往往以双手按在右下腹部。在床上平卧时其右髋关节常呈屈曲位

压痛和反跳痛
- 最主要和典型的是右下腹压痛，其存在是诊断阑尾炎的重要依据，典型的压痛较局限，位于麦氏点（阑尾点）或其附近。无并发症的阑尾炎其压痛点比较局限，有时可以用一个手指在腹壁找到最明显压痛点；待出现腹膜炎时，压痛范围可变大，甚至全腹压痛，但压痛最剧点仍在阑尾部位
- 反跳痛具有重要的诊断意义，体检时将压在局部的手突然松开，患者感到剧烈疼痛，更重于压痛。这是腹膜受到刺激的反应，可以更肯定局部炎症的存在
- 阑尾部位压痛与反跳痛的同时存在对诊断阑尾炎比单个存在更有价值

右下腹肌紧张和强直：肌紧张是腹壁对炎症刺激的反应性痉挛，强直则是一种持续性不由自主的保护性腹肌收缩，都见于阑尾炎症已超出浆膜并侵及周围脏器或组织时。检查腹肌有无紧张和强直要求动作轻柔，患者情绪平静，以避免引起腹肌过度反应或痉挛，导致不正确结论

疼痛试验：有些急性阑尾炎患者的结肠充气试验、腰大肌试验、闭孔内肌试验、直肠内触痛试验呈阳性。其主要原理是处于深部但有炎症的阑尾黏附于腰大肌或闭孔肌，在行以上各种试验时，局部受到明显刺激而出现疼痛

【辅助检查】

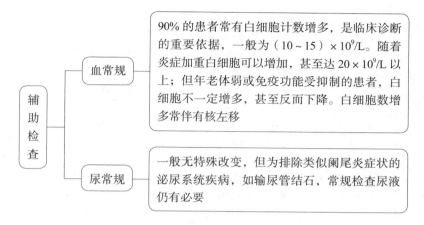

辅助检查 ── 血常规 ── 90% 的患者常有白细胞计数增多，是临床诊断的重要依据，一般为（10～15）×10⁹/L。随着炎症加重白细胞可以增加，甚至达 20×10⁹/L 以上；但年老体弱或免疫功能受抑制的患者，白细胞不一定增多，甚至反而下降。白细胞数增多常伴有核左移

辅助检查 ── 尿常规 ── 一般无特殊改变，但为排除类似阑尾炎症状的泌尿系统疾病，如输尿管结石，常规检查尿液仍有必要

【诊断】

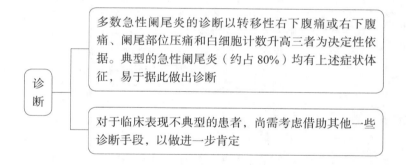

诊断 ── 多数急性阑尾炎的诊断以转移性右下腹痛或右下腹痛、阑尾部位压痛和白细胞计数升高三者为决定性依据。典型的急性阑尾炎（约占80%）均有上述症状体征，易于据此做出诊断

诊断 ── 对于临床表现不典型的患者，尚需考虑借助其他一些诊断手段，以做进一步肯定

【鉴别诊断】

临床上，不少内科疾病具有急腹症的临床表现，常被误诊为急性阑尾炎而施行不必要的手术探查，将无病变的阑尾切除，甚至危及患者生命，故诊断时必须慎重。

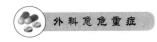

1. 内科疾病

		一般急性胃肠炎患者发病前常有饮食不慎或食物不洁史。症状虽亦以腹痛、呕吐、腹泻三者为主，但通常以呕吐或腹泻较为突出，有时在腹痛之前已有吐泻。急性阑尾炎患者即使有吐泻，一般也不严重，且多发生在腹痛以后。急性胃肠炎的腹痛有时虽很剧烈，但其范围较广，部位较不固定，更无转移至右下腹的特点
	急性胃肠炎	
内科疾病	急性肠系膜淋巴结炎	多见于儿童，往往发生于上呼吸道感染之后。患者过去大多有同样腹痛史，且常在上呼吸道感染后发作。起病初期于腹痛开始前后往往即有高热，此与一般急性阑尾炎不同；腹痛初起时位于右下腹，而无急性阑尾炎之典型腹痛转移史。其腹部触痛的范围亦较急性阑尾炎广，部位亦较阑尾的位置高，并较靠近内侧。腹壁强直不甚明显，反跳痛亦不显著。Rovsing征和肛门指检都是阴性
	麦克尔（Meckel）憩室炎	麦克尔憩室炎往往无转移性腹痛，局部压痛点也在阑尾点的内侧，多见于儿童，由于1/3麦克尔憩室中有胃黏膜存在，患者可有黑粪史。麦克尔憩室炎穿孔时成为外科疾病。临床上如诊断为急性阑尾炎而手术中发现阑尾正常者，应即检查末段回肠至少约100cm，以视有无麦克尔憩室炎，免致遗漏而造成严重后果
	局限性回肠炎	典型局限性回肠炎不难与急性阑尾炎相区别。但不典型急性发作时，右下腹痛、压痛及白细胞计数升高与急性阑尾炎相似，必须通过细致临床观察，发现局限性回肠炎所致的部分肠梗阻的症状与体征（如阵发绞痛和可触及条状肿胀肠袢），方能鉴别
	心胸疾病	如右侧胸膜炎、右侧肺炎和心包炎等均可有反射性右侧腹痛，甚至右侧腹肌反射性紧张等，但这些疾病以呼吸、循环系统功能改变为主，一般没有典型急性阑尾炎的转移性右下腹痛和压痛
	其他	如过敏性紫癜、铅中毒等，均可有腹痛，但腹软无压痛。详细的病史、体检和辅助检查可予以鉴别

2．外科疾病

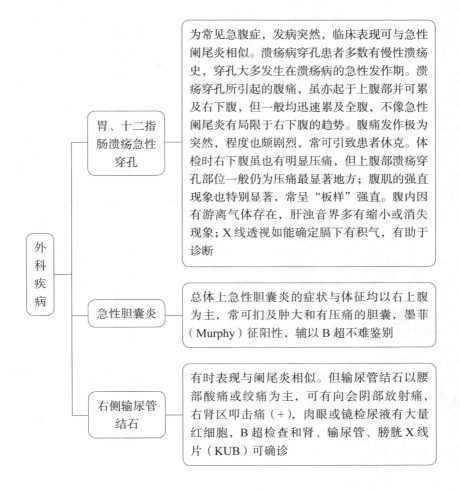

外科疾病

胃、十二指肠溃疡急性穿孔 —— 为常见急腹症，发病突然，临床表现可与急性阑尾炎相似。溃疡病穿孔患者多数有慢性溃疡史，穿孔大多发生在溃疡病的急性发作期。溃疡穿孔所引起的腹痛，虽亦起于上腹部并可累及右下腹，但一般均迅速累及全腹，不像急性阑尾炎有局限于右下腹的趋势。腹痛发作极为突然，程度也颇剧烈，常可引致患者休克。体检时右下腹虽也有明显压痛，但上腹部溃疡穿孔部位一般仍为压痛最显著地方；腹肌的强直现象也特别显著，常呈"板样"强直。腹内因有游离气体存在，肝浊音界多有缩小或消失现象；X线透视如能确定膈下有积气，有助于诊断

急性胆囊炎 —— 总体上急性胆囊炎的症状与体征均以右上腹为主，常可扪及肿大和有压痛的胆囊，墨菲（Murphy）征阳性，辅以B超不难鉴别

右侧输尿管结石 —— 有时表现与阑尾炎相似。但输尿管结石以腰部酸痛或绞痛为主，可有向会阴部放射痛，右肾区叩击痛（＋），肉眼或镜检尿液有大量红细胞，B超检查和肾、输尿管、膀胱X线片（KUB）可确诊

3．妇科疾病

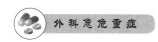
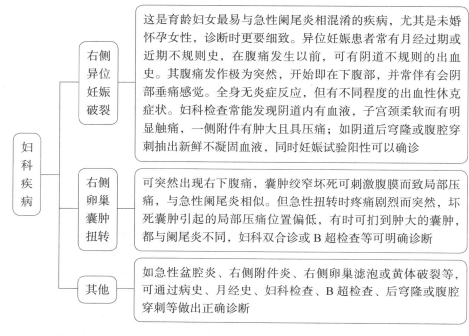

妇科疾病

右侧异位妊娠破裂：这是育龄妇女最易与急性阑尾炎相混淆的疾病，尤其是未婚怀孕女性，诊断时更要细致。异位妊娠患者常有月经过期或近期不规则史，在腹痛发生以前，可有阴道不规则的出血史。其腹痛发作极为突然，开始即在下腹部，并常伴有会阴部坠痛感觉。全身无炎症反应，但有不同程度的出血性休克症状。妇科检查常能发现阴道内有血液，子宫颈柔软而有明显触痛，一侧附件有肿大且具压痛；如阴道后穹隆或腹腔穿刺抽出新鲜不凝固血液，同时妊娠试验阳性可以确诊

右侧卵巢囊肿扭转：可突然出现右下腹痛，囊肿绞窄坏死可刺激腹膜而致局部压痛，与急性阑尾炎相似。但急性扭转时疼痛剧烈而突然，坏死囊肿引起的局部压痛位置偏低，有时可扪到肿大的囊肿，都与阑尾炎不同，妇科双合诊或 B 超检查等可明确诊断

其他：如急性盆腔炎、右侧附件炎、右侧卵巢滤泡或黄体破裂等，可通过病史、月经史、妇科检查、B 超检查、后穹隆或腹腔穿刺等做出正确诊断

【治疗】

手术治疗是治疗急性阑尾炎的主要治疗方法，但阑尾炎症的病理比较复杂，非手术治疗仍有一定的可行性。

1. 手术治疗

（1）适应证

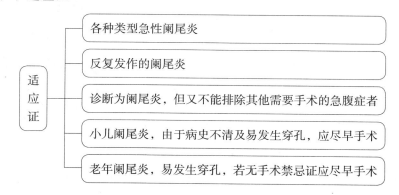

适应证

- 各种类型急性阑尾炎
- 反复发作的阑尾炎
- 诊断为阑尾炎，但又不能排除其他需要手术的急腹症者
- 小儿阑尾炎，由于病史不清及易发生穿孔，应尽早手术
- 老年阑尾炎，易发生穿孔，若无手术禁忌证应尽早手术

（2）阑尾切除术：一般情况下，可采用硬膜外麻醉做麦氏切口
（McBurney 切口）或横切口，诊断尚不明确或腹膜炎严重术中可能探查
其他脏器时，可取右下腹经腹直肌探查切口，切口应加以保护，避免被
污染。

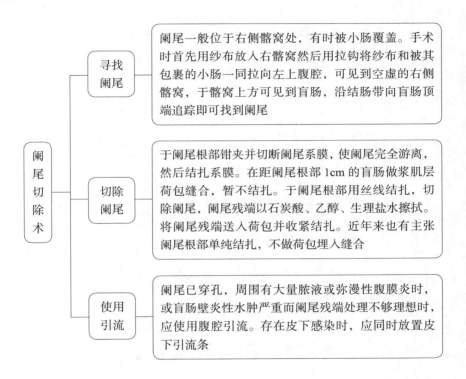

阑尾切除术	寻找阑尾	阑尾一般位于右侧髂窝处，有时被小肠覆盖。手术时首先用纱布放入右髂窝然后用拉钩将纱布和被其包裹的小肠一同拉向左上腹腔，可见到空虚的右侧髂窝，于髂窝上方可见到盲肠，沿结肠带向盲肠顶端追踪即可找到阑尾
	切除阑尾	于阑尾根部钳夹并切断阑尾系膜，使阑尾完全游离，然后结扎系膜。在距阑尾根部 1cm 的盲肠做浆肌层荷包缝合，暂不结扎。于阑尾根部用丝线结扎，切除阑尾，阑尾残端以石炭酸、乙醇、生理盐水擦拭。将阑尾残端送入荷包并收紧结扎。近年来也有主张阑尾根部单纯结扎，不做荷包埋入缝合
	使用引流	阑尾已穿孔，周围有大量脓液或弥漫性腹膜炎时，或盲肠壁炎性水肿严重而阑尾残端处理不够理想时，应使用腹腔引流。存在皮下感染时，应同时放置皮下引流条

2. 非手术治疗

（1）适应证

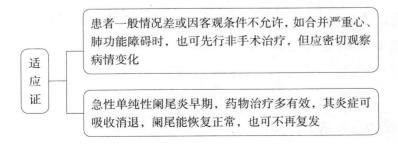

适应证	患者一般情况差或因客观条件不允许，如合并严重心、肺功能障碍时，也可先行非手术治疗，但应密切观察病情变化
	急性单纯性阑尾炎早期，药物治疗多有效，其炎症可吸收消退，阑尾能恢复正常，也可不再复发

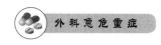

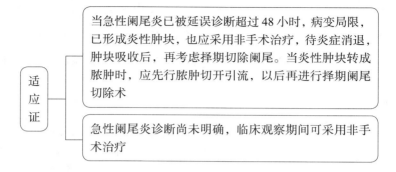

适应证

当急性阑尾炎已被延误诊断超过48小时，病变局限，已形成炎性肿块，也应采用非手术治疗，待炎症消退，肿块吸收后，再考虑择期切除阑尾。当炎性肿块转成脓肿时，应先行脓肿切开引流，以后再进行择期阑尾切除术

急性阑尾炎诊断尚未明确，临床观察期间可采用非手术治疗

（2）非手术治疗方法

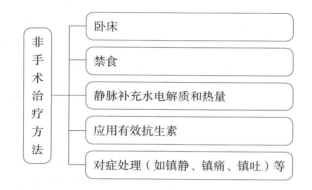

非手术治疗方法

卧床

禁食

静脉补充水电解质和热量

应用有效抗生素

对症处理（如镇静、镇痛、镇吐）等

第八节　急性重症胆管炎

急性重症胆管炎是急性胆管炎的严重形式，过去称为急性梗阻性化脓性胆管炎，是由于胆管梗阻和细菌感染，胆管内压升高，肝脏胆血屏障受损，大量细菌和毒素进入血液循环，造成以肝胆系统病损为主，合并多器官损害的全身严重感染性疾病。

【病因及发病机制】

1．病因

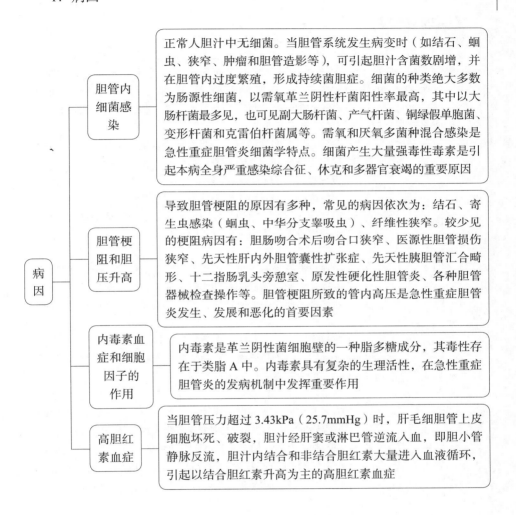

病
因

胆管内细菌感染　正常人胆汁中无细菌。当胆管系统发生病变时（如结石、蛔虫、狭窄、肿瘤和胆管造影等），可引起胆汁含菌数剧增，并在胆管内过度繁殖，形成持续菌胆症。细菌的种类绝大多数为肠源性细菌，以需氧革兰阴性杆菌阳性率最高，其中以大肠杆菌最多见，也可见副大肠杆菌、产气杆菌、铜绿假单胞菌、变形杆菌和克雷伯杆菌属等。需氧和厌氧多菌种混合感染是急性重症胆管炎细菌学特点。细菌产生大量强毒性毒素是引起本病全身严重感染综合征、休克和多器官衰竭的重要原因

胆管梗阻和胆压升高　导致胆管梗阻的原因有多种，常见的病因依次为：结石、寄生虫感染（蛔虫、中华分支睾吸虫）、纤维性狭窄。较少见的梗阻病因有：胆肠吻合术后吻合口狭窄、医源性胆管损伤狭窄、先天性肝内外胆管囊性扩张症、先天性胰胆管汇合畸形、十二指肠乳头旁憩室、原发性硬化性胆管炎、各种胆管器械检查操作等。胆管梗阻所致的管内高压是急性重症胆管炎发生、发展和恶化的首要因素

内毒素血症和细胞因子的作用　内毒素是革兰阴性菌细胞壁的一种脂多糖成分，其毒性存在于类脂 A 中。内毒素具有复杂的生理活性，在急性重症胆管炎的发病机制中发挥重要作用

高胆红素血症　当胆管压力超过 3.43kPa（25.7mmHg）时，肝毛细胆管上皮细胞坏死、破裂，胆汁经肝窦或淋巴管逆流入血，即胆小管静脉反流，胆汁内结合和非结合胆红素大量进入血液循环，引起以结合胆红素升高为主的高胆红素血症

2．发病机制

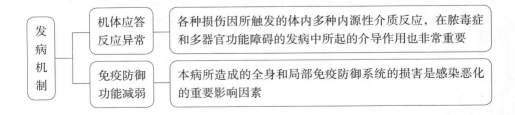

发
病
机
制

机体应答反应异常　各种损伤因所触发的体内多种内源性介质反应，在脓毒症和多器官功能障碍的发病中所起的介导作用也非常重要

免疫防御功能减弱　本病所造成的全身和局部免疫防御系统的损害是感染恶化的重要影响因素

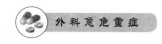

【病理分型】

病理分型	胆总管梗阻型胆管炎	主要由于胆总管梗阻而发生的急性重症胆管炎,此型占80%以上。病理范围可累及整个胆道系统,较早出现胆道高压和梗阻性黄疸,病情发展迅速,很快成为全胆道胆管炎
	肝内胆管梗阻型胆管炎	主要是肝内胆管结石合并胆管狭窄发生的胆管炎。因病变常局限于肝内的一叶或一段,虽然有严重感染存在,可无明显腹部疼痛,黄疸也往往较少发生。此型胆管炎的临床症状比较隐蔽,同时由于肝内感染灶因胆管梗阻,引流不通畅,局部胆管扩张,很快出现胆道高压,胆血屏障被破坏,大量细菌内毒素进入血内,发生败血症
	胰源性胆管炎	胆道急性感染时,可发生急性胰腺炎。反之,胰腺炎时,胰液反流入胆管引起胰源性胆管炎或胆囊炎。此型患者往往是胰腺炎与胆管炎同时存在,增加了病理的复杂性与严重性
	胆道反流性胆管炎	在胆道肠道瘘或胆肠内引流术后,特别是胆总管十二指肠吻合术后,由于肠道内容物和细菌进入胆道尤其当胆道有梗阻时,可引起复发性反流性胆管炎
	寄生虫性胆管炎	临床上常见的寄生虫性胆管炎,多由胆道蛔虫所引起,占胆道疾病的8%～12%。中华分支睾吸虫被人体摄入,寄生于肝胆管和胆囊内。如引起胆道梗阻和感染,可发生急性胆管炎,严重病例可出现梗阻性黄疸和肝脓肿。肝包囊虫破入胆道后,也可发生急性胆管炎。严重的胆道感染可引起中毒性休克
	医源性胆管炎	内镜技术和介入治疗的发展,相应一些操作,如PTC、PTCD、ERCP、EST、经T形管进行胆道造影、经T形管窦道胆道镜取石等,术后发生急性胆管炎的概率越来越多,特别是在胆道梗阻或感染的情况下更易发生

【临床分型】

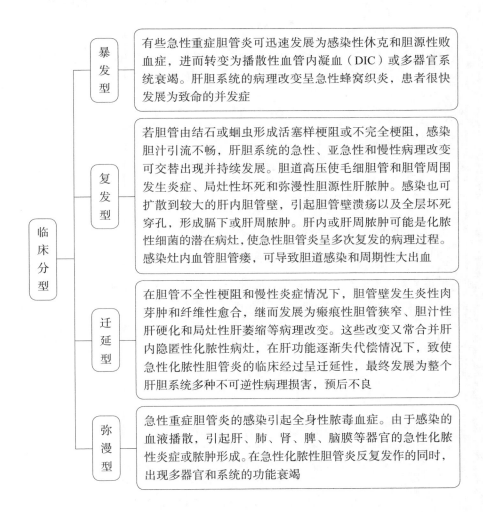

临床分型
- **暴发型**：有些急性重症胆管炎可迅速发展为感染性休克和胆源性败血症，进而转变为播散性血管内凝血（DIC）或多器官系统衰竭。肝胆系统的病理改变呈急性蜂窝织炎，患者很快发展为致命的并发症

- **复发型**：若胆管由结石或蛔虫形成活塞样梗阻或不完全梗阻，感染胆汁引流不畅，肝胆系统的急性、亚急性和慢性病理改变可交替出现并持续发展。胆道高压使毛细胆管和胆管周围发生炎症、局灶性坏死和弥漫性胆源性肝脓肿。感染也可扩散到较大的肝内胆管壁，引起胆管壁溃疡以及全层坏死穿孔，形成膈下或肝周脓肿。肝内或肝周脓肿可能是化脓性细菌的潜在病灶，使急性胆管炎呈多次复发的病理过程。感染灶内血管胆管瘘，可导致胆道感染和周期性大出血

- **迁延型**：在胆管不全性梗阻和慢性炎症情况下，胆管壁发生炎性肉芽肿和纤维性愈合，继而发展为瘢痕性胆管狭窄、胆汁性肝硬化和局灶性肝萎缩等病理改变。这些改变又常合并肝内隐匿性化脓性病灶，在肝功能逐渐失代偿情况下，致使急性化脓性胆管炎的临床经过呈迁延性，最终发展为整个肝胆系统多种不可逆性病理损害，预后不良

- **弥漫型**：急性重症胆管炎的感染引起全身性脓毒血症。由于感染的血液播散，引起肝、肺、肾、脾、脑膜等器官的急性化脓性炎症或脓肿形成。在急性化脓性胆管炎反复发作的同时，出现多器官和系统的功能衰竭

【临床表现】

1. 原发胆管疾病

多数患者有长期胆管感染病史，部分患者有过1次以上胆管手术史。原发胆管疾病不同，临床表现也有所不同。

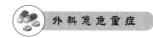

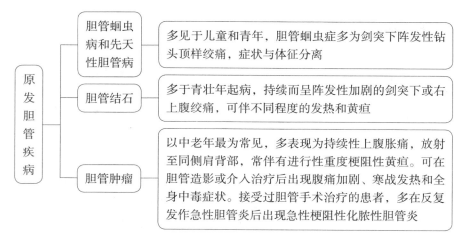

原发胆管疾病	胆管蛔虫病和先天性胆管病	多见于儿童和青年，胆管蛔虫症多为剑突下阵发性钻头顶样绞痛，症状与体征分离
	胆管结石	多于青壮年起病，持续而呈阵发性加剧的剑突下或右上腹绞痛，可伴不同程度的发热和黄疸
	胆管肿瘤	以中老年最为常见，多表现为持续性上腹胀痛，放射至同侧肩背部，常伴有进行性重度梗阻性黄疸。可在胆管造影或介入治疗后出现腹痛加剧、寒战发热和全身中毒症状。接受过胆管手术治疗的患者，多在反复发作急性胆管炎后出现急性梗阻性化脓性胆管炎

2. 急性胆管感染和全身脓毒性反应

急性胆管感染的症状为各类胆管炎所共有。典型表现为右上腹痛、发热和黄疸的查科（Charcot）三联征，临床表现因原发病不同而异。根据梗阻部位不同，将其分为肝内梗阻和肝外梗阻两型。

（1）肝内胆管梗阻型：肝内胆管梗阻型指左右肝胆管汇合以上的梗阻，在我国最常见。

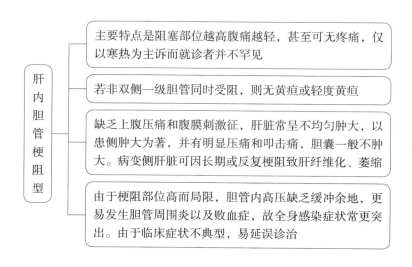

肝内胆管梗阻型	主要特点是阻塞部位越高腹痛越轻，甚至可无疼痛，仅以寒热为主诉而就诊者并不罕见
	若非双侧一级胆管同时受阻，则无黄疸或轻度黄疸
	缺乏上腹压痛和腹膜刺激征，肝脏常呈不均匀肿大，以患侧肿大为著，并有明显压痛和叩击痛，胆囊一般不肿大。病变侧肝脏可因长期或反复梗阻致肝纤维化、萎缩
	由于梗阻部位高而局限，胆管内高压缺乏缓冲余地，更易发生胆管周围炎以及败血症，故全身感染症状常更突出。由于临床症状不典型，易延误诊治

（2）肝外胆管梗阻型：肝外胆管梗阻型一般起病较急骤，腹上区较剧烈

疼痛、畏寒发热及黄疸，即查科（Charcot）三联征，这是肝外梗阻型急性梗阻性化脓性胆管炎的典型临床表现。腹痛多为持续性，并有阵发性加剧。高热是此症的特点，热型多为弛张热，常是多峰型，体温一般持续在 39℃以上，不少患者可达 41℃。发热前常有畏寒或寒战，有时每日可能有多次寒战及弛张高热。

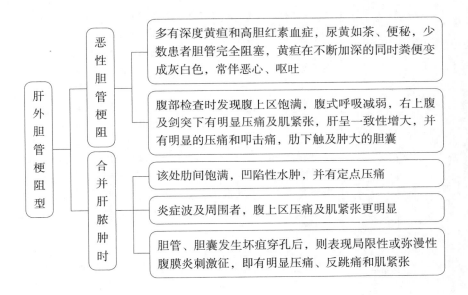

3. 感染性休克和多器官功能衰竭

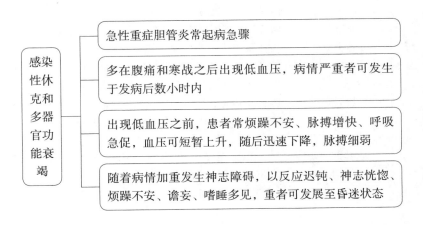

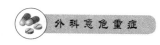

【辅助检查】

辅助检查

实验室检查
除年老体弱和机体抵抗力很差者外,多有血白细胞计数显著增高,其上升程度与感染严重程度成正比,分类可见核左移;胆管梗阻和肝细胞坏死可引起血清胆红素、尿胆红素、尿胆素、碱性磷酸酶、血清转氨酶、γ-谷氨酰转肽酶、乳酸脱氢酶等升高。如同时有血清淀粉酶水平升高,表示伴有胰腺炎。血小板计数降低和凝血酶原时间延长,提示有 DIC 倾向。此外,常可有低氧血症、代谢性酸中毒、低血钾、低血糖等。血细菌培养阳性,细菌种类与胆汁中培养所得一致

B 超检查
可见胆总管甚至肝内胆管均有明显扩大(一般直径 1.5～2.5cm),胆管内有阻塞因子存在,肝脏或胆囊也常有增大

胸、腹部 X 线检查
胸、腹部 X 线检查有助于诊断脓胸、肺炎、肺脓肿、心包积脓、膈下脓肿、胸膜炎等。胆肠吻合手术后反流性胆管炎的患者,腹部 X 线平片可见胆管积气。上消化道钡餐示肠胆反流。腹部 X 线平片还可同时提供鉴别诊断,可排除肠梗阻和消化道穿孔等

CT 检查
急性重症胆管炎的 CT 图像,不仅可以看到肝胆管扩张、结石、肿瘤、肝脏增大、萎缩等的征象,有时尚可发现肝脓肿。若怀疑急性重症胰腺炎,可做 CT 检查

经内镜逆行胆管引流(ERBD)、经皮肝穿刺引流(PTCD)
ERBD、PTCD 既可确定胆管阻塞的原因和部位,又可做应急的减压引流,但有加重胆管感染或使感染淤积的胆汁漏入腹腔的危险。如果 B 超检查发现肝内胆管有扩张,进一步做经皮胆管穿刺(PTC),更可以明确真相,抽出的胆汁常呈脓性,细菌培养结果阳性者往往达 90% 以上;胆管内压也明显增高,一般均在 2.45kPa(250mmH$_2$O)以上,有时可高达 3.92kPa(400mmH$_2$O)

磁共振胆胰管成像(MRCP)
MRCP 可以详尽地显示肝内胆管树的全貌、阻塞部位和范围

【诊断】

1．诊断标准

除根据病史、体征和辅助检查外，可参照以下标准诊断，即有胆管梗阻，出现休克（动脉收缩压 <9.3kPa）或有以下两项者，即可诊断为重症急性胆管炎。

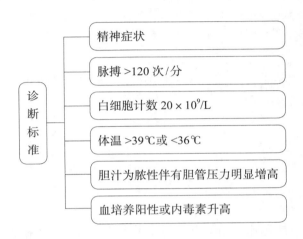

急性重症胆管炎可因胆管穿孔、肝脓肿溃破引起脓毒败血症、胆管出血、邻近体腔脓肿及多脏器化脓性损害和功能障碍，故可出现相应的多种症状，须密切观察，及时检查确诊。但是，重症急性胆管炎的病理情况复杂，不能待所有症状全部出现。肝外胆管梗阻型患者，术中探查见胆总管压力较高，内有脓性胆汁，常伴有结石和蛔虫等，胆汁细菌培养常为阳性。肝内胆管梗阻型，则手术中可见肝外胆管内压不高，胆汁也可无脓性改变，但当松动肝内胆管的梗阻后，即有脓性胆汁涌出，便可确定哪侧肝胆管梗阻。

2．临床分期

根据疾病发展的基本规律，可归纳为四级。

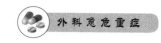

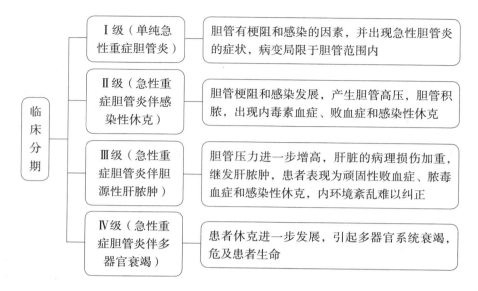

临床分期
- Ⅰ级（单纯急性重症胆管炎）　胆管有梗阻和感染的因素，并出现急性胆管炎的症状，病变局限于胆管范围内
- Ⅱ级（急性重症胆管炎伴感染性休克）　胆管梗阻和感染发展，产生胆管高压，胆管积脓，出现内毒素血症、败血症和感染性休克
- Ⅲ级（急性重症胆管炎伴胆源性肝脓肿）　胆管压力进一步增高，肝脏的病理损伤加重，继发肝脓肿，患者表现为顽固性败血症、脓毒血症和感染性休克，内环境紊乱难以纠正
- Ⅳ级（急性重症胆管炎伴多器官衰竭）　患者休克进一步发展，引起多器官系统衰竭，危及患者生命

【治疗】

1. 治疗关键

一经诊断，应迅速采用强有力的非手术治疗措施。根据患者对治疗的早期反应决定进一步采取何种治疗对策。如经过数小时非手术治疗和观察，病情趋于稳定，全身脓毒症表现减轻，腹部症状和体征开始缓解，则继续采用非手术疗法。一旦非手术治疗反应不佳，即使病情没有明显恶化或病情好转后再度加重，则应积极地进行胆管减压引流。早期有效地解除胆管梗阻、降低胆压是急性重症胆管炎治疗的基本着眼点和关键环节。

2. 全身治疗

全身治疗的目的是有效地控制感染、恢复内环境稳定、纠正全身急性生理紊乱、积极地防治休克以及维护重要器官功能，为患者创造良好的手术时机，是急性重症胆管炎治疗的基本措施，也是胆管减压术围术期处理的重要内容。

（1）一般处理措施

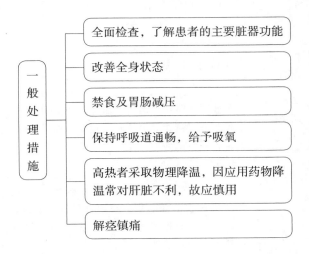

（2）纠正全身急性生理紊乱

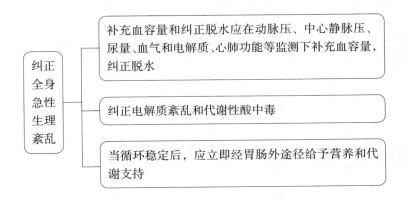

（3）抗菌药物治疗合理的选择：抗菌药物是有效控制感染的重要环节之一。急性重症胆管炎的细菌大多来自肠道，最常见的是混合细菌感染。在选用药物时，应首先选用对细菌敏感的广谱抗菌药物，既要注意能控制需氧菌，又要注意控制厌氧菌，同时强调要足量和联合用药，这既可扩大抗菌谱、增强抗菌效果，又可降低和延缓耐药性的产生。

（4）防治休克

出现休克时，要严密监护，做好中心静脉压的测定、监护和动态分

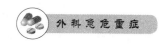

析。留置导尿管，记录每小时的尿量和密度。防治休克主要包括以下几个方面。

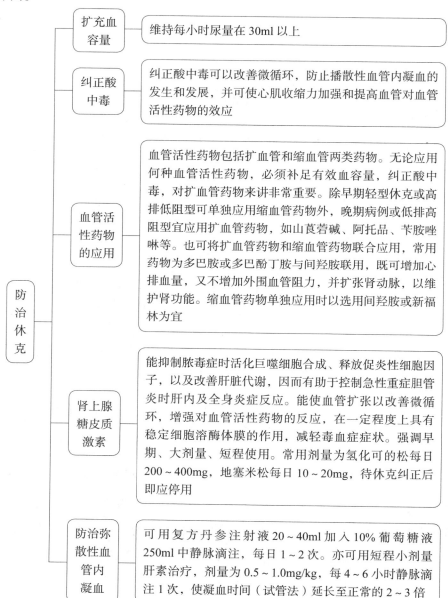

扩充血容量	维持每小时尿量在 30ml 以上
纠正酸中毒	纠正酸中毒可以改善微循环，防止播散性血管内凝血的发生和发展，并可使心肌收缩力加强和提高血管对血管活性药物的效应
血管活性药物的应用	血管活性药物包括扩血管和缩血管两类药物。无论应用何种血管活性药物，必须补足有效血容量，纠正酸中毒，对扩血管药物来讲非常重要。除早期轻型休克或高排低阻型可单独应用缩血管药物外，晚期病例或低排高阻型宜应用扩血管药物，如山莨菪碱、阿托品、苄胺唑啉等。也可将扩血管药物和缩血管药物联合应用，常用药物为多巴胺或多巴酚丁胺与间羟胺联用，既可增加心排血量，又不增加外围血管阻力，并扩张肾动脉，以维护肾功能。缩血管药物单独应用时以选用间羟胺或新福林为宜
肾上腺糖皮质激素	能抑制脓毒症时活化巨噬细胞合成、释放促炎性细胞因子，以及改善肝脏代谢，因而有助于控制急性重症胆管炎时肝内及全身炎症反应。能使血管扩张以改善微循环，增强对血管活性药物的反应，在一定程度上具有稳定细胞溶酶体膜的作用，减轻毒血症症状。强调早期、大剂量、短程使用。常用剂量为氢化可的松每日 200~400mg，地塞米松每日 10~20mg，待休克纠正后即应停用
防治弥散性血管内凝血	可用复方丹参注射液 20~40ml 加入 10% 葡萄糖液 250ml 中静脉滴注，每日 1~2 次。亦可用短程小剂量肝素治疗，剂量为 0.5~1.0mg/kg，每 4~6 小时静脉滴注 1 次，使凝血时间（试管法）延长至正常的 2~3 倍

防治休克

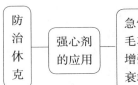

急性重症胆管炎时，多为低排高阻型休克，故宜早期使用毛花苷丙 0.4mg 加入 5% 葡萄糖溶液 40ml 中静脉滴注，以增强心肌功能，使肺循环及体循环得以改善。如发生心力衰竭，4～6 小时可重复 1 次

（5）积极支持各器官系统功能和预防多器官功能衰竭

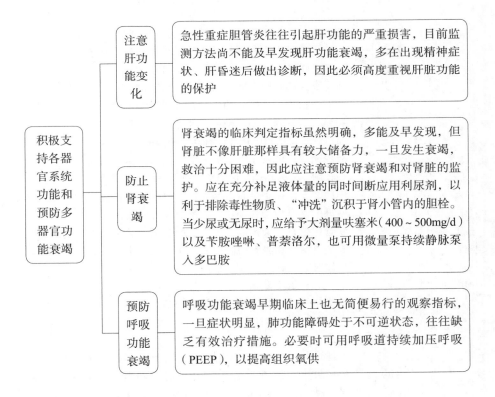

积极支持各器官系统功能和预防多器官功能衰竭

注意肝功能变化：急性重症胆管炎往往引起肝功能的严重损害，目前监测方法尚不能及早发现肝功能衰竭，多在出现精神症状、肝昏迷后做出诊断，因此必须高度重视肝脏功能的保护

防止肾衰竭：肾衰竭的临床判定指标虽然明确，多能及早发现，但肾脏不像肝脏那样具有较大储备力，一旦发生衰竭，救治十分困难，因此应注意预防肾衰竭和对肾脏的监护。应在充分补足液体量的同时间断应用利尿剂，以利于排除毒性物质、"冲洗"沉积于肾小管内的胆栓。当少尿或无尿时，应给予大剂量呋塞米（400～500mg/d）以及苄胺唑啉、普萘洛尔，也可用微量泵持续静脉泵入多巴胺

预防呼吸功能衰竭：呼吸功能衰竭早期临床上也无简便易行的观察指标，一旦症状明显，肺功能障碍处于不可逆状态，往往缺乏有效治疗措施。必要时可用呼吸道持续加压呼吸（PEEP），以提高组织氧供

3．非手术胆管减压

胆管梗阻所致的胆管内高压是炎性病变发展和病情加重的基本原因，不失时机的有效胆管减压，是缓解病情和降低死亡率的关键。

非手术胆管减压

内镜鼻胆管引流

通过纤维十二指肠镜，经十二指肠乳头向胆管内置入 7F 鼻胆管引流管，由十二指肠、胃、食管、鼻引出体外。此法具有快捷、简便、经济、创伤小、患者痛苦小、并发症少、恢复快、不用手术和麻醉等特点，是一种安全可靠的非手术引流减压方法。内镜鼻胆管引流可重复行胆管造影，具有诊断价值，能明确胆管梗阻的原因和程度，可抽取胆汁进行细菌培养，取出胆管蛔虫，对于泥沙样结石、胆泥或结石小碎片，可经鼻胆管冲洗引流。通过胆管口括约肌切开，用气囊导管或取石篮将结石取出，如胆管内的结石太大，取出困难，可用特制的碎石篮先将结石夹碎。部分病例单用此法可得到治愈。但这一积极措施只适用于部分胆管病变，如胆总管下端结石的病例，而在高位胆管阻塞时引流常难达到目的。对于胆总管多发结石，包括需机械碎石的大结石，在紧急情况下完全清除胆管病变，建立满意胆管减压并非必要，并具有潜在的危险性。通过胆管口括约肌切开还有利于胰液的引流，降低胆管压力，减少胰腺炎的发生。影响其治疗效果的主要因素是鼻导管管径较细，易为黏稠脓性胆汁、色素性结石沉渣和胆泥所堵塞。因此，泥沙样胆结石引起者，不宜采用内镜鼻胆管引流。最常见的并发症是咽部不适、咽炎及导管脱出。导管反复插入胰管，也有感染扩散，可诱发胰腺炎，甚至发生急性重症胰腺炎。内镜鼻胆管引流前后应用生长抑素以及直视下低压微量注射造影剂，可降低胰腺炎的发生

内镜下乳头切开术

乳头括约肌切开以后，胆管内的结石随即松动、排出，胆管内的高压脓性胆汁也可以向下引流而达到胆管减压的目的

内镜胆管内支撑管引流

经纤维内镜置入胆管内支撑管引流，不仅可以解除胆管梗阻，通畅胆汁引流，排出淤滞的胆汁，而且保证了胆肠的正常循环，是一种比较理想的、符合生理的非手术引流方法。内支撑管分别由聚乙烯、聚四氟乙烯制成。现多采用一种有许多侧孔且两端各有侧瓣的直的内支撑管（5～9F）。最常见的并发症是胆汁引流不通畅引起胆管炎。缺点是不能重复造影，支撑管堵塞时不能冲洗，只有在内镜下换管

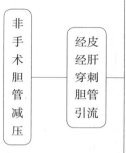

非手术胆管减压 — 经皮经肝穿刺胆管引流

经皮经肝穿刺胆管引流是在经皮经肝胆道造影的基础上，经X线透视引导将4~6F导管置入阻塞以上胆管的适当位置，可获得满意的引流效果。它既可以引流肝外胆管，也可以引流单侧梗阻的肝内胆管。本法适用于肝内胆管扩张者，特别适用于肝内阻塞型。具有操作方便、成功率高、疗效显著等特点。可常规作为此症的初期治疗措施，为明确胆管病变的诊断及制订确定性治疗对策赢得时间。内引流是使用导丝通过梗阻部位进入梗阻下方，再将有多个侧孔的引流管沿导丝送入梗阻下方，使胆汁经梗阻部位进入十二指肠。若肝门部梗阻，需要在左、右肝管分别穿刺置管。经皮经肝穿刺胆管引流本身固有的并发症包括出血、胆瘘、诱发加重胆管感染及脓毒症。进行完善的造影，应在经皮经肝穿刺胆管引流后数日病情确已稳定后进行。当肝内结石致肝内胆管系统多处梗阻，或肝内不同区域呈分隔现象，以及色素性结石沉渣和胆泥易堵塞引流管时，引流出来的胆汁量常不能达到理想程度。因此，应选择管径足够大的导管，在超声引导下有目的地做选择性肝内胆管穿刺。PTCD后每日以抗菌药物溶液常规在低压下冲洗导管和胆管1~2次。引流过程中，一旦发现经皮经肝穿刺胆管引流不畅或引流后病情不能改善时，应争取中转手术。经皮肝穿刺后，高压脓性胆汁可经穿刺孔或导管脱落后的窦道发生胆管腹腔漏，形成局限性或弥漫性腹膜炎，还可在肝内形成胆管血管漏而导致脓毒败血症、胆管出血等并发症，故仍须谨慎选用，不能代替剖腹手术引流。在老年、病情危重不能耐受手术者，可作为首选对象。对于凝血机制严重障碍、有出血倾向或肝、肾功能接近衰竭者，应视为禁忌证

4. 手术治疗

近年来由于强有力的抗菌药物治疗和非手术胆管减压措施的应用，使需要急症手术处理的急性重症胆管炎病例有减少趋势。然而，各种非手术措施并不能完全代替必要的手术处理，急症手术胆管减压仍是降低此病死亡率的基本措施。目前，摆在外科医生面前的是手术的适应证和时机的选择。因此，应密切观察病情变化，以及对全身支持治疗和非手术胆管减压的反应，在各器官功能发生不可逆损害病变之前手术行胆管引流。

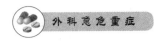

（1）手术治疗的目的：手术治疗的目的是解除梗阻、祛除病灶、胆管减压、通畅引流。

（2）手术适应证

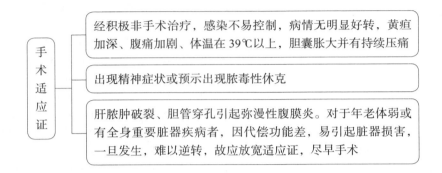

手术适应证：
- 经积极非手术治疗，感染不易控制，病情无明显好转，黄疸加深、腹痛加剧、体温在 39℃ 以上，胆囊胀大并有持续压痛
- 出现精神症状或预示出现脓毒性休克
- 肝脓肿破裂、胆管穿孔引起弥漫性腹膜炎。对于年老体弱或有全身重要脏器疾病者，因代偿功能差，易引起脏器损害，一旦发生，难以逆转，故应放宽适应证，尽早手术

（3）手术方法：手术方法主要根据患者的具体情况而定，其基本原则是以抢救生命为主，关键是行胆管减压，解除梗阻，通畅引流。手术方法应力求简单、快捷、有效，达到充分减压和引流的目的即可。有时为了避免再次手术而追求一次性彻底解决所有问题，在急症手术时做了过多的操作和过于复杂的手术，如术中胆管造影、胆囊切除、胆肠内引流术等，对患者创伤大，手术时间延长，反而可加重病情。对于复杂的胆管病变，难以在急症情况下解决者，可留做二期手术处理。分期分阶段处理，适应病情的需要，也是正常、合理的治疗过程。强调应根据患者具体情况采用个体化的手术方法。

1）急诊手术：急诊手术并非立即施行手术、在实施手术前，需要 4~8 小时的快速准备，以控制感染、稳定血压及微循环的灌注，保护重要器官，使患者更好地承受麻醉和手术，以免发生顽固性低血压及心脏骤停，更有利于手术后恢复。

急诊手术

胆总管切开减压、解除梗阻及"T"形管引流

最直接而有效的术式,可以清除结石和蛔虫,但必须探查肝内胆管有无梗阻,尽力去除肝胆管主干即1~2级分支内的阻塞因素,以达到真正有效的减压目的。胆管狭窄所致梗阻常不允许在急诊术中解除或附加更复杂的术式,但引流管必须置于狭窄以上的胆管内。遗漏肝内病灶是急诊手术时容易发生的错误。怎样在手术中快速和简便地了解胆系病变和梗阻是否完全解除,应引起足够重视。术中胆管造影时,高压注入造影剂会使有细菌感染的胆汁逆流进入血液循环而使感染扩散,因而不适于急诊手术时应用。术中B超受人员和设备的限制,术中纤维胆管镜检查快捷安全,图像清晰,熟练者5~10分钟即可全面观察了解肝内外胆管系统,尚有助于肝内外胆管取石及病灶活组织检查,值得推广。若病情允许,必要时可劈开少量肝组织,寻找扩大的胆管置管引流。失败者可在术中经肝穿刺近侧胆管并置管引流,也可考虑"U"形管引流。术后仍可用胆管镜经"T"形管窦道取出残留结石,以减少梗阻与感染的发生

胆囊造瘘

胆囊管细而弯曲,还可有炎性狭窄或阻塞因素,故一般不宜以胆囊造瘘代替胆管引流,在肝内胆管梗阻更属禁忌。肝外胆管梗阻者,若寻找胆管非常艰难,病情又不允许再延续下去,亦可切开肿大的胆囊,证实其与胆管相通后行胆囊造瘘术

胆囊切除术

胆管减压引流后可否同时切除胆囊,须慎重考虑。对一般继发性急性胆囊炎,当胆管问题解决后,可恢复其形态及正常功能,故不应随意切除。严重急性胆囊炎症如坏疽、穿孔或合并明显慢性病变,可行胆囊切除术。有时也要根据当时病情具体对待,如全身感染征象严重、休克或生命体征虽有好转但尚不稳定者,均不宜切除胆囊,行胆囊造瘘更恰当

胆肠内引流术

胆肠内引流术应慎重,我国肝内胆管结石、狭窄多见,在不了解肝内病变情况下,即使术中病情允许,加做胆肠内引流术也带有相当盲目性,可因肝内梗阻存在而发生术后反复发作的反流性化脓性胆管炎,给患者带来更多痛苦及危险。但是,对于部分无全身严重并发症,主要是由于胆管高压所致神经反射性休克,在解除梗阻,大量脓性胆汁涌出后,病情有明显好转,血压等重要生命体征趋于平稳。梗阻病变易于一次彻底解决的年轻患者,可适当扩大手术范围,包括对高位胆管狭窄及梗阻的探查如狭窄胆管切开整形和胆肠内引流术

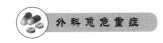

2）择期手术：急重性胆管炎患者急性炎症消退后，为了去除胆管内结石及建立良好的胆汁引流通道，需要进行择期手术疗。

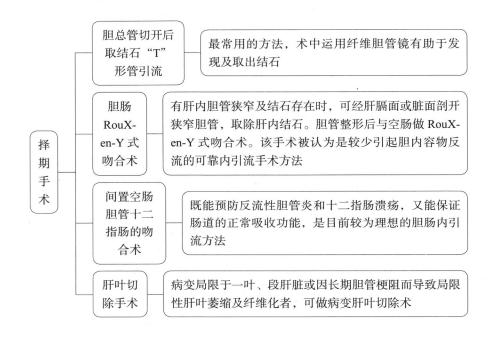

择期手术
├─ 胆总管切开后取结石"T"形管引流 — 最常用的方法，术中运用纤维胆管镜有助于发现及取出结石
├─ 胆肠RouX-en-Y式吻合术 — 有肝内胆管狭窄及结石存在时，可经肝膈面或脏面剖开狭窄胆管，取除肝内结石。胆管整形后与空肠做RouX-en-Y式吻合术。该手术被认为是较少引起胆内容物反流的可靠内引流手术方法
├─ 间置空肠胆管十二指肠的吻合术 — 既能预防反流性胆管炎和十二指肠溃疡，又能保证肠道的正常吸收功能，是目前较为理想的胆肠内引流方法
└─ 肝叶切除手术 — 病变局限于一叶、段肝脏或因长期胆管梗阻而导致局限性肝叶萎缩及纤维化者，可做病变肝叶切除术

第九节　急性胆囊炎

急性胆囊炎是最常见的外科急腹症之一，其发病率仅次于急性阑尾炎，居第2位，是由于胆囊管阻塞和细菌侵袭而引起的胆囊炎症。其典型临床特征为右上腹阵发性绞痛，伴有明显的触痛和腹肌强直。

【病因及发病机制】

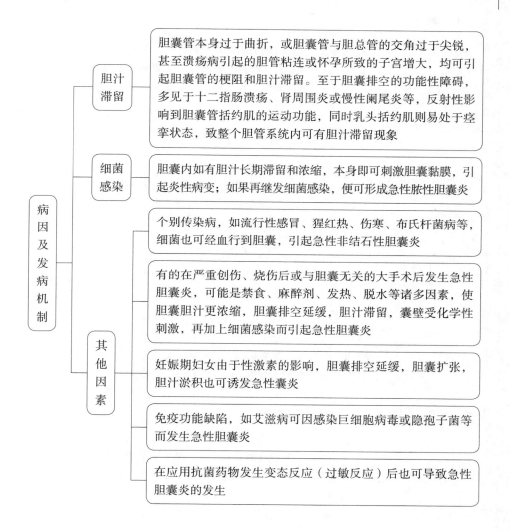

病因及发病机制

- 胆汁滞留：胆囊管本身过于曲折，或胆囊管与胆总管的交角过于尖锐，甚至溃疡病引起的胆管粘连或怀孕所致的子宫增大，均可引起胆囊管的梗阻和胆汁滞留。至于胆囊排空的功能性障碍，多见于十二指肠溃疡、肾周围炎或慢性阑尾炎等，反射性影响到胆囊管括约肌的运动功能，同时乳头括约肌则易处于痉挛状态，致整个胆管系统内可有胆汁滞留现象

- 细菌感染：胆囊内如有胆汁长期滞留和浓缩，本身即可刺激胆囊黏膜，引起炎性病变；如果再继发细菌感染，便可形成急性脓性胆囊炎

- 其他因素：
  - 个别传染病，如流行性感冒、猩红热、伤寒、布氏杆菌病等，细菌也可经血行到胆囊，引起急性非结石性胆囊炎
  - 有的在严重创伤、烧伤后或与胆囊无关的大手术后发生急性胆囊炎，可能是禁食、麻醉剂、发热、脱水等诸多因素，使胆囊胆汁更浓缩，胆囊排空延缓，胆汁滞留，囊壁受化学性刺激，再加上细菌感染而引起急性胆囊炎
  - 妊娠期妇女由于性激素的影响，胆囊排空延缓，胆囊扩张，胆汁淤积也可诱发急性囊炎
  - 免疫功能缺陷，如艾滋病可因感染巨细胞病毒或隐孢子菌等而发生急性胆囊炎
  - 在应用抗菌药物发生变态反应（过敏反应）后也可导致急性胆囊炎的发生

【临床表现】

急性胆囊炎往往以腹痛为首要症状，其疼痛部位以右上腹为主，持续性加重，伴有恶心、呕吐，疼痛可放射至右肩或右腰背部。

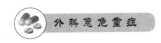

1．症状

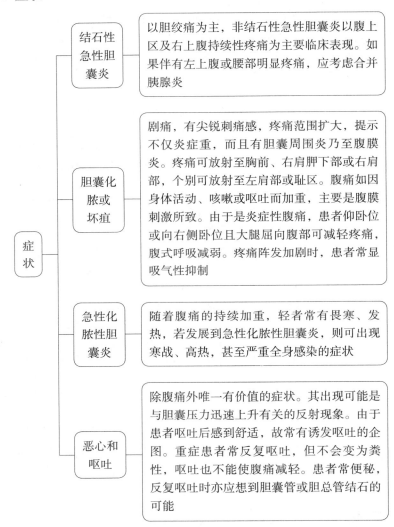

症状	结石性急性胆囊炎	以胆绞痛为主，非结石性急性胆囊炎以腹上区及右上腹持续性疼痛为主要临床表现。如果伴有左上腹或腰部明显疼痛，应考虑合并胰腺炎
	胆囊化脓或坏疽	剧痛，有尖锐刺痛感，疼痛范围扩大，提示不仅炎症重，而且有胆囊周围炎乃至腹膜炎。疼痛可放射至胸前、右肩胛下部或右肩部，个别可放射至左肩部或耻区。腹痛如因身体活动、咳嗽或呕吐而加重，主要是腹膜刺激所致。由于是炎症性腹痛，患者仰卧位或向右侧卧位且大腿屈向腹部可减轻疼痛，腹式呼吸减弱。疼痛阵发加剧时，患者常显吸气性抑制
	急性化脓性胆囊炎	随着腹痛的持续加重，轻者常有畏寒、发热，若发展到急性化脓性胆囊炎，则可出现寒战、高热，甚至严重全身感染的症状
	恶心和呕吐	除腹痛外唯一有价值的症状。其出现可能是与胆囊压力迅速上升有关的反射现象。由于患者呕吐后感到舒适，故常有诱发呕吐的企图。重症患者常反复呕吐，但不会变为粪性，呕吐也不能使腹痛减轻。患者常便秘，反复呕吐时亦应想到胆囊管或胆总管结石的可能

2．体征

患者常呈急性病容，疼痛加剧时更有烦躁不安现象。脉搏随体温升高而略加快，阵发性疼痛加剧时，可有阵发性加快。

270

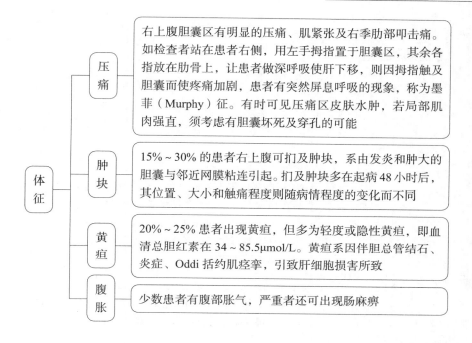

体征

压痛 右上腹胆囊区有明显的压痛、肌紧张及右季肋部叩击痛。如检查者站在患者右侧，用左手拇指置于胆囊区，其余各指放在肋骨上，让患者做深呼吸使肝下移，则因拇指触及胆囊而使疼痛加剧，患者有突然屏息呼吸的现象，称为墨菲（Murphy）征。有时可见压痛区皮肤水肿，若局部肌肉强直，须考虑有胆囊坏死及穿孔的可能

肿块 15%～30%的患者右上腹可扪及肿块，系由发炎和肿大的胆囊与邻近网膜粘连引起。扪及肿块多在起病48小时后，其位置、大小和触痛程度则随病情程度的变化而不同

黄疸 20%～25%患者出现黄疸，但多为轻度或隐性黄疸，即血清总胆红素在34～85.5μmol/L。黄疸系因伴胆总管结石、炎症、Oddi括约肌痉挛，引致肝细胞损害所致

腹胀 少数患者有腹部胀气，严重者还可出现肠麻痹

3．并发症

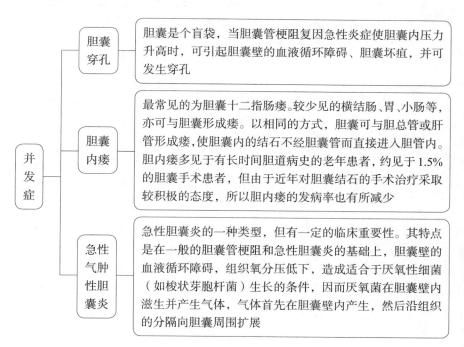

并发症

胆囊穿孔 胆囊是个盲袋，当胆囊管梗阻复因急性炎症使胆囊内压力升高时，可引起胆囊壁的血液循环障碍、胆囊坏疽，并可发生穿孔

胆囊内瘘 最常见的为胆囊十二指肠瘘。较少见的横结肠、胃、小肠等，亦可与胆囊形成瘘。以相同的方式，胆囊可与胆总管或肝管形成瘘，使胆囊内的结石不经胆囊管而直接进入胆管内。胆内瘘多见于有长时间胆道病史的老年患者，约见于1.5%的胆囊手术患者，但由于近年对胆囊结石的手术治疗采取较积极的态度，所以胆内瘘的发病率也有所减少

急性气肿性胆囊炎 急性胆囊炎的一种类型，但有一定的临床重要性。其特点是在一般的胆囊管梗阻和急性胆囊炎的基础上，胆囊壁的血液循环障碍，组织氧分压低下，造成适合于厌氧性细菌（如梭状芽胞杆菌）生长的条件，因而厌氧菌在胆囊壁内滋生并产生气体，气体首先在胆囊壁内产生，然后沿组织的分隔向胆囊周围扩展

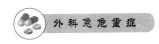

【辅助检查】

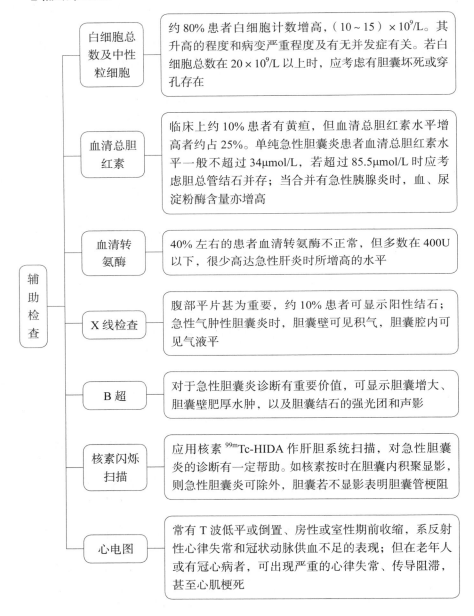

白细胞总数及中性粒细胞	约80%患者白细胞计数增高，（10～15）×10⁹/L。其升高的程度和病变严重程度及有无并发症有关。若白细胞总数在20×10⁹/L以上时，应考虑有胆囊坏死或穿孔存在
血清总胆红素	临床上约10%患者有黄疸，但血清总胆红素水平增高者约占25%。单纯急性胆囊炎患者血清总胆红素水平一般不超过34μmol/L，若超过85.5μmol/L时应考虑胆总管结石并存；当合并有急性胰腺炎时，血、尿淀粉酶含量亦增高
血清转氨酶	40%左右的患者血清转氨酶不正常，但多数在400U以下，很少高达急性肝炎时所增高的水平
X线检查	腹部平片甚为重要，约10%患者可显示阳性结石；急性气肿性胆囊炎时，胆囊壁可见积气，胆囊腔内可见气液平
B超	对于急性胆囊炎诊断有重要价值，可显示胆囊增大、胆囊壁肥厚水肿，以及胆囊结石的强光团和声影
核素闪烁扫描	应用核素 ⁹⁹ᵐTc-HIDA 作肝胆系统扫描，对急性胆囊炎的诊断有一定帮助。如核素按时在胆囊内积聚显影，则急性胆囊炎可除外，胆囊若不显影表明胆囊管梗阻
心电图	常有T波低平或倒置、房性或室性期前收缩，系反射性心律失常和冠状动脉供血不足的表现；但在老年人或有冠心病者，可出现严重的心律失常、传导阻滞，甚至心肌梗死

辅助检查

【诊断】

```
        ┌─ 突发的右上腹痛及右肩部放射痛
        │
        ├─ 右上腹胆囊区有腹壁压痛和腹肌紧张，并
        │  有典型的墨菲（Murphy）征
        │
        ├─ 白细胞计数常有增加，一般在（10～15）
        │  ×10⁹/L，有时可高达20×10⁹/L以上，表
        │  示胆囊可能已有蓄脓
        │
   诊    ├─ 患者常有轻度体温升高（38～39℃），但
   断    │  寒战高热不多见，有此现象时多表示已伴
   要    │  有胆管炎
   点    │
        ├─ 少数病例发病2～3天后可出现轻度黄疸
        │  （血清胆红素低于1.026μmol/L），为肝
        │  细胞有损害的表现，尿中的尿胆素原常有
        │  增加
        │
        ├─ 其他肝功能也可能有一定变化，如丙氨酸
        │  转氨酶（SGPT）可超过300U
        │
        └─ B超或CT检查有典型表现，15%～20%
           的患者临床表现可能较为轻微，或者症状
           发生后随即有所好转，以致有鉴别诊断上
           的困难
```

- 突发的右上腹痛及右肩部放射痛
- 右上腹胆囊区有腹壁压痛和腹肌紧张，并有典型的墨菲（Murphy）征
- 白细胞计数常有增加，一般在（10～15）$\times 10^9$/L，有时可高达20×10^9/L以上，表示胆囊可能已有蓄脓
- 患者常有轻度体温升高（38～39℃），但寒战高热不多见，有此现象时多表示已伴有胆管炎
- 少数病例发病2～3天后可出现轻度黄疸（血清胆红素低于1.026μmol/L），为肝细胞有损害的表现，尿中的尿胆素原常有增加
- 其他肝功能也可能有一定变化，如丙氨酸转氨酶（SGPT）可超过300U
- B超或CT检查有典型表现，15%～20%的患者临床表现可能较为轻微，或者症状发生后随即有所好转，以致有鉴别诊断上的困难

【鉴别诊断】

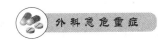

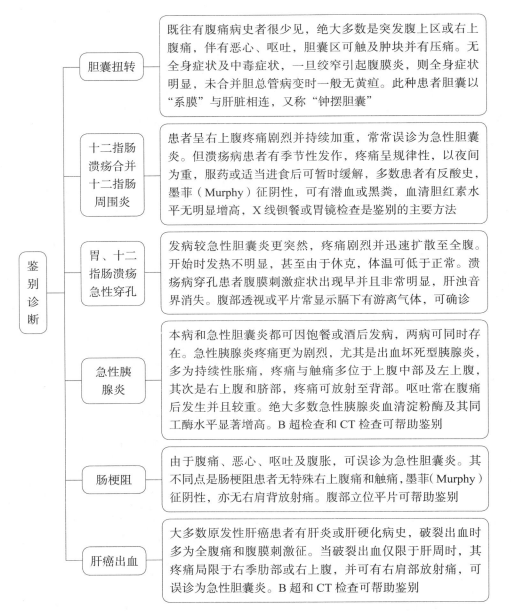

	胆囊扭转	既往有腹痛病史者很少见，绝大多数是突发腹上区或右上腹痛，伴有恶心、呕吐，胆囊区可触及肿块并有压痛。无全身症状及中毒症状，一旦绞窄引起腹膜炎，则全身症状明显，未合并胆总管病变时一般无黄疸。此种患者胆囊以"系膜"与肝脏相连，又称"钟摆胆囊"
鉴别诊断	十二指肠溃疡合并十二指肠周围炎	患者呈右上腹疼痛剧烈并持续加重，常常误诊为急性胆囊炎。但溃疡病患者有季节性发作，疼痛呈规律性，以夜间为重，服药或适当进食后可暂时缓解，多数患者有反酸史，墨菲（Murphy）征阴性，可有潜血或黑粪，血清胆红素水平无明显增高，X线钡餐或胃镜检查是鉴别的主要方法
	胃、十二指肠溃疡急性穿孔	发病较急性胆囊炎更突然，疼痛剧烈并迅速扩散至全腹。开始时发热不明显，甚至由于休克，体温可低于正常。溃疡病穿孔患者腹膜刺激症状出现早并且非常明显，肝浊音界消失。腹部透视或平片常显示膈下有游离气体，可确诊
	急性胰腺炎	本病和急性胆囊炎都可因饱餐或酒后发病，两病可同时存在。急性胰腺炎疼痛更为剧烈，尤其是出血坏死型胰腺炎，多为持续性胀痛，疼痛与触痛多位于上腹中部及左上腹，其次是右上腹和脐部，疼痛可放射至背部。呕吐常在腹痛后发生并且较重。绝大多数急性胰腺炎血清淀粉酶及其同工酶水平显著增高。B超检查和CT检查可帮助鉴别
	肠梗阻	由于腹痛、恶心、呕吐及腹胀，可误诊为急性胆囊炎。其不同点是肠梗阻患者无特殊右上腹痛和触痛，墨菲（Murphy）征阴性，亦无右肩背放射痛。腹部立位平片可帮助鉴别
	肝癌出血	大多数原发性肝癌患者有肝炎或肝硬化病史，破裂出血时多为全腹痛和腹膜刺激征。当破裂出血仅限于肝周时，其疼痛局限于右季肋部或右上腹，并可有右肩部放射痛，可误诊为急性胆囊炎。B超和CT检查可帮助鉴别

【治疗】

手术方法主要是胆囊切除术或胆囊造瘘术，如病情允许而又无禁忌证时，一般行胆囊切除术。但对高度危重患者，应在局麻下行胆囊造瘘术，以达到减压、引流的目的。

1. 胆囊切除术

胆囊切除术

自胆囊颈开始的切除法（顺行）

如果胆囊周围的粘连并不严重，胆囊管与胆总管交角（Calot三角）的解剖关系可以辨认清楚，则自囊颈部开始先分离出胆囊管并予以结扎切断，再辨认清肝右动脉分出的胆囊动脉，予以结扎、切断，则较容易提起胆囊颈部，将胆囊自胆囊床中剥离出并予以切除。注意：在胆囊切除过程中最严重的事故是胆总管损伤，这是由于胆囊管与胆总管的解剖关系辨认不清，或在胆囊切除时将胆囊管牵拉过度，以致胆总管被拉成锐角，血管钳夹得太低；或因胆囊动脉出血时，盲目使用血管钳在血泊中夹钳，而致误伤胆总管。所以条件允许者先解剖出Calot三角中胆囊管、胆囊动脉与胆总管的关系，是防止误伤胆总管的根本保证，也是切除胆囊的常用方法。在解剖胆囊中发生大出血时，切勿在血泊中盲目钳夹，以致误伤胆总管、门静脉等重要组织。此时可先用左手示指伸入网膜孔，与拇指一起捏住肝十二指肠韧带中的肝固有动脉，使出血停止，再清理手术野查明出血点所在，予以彻底止血。从肝床上剥离胆囊时，须仔细钳夹并结扎直接进入肝床的小血管支，并在胆囊窝放置引流，防止积血和感染

自胆囊底部开始的切除法（逆行）

若胆囊管和胆总管等组织因周围粘连过多而辨认不清，可以先自胆囊底部开始分离。若胆囊的边界不十分清楚，可以先切开胆囊底部，将左手示指伸入胆囊中，作为剥离胆囊的依据，正如剥离疝囊一样。做胆囊底部开始的切除术时出血可能较多，因胆囊动脉未能先行结扎，胆囊管的残端既可以因切除过多而伤及胆总管，也可能因切除不足而致残端过长，术后有形成残株综合征的可能，因在胆囊管残端中可有结石形成，或继发感染，致有轻度不适。所以在胆囊周围粘连较多而必须做囊底开始的胆囊切除时，应紧贴胆囊壁做囊壁分离，以减少出血，而不一定要暴露右肝动脉，待胆囊颈部完全游离后，将囊颈向外牵拉暴露胆囊管，随胆囊管向下追踪就可以找到胆总管，在认清胆囊管与胆总管和肝总管的关系后可以切断胆囊管，并切除胆囊。注意：切断胆囊管时，应将胆囊管残端保留长些（保证胆囊颈管内无结石嵌顿），切勿将胆囊管牵拉过长，血管钳也不可夹得太低，以免损伤胆总管

275

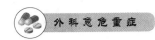

胆囊切除术	自胆囊底部开始的切除法（逆行）	手术副损伤的一个重要原因是显露不佳、结构辨认不清。而急性胆囊炎多有胆汁淤积，胆囊胀大，影响视野，有学者习惯先从胆囊底部电灼截孔减压，粗丝线结扎闭合后，钳夹提起哈氏袋，因浆膜水肿，钝性游离胆囊三角（如指捏法），多可分清结构。胆囊周围的粘连找对层次，也可钝性游离为主。有学者习惯常规放置腹腔引流管，防止积血积液及迷走胆管损伤后胆漏。此类胆漏只要引流通畅，短期内可自愈，患者无明显不适
	胆囊半切除术	胆囊的位置过深、粘连很多，致从胆囊窝中剥离胆囊非常困难或出血过多者
		胆囊壁已有坏死，不耐受切除者
		患者的情况在手术过程中突然恶化，需要尽快结束手术者，可以选择做胆囊部分切除术——将胆囊底部、体部及预部前壁、紧贴肝脏的胆囊窝予以切除，刮除后壁上的剩余黏膜，并结扎胆囊管，然后将留下的胆囊边缘用肠线相对缝合，其中插入一根导管引出体外作为引流。该导管常在术后第2周予以拔除，所余瘘口不久可以自动愈合
	胆囊部分切除术	在手术时胆囊颈必须予以结扎，否则有形成胆瘘的危险
		胆囊后壁的黏膜必须刮除干净，或用碳酸或电烧灼予以烧毁，否则窦道也可能长期不愈。胆囊部分切除术虽不如全切除"正规"，但其疗效与全切除术无明显差异，较单纯胆囊造瘘术后须再次切除者显然更合理。故在胆囊周围粘连很多、炎症严重、胆囊管与胆总管的解剖关系辨认不清时，与其冒损伤胆总管或右肝管的危险而勉强做胆囊全切除术，不如知难而退，行胆囊部分切除术。外科医师应保持头脑清醒，临场时应该善于抉择

2. 胆囊造瘘术

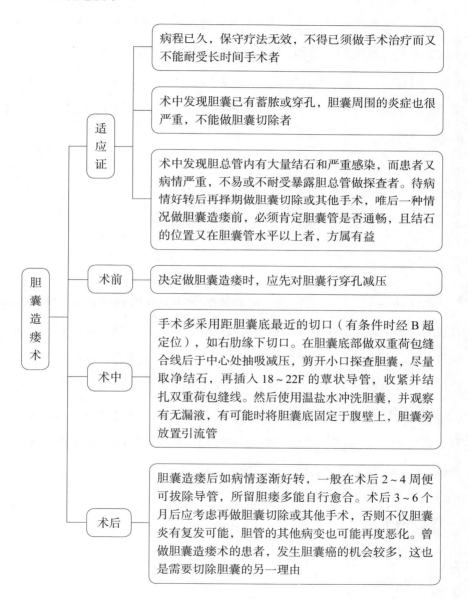

适应证

病程已久,保守疗法无效,不得已须做手术治疗而又不能耐受长时间手术者

术中发现胆囊已有蓄脓或穿孔,胆囊周围的炎症也很严重,不能做胆囊切除者

术中发现胆总管内有大量结石和严重感染,而患者又病情严重,不易或不耐受暴露胆总管做探查者。待病情好转后再择期做胆囊切除或其他手术,唯后一种情况做胆囊造瘘前,必须肯定胆囊管是否通畅,且结石的位置又在胆囊管水平以上者,方属有益

术前

决定做胆囊造瘘时,应先对胆囊行穿孔减压

术中

手术多采用距胆囊底最近的切口(有条件时经 B 超定位),如右肋缘下切口。在胆囊底部做双重荷包缝合线后于中心处抽吸减压,剪开小口探查胆囊,尽量取净结石,再插入 18～22F 的蕈状导管,收紧并结扎双重荷包缝合线。然后使用温盐水冲洗胆囊,并观察有无漏液,有可能时将胆囊底固定于腹壁上,胆囊旁放置引流管

术后

胆囊造瘘后如病情逐渐好转,一般在术后 2～4 周便可拔除导管,所留胆瘘多能自行愈合。术后 3～6 个月后应考虑再做胆囊切除或其他手术,否则不仅胆囊炎有复发可能,胆管的其他病变也可能再度恶化。曾做胆囊造瘘术的患者,发生胆囊癌的机会较多,这也是需要切除胆囊的另一理由

如患者不能耐受手术,可在 B 超引导下行经皮经肝胆囊穿刺置管引流

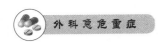

术，在一定程度上可缓解病情；条件允许时也可行腹腔镜胆囊切除术；需要再次强调，胆囊是整个胆管系统的一个组成部分，在处理胆囊病变时，如发现有胆管病变者切不可忘记同时做胆总管探查；即使患者的情况不允许做胆管病变（结石成癌肿）的彻底治疗，也必须尽可能放置"T"形管引流，以便术后通过"T"形管做胆管造影；必要时还应做 PTC 或 ERCP，然后在彻底了解胆系病变的基础上考虑选择正确的手术方案，方能使胆管的再次手术获得满意的疗效。

第十节　急性胰腺炎

急性胰腺炎是指多种病因引起的胰酶激活，导致胰腺肿胀、坏死和胰周渗出，多种细胞因子释放引起全身炎症反应综合征，继发其他器官功能改变的疾病。在外科急腹症中急性胰腺炎的发病率仅次于急性阑尾炎、急性肠梗阻、急性胆囊炎和胃十二指肠穿孔。虽然绝大多数为轻型及自限性，但有 1/5 的急性胰腺炎患者可发展为致命的重症胰腺炎。急性胰腺炎的总病死率为 5% ~ 10%，如出现并发症则增至 35% 或更高。患者的临床病程并非总有典型表现，一些患者的病情可在好转前恶化。

【病因】

1. 胆源性

胆石症、胆道感染或胆道蛔虫等均可引起急性胰腺炎，其中胆石症最常见。

2. 非胆源性

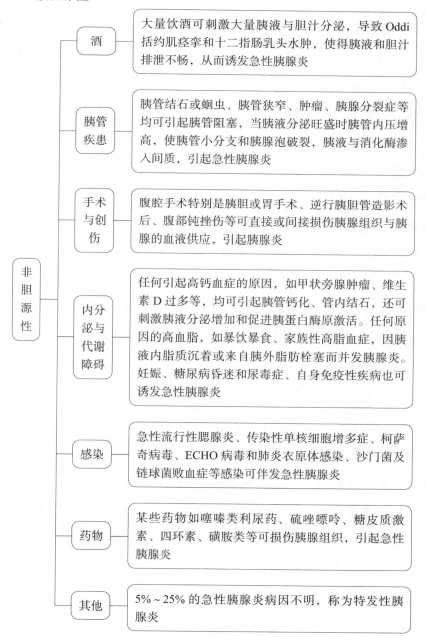

非胆源性

酒
大量饮酒可刺激大量胰液与胆汁分泌，导致 Oddi 括约肌痉挛和十二指肠乳头水肿，使得胰液和胆汁排泄不畅，从而诱发急性胰腺炎

胰管疾患
胰管结石或蛔虫、胰管狭窄、肿瘤、胰腺分裂症等均可引起胰管阻塞，当胰液分泌旺盛时胰管内压增高，使胰管小分支和胰腺泡破裂，胰液与消化酶渗入间质，引起急性胰腺炎

手术与创伤
腹腔手术特别是胰胆或胃手术、逆行胰胆管造影术后、腹部钝挫伤等可直接或间接损伤胰腺组织与胰腺的血液供应，引起胰腺炎

内分泌与代谢障碍
任何引起高钙血症的原因，如甲状旁腺肿瘤、维生素 D 过多等，均可引起胰管钙化、管内结石，还可刺激胰液分泌增加和促进胰蛋白酶原激活。任何原因的高血脂，如暴饮暴食、家族性高脂血症，因胰液内脂质沉着或来自胰外脂肪栓塞而并发胰腺炎。妊娠、糖尿病昏迷和尿毒症、自身免疫性疾病也可诱发急性胰腺炎

感染
急性流行性腮腺炎、传染性单核细胞增多症、柯萨奇病毒、ECHO 病毒和肺炎衣原体感染、沙门菌及链球菌败血症等感染可伴发急性胰腺炎

药物
某些药物如噻嗪类利尿药、硫唑嘌呤、糖皮质激素、四环素、磺胺类等可损伤胰腺组织，引起急性胰腺炎

其他
5%~25% 的急性胰腺炎病因不明，称为特发性胰腺炎

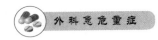

【发病机制】

急性胰腺炎的发病机制比较复杂，尚未完全阐述清楚。在正常情况下，胰液中的酶原在十二指肠内被激活，方有消化功能。在上述致病因素存在时，各种胰酶通过不同的途径相继提前在胰管或腺泡内激活，将对机体产生局部和全身损害。在局部对胰腺及其周围组织产生"自身消化"，造成组织细胞坏死，特别是磷酶 A 可产生有细胞毒性的溶血软磷脂。后者可溶解破坏细胞膜和线粒体膜的脂蛋白结构，致细胞死亡。弹力蛋白酶可破坏血管壁和胰管导管，使胰腺出血坏死。胰舒血管素可使血管扩张，通透性增加。脂肪酶将脂肪分解成脂肪酸后，与钙离子结合形成脂肪酸钙，可使血钙降低。此外，细胞内的蛋白酶造成细胞内的自身消化也与胰腺炎的发生有关。胰液中的各种酶被激活后发挥作用的共同结果是胰腺和胰周组织广泛充血、水肿甚至出血、坏死，并在腹腔和腹膜后渗出大量的液体。患者在早期可出现休克。疾病后期所产生的坏死组织又将因为细菌移位而继发感染，在腹膜后、网膜囊或游离腹腔形成脓肿。

大量胰酶及有毒物质被腹膜吸收入血，可导致心、脑、肺、肝、肾等器官的害，引起多器官功能障碍综合征。细菌内毒素入血后还可触发体内单核巨噬细胞、中性粒细胞和淋巴细胞，产生并释放大量内源性介质，这将加重全身损害和多器官功能障碍。急性胰腺炎血流动力学发生改变，如血液黏度增高、红细胞聚集增加和红细胞变形能力下降，这些变化将加重胰腺血液循环障碍，使病情恶化，可使水肿性胰腺炎向出血坏死性胰腺炎转化。

【临床表现】

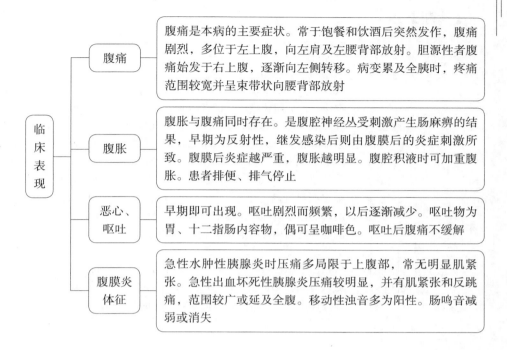

腹痛 | 腹痛是本病的主要症状。常于饱餐和饮酒后突然发作，腹痛剧烈，多位于左上腹，向左肩及左腰背部放射。胆源性者腹痛始发于右上腹，逐渐向左侧转移。病变累及全胰时，疼痛范围较宽并呈束带状向腰背部放射

腹胀 | 腹胀与腹痛同时存在。是腹腔神经丛受刺激产生肠麻痹的结果，早期为反射性，继发感染后则由腹膜后的炎症刺激所致。腹膜后炎症越严重，腹胀越明显。腹腔积液时可加重腹胀。患者排便、排气停止

恶心、呕吐 | 早期即可出现。呕吐剧烈而频繁，以后逐渐减少。呕吐物为胃、十二指肠内容物，偶可呈咖啡色。呕吐后腹痛不缓解

腹膜炎体征 | 急性水肿性胰腺炎时压痛多局限于上腹部，常无明显肌紧张。急性出血坏死性胰腺炎压痛较明显，并有肌紧张和反跳痛，范围较广或延及全腹。移动性浊音多为阳性。肠鸣音减弱或消失

【辅助检查】

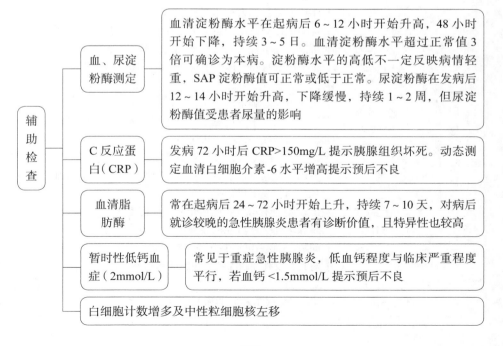

血、尿淀粉酶测定 | 血清淀粉酶水平在起病后 6～12 小时开始升高，48 小时开始下降，持续 3～5 日。血清淀粉酶水平超过正常值 3 倍可确诊为本病。淀粉酶水平的高低不一定反映病情轻重，SAP 淀粉酶值可正常或低于正常。尿淀粉酶在发病后 12～14 小时开始升高，下降缓慢，持续 1～2 周，但尿淀粉酶值受患者尿量的影响

C 反应蛋白（CRP） | 发病 72 小时后 CRP>150mg/L 提示胰腺组织坏死。动态测定血清白细胞介素-6 水平增高提示预后不良

血清脂肪酶 | 常在起病后 24～72 小时开始上升，持续 7～10 天，对病后就诊较晚的急性胰腺炎患者有诊断价值，且特异性也较高

暂时性低钙血症（2mmol/L） | 常见于重症急性胰腺炎，低血钙程度与临床严重程度平行，若血钙 <1.5mmol/L 提示预后不良

白细胞计数增多及中性粒细胞核左移

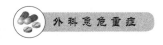

【诊断】

1. 实验室检查

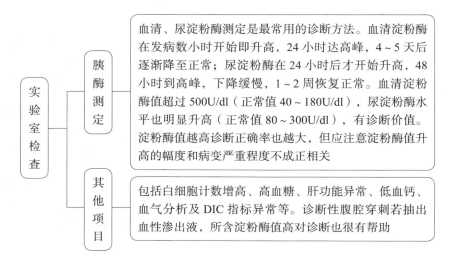

实验室检查 — 胰酶测定：血清、尿淀粉酶测定是最常用的诊断方法。血清淀粉酶在发病数小时开始即升高，24 小时达高峰，4～5 天后逐渐降至正常；尿淀粉酶在 24 小时后才开始升高，48 小时到高峰，下降缓慢，1～2 周恢复正常。血清淀粉酶值超过 500U/dl（正常值 40～180U/dl），尿淀粉酶水平也明显升高（正常值 80～300U/dl），有诊断价值。淀粉酶值越高诊断正确率也越大，但应注意淀粉酶值升高的幅度和病变严重程度不成正相关

其他项目：包括白细胞计数增高、高血糖、肝功能异常、低血钙、血气分析及 DIC 指标异常等。诊断性腹腔穿刺若抽出血性渗出液，所含淀粉酶值高对诊断也很有帮助

2. 影像学诊断

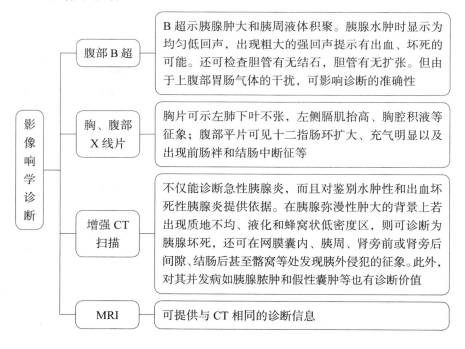

影像学诊断 — 腹部 B 超：B 超示胰腺肿大和胰周液体积聚。胰腺水肿时显示为均匀低回声，出现粗大的强回声提示有出血、坏死的可能。还可检查胆管有无结石，胆管有无扩张。但由于上腹部胃肠气体的干扰，可影响诊断的准确性

胸、腹部 X 线片：胸片可示左肺下叶不张，左侧膈肌抬高、胸腔积液等征象；腹部平片可见十二指肠环扩大、充气明显以及出现前肠袢和结肠中断征等

增强 CT 扫描：不仅能诊断急性胰腺炎，而且对鉴别水肿性和出血坏死性胰腺炎提供依据。在胰腺弥漫性肿大的背景上若出现质地不均、液化和蜂窝状低密度区，则可诊断为胰腺坏死，还可在网膜囊内、胰周、肾旁前或肾旁后间隙、结肠后甚至髂窝等处发现胰外侵犯的征象。此外，对其并发病如胰腺脓肿和假性囊肿等也有诊断价值

MRI：可提供与 CT 相同的诊断信息

【治疗】

1. 非手术治疗

急性胰腺炎全身反应期、水肿性胰腺炎及尚无感染的出血坏死性胰腺炎均应采用非手术治疗。

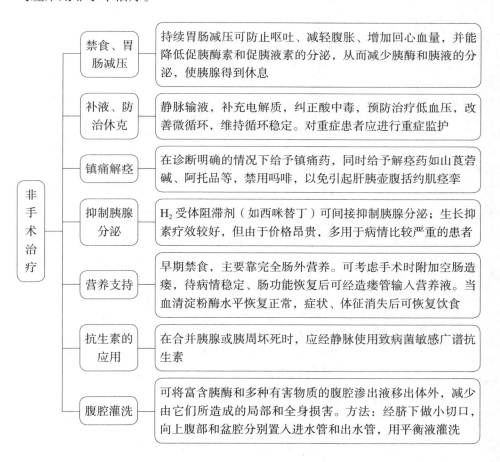

2. 手术治疗

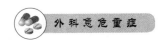

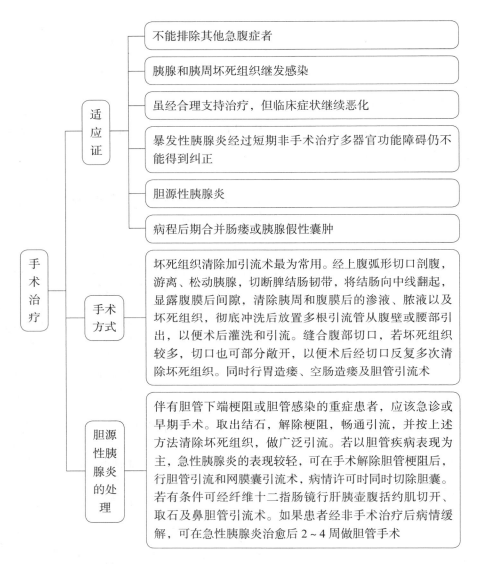

```
              ┌─ 适应证 ─┬─ 不能排除其他急腹症者
              │         ├─ 胰腺和胰周坏死组织继发感染
              │         ├─ 虽经合理支持治疗，但临床症状继续恶化
              │         ├─ 暴发性胰腺炎经过短期非手术治疗多器官功能障碍仍不能得到纠正
              │         ├─ 胆源性胰腺炎
              │         └─ 病程后期合并肠瘘或胰腺假性囊肿
```

手术治疗	手术方式	坏死组织清除加引流术最为常用。经上腹弧形切口剖腹，游离、松动胰腺，切断脾结肠韧带，将结肠向中线翻起，显露腹膜后间隙，清除胰周和腹膜后的渗液、脓液以及坏死组织，彻底冲洗后放置多根引流管从腹壁或腰部引出，以便术后灌洗和引流。缝合腹部切口，若坏死组织较多，切口也可部分敞开，以便术后经切口反复多次清除坏死组织。同时行胃造瘘、空肠造瘘及胆管引流术
	胆源性胰腺炎的处理	伴有胆管下端梗阻或胆管感染的重症患者，应该急诊或早期手术。取出结石，解除梗阻，畅通引流，并按上述方法清除坏死组织，做广泛引流。若以胆管疾病表现为主，急性胰腺炎的表现较轻，可在手术解除胆管梗阻后，行胆管引流和网膜囊引流术，病情许可时同时切除胆囊。若有条件可经纤维十二指肠镜行肝胰壶腹括约肌切开、取石及鼻胆管引流术。如果患者经非手术治疗后病情缓解，可在急性胰腺炎治愈后 2~4 周做胆管手术

第十一节　急性腹膜炎

　　急性腹膜炎是由于细菌或化学物质作用于腹膜引起的急性腹膜炎症。其

发生和发展受病因的种类、性质以及原发病灶的部位、细菌的种类和数量及宿主防御能力等影响。急性腹膜炎可分为原发性和继发性，以后者多见，多是继发于腹内脏器的炎症、创伤、穿孔，病情多危重复杂，如不及时去除原发病灶，积极抗感染，死亡率较高。

【病因】

1. 原发性腹膜炎

原发性腹膜炎是指腹腔内并无明显的原发感染病灶，病原体经血行、淋巴或经肠壁、女性生殖系统进入腹腔而引起的腹膜炎，较继发性腹膜炎少见。

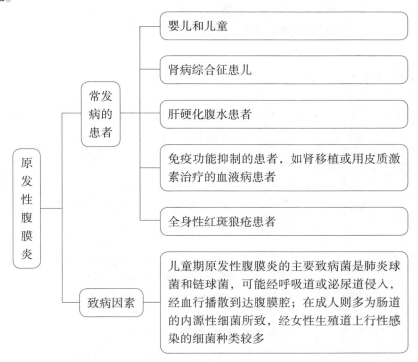

原发性腹膜炎
- 常发病的患者
  - 婴儿和儿童
  - 肾病综合征患儿
  - 肝硬化腹水患者
  - 免疫功能抑制的患者，如肾移植或用皮质激素治疗的血液病患者
  - 全身性红斑狼疮患者
- 致病因素
  - 儿童期原发性腹膜炎的主要致病菌是肺炎球菌和链球菌，可能经呼吸道或泌尿道侵入，经血行播散到达腹膜腔；在成人则多为肠道的内源性细菌所致，经女性生殖道上行性感染的细菌种类较多

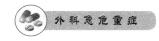

2. 继发性脓性腹膜炎

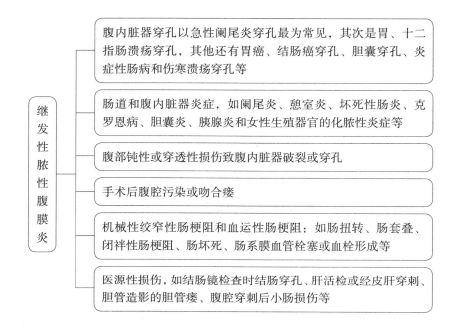

【分类】

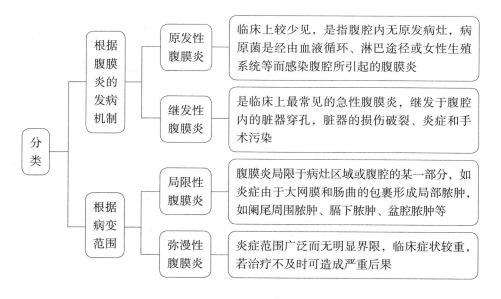

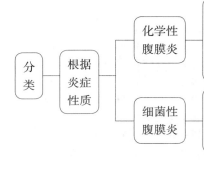

		化学性腹膜炎	由于胃酸、十二指肠液、胆盐、胆酸、胰液的强烈刺激而致化学性腹膜炎，见于溃疡穿孔、急性出血坏死性胰腺炎等，此时腹腔渗液中无细菌繁殖
分类	根据炎症性质	细菌性腹膜炎	由细菌及其产生的毒素刺激引起的腹膜炎，如空腔脏器穿孔 8 小时后多菌种的细菌繁殖化脓，产生毒素

【病理生理】

	腹膜受细菌侵犯或消化液（胃液、肠液、胆汁、胰液）刺激后，腹膜充血，由肥大细胞释放组胺和其他渗透因子，使血管通透性增加，渗出富于中性粒细胞、补体、调理素和蛋白质的液体。细菌和补体及调理素结合后就被吞噬细胞在局部吞噬，或进入区域淋巴管。间皮细胞受损伤可释放凝血活酶，使纤维蛋白原变成纤维素。纤维素在炎症病灶的周围沉积，使病灶与游离腹腔隔开，阻碍细菌和毒素的吸收。如果感染程度轻，机体抵抗力强，治疗及时，腹膜炎可以局限化，甚至完全吸收消退。反之，局限性腹膜炎亦可发展成为弥漫性腹膜炎。由于大量中性粒细胞的死亡、组织坏死、细菌和纤维蛋白凝固，渗出液逐渐由清变浊，呈脓性。大肠杆菌感染的脓液呈黄绿色，稍稠，如合并厌氧菌混合感染，脓液有粪臭味
病理生理	肠道浸泡在脓液中，可发生肠麻痹。肠管内积聚大量空气和液体，使肠腔扩张。肠腔内积液、腹腔内大量炎性渗液、腹膜和肠壁以及肠系膜水肿，使水、电解质和蛋白质丢失在第三间隙，细胞外液锐减，加上细菌和毒素吸入血，导致低血容量和感染中毒性休克，引起内分泌、肾、肺、心、脑代谢等一系列改变。常发生代谢性酸中毒、急性肾衰竭和急型呼吸窘迫综合征，最终导致不可逆性休克和患者死亡

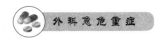外科急危重症

【临床表现】

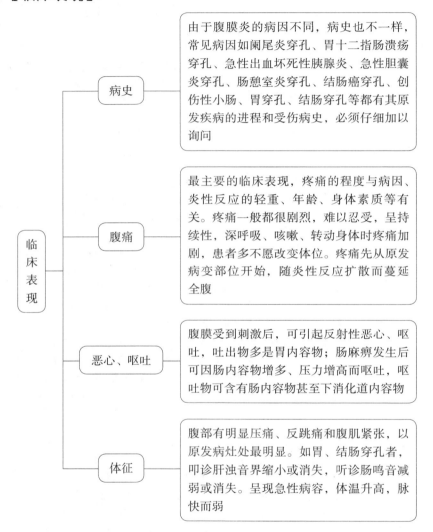

【辅助检查】

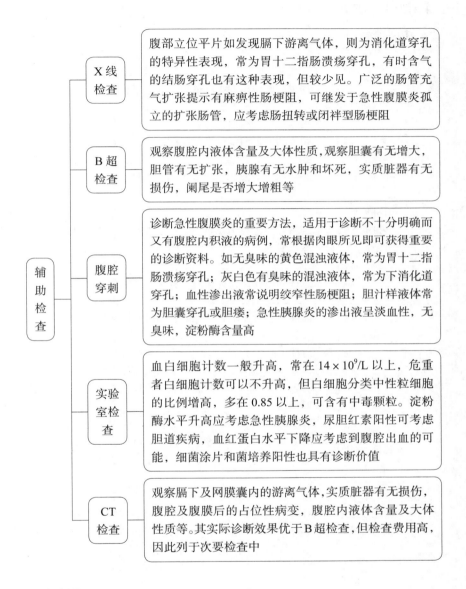

辅助检查

X线检查：腹部立位平片如发现膈下游离气体，则为消化道穿孔的特异性表现，常为胃十二指肠溃疡穿孔，有时含气的结肠穿孔也有这种表现，但较少见。广泛的肠管充气扩张提示有麻痹性肠梗阻，可继发于急性腹膜炎孤立的扩张肠管，应考虑肠扭转或闭袢型肠梗阻

B超检查：观察腹腔内液体含量及大体性质，观察胆囊有无增大，胆管有无扩张，胰腺有无水肿和坏死，实质脏器有无损伤，阑尾是否增大增粗等

腹腔穿刺：诊断急性腹膜炎的重要方法，适用于诊断不十分明确而又有腹腔内积液的病例，常根据肉眼所见即可获得重要的诊断资料。如无臭味的黄色混浊液体，常为胃十二指肠溃疡穿孔；灰白色有臭味的混浊液体，常为下消化道穿孔；血性渗出液常说明绞窄性肠梗阻；胆汁样液体常为胆囊穿孔或胆瘘；急性胰腺炎的渗出液呈淡血性，无臭味，淀粉酶含量高

实验室检查：血白细胞计数一般升高，常在 $14 \times 10^9/L$ 以上，危重者白细胞计数可以不升高，但白细胞分类中性粒细胞的比例增高，多在 0.85 以上，可含有中毒颗粒。淀粉酶水平升高应考虑急性胰腺炎，尿胆红素阳性可考虑胆道疾病，血红蛋白水平下降应考虑到腹腔出血的可能，细菌涂片和菌培养阳性也具有诊断价值

CT检查：观察膈下及网膜囊内的游离气体，实质脏器有无损伤，腹腔及腹膜后的占位性病变，腹腔内液体含量及大体性质等。其实际诊断效果优于B超检查，但检查费用高，因此列于次要检查中

【诊断】

1. 致病菌

一般空腔脏器穿孔引起的腹膜炎多是杆菌为主的感染，只有原发性腹膜

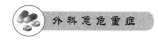

炎是球菌为主的感染。

2. 病因诊断

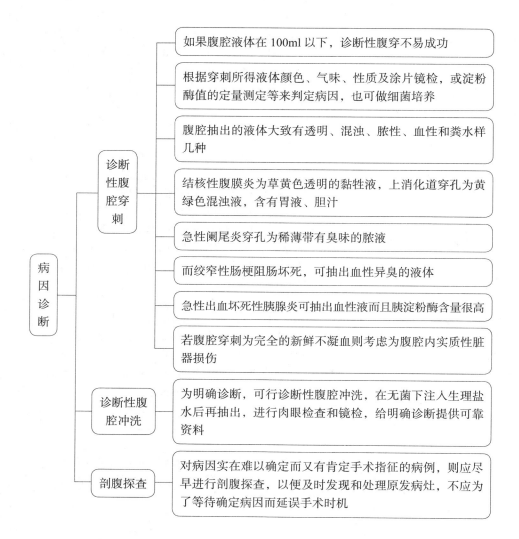

病因诊断

诊断性腹腔穿刺
- 如果腹腔液体在 100ml 以下，诊断性腹穿不易成功
- 根据穿刺所得液体颜色、气味、性质及涂片镜检，或淀粉酶值的定量测定等来判定病因，也可做细菌培养
- 腹腔抽出的液体大致有透明、混浊、脓性、血性和粪水样几种
- 结核性腹膜炎为草黄色透明的黏牲液，上消化道穿孔为黄绿色混浊液，含有胃液、胆汁
- 急性阑尾炎穿孔为稀薄带有臭味的脓液
- 而绞窄性肠梗阻肠坏死，可抽出血性异臭的液体
- 急性出血坏死性胰腺炎可抽出血性液而且胰淀粉酶含量很高
- 若腹腔穿刺为完全的新鲜不凝血则考虑为腹腔内实质性脏器损伤

诊断性腹腔冲洗
- 为明确诊断，可行诊断性腹腔冲洗，在无菌下注入生理盐水后再抽出，进行肉眼检查和镜检，给明确诊断提供可靠资料

剖腹探查
- 对病因实在难以确定而又有肯定手术指征的病例，则应尽早进行剖腹探查，以便及时发现和处理原发病灶，不应为了等待确定病因而延误手术时机

【鉴别诊断】

腹膜炎是腹内脏器损伤、炎性穿孔的一种继发表现，必须找出其病因。

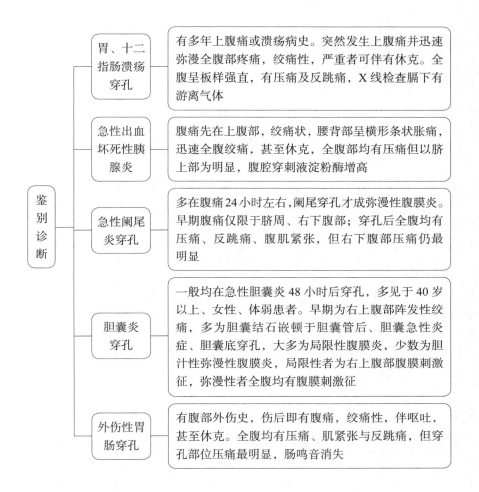

【治疗】

治疗原则上应积极消除引起腹膜炎的病因，并彻底清洗吸尽腹腔内存在的脓液和渗出液，或促使渗出液尽快吸收或通过引流而消失。为了达到上述目的，应根据不同的病因、不同的病变阶段、不同的患者体质，采取不同的治疗措施。总的来说，急性腹膜炎的治疗可分为非手术治疗和手术治疗两种。

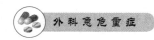

1．非手术治疗

（1）适应证

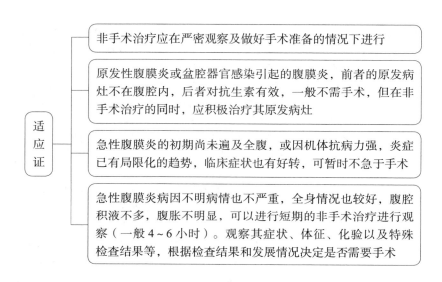

适应证

- 非手术治疗应在严密观察及做好手术准备的情况下进行

- 原发性腹膜炎或盆腔器官感染引起的腹膜炎，前者的原发病灶不在腹腔内，后者对抗生素有效，一般不需手术，但在非手术治疗的同时，应积极治疗其原发病灶

- 急性腹膜炎的初期尚未遍及全腹，或因机体抗病力强，炎症已有局限化的趋势，临床症状也有好转，可暂时不急于手术

- 急性腹膜炎病因不明病情也不严重，全身情况也较好，腹腔积液不多，腹胀不明显，可以进行短期的非手术治疗进行观察（一般4～6小时）。观察其症状、体征、化验以及特殊检查结果等，根据检查结果和发展情况决定是否需要手术

（2）方法

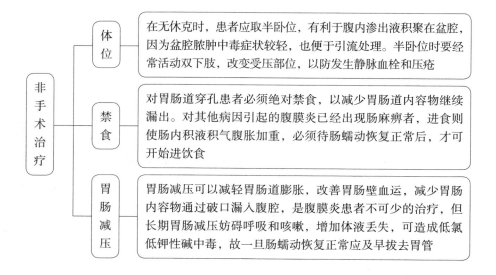

非手术治疗

- 体位：在无休克时，患者应取半卧位，有利于腹内渗出液积聚在盆腔，因为盆腔脓肿中毒症状较轻，也便于引流处理。半卧位时要经常活动双下肢，改变受压部位，以防发生静脉血栓和压疮

- 禁食：对胃肠道穿孔患者必须绝对禁食，以减少胃肠道内容物继续漏出。对其他病因引起的腹膜炎已经出现肠麻痹者，进食则使腹内积液积气腹胀加重，必须待肠蠕动恢复正常后，才可开始进饮食

- 胃肠减压：胃肠减压可以减轻胃肠道膨胀，改善胃肠壁血运，减少胃肠内容物通过破口漏入腹腔，是腹膜炎患者不可少的治疗，但长期胃肠减压妨碍呼吸和咳嗽，增加体液丢失，可造成低氯低钾性碱中毒，故一旦肠蠕动恢复正常应及早拔去胃管

非手术治疗	**静脉输液**	腹膜炎禁食患者必须通过输液以纠正水、电解质和酸碱失调。对严重衰竭患者应增加血和血浆的输入量，清蛋白以补充因腹腔渗出而丢失的蛋白，防止低蛋白血症和贫血。对轻症患者可输注葡萄糖液或平衡盐，对有休克的患者在输入晶胶体液的同时要有必要的监护，包括血压、脉率、心电、血气、中心静脉压，尿相对密度和酸碱度，血细胞比容、电解质定量观察、肾功能等，以便及时修正液体的内容和速度，增加必要的辅助药物，也可给予一定量的激素治疗。在基本扩容后可酌情使用血管活性药，其中以多巴胺较为安全，确诊后可边抗休克边进行手术
	补充热量与营养	急性腹膜炎需要大量的热量与营养以补其需要，其代谢率为正常的140%，每日需要热量达 12 558 ~ 16 744kJ。当不能补足所需热量时，机体内大量蛋白质被消耗，则患者承受严重损害。目前除输入葡萄糖供给部分热量外，尚需输注复方氨基酸液以减轻体内蛋白的消耗，对长期不能进食的患者应考虑深静脉高营养治疗
	抗生素的应用	由于急性腹膜炎病情危重且多为大肠杆菌和粪链菌所致的混合感染，早期即应选用大量广谱抗生素，再根据细菌培养结果加以调整，给药途径以静脉滴注较好，除大肠杆菌、粪链球菌外，要注意有耐药的金黄色葡萄球菌和无芽胞的厌氧菌（如粪杆菌）的存在，特别是顽固的病例，适当地选择敏感的抗生素，如氯霉素、氯林可霉素、甲硝唑、庆大霉素、氨基青霉素等。对革兰阴性杆菌败血症者可选用第三代头孢菌素如头孢曲松钠等
	镇痛	为减轻患者痛苦，适当地应用镇静镇痛剂是必要的。对于诊断已经明确，治疗方法已经决定的患者，用哌替啶或吗啡来缓解剧痛也是允许的，而且在增强肠壁肌肉张力和防止肠麻痹有一定作用。但如果诊断尚未确定，患者还需要观察时，不宜用镇痛剂以免掩盖病情

2. 手术治疗

（1）适应证

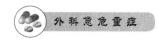

手术治疗通常适用于病情严重，非手术治疗无效者

腹腔内原发病灶严重者，如腹内脏器损伤破裂、绞窄性肠梗阻、炎症引起的肠坏死、肠穿孔、胆囊坏疽穿孔、术后胃肠吻合口瘘所致的腹膜炎

适应证

弥漫性腹膜炎较重而无局限趋势者

患者一般情况差，腹腔积液多，肠麻痹重，或中毒症状明显，尤其是有休克者

经保守治疗（一般不超过 12 小时），如腹膜炎症状与体征均不缓解，或反而加重者

（2）方法

清除腹膜炎的病因是手术治疗的主要目的。感染源消除得越早，则预后越好，原则上手术切口应该越靠近病灶的部位越好，以直切口为宜，便于上下延长，并适合于改变手术方式

探查应轻柔细致，尽量避免不必要的解剖和分离，防止因操作不当引起感染扩散。对原发病灶要根据情况做出判断后再行处理，坏疽性阑尾炎和胆囊炎应予切除，若局部炎症严重，解剖层次不清或病情危重而不能耐受较大手术时可简化操作，只做病灶周围引流或造瘘术。待全身情况好转、炎症愈合后 3～6 个月择期行胆囊切除或阑尾切除术

手术治疗

病灶处理

对于坏死的肠段必须切除，条件不允许时可做坏死肠段外置术。一边抗休克一边尽快切除坏死肠段，以挽救患者，此为最佳手术方案

对于胃、十二指肠溃疡穿孔，在患者情况允许下，如穿孔时间短，处在化学性腹膜炎阶段，空腹情况下穿孔、腹腔污染轻，病变需切除时应考虑行胃大部切除术；若病情严重，患者处于中毒性休克状态，且腹腔污染重，处在化脓性腹膜炎阶段，则只能行胃穿孔修补术，待体质恢复，3～6 个月后住院择期手术

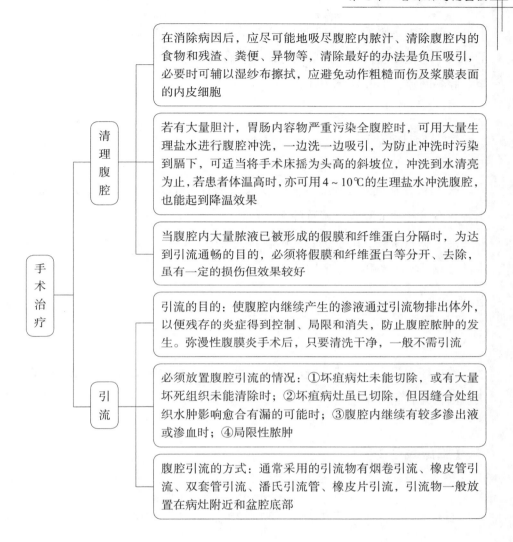

手术治疗
├ 清理腹腔
│ ├ 在消除病因后，应尽可能地吸尽腹腔内脓汁、清除腹腔内的食物和残渣、粪便、异物等，清除最好的办法是负压吸引，必要时可辅以湿纱布擦拭，应避免动作粗糙而伤及浆膜表面的内皮细胞
│ ├ 若有大量胆汁，胃肠内容物严重污染全腹腔时，可用大量生理盐水进行腹腔冲洗，一边洗一边吸引，为防止冲洗时污染到膈下，可适当将手术床摇为头高的斜坡位，冲洗到水清亮为止，若患者体温高时，亦可用 4～10℃的生理盐水冲洗腹腔，也能起到降温效果
│ └ 当腹腔内大量脓液已被形成的假膜和纤维蛋白分隔时，为达到引流通畅的目的，必须将假膜和纤维蛋白等分开、去除，虽有一定的损伤但效果较好
└ 引流
   ├ 引流的目的：使腹腔内继续产生的渗液通过引流物排出体外，以便残存的炎症得到控制、局限和消失，防止腹腔脓肿的发生。弥漫性腹膜炎手术后，只要清洗干净，一般不需引流
   ├ 必须放置腹腔引流的情况：①坏疽病灶未能切除，或有大量坏死组织未能清除时；②坏疽病灶虽已切除，但因缝合处组织水肿影响愈合有漏的可能时；③腹腔内继续有较多渗出液或渗血时；④局限性脓肿
   └ 腹腔引流的方式：通常采用的引流物有烟卷引流、橡皮管引流、双套管引流、潘氏引流管、橡皮片引流，引流物一般放置在病灶附近和盆腔底部

第十二节　腹腔脓肿

　　腹腔内感染的液体集聚于腹腔内的某些间隙，逐渐被周围的纤维组织或网膜包裹而形成脓肿，通常是化脓性腹膜炎的后遗症或者是腹部污染或感染性手术的并发症。脓肿可发生于腹腔内的任何间隙，多位于邻近病变脏器的

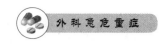

附近，或发生于感染性液体因重力关系流向的部位。脓液积聚在一侧或两侧的膈肌下与横结肠及其系膜的间隙内者，称为膈下脓肿；感染的液体向下流至盆腔各间隙，形成盆腔脓肿。

一、膈下脓肿

膈下脓肿常继发于脏器穿孔、炎症等腹膜炎的并发症。经治疗，脓肿小者，有可能消散吸收；若脓肿大、积脓多、内压高，往往自行向腹腔、体外，甚至胸腔溃破。由于患者久病衰弱、抵抗力低下，脓毒血症败血症、感染性休克的发生率和死亡率均较高。

【病因】

致病菌多为大肠杆菌、链球菌为主的需氧菌和类杆菌，厌氧球菌为主的厌氧菌，并右侧多于左侧。

【临床表现】

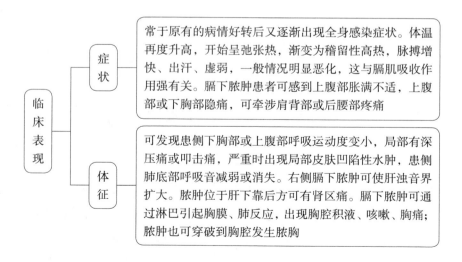

临床表现
- 症状：常于原有的病情好转后又逐渐出现全身感染症状。体温再度升高，开始呈弛张热，渐变为稽留性高热，脉搏增快、出汗、虚弱，一般情况明显恶化，这与膈肌吸收作用强有关。膈下脓肿患者可感到上腹部胀满不适，上腹部或下胸部隐痛，可牵涉肩背部或后腰部疼痛
- 体征：可发现患侧下胸部或上腹部呼吸运动度变小，局部有深压痛或叩击痛，严重时出现局部皮肤凹陷性水肿，患侧肺底部呼吸音减弱或消失。右侧膈下脓肿可使肝浊音界扩大。脓肿位于肝下靠后方可有肾区痛。膈下脓肿可通过淋巴引起胸膜、肺反应，出现胸腔积液、咳嗽、胸痛；脓肿也可穿破到胸腔发生脓胸

【辅助检查】

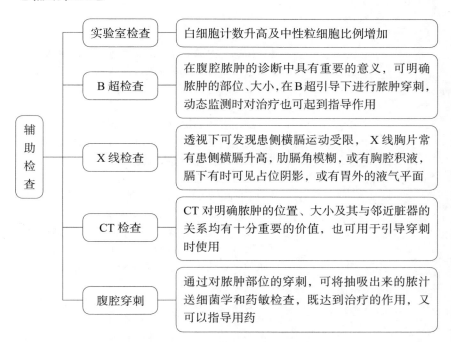

辅助检查	实验室检查	白细胞计数升高及中性粒细胞比例增加
	B超检查	在腹腔脓肿的诊断中具有重要的意义,可明确脓肿的部位、大小,在B超引导下进行脓肿穿刺,动态监测时对治疗也可起到指导作用
	X线检查	透视下可发现患侧横膈运动受限,X线胸片常有患侧横膈升高,肋膈角模糊,或有胸腔积液,膈下有时可见占位阴影,或有胃外的液气平面
	CT检查	CT对明确脓肿的位置、大小及其与邻近脏器的关系均有十分重要的价值,也可用于引导穿刺时使用
	腹腔穿刺	通过对脓肿部位的穿刺,可将抽吸出来的脓汁送细菌学和药敏检查,既达到治疗的作用,又可以指导用药

【诊断】

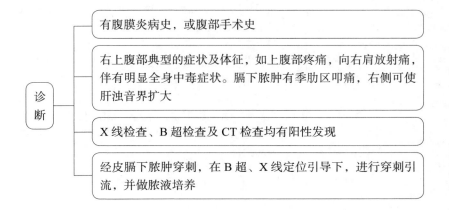

诊断	有腹膜炎病史,或腹部手术史
	右上腹部典型的症状及体征,如上腹部疼痛,向右肩放射痛,伴有明显全身中毒症状。膈下脓肿有季肋区叩痛,右侧可使肝浊音界扩大
	X线检查、B超检查及CT检查均有阳性发现
	经皮膈下脓肿穿刺,在B超、X线定位引导下,进行穿刺引流,并做脓液培养

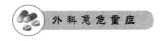

【治疗】

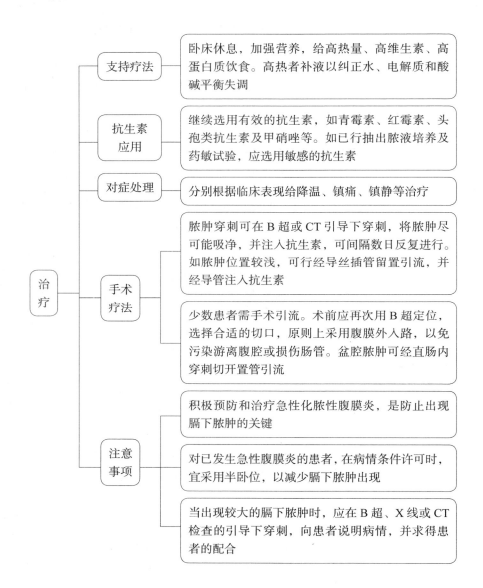

- 治疗
  - 支持疗法 —— 卧床休息，加强营养，给高热量、高维生素、高蛋白质饮食。高热者补液以纠正水、电解质和酸碱平衡失调
  - 抗生素应用 —— 继续选用有效的抗生素，如青霉素、红霉素、头孢类抗生素及甲硝唑等。如已行抽出脓液培养及药敏试验，应选用敏感的抗生素
  - 对症处理 —— 分别根据临床表现给降温、镇痛、镇静等治疗
  - 手术疗法
    - 脓肿穿刺可在 B 超或 CT 引导下穿刺，将脓肿尽可能吸净，并注入抗生素，可间隔数日反复进行。如脓肿位置较浅，可行经导丝插管留置引流，并经导管注入抗生素
    - 少数患者需手术引流。术前应再次用 B 超定位，选择合适的切口，原则上采用腹膜外入路，以免污染游离腹腔或损伤肠管。盆腔脓肿可经直肠内穿刺切开置管引流
  - 注意事项
    - 积极预防和治疗急性化脓性腹膜炎，是防止出现膈下脓肿的关键
    - 对已发生急性腹膜炎的患者，在病情条件许可时，宜采用半卧位，以减少膈下脓肿出现
    - 当出现较大的膈下脓肿时，应在 B 超、X 线或 CT 检查的引导下穿刺，向患者说明病情，并求得患者的配合

二、盆腔脓肿

盆腔脓肿为急性腹膜炎最常见的并发症，常位于盆腔最低处的膀胱直肠窝或子宫直肠窝内。由于盆腔腹膜吸收毒素的能力较低，临床表现轻而迟缓，早期易被忽略。

【病因】

盆腔脓肿的致病菌多为需氧菌与厌氧菌的混合感染。

【临床表现】

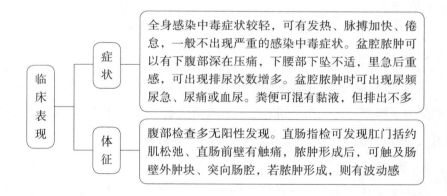

临床表现
- 症状：全身感染中毒症状较轻，可有发热、脉搏加快、倦怠，一般不出现严重的感染中毒症状。盆腔脓肿可以有下腹部深在压痛，下腰部下坠不适，里急后重感，可出现排尿次数增多。盆腔脓肿时可出现尿频尿急、尿痛或血尿。粪便可混有黏液，但排出不多
- 体征：腹部检查多无阳性发现。直肠指检可发现肛门括约肌松弛、直肠前壁有触痛，脓肿形成后，可触及肠壁外肿块、突向肠腔，若脓肿形成，则有波动感

【辅助检查】

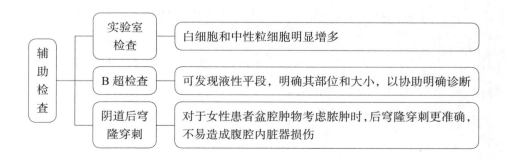

辅助检查
- 实验室检查：白细胞和中性粒细胞明显增多
- B超检查：可发现液性平段，明确其部位和大小，以协助明确诊断
- 阴道后穹隆穿刺：对于女性患者盆腔肿物考虑脓肿时，后穹隆穿刺更准确，不易造成腹腔内脏器损伤

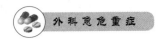

【诊断】

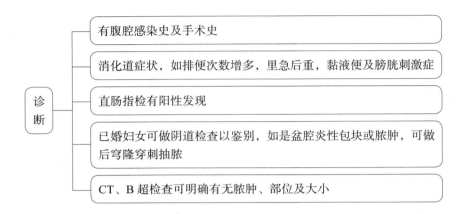

诊断
- 有腹腔感染史及手术史
- 消化道症状，如排便次数增多，里急后重，黏液便及膀胱刺激症
- 直肠指检有阳性发现
- 已婚妇女可做阴道检查以鉴别，如是盆腔炎性包块或脓肿，可做后穹隆穿刺抽脓
- CT、B超检查可明确有无脓肿、部位及大小

【治疗】

1. 非手术治疗

仅有炎性肿块而未化脓或积脓很少时，可行非手术治疗。包括采用温热盐水保留灌肠，每日1次。同时应用有效抗生素，可选用氨苄西林（氨苄青霉素）、头孢类抗生素类、庆大霉素和甲硝唑等联合抗感染治疗。

2. 手术治疗

如非手术治疗无效，肿块继续增大，中毒症状显著者，可行手术引流。手术方法有3种。

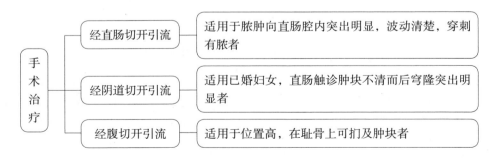

手术治疗
- 经直肠切开引流 —— 适用于脓肿向直肠腔内突出明显，波动清楚，穿刺有脓者
- 经阴道切开引流 —— 适用已婚妇女，直肠触诊肿块不清而后穹隆突出明显者
- 经腹切开引流 —— 适用于位置高，在耻骨上可扪及肿块者

3．注意事项

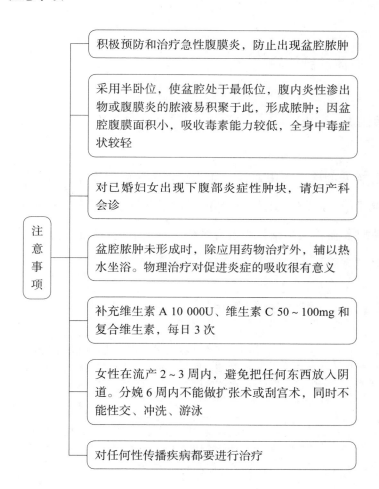

注意事项
- 积极预防和治疗急性腹膜炎，防止出现盆腔脓肿
- 采用半卧位，使盆腔处于最低位，腹内炎性渗出物或腹膜炎的脓液易积聚于此，形成脓肿；因盆腔腹膜面积小，吸收毒素能力较低，全身中毒症状较轻
- 对已婚妇女出现下腹部炎症性肿块，请妇产科会诊
- 盆腔脓肿未形成时，除应用药物治疗外，辅以热水坐浴。物理治疗对促进炎症的吸收很有意义
- 补充维生素 A 10 000U、维生素 C 50～100mg 和复合维生素，每日 3 次
- 女性在流产 2～3 周内，避免把任何东西放入阴道。分娩 6 周内不能做扩张术或刮宫术，同时不能性交、冲洗、游泳
- 对任何性传播疾病都要进行治疗

第十三节　急性动脉栓塞

　　动脉栓塞是指血块或进入血管的异物成为栓子，随着血流冲入并停顿在口径与栓子大小相似的动脉内，造成动脉阻塞，引起急性缺血的临床表现。

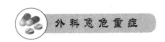

特点是起病急骤，症状明显，进展迅速，预后较差，需积极处理。动脉栓塞可发生于周围动脉及内脏动脉。

一、肢体动脉栓塞

【病因】

动脉栓塞的栓子可由血栓、动脉硬化斑块或碎片、细菌性纤维素凝集物、肿瘤组织、脂肪、子弹、折断的导丝或导管之类、羊水等组成，但以血栓最为常见。血栓大多来自心血管系统，特别是左心房或左心室。血栓的来源有下列几方面。

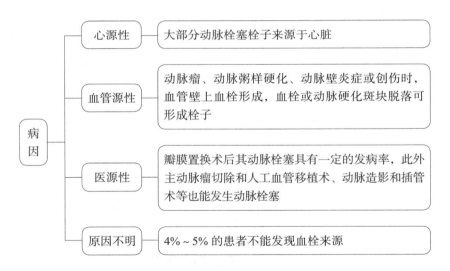

病因
- 心源性 —— 大部分动脉栓塞栓子来源于心脏
- 血管源性 —— 动脉瘤、动脉粥样硬化、动脉壁炎症或创伤时，血管壁上血栓形成，血栓或动脉硬化斑块脱落可形成栓子
- 医源性 —— 瓣膜置换术后其动脉栓塞具有一定的发病率，此外主动脉瘤切除和人工血管移植术、动脉造影和插管术等也能发生动脉栓塞
- 原因不明 —— 4%～5%的患者不能发现血栓来源

【病理生理】

动脉栓塞造成的病理变化包括栓塞动脉的变化，受累肢体的变化，以及

心血管系统和全身的变化，而这两方面又互相影响。

```
病
理
生      栓塞动脉   ┬─ 动脉分叉部管腔突然狭窄，在解剖上形成鞍
理      的变化     │   状，因此栓子几乎总是停留在动脉分叉和分
                  │   支开 U 处。在周围动脉栓塞中，下肢明显比
                  │   上肢多见。栓塞发生后，动脉腔部分或完全
                  │   阻塞，引起阻塞以远动脉及其分支痉挛，栓
                  │   子所在部位血管壁变性和栓塞近远端继发性
                  │   血栓形成
                  │
                  ├─ 动脉痉挛：栓塞刺激动脉壁，通过交感神经、
                  │   血管舒缩中枢反射引起远端血管及邻近侧支
                  │   动脉强烈痉挛，更加重肢体缺血。痉挛程度
                  │   愈剧，缺血愈严重
                  │
                  └─ 继发性血栓形成：动脉本身滋养血管也可发
                      生痉挛，造成动脉壁血液供应障碍，血管内
                      皮细胞受到损害，内膜退行性变，血小板、
                      纤维蛋白黏附于动脉内膜上，形成继发性
                      血栓

        受累肢体的 ── 为组织缺血缺氧所致。周围神经对缺氧最敏
        变化          感，其次是肌肉组织。因而疼痛和麻木为肢
                      体动脉栓塞后的最早表现，发展到肢体感觉
                      消失时，组织很可能已发生坏死

        心血管系统 ── 多数患者合并心血管系统疾病，动脉栓塞后
        和全身的影     更加重心血管功能紊乱。重者造成血压下降
        响            甚至休克和心脏骤停。另外，肢体坏疽、继
                      发感染，毒素吸收和剧烈的疼痛，均对全身
                      造成不良影响
```

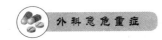

【临床表现】

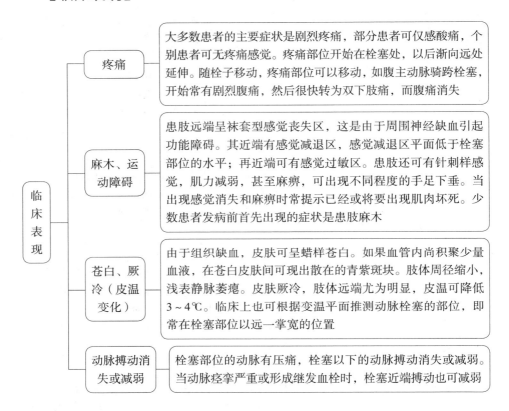

	疼痛	大多数患者的主要症状是剧烈疼痛，部分患者可仅感酸痛，个别患者可无疼痛感觉。疼痛部位开始在栓塞处，以后渐向远处延伸。随栓子移动，疼痛部位可以移动，如腹主动脉骑跨栓塞，开始常有剧烈腹痛，然后很快转为双下肢痛，而腹痛消失
临床表现	麻木、运动障碍	患肢远端呈袜套型感觉丧失区，这是由于周围神经缺血引起功能障碍。其近端有感觉减退区，感觉减退区平面低于栓塞部位的水平；再近端可有感觉过敏区。患肢还可有针刺样感觉，肌力减弱，甚至麻痹，可出现不同程度的手足下垂。当出现感觉消失和麻痹时常提示已经或将要出现肌肉坏死。少数患者发病前首先出现的症状是患肢麻木
	苍白、厥冷（皮温变化）	由于组织缺血，皮肤可呈蜡样苍白。如果血管内尚积聚少量血液，在苍白皮肤间可现出散在的青紫斑块。肢体周径缩小，浅表静脉萎瘪。皮肤厥冷，肢体远端尤为明显，皮温可降低3~4℃。临床上也可根据变温平面推测动脉栓塞的部位，即常在栓塞部位以远一掌宽的位置
	动脉搏动消失或减弱	栓塞部位的动脉有压痛，栓塞以下的动脉搏动消失或减弱。当动脉痉挛严重或形成继发血栓时，栓塞近端搏动也可减弱

【缺血严重程度的评估】

缺血严重程度是选择处理策略最重要的因素，也影响治疗的结果。必须在患者住院或进行影像学检查前对缺血程度进行分类（表7-1）。持续性疼痛、感觉缺失、足趾肌肉无力都是判断患者肢体是否处于丧失危险中的最重要特征。肌肉僵直、痛觉异常、被动运动疼痛都是严重缺血的晚期征象，预示组织坏死。

表 7-1　急性肢体缺血的缺血程度分类

分类	感觉缺失	肌无力	动脉多普勒超声	动脉多普勒超声	描述/预后
Ⅰ 有生机的	正常	正常	可闻及 >1.0kPa（30mmHg）	可闻及	无即刻危险
Ⅱa 临界危险	足趾正常或减退	正常	通常不可闻及	可闻及	迅速治疗可挽救
Ⅱb 非常危险	减退不仅限于足趾	轻度到中度的影响	通常不可闻及	可闻及	立即血管再通可挽救
Ⅲ 不可逆性坏死	广泛感觉丧失	瘫痪，僵直	通常不可闻及	不可闻及	组织坏死，永久神经损伤－截肢

【辅助检查】

辅助检查

多普勒超声无创血管检查
进行动脉节段测压、肢体末梢动脉波形及静脉频谱描记。可明确肢体缺血的严重程度；判断栓塞的大致部位；对一侧肢体发病的患者，可了解对侧肢体是否存在动脉粥样硬化性狭窄或闭塞，为鉴别诊断提供依据

双功超声检查
可对动脉栓塞的部位给予较准确地定位，还可了解相关动脉是否存在扩张性病变，对病因评估提供帮助

动脉造影
动脉栓塞的特征性影像包括：①动脉闭塞端呈平截状或杯口状；②几乎看不到侧支循环。而血栓形成的病例则在闭塞两侧呈锥形或"鼠尾形"表现，同时有较丰富的侧支循环及未闭塞处血管动脉粥样硬化性影像表现

磁共振血管成像（MRA）或 CT 动脉成像（CTA）
无需造影剂，对诊断及术式准备有一定帮助

超声心动图检查
属病因学检查。也为防止再栓塞而行病因治疗，如控制心泵、心房颤动的复律、心脏附壁血栓摘除、瓣膜置换、室壁瘤切除等提供参考。检查方式主要有经胸壁和经食管两种。经胸壁超声心动图对心室附壁血栓及左心房黏液瘤的诊断准确性较高，但对左心房及心耳内血栓漏诊率较高，也不能准确评估主动脉弓和降主动脉的情况。经食管超声心动图对心房内附壁血栓的敏感性和准确性大大高于经胸壁超声，还能了解降主动脉的情况

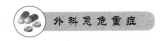

【诊断】

凡具有器质性心脏病、动脉硬化，尤其是有心房颤动或有动脉栓塞史的患者，如突然发生肢体疼痛伴急性动脉缺血表现和相应动脉搏动消失者，急性动脉栓塞的诊断基本成立。但当合并外周动脉狭窄性病变等血管床复杂情况时，正确诊断会遇到困难。因为动脉栓塞可起病隐匿，动脉血栓形成也可表现为急性发病，在治疗开始前获得正确的诊断并不容易。

【鉴别诊断】

1. 急性动脉血栓形成（表7-2）

粥样硬化斑块破裂、血液停止流动和高凝状态是急性血栓形成的主要原因。严重的心力衰竭、脱水和出血是较不常见的病因。

2. 急性髂-股静脉血栓形成（即股青肿）。

3. 急性主动脉夹层。

4. 其他还有动脉痉挛、动脉外压性病变、肢体动脉外伤等。

可行动静脉多普勒、动脉磁共振显像及动脉造影等辅助检查来帮助鉴别。连续多普勒可测量踝部血流压力；栓塞时血管造影可见动脉堵塞段齐头截断，且侧支循环极不丰富。双功超声可提示动脉管腔内有低回声物充填，也可显示动脉壁有动脉硬化斑块存在，但对鉴别诊断的作用有限。

表 7-2　急性下肢缺血病因学及临床表现的鉴别

动脉栓塞	血栓形成
发病前没有动脉功能不全的症状	发病前间歇性跛行史
有明确的栓子来源（心房颤动、心肌梗死）	没有栓子来源
突然发生（数小时至数日）	病史长（数日至数周）

续表

动脉栓塞	血栓形成
缺血严重	缺血较严重
对侧肢体脉搏正常	对侧肢体脉搏消失
没有慢性缺血的体征	有慢性缺血的阳性体征

【治疗】

1．非手术治疗

非手术治疗常用药物有纤溶、抗凝及扩血管药物。目前仍以尿激酶最为常用，可经静脉内注射、栓塞动脉近端穿刺注射和经动脉内导管利用输液泵持续给药三种方法。适用于下列情况：

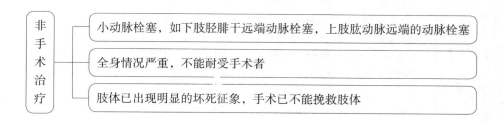

2．手术治疗

手术方法主要是取栓术。凡是动脉栓塞患者，除非肢体已发生坏疽，或有良好的侧支循环建立可以维持肢体的正常功能，如果患者的全身情况允许，应及时做手术取栓。主要方法有切开动脉直接取栓和利用 Fogarty 球囊导管取栓两种。

3．治疗注意事项

对于不具备术中血管造影者，使用 Fogarty 取栓导管时应注意以下几点。

<table>
<tr>
<td rowspan="5">治
疗
注
意
事
项</td>
<td>根据不同部位动脉管径选择不同型号取栓导管。髂动脉一般选用 5F，股
腘动脉、腋肱动脉用 4F，股深动脉、胫动脉用 3F 或 4F，膝下动脉或尺、
桡动脉用 3F 或 2F。气囊过大易损伤血管内膜或引起血管夹层，过小易导
致血栓破碎，引发末梢动脉栓塞</td>
</tr>
<tr>
<td>取栓后近心端喷血差应警惕取栓导管是否插入到血管夹层里，在动脉硬
化病例中尤易发生此种情况；如股动脉近端不能取出血栓或仅取出少量
与缺血症状不符的血栓，一时喷血良好，稍后喷血消失，流出鲜红色血，
要警惕主动脉夹层性疾病</td>
</tr>
<tr>
<td>对于单侧髂总动脉或锁骨下动脉的栓塞，为避免取栓操作中将血栓误入
对侧髂总动脉或颈总动脉，术中取栓导管经动脉切口置入近心端时，第一
次可根据估计的长度，不将导管完全穿过血栓，仅取出部分，以利于阻
塞近心端的高压血流将剩余血栓冲向远端，重复取栓操作直至动脉腔内
血栓完全取净</td>
</tr>
<tr>
<td>针对胫动脉或腘动脉以远部位的栓塞，若股动脉搏动良好，手术切口宜
选择股中下 1/3 内侧，直接显露股浅动脉远端及腘动脉起始部。优点在于：
避免取栓导管对未阻塞的股浅动脉内膜的损伤和破坏；动脉切口距离栓塞
位置近，更有利于导管通过膝关节和栓子进入远端动脉，增加取栓的成
功率。在缝合动脉切口时须注意，由于此段动脉直径小于股总动脉，必
要时采用自体静脉补片做动脉切口的扩大成形，以避免术后狭窄的发生</td>
</tr>
<tr>
<td>避免意外损伤。应切忌暴力取栓，取栓导管上标明的球囊容积在取栓过程
中并非一成不变，须根据阻力和血管管径不断调整，以球囊壁刚刚贴附血
管壁为宜；血管成角或缠结影响取栓导管通过时，可多次轻柔地试插导管、
改变关节角度、弯曲导管头端或旋转插管；警惕进入血管的导管长度和
阻力，避免血管穿孔。血管穿孔常发生在动脉分叉处，轻柔插入导管是
减少血管穿孔的有效手段</td>
</tr>
</table>

二、急性内脏动脉栓塞

内脏动脉，虽包括腹腔干、肠系膜上动脉、肠系膜下动脉及左、右肾动脉，但除了主动脉夹层引起的各内脏动脉闭塞外，临床上出现症状需要治疗的对象，唯有肠系膜上动脉的急性闭塞。虽然 CTA 或血管造影可偶然发现肾梗死，但急性期中大部分均为局部梗死，不需要进行外科治疗。

【病因和病理】

与肢体动脉栓塞相同，急性肠系膜动脉栓塞的栓子，主要是心源性，患者多伴有心房颤动。虽然肠系膜上动脉具有广泛的交通血管，但急性栓塞后短时间内侧支循环无法建立，肠系膜动脉供血区可产生严重急性缺血。约 15% 的栓子位于肠系膜上动脉的起始部，其余大部分栓塞在距起始部3～10cm 的肠系膜上动脉主干。近 20% 肠系膜上动脉栓塞者伴有其他动脉的栓塞。

【临床表现】

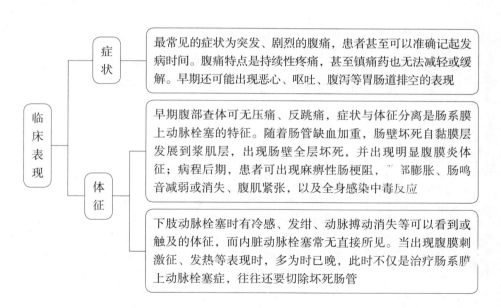

临床表现

症状：最常见的症状为突发、剧烈的腹痛，患者甚至可以准确记起发病时间。腹痛特点是持续性疼痛，甚至镇痛药也无法减轻或缓解。早期还可能出现恶心、呕吐、腹泻等胃肠道排空的表现

体征：早期腹部查体可无压痛、反跳痛，症状与体征分离是肠系膜上动脉栓塞的特征。随着肠管缺血加重，肠壁坏死自黏膜层发展到浆肌层，出现肠壁全层坏死，并出现明显腹膜炎体征；病程后期，患者可出现麻痹性肠梗阻、腹部膨胀、肠鸣音减弱或消失、腹肌紧张，以及全身感染中毒反应

下肢动脉栓塞时有冷感、发绀、动脉搏动消失等可以看到或触及的体征，而内脏动脉栓塞常无直接所见。当出现腹膜刺激征、发热等表现时，多为时已晚，此时不仅是治疗肠系膜上动脉栓塞症，往往还要切除坏死肠管

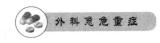

【辅助检查】

发病早期，血象、血生化等一般检查可无异常，腹部 X 线平片也常无异常。

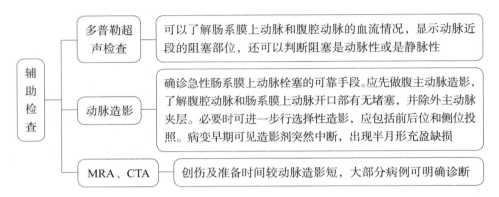

【治疗】

治疗原则是剖腹取栓，血管造影后虽可行溶栓治疗，但为安全起见，也为了确定肠管的缺血程度，手术取栓是最确切的方法。手术开始前应积极补充血容量，纠正已存在的酸中毒，选用合适的抗生素及安置胃管等治疗。

1. 手术治疗

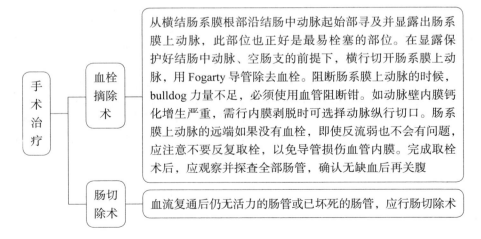

2．溶栓及抗凝治疗

溶栓和抗凝治疗效果并不十分确定，因此在使用时要灵活掌握。

溶栓药物主要为尿激酶和 rt-PA，可以在动脉造影时经导管注入栓塞部位，使纤维蛋白快速溶解。严重的胃肠道出血是使用溶栓剂的禁忌证。

抗凝治疗可选用肝素、低分子量肝素等药物。治疗前后应注意监测凝血酶原时间、活化部分凝血活酶时间（APTT）和血小板计数等，以防止继发出血。

3．术后治疗

术后处理十分重要，需严密细致的监测。对进行肠切除手术的患者，要观察腹部症状和体征，加强营养支持治疗，防止出现肠瘘。此外，继续维持水、电解质平衡并纠正酸中毒，联合应用抗生素，预防和治疗 DIC 及多器官功能衰竭，并防治术后再栓塞。

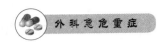
第八章 骨科急危重症

第一节 骨折的急救原则

骨折常常是肢体损伤的结果，甚至可以是多发性损伤的一部分。为了成功挽救严重多发伤患者的生命，需要同时控制可能存在的内出血、处理创伤所引发的炎症反应和有效地实施骨折的固定，其间需要遵循创伤控制的原则。

一、院前急救

骨折患者的院前急救与其他创伤急救的原则相同，必须首先对存在呼吸、循环功能障碍者进行积极心肺复苏，保持呼吸道通畅。骨折救治的四项基本技术包括在确保患者生命安全的基础上进行止血、包扎、骨折固定及搬运。

【止血】

1. 止血的种类

出血可分为外出血和内出血两种。外出血体表可见到，血管破裂后，血液经皮肤损伤处流出体外；内出血体表见不到，血液由破裂的血管流入组织、脏器或体腔内。

2. 失血的表现

一般情况下，成年人失血量 <500ml 可以没有明显症状。当失血量 >800ml 时伤者会出现面色、口唇苍白，皮肤冷汗，手脚冰冷、无力，呼吸急促，脉搏快而微弱等；当出血量达 1500ml 以上时，会引起脑供血不足，伤者出现视物模糊、口渴、头晕、神志不清或焦躁不安，甚至出现昏迷症状。

3. 外出血的止血方法

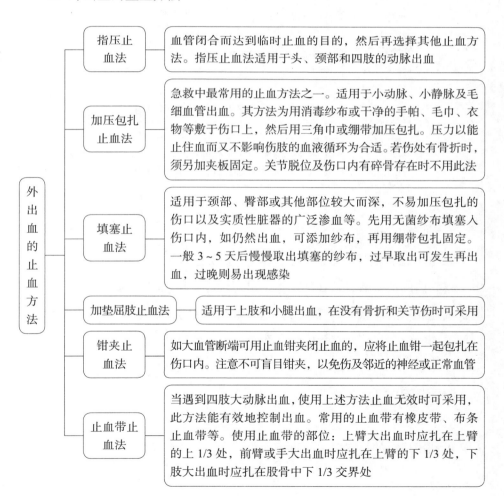

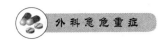

【包扎】

1. 绷带包扎法

一般用于支持受伤的肢体和关节、固定敷料或夹板和加压止血等，具体方法包括以下几种。

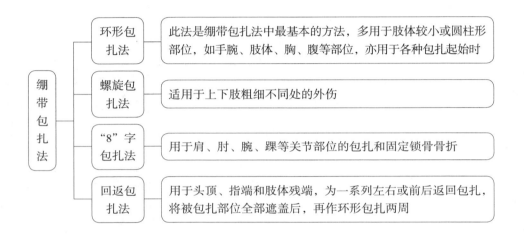

绷带包扎法	环形包扎法	此法是绷带包扎法中最基本的方法，多用于肢体较小或圆柱形部位，如手腕、肢体、胸、腹等部位，亦用于各种包扎起始时
	螺旋包扎法	适用于上下肢粗细不同处的外伤
	"8"字包扎法	用于肩、肘、腕、踝等关节部位的包扎和固定锁骨骨折
	回返包扎法	用于头顶、指端和肢体残端，为一系列左右或前后返回包扎，将被包扎部位全部遮盖后，再作环形包扎两周

2. 三角巾包扎法

三角巾急救使用方法：先把三角巾急救包的封皮撕开，然后打开三角巾，将其内的消毒敷料盖在伤口上，进行包扎。还可将三角巾叠成带状、燕尾状或连成双燕尾状和蝴蝶形等，这些形状多用于肩部、胸部、腹股沟部和臀部等处的包扎。使用三角巾时，两底角应打外科结比较牢固。

【骨折固定】

可利用现有的材料对患肢进行简单固定，具体包括以下方法。

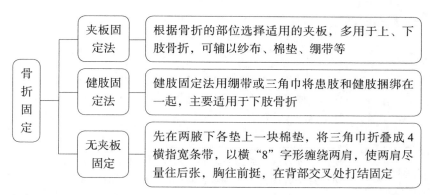

骨折固定

夹板固定法	根据骨折的部位选择适用的夹板,多用于上、下肢骨折,可辅以纱布、棉垫、绷带等
健肢固定法	健肢固定法用绷带或三角巾将患肢和健肢捆绑在一起,主要适用于下肢骨折
无夹板固定	先在两腋下各垫上一块棉垫,将三角巾折叠成4横指宽条带,以横"8"字形缠绕两肩,使两肩尽量往后张,胸往前挺,在背部交叉处打结固定

【搬运】

搬运是指用人工或简单的工具将伤病员搬离发病现场,移动到能够治疗的场所的过程。搬运时,如方法和工具选择不当,轻则加重患者痛苦,重则造成二次损害,严重时还可能造成神经、血管损伤,甚至瘫痪。因此要根据患者的不同病情,因地制宜地选择合适的搬运方法和工具,而且动作要轻柔、敏捷。

1. 搬运的方法

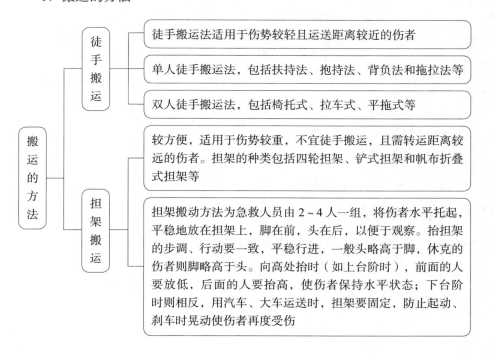

搬运的方法

徒手搬运
- 徒手搬运法适用于伤势较轻且运送距离较近的伤者
- 单人徒手搬运法,包括扶持法、抱持法、背负法和拖拉法等
- 双人徒手搬运法,包括椅托式、拉车式、平拖式等

担架搬运
- 较方便,适用于伤势较重,不宜徒手搬运,且需转运距离较远的伤者。担架的种类包括四轮担架、铲式担架和帆布折叠式担架等
- 担架搬动方法为急救人员由2~4人一组,将伤者水平托起,平稳地放在担架上,脚在前,头在后,以便于观察。抬担架的步调、行动要一致,平稳行进,一般头略高于脚,休克的伤者则脚略高于头。向高处抬时(如上台阶时),前面的人要放低,后面的人要抬高,使伤者保持水平状态;下台阶时则相反,用汽车、大车运送时,担架要固定,防止起动、刹车时晃动使伤者再度受伤

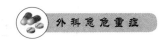

2. 搬运时的注意事项

搬运时的注意事项

搬运伤者前，应先检查伤者的头、颈、胸、腹和四肢是否有损伤，如果有损伤，应先做急救处理，再根据不同的伤势选择不同的搬运方法

伤情严重且搬运路途较远时，对伤病者要做好途中监护，密切注意伤者的神志、呼吸、脉搏以及病（伤）势的变化。若出现病情变化，应立即停止搬运，就地抢救，先放脚，后放头

颈椎骨折者除了身体固定外，还要有专人牵引固定头部，避免移动，其他人以协调的力量平直地抬到担架上，头部左右两侧用衣物、软枕头加以固定，防止左右摆动

对于脊柱骨折的患者，一定要用木板做的硬担架搬运，应由2～4人搬运，且搬运时步调要一致，切忌一人抬胸，一人抬腿。患者放到担架上以后，要让他平卧，腰部垫一个衣服垫，然后用3～4根布带把患者固定在木板上，以免在搬运中滚动或跌落，造成脊柱移位或扭转，损伤血管和神经、脊髓，可导致严重后果

二、院内急救

院内急救是院前急救的继续，重点在于在抢救患者生命的基础上，使患者的骨折得到专业的诊治。骨折的院内治疗包括复位、固定和康复治疗，以下分别叙述，并对骨折其他方面的院内治疗加以介绍。

【复位】

1. 复位标准

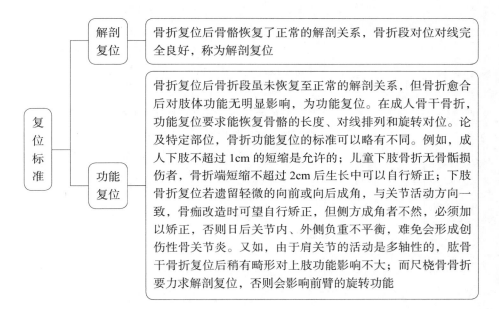

复位标准

解剖复位：骨折复位后骨骼恢复了正常的解剖关系，骨折段对位对线完全良好，称为解剖复位

功能复位：骨折复位后骨折段虽未恢复至正常的解剖关系，但骨折愈合后对肢体功能无明显影响，为功能复位。在成人骨干骨折，功能复位要求能恢复骨骼的长度、对线排列和旋转对位。论及特定部位，骨折功能复位的标准可以略有不同。例如，成人下肢不超过 1cm 的短缩是允许的；儿童下肢骨折无骨骺损伤者，骨折端短缩不超过 2cm 后生长中可以自行矫正；下肢骨折复位若遗留轻微的向前或向后成角，与关节活动方向一致，骨痂改造时可望自行矫正，但侧方成角者不然，必须加以矫正，否则日后关节内、外侧负重不平衡，难免会形成创伤性骨关节炎。又如，由于肩关节的活动是多轴性的，肱骨干骨折复位后稍有畸形对上肢功能影响不大；而尺桡骨骨折要力求解剖复位，否则会影响前臂的旋转功能

2. 复位方法

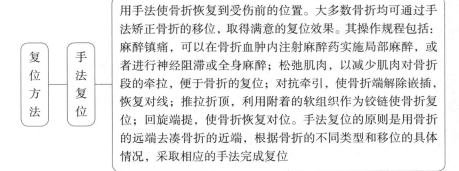

复位方法

手法复位：用手法使骨折恢复到受伤前的位置。大多数骨折均可通过手法矫正骨折的移位，取得满意的复位效果。其操作规程包括：麻醉镇痛，可以在骨折血肿内注射麻醉药实施局部麻醉，或者进行神经阻滞或全身麻醉；松弛肌肉，以减少肌肉对骨折段的牵拉，便于骨折的复位；对抗牵引，使骨折端解除嵌插，恢复对线；推拉折顶，利用附着的软组织作为铰链使骨折复位；回旋端提，使骨折恢复对位。手法复位的原则是用骨折的远端去凑骨折的近端，根据骨折的不同类型和移位的具体情况，采取相应的手法完成复位

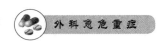

复位方法

器械复位 利用器械的辅助进行骨折的闭合复位，为器械复位。实施麻醉后，置患者于骨折牵引床上，或肢体牵引，或骨牵引，利用机械的力量，逐渐使骨折复位；也可以在手术台上于骨折两端妥善安置骨折复位器，利用螺旋的力量牵开骨折端，也可以在肢体适当的部位切个小口，插入器械直接推顶骨折段，在 C 臂机监控下完成骨折的复位

直接复位 切开复位的一种，通过手术的方法暴露骨折端，在直视下完成骨折的复位，适用于关节内骨折和简单的骨干骨折准备行绝对稳定固定时的骨折复位。必须指出的是，即使是直接复位，仍然要尽可能减少对骨折片软组织的剥离，最大限度地保留骨折片的血液供应，为骨折的愈合创造良好的条件

间接复位 也是切开复位的一种，通过手术为实施内固定做准备，但不直接暴露骨折部位，适用于用拉力螺钉固定关节内骨折片，或桥接钢板固定骨干或干骺端复杂骨折的病例。前者系通过手术暴露骨折线，但不剥离骨折片，利用拉力螺钉的牵拉和加压，实现对骨折的复位和骨片间的加压。后者系通过手术暴露骨折远近两侧正常的骨骼，做内固定的准备，然后通过肢体手法牵引或使用骨折复位器进行骨折的复位，经 C 臂机透视确认复位完全后，用克氏针或外固定器维持复位，再经皮下或肌层下、骨膜外越过骨折的部位，到达骨折另一端骨干，完成骨折的内固定。靠近关节端之骨折片的间接复位是利用相对比较完整的韧带和关节囊作为铰链，通过杠杆作用实现间接复位的

【固定】

骨折的固定方法有外固定和内固定两种：固定物位于体外的为外固定；固定物完全位于体内的称内固定。

1. 外固定

外固定主要用于非手术治疗骨折者手法复位后的肢体固定，也可以作为手术治疗骨折者切开复位后的辅助固定手段。现今临床上常用的外固定方法有石膏、小夹板、外展支架以及外固定器；此外，持续牵引既可以是骨折复位的手段，也可以视作骨折外固定的措施。

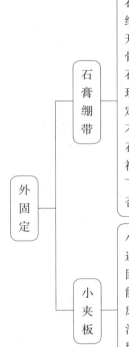

石膏绷带外固定具有可以根据肢体形状进行塑型、固定确实可靠、维持时间长的优点，主要用于固定不能用小夹板固定的骨折，如开放性骨折、脊柱骨折，关节融合术后的固定，化脓性关节炎或骨髓炎肢体的制动，也可以用作骨折切开复位后的辅助固定。可是，石膏绷带没有弹性，不能调节松紧度，固定后出现肢体肿胀若处理不当会引发并发症，甚至导致肢体坏死；为了保证石膏绷带固定的稳定性，骨折部位远近的两个关节一般都得固定，结果关节不能活动，容易发生关节僵硬，应用时需要权衡利弊。如果使用石膏管型，固定后务必严密观察固定部位远端肢体的血液循环和神经支配情况，一旦出现剧烈疼痛、患肢麻木、肤色发紫、皮温下降等包扎过紧的征象，应立即将管型的全长纵行切开，解除压迫，否则可能导致肢体坏死的严重并发症

小夹板固定能有效防止骨折发生成角、旋转和侧方移位，随访中还可以根据需要进行必要的调整。其突出的优点在于一般不需要固定骨折部位远、近两个关节，可以早期进行肢体的活动锻炼，能有效防止发生关节僵硬，对有指征的病例应提倡使用。目前临床上主要用于非手术治疗四肢长骨骨折手法复位后的固定。用于治疗股骨骨折时，可能需要与持续骨牵引结合使用，以克服股部肌肉的拉力，维持力线和长度。小夹板固定后需要经常随访，调整绑扎的力量和衬垫的位置，以确保固定的有效性，还得注意肢体的循环、感觉和运动，防止因为绑扎过紧引发缺血性肌挛缩

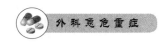

	外展支架	利用外展支架可以将肩、肘和腕关节固定于功能位；患肢处于抬高的位置，有利于消除肿胀缓解疼痛；上臂处于水平位，避免因肢体重量的牵拉造成肱骨骨折段分离移位。适用于治疗合并桡神经损伤的肱骨干骨折、肱骨干骨折复位小夹板固定后防止骨折段分离，以及肱骨干骨折后肿胀严重，或上肢严重开放性损伤的治疗。外展架还可以用于臂丛神经牵拉伤及肩、肘关节感染性疾病的治疗
外固定	持续牵引	有皮肤牵引和骨牵引两种，既有复位的作用，也有固定的效能。临床上用于颈椎骨折脱位、股骨骨折、胫腓骨开放性骨折、开放性骨折后感染以及难复性肱骨髁上骨折的治疗
	外固定器	临床使用的外固定器有多种，固定的连接杆和装置不一，但固定的原理是一致的。固定骨骼的钢针或螺钉都是在远离骨折处进入骨骼，环形或半环形支架的固定钢针贯穿肢体的两侧，穿针的位置需要严格选择，以免损伤重要的血管和神经；其他线形外固定架的固定螺钉则只从肢体的一侧穿入骨骼两侧的皮质，但不穿出肢体的另一侧，能有效避免损伤相关的血管和神经。外固定器固定的优点在于固定可靠、便于处理创口、可以根据需要对固定位置进行必要的调整，不限制关节活动，有利于早期功能锻炼。临床上适用于开放性骨折、软组织损伤广泛的闭合性骨折、合并感染的骨折的治疗；也可以用于截骨矫形或关节融合术后的固定。外固定器的固定钢针或螺钉都有部分露在皮肤外面，其钉道难免对皮肤软组织形成刺激、护理不当会导致感染，甚至引起钉、针松动使固定失效，是外固定器固有的弱点；而固定的稳定性不足是其力学的缺陷，用于成人股骨骨折的固定时容易发生复位的丢失。因此，很多情况下，外固定器只是作为骨折治疗过程中的临时固定，条件成熟时再更换为内固定

2. 内固定

内固定是骨折手术治疗的重要组成部分：在复位之后，用螺钉、髓内针、髓内钉、接骨板等内置入物将骨折段固定在可以接受的解剖位置上。内固定所获得的稳定性将为骨折的愈合提供必要的条件，同时允许患肢进行功能锻炼。

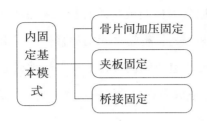

【功能锻炼】

功能锻炼以不损害骨折的复位为度，以保持肌肉的张力和关节的活动度为目的。只要条件允许，就应当尽早开始，而具体的方法和活动度则与骨折固定的方式与稳定程度，以及骨折愈合的阶段有关，需要做相应的选择和调整。具体的方法包括，患肢肌肉等长收缩，利用连续被动运动（CPM）机进行持续被动活动，肢体主动活动。患肢负重则应当谨慎行事，要兼顾内固定的稳固程度和骨折愈合情况，进行综合评估，以免发生内固定失效的并发症。

第二节 上肢骨折

一、锁骨骨折

锁骨骨折很常见，占全身骨折的 6% 左右，多见于青壮年及儿童。

【病因及分类】

锁骨骨折通常为间接暴力所致，肩部外侧或手掌跌倒时先着地，外力经肩锁关节传导至锁骨而发生骨折，以短斜或横断骨折情况为多。直接暴力打

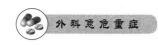

击锁骨可造成骨折，通常为横断或粉碎骨折，常发生于外 1/3 处，临床较为少见，除非喙锁韧带断裂，骨折端多无明显移位。严重移位骨折，当骨折片向下或向后移位时，可压迫或刺伤锁骨下动、静脉或心脏臂丛神经，严重时甚至刺破胸膜或肺尖，造成血管、神经损伤或血胸、气胸，但临床较为罕见。

【临床表现】

伤后局部疼痛、肿胀、压痛，可触及骨折断端。患肩向前向内倾斜，向下沉降。患侧肩、肘部不敢活动，患者常用健侧手掌支托患侧肘部，头偏向患侧，以减轻局部牵拉痛。幼儿不能主动叙述疼痛部位，常表现为不敢活动上肢，穿衣时啼哭不止，应考虑有锁骨骨折的可能。粉碎性骨折可刺伤皮肤、锁骨下血管、臂丛神经、肺炎而引起相应的症状，但临床上较少见。

【辅助检查】

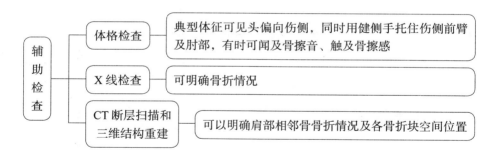

【诊断】

1. 临床分型

锁骨骨折临床常用 Neer 分型和 Craig 分型。

（1）Neer 分型：锁骨远端骨折，菱形韧带以远的骨折。

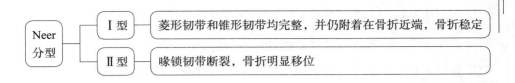

（2）Craig 分型：锁骨中段骨折。

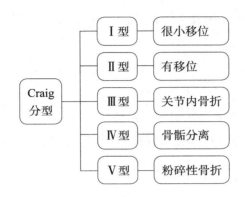

2．损伤评估

低能量至中等能量创伤造成的锁骨骨折很容易被诊断，少数伴有并发症。骨折合并畸形和肿胀常常很明显。虽然在影像学检查前锁骨内侧端骨折或外侧端骨折同锁骨从相邻的关节脱位之间的鉴别是困难的，但锁骨上的骨折部位通过视诊和触诊通常能被发现。

即使是高能量损伤所致，开放性锁骨骨折也是不多见的，开放性锁骨骨折是对锁骨的直接暴力打击造成的。经常可出现主要的骨折块或翻转的粉碎骨折块将局部皮肤顶起。

锁骨骨折可以伴发神经血管损伤，气胸和血胸。锁骨骨折导致的臂丛神经损伤，晚期功能障碍主要是内侧束受累，根性牵拉伤通常发生在高能量损伤患者中，而且相对来说预后不良。

血管损伤通常是不明显的，它们可以是隐蔽的损伤或是小的刺伤，受累的动脉或静脉可在几周内甚至几年内以动脉瘤、假性动脉瘤或栓塞的形式表现出来。

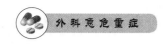

当高能量损伤造成锁骨骨折（例如机动车事故、高处坠落）时，必须首先对威胁生命的损害进行评估，锁骨骨折、胸锁关节脱位或肩锁关节脱位同时伴有肩胛骨外侧平移，可表现为肩胛胸廓间分离，这种损伤常常联合伴有严重的神经血管损伤。

对锁骨下静脉的压迫，甚至是血栓形成可以出现在损伤后的早期阶段。有报道在锁骨骨折后，锁骨下静脉的血栓形成会发生肺栓塞。

【治疗】

1. 三角巾悬吊或贴胸固定带固定伤肢

适用于锁骨不全骨折或青枝骨折。3 周后去除悬吊或固定，进行肩关节功能锻炼。

2. 手法复位

"∞"字绷带固定适用于有移位的中段骨折。

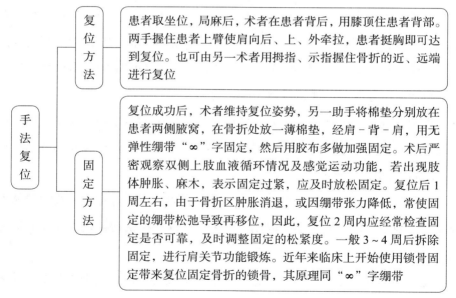

手法复位	复位方法	患者取坐位，局麻后，术者在患者背后，用膝顶住患者背部。两手握住患者上臂使肩向后、上、外牵拉，患者挺胸即可达到复位。也可由另一术者用拇指、示指握住骨折的近、远端进行复位
	固定方法	复位成功后，术者维持复位姿势，另一助手将棉垫分别放在患者两侧腋窝，在骨折处放一薄棉垫，经胸－背－肩，用无弹性绷带"∞"字固定，然后用胶布多做加强固定。术后严密观察双侧上肢血液循环情况及感觉运动功能，若出现肢体肿胀、麻木，表示固定过紧，应及时放松固定。复位后 1 周左右，由于骨折区肿胀消退，或因绷带张力降低，常使固定的绷带松弛导致再移位，因此，复位 2 周内应经常检查固定是否可靠，及时调整固定的松紧度。一般 3~4 周后拆除固定，进行肩关节功能锻炼。近年来临床上开始使用锁骨固定带来复位固定骨折的锁骨，其原理同"∞"字绷带

3. 切开复位内固定

以下情况可考虑行切开复位内固定。

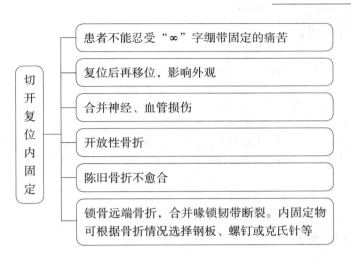

二、肱骨干骨折

肱骨干骨折是一种常见的损伤，约占全身骨折的 1%，是指肱骨外科颈下 1~2cm 至肱骨髁上 2cm 段内的骨折。肱骨干中 1/3 骨折最多见，下 1/3 骨折次之，上 1/3 骨折少见。中、下 1/3 交界处骨折易合并桡神经损伤，下 1/3 骨折易发生骨不连。

【病因及移位特点】

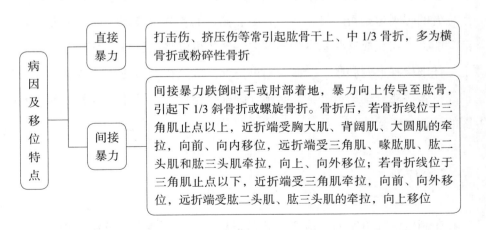

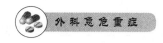

【临床表现】

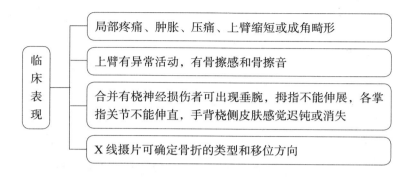

临床表现
- 局部疼痛、肿胀、压痛、上臂缩短或成角畸形
- 上臂有异常活动，有骨擦感和骨擦音
- 合并有桡神经损伤者可出现垂腕，拇指不能伸展，各掌指关节不能伸直，手背桡侧皮肤感觉迟钝或消失
- X 线摄片可确定骨折的类型和移位方向

【辅助检查】

肱骨的标准影像学检查应该包括正位像、侧位像，同时将肩、肘关节包括在内，必要时加拍斜位片。在病理性骨折中，还需要进行骨扫描、CT 和MRI 等检查。

【诊断】

首先要明确受伤机制，以便对患者病情的判断提供重要线索。对于多发伤患者，应该依据进展性创伤生命维持（ATLS）原则进行体格检查，观察患者的呼吸道是否通畅，评估呼吸、循环的复苏，控制出血，评估肢体的活动能力，在完成这些基本的步骤之后，才可以将注意力集中于损伤的肢体上。仔细检查上臂肿胀、淤血及畸形情况。应该在不同的水平对整个肢体的神经血管功能分别进行评估。必须仔细检查桡神经、尺神经和正中神经支配区的运动、感觉情况。

【治疗】

在制定治疗方案时，应当综合考虑患者的骨折类型、软组织损伤程度、相应的神经损伤、年龄和并发症等，以期取得良好的疗效，并降低并发症的风险。

1. 非手术治疗

绝大多数肱骨干骨折能采用非手术治疗（表 8-1）。

表 8-1 肱骨干骨折的非手术治疗

治疗方法	适应证	优点	缺点
悬垂石膏	多用于短缩骨折早期治疗	可以复位	不适用于横形骨折
接骨夹板	无移位或轻微移位骨折的早期治疗	操作简便，允许腕手活动	无法限制骨折短缩
Velpeau 吊带	用于无法耐受其他治疗方式的儿童或老年	在无法合作的儿童和老年患者中非常有用	限制了所有关节的活动
功能性支具	在早期使用悬垂石膏或接骨夹板后，功能性支具是大多数肱骨干骨折治疗的金标准	允许各个关节活动；轻便、耐受性好，降低骨不连发生率	不适用于骨折早期复位或恢复长度

2. 手术治疗

尽管非手术治疗在大多数肱骨干骨折的患者中可以取得很好的效果，但在某些情况下，仍然需要手术治疗。手术固定有绝对和相对的手术指征（表8-2）。

表 8-2 肱骨干骨折的手术指征

相对指征	绝对指征
多发创伤	长螺旋骨折
开放性骨折	横形骨折
双侧肱骨干骨折、多段端骨折	臂丛神经损伤
病理性骨折	主要神经麻痹
漂浮肘	闭合复位不满意
合并血管损伤	神经缺损

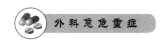
相对指征	绝对指征
闭合复位后桡神经麻痹	合并帕金森病
骨不连、畸形愈合	患者无法耐受非手术治疗或依从性不好
合并关节内骨折	患者无法耐受非手术治疗或依从性不好

手术治疗的方式包括接骨钢板、髓内钉以及外固支架。如果选择切开复位，对于有移位的肱骨干骨折采用钢板内固定仍然是金标准。

（1）接骨钢板：术前应仔细分析骨折的特点及手术部位的软组织条件，并根据骨折部位采用相应的手术入路。通常肱骨干近端2/3的骨折采用前外侧入路。远端1/3的骨折建议采用后侧入路，并将钢板放在肱骨的后侧，因为肱骨后面比较平坦，而且钢板可以向远端放置，而不影响肘关节功能。

通常选用宽4.5mm系列动力加压接骨板（DCP），对于肱骨比较狭窄的患者也可用窄4.5mm系列DCP。肱骨干远端移行部位的骨折固定比较困难，可以通过使用两块3.5mm动力加压钢板获得有效的固定，其中，采用有限接触-动力加压接骨板（LC-DCP）对骨皮质血液循环破坏小，更有利于新生骨的形成。对横形骨折，断端之间的加压主要依靠动力加压钢板，如果是斜形或螺旋形骨折，应尽可能可在骨折端使用拉力螺钉，并用钢板加以保护。对于粉碎严重的骨折，应采用间接复位技术和桥接接骨板技术，并使用锁定钢板。在所有肱骨干骨折的内固定手术中，骨折远近两端都必须至少要有6层皮质，最好是8层皮质被穿透固定，以获得足够的稳定性。需要特别注意的是，在放置钢板之前应确认没有将桡神经压在钢板远端下。

术后第1周，如果内固定可靠稳定，患者就可以开始肩关节和肘关节的功能锻炼。在患者能够耐受的前提下，逐渐增加活动量。4~6周通常禁止负重锻炼。

（2）髓内钉：髓内钉可采用顺行入路或逆行入路。在肱骨干远端骨折中，和顺行髓内钉相比，逆行髓内钉可以显著增加早期的稳定性，提供更好的抗折弯性能和抗旋转强度。肱骨干近端骨折恰好相反，顺行髓内钉有更好的生物力学特性。

　　顺行入路用于治疗肱骨干中段和近端 1/3 骨折。近端呈弧形的髓内钉从大结节插入，要求骨折线距大结节至少 5~6cm。直的髓内钉顺着髓腔插入，可用于治疗更偏近端的骨折，但这种髓内钉会影响到肩袖和肩关节外侧关节软骨。入钉点在肩关节伸 30° 时于肩峰前方平行于肱骨干做纵形切口，切开喙肩韧带即可达肱骨髓腔，选取该入钉点可以避免损伤肩袖。远端锁钉可以从后向前（对与周围神经来说是最安全）、从前向后或者从外向内置入，但对于多发伤患者，从后向前置入锁钉会有一定困难。当使用外侧入路置入锁钉时，必须小心使用钝性分离到达骨面，确保桡神经不会受到损伤。

　　肱骨逆行髓内钉适用于累及中段和远端 1/3 的肱骨干骨折。进钉点位于距鹰嘴窝上方 1.5~2cm 的后侧皮质，并将髓内钉顺肱骨干插到距离肱骨头 1~1.5cm 的地方。

　　（3）外固定架：外固定架很少使用，通常应用在其他现有治疗方法禁忌使用的时候，主要为严重的开放性骨折伴有大面积软组织损伤和骨缺损。外固定架采用单侧、半钉结构即可稳定骨折端，在骨折上下方各置入 2 枚螺钉，螺钉应该穿透两层皮质并在同一平面，并在直视下置入以防止神经血管损伤。其常见的并发症为钉道感染，部分患者会出现骨不连。

第三节　下肢骨折

一、股骨颈骨折

　　股骨颈骨折是指股骨头下至股骨颈基底部之间的骨折。股骨颈骨折多发生于老年人，随着社会人口年龄的增长，股骨颈骨折的发生率不断上升。年

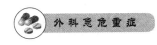

轻人中股骨颈骨折的发生主要由于高能量创伤所致，常合并其他骨折。

【病因学因素】

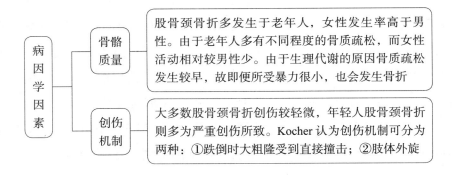

| 病因学因素 | 骨骼质量 | 股骨颈骨折多发生于老年人，女性发生率高于男性。由于老年人多有不同程度的骨质疏松，而女性活动相对较男性少。由于生理代谢的原因骨质疏松发生较早，故即便所受暴力很小，也会发生骨折 |
| | 创伤机制 | 大多数股骨颈骨折创伤较轻微，年轻人股骨颈骨折则多为严重创伤所致。Kocher 认为创伤机制可分为两种：①跌倒时大粗隆受到直接撞击；②肢体外旋 |

【骨折分型】

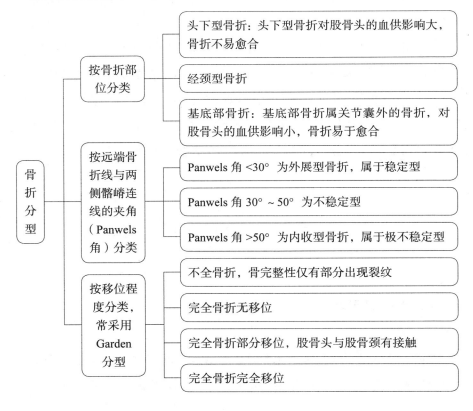

骨折分型	按骨折部位分类	头下型骨折：头下型骨折对股骨头的血供影响大，骨折不易愈合
		经颈型骨折
		基底部骨折：基底部骨折属关节囊外的骨折，对股骨头的血供影响小，骨折易于愈合
	按远端骨折线与两侧髂嵴连线的夹角（Panwels 角）分类	Panwels 角 <30° 为外展型骨折，属于稳定型
		Panwels 角 30°～50° 为不稳定型
		Panwels 角 >50° 为内收型骨折，属于极不稳定型
	按移位程度分类，常采用 Garden 分型	不全骨折，骨完整性仅有部分出现裂纹
		完全骨折无移位
		完全骨折部分移位，股骨头与股骨颈有接触
		完全骨折完全移位

【临床表现】

有明确的外伤史，患髋疼痛，功能障碍，伤肢呈外旋、缩短畸形，纵向叩击痛。但"嵌插"无移位骨折患者，疼痛轻微，尚可行走，容易漏诊，检查时应注意伤肢有无外旋畸形及纵轴叩击痛。X线片可明确诊断，并可确定骨折类型。

【治疗】

股骨颈骨折的治疗主要取决于患者的年龄、骨折部位及稳定性。

1. 非手术治疗

外展型或嵌入型骨折移位不明显者，年龄过大，全身情况差，有明显手术禁忌者，可选择非手术治疗。可做伤肢皮肤牵引或穿防旋鞋，维持患肢位于轻度外展中立位，6~8周。8周后逐渐在床上起坐，避免盘腿。3个月后可持双拐下地活动，患肢不负重。6个月内伤肢不可完全负重。

非手术治疗卧床时间长，并发症多，且保守治疗期间多易发生移位等。近年来，对股骨颈骨折的治疗多倾向于手术治疗。

2. 手术治疗

内收型或不稳定型有明显移位的骨折多选择手术治疗，合理的手术方式应根据患者的年龄、活动情况、骨骼密度、其他疾病、预期寿命和依从性来决定。

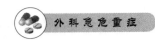

手术治疗	少年儿童及青壮年有移位的不稳定性骨折，应在透视下手法复位，少年儿童多选用多根克氏针或细螺纹钉内固定
	青壮年头下型及经颈型骨折宜采用多枚空心螺钉内固定。基底部骨折因骨折线靠近转子部松质骨区，单纯螺钉固定易发生松动，故应用钉板系统固定
	55 岁以上老年人头下型有移位的骨折，身体状况好，血压及血糖平稳的应首选全髋关节置换，如年龄 >75 岁，或健康状况差，则选择人工股骨头置换。经颈型或基底型有移位的骨折，若可手法复位的应选择内固定治疗，若患者健康情况不允许较长时期卧床，亦可选择人工假体置换

二、股骨干骨折

股骨是人体最长、最粗的管状骨，它坚固有力，可承受较大的压力。股骨干骨折多由强大的直接或间接暴力所致，如交通事故、重物击伤、机器绞伤、高空坠落等。

【分类和移位特点】

按骨折部位不同，股骨干骨折可分为上 1/3、中 1/3、下 1/3 骨折。

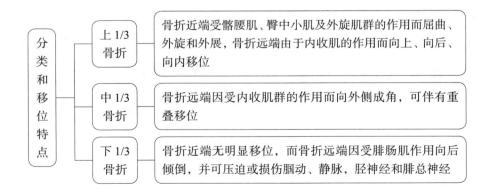

分类和移位特点	上 1/3 骨折	骨折近端受髂腰肌、臀中小肌及外旋肌群的作用而屈曲、外旋和外展，骨折远端由于内收肌的作用而向上、向后、向内移位
	中 1/3 骨折	骨折远端因受内收肌群的作用而向外侧成角，可伴有重叠移位
	下 1/3 骨折	骨折近端无明显移位，而骨折远端因受腓肠肌作用向后倾倒，并可压迫或损伤腘动、静脉，胫神经和腓总神经

【骨折分类】

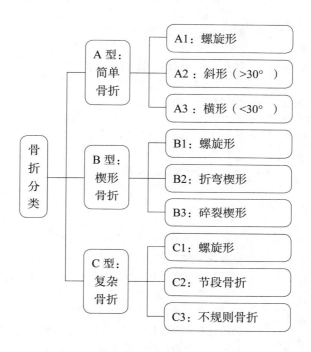

【临床表现及诊断】

伤后患肢疼痛，功能障碍，局部肿胀、畸形、压痛，并有异常活动和骨擦音。X 线片可明确骨折部位和类型。对于下 1/3 骨折应特别注意观察足背动脉搏动情况。

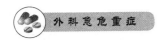

【治疗】

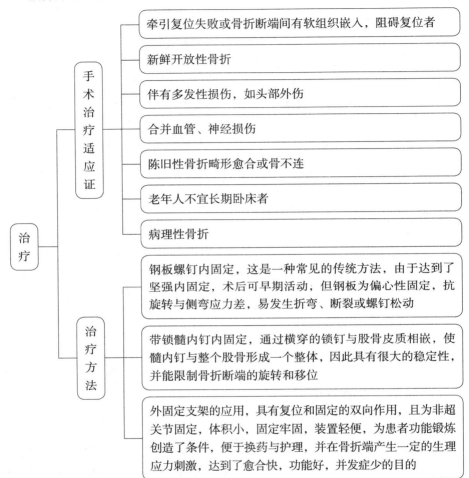

- 牵引复位失败或骨折断端间有软组织嵌入，阻碍复位者
- 新鲜开放性骨折
- 伴有多发性损伤，如头部外伤
- 合并血管、神经损伤
- 陈旧性骨折畸形愈合或骨不连
- 老年人不宜长期卧床者
- 病理性骨折

（手术治疗适应证）

- 钢板螺钉内固定，这是一种常见的传统方法，由于达到了坚强内固定，术后可早期活动，但钢板为偏心性固定，抗旋转与侧弯应力差，易发生折弯、断裂或螺钉松动
- 带锁髓内钉内固定，通过横穿的锁钉与股骨皮质相嵌，使髓内钉与整个股骨形成一个整体，因此具有很大的稳定性，并能限制骨折断端的旋转和移位
- 外固定支架的应用，具有复位和固定的双向作用，且为非超关节固定，体积小，固定牢固，装置轻便，为患者功能锻炼创造了条件，便于换药与护理，并在骨折端产生一定的生理应力刺激，达到了愈合快，功能好，并发症少的目的

（治疗方法）

（治疗）

第四节　脊柱骨折

脊柱的骨折和脱臼较常见，在日常生活中，其发病率占全身骨折的4.8% ~ 6.63%。在异常情况下，如战争、地震时，其发病率更高，可达10.2% ~ 14.8%。

一、颈椎骨折

【病因】

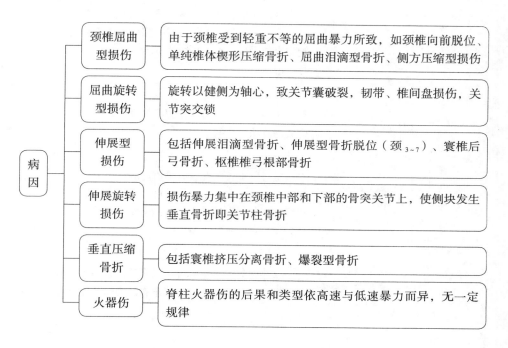

病因

颈椎屈曲型损伤	由于颈椎受到轻重不等的屈曲暴力所致，如颈椎向前脱位、单纯椎体楔形压缩骨折、屈曲泪滴型骨折、侧方压缩型损伤
屈曲旋转型损伤	旋转以健侧为轴心，致关节囊破裂，韧带、椎间盘损伤，关节突交锁
伸展型损伤	包括伸展泪滴型骨折、伸展型骨折脱位（颈$_{3\sim7}$）、寰椎后弓骨折、枢椎椎弓根部骨折
伸展旋转损伤	损伤暴力集中在颈椎中部和下部的骨突关节上，使侧块发生垂直骨折即关节柱骨折
垂直压缩骨折	包括寰椎挤压分离骨折、爆裂型骨折
火器伤	脊柱火器伤的后果和类型依高速与低速暴力而异，无一定规律

【临床表现】

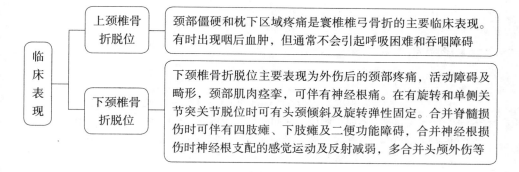

临床表现

| 上颈椎骨折脱位 | 颈部僵硬和枕下区域疼痛是寰椎椎弓骨折的主要临床表现。有时出现咽后血肿，但通常不会引起呼吸困难和吞咽障碍 |
| 下颈椎骨折脱位 | 下颈椎骨折脱位主要表现为外伤后的颈部疼痛，活动障碍及畸形，颈部肌肉痉挛，可伴有神经根痛。在有旋转和单侧关节突关节脱位时可有头颈倾斜及旋转弹性固定。合并脊髓损伤时可伴有四肢瘫、下肢瘫及二便功能障碍，合并神经根损伤时神经根支配的感觉运动及反射减弱，多合并头颅外伤等 |

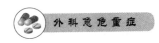

【辅助检查】

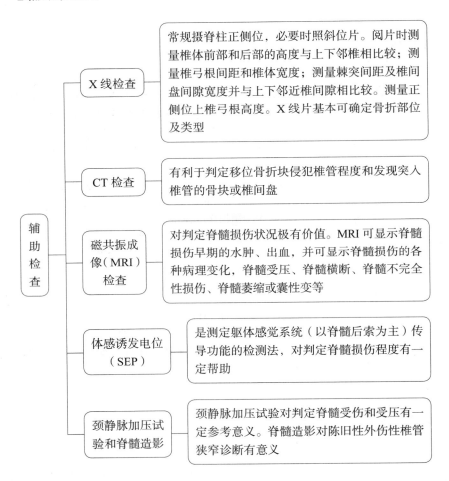

辅助检查

- X线检查：常规摄脊柱正侧位，必要时照斜位片。阅片时测量椎体前部和后部的高度与上下邻椎相比较；测量椎弓根间距和椎体宽度；测量棘突间距及椎间盘间隙宽度并与上下邻近椎间隙相比较。测量正侧位上椎弓根高度。X线片基本可确定骨折部位及类型

- CT检查：有利于判定移位骨折块侵犯椎管程度和发现突入椎管的骨块或椎间盘

- 磁共振成像（MRI）检查：对判定脊髓损伤状况极有价值。MRI可显示脊髓损伤早期的水肿、出血，并可显示脊髓损伤的各种病理变化，脊髓受压、脊髓横断、脊髓不完全性损伤、脊髓萎缩或囊性变等

- 体感诱发电位（SEP）：是测定躯体感觉系统（以脊髓后索为主）传导功能的检测法，对判定脊髓损伤程度有一定帮助

- 颈静脉加压试验和脊髓造影：颈静脉加压试验对判定脊髓受伤和受压有一定参考意义。脊髓造影对陈旧性外伤性椎管狭窄诊断有意义

【诊断】

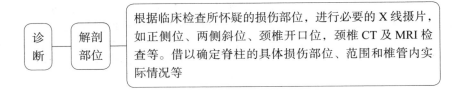

诊断

- 解剖部位：根据临床检查所怀疑的损伤部位，进行必要的X线摄片，如正侧位、两侧斜位、颈椎开口位、颈椎CT及MRI检查等。借以确定脊柱的具体损伤部位、范围和椎管内实际情况等

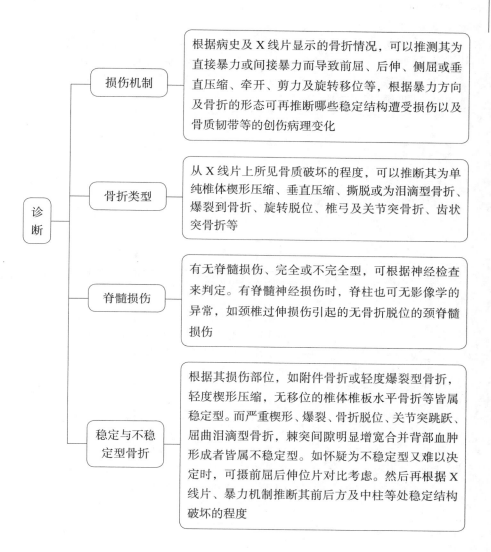

诊断
├─ 损伤机制：根据病史及X线片显示的骨折情况，可以推测其为直接暴力或间接暴力而导致前屈、后伸、侧屈或垂直压缩、牵开、剪力及旋转移位等，根据暴力方向及骨折的形态可再推断哪些稳定结构遭受损伤以及骨质韧带等的创伤病理变化

├─ 骨折类型：从X线片上所见骨质破坏的程度，可以推断其为单纯椎体楔形压缩、垂直压缩、撕脱或为泪滴型骨折、爆裂到骨折、旋转脱位、椎弓及关节突骨折、齿状突骨折等

├─ 脊髓损伤：有无脊髓损伤、完全或不完全型，可根据神经检查来判定。有脊髓神经损伤时，脊柱也可无影像学的异常，如颈椎过伸损伤引起的无骨折脱位的颈脊髓损伤

└─ 稳定与不稳定型骨折：根据其损伤部位，如附件骨折或轻度爆裂型骨折，轻度楔形压缩，无移位的椎体椎板水平骨折等皆属稳定型。而严重楔形、爆裂、骨折脱位、关节突跳跃、屈曲泪滴型骨折，棘突间隙明显增宽合并背部血肿形成者皆属不稳定型。如怀疑为不稳定型又难以决定时，可摄前屈后伸位片对比考虑。然后再根据X线片、暴力机制推断其前后方及中柱等处稳定结构破坏的程度

【鉴别诊断】

鉴别诊断：颈$_7$至胸$_1$节段骨折脱位：在此部位的骨折脱位常因X线片投照不良或因伸展损伤的暂时性脱位已自行复位，所以易被误诊。在这部位的损伤应当照穿胸斜位片、游泳者位片。部分短颈的颈6~7节段也曾经发生过漏诊的情况，颈椎CT及三维重建可以做到对此类患者的诊断

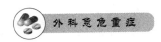

鉴别诊断	寰枕及颈椎部位的先天性畸形如寰椎发育不良造成的两侧寰齿间距不等宽，齿状突先天性缺如、先天性不连接、寰枕融合、克利佩尔－费尔综合征（Klipple-Feil sgdrome）等。这类先天畸形较多，因此在诊断颈部损伤时应仔细鉴别

【治疗】

1．上颈椎骨折脱位的治疗

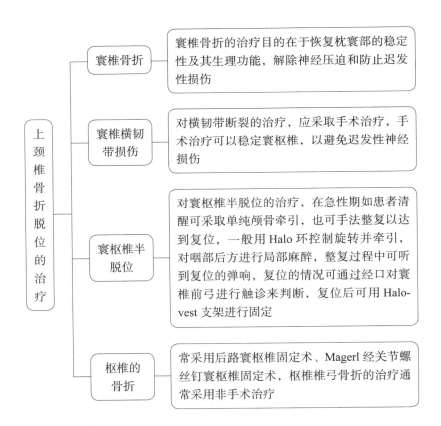

上颈椎骨折脱位的治疗	寰椎骨折	寰椎骨折的治疗目的在于恢复枕寰部的稳定性及其生理功能，解除神经压迫和防止迟发性损伤
	寰椎横韧带损伤	对横韧带断裂的治疗，应采取手术治疗，手术治疗可以稳定寰枢椎，以避免迟发性神经损伤
	寰枢椎半脱位	对寰枢椎半脱位的治疗，在急性期如患者清醒可采取单纯颅骨牵引，也可手法整复以达到复位，一般用 Halo 环控制旋转并牵引，对咽部后方进行局部麻醉，整复过程中可听到复位的弹响，复位的情况可通过经口对寰椎前弓进行触诊来判断，复位后可用 Halo-vest 支架进行固定
	枢椎的骨折	常采用后路寰枢椎固定术、Magerl 经关节螺丝钉寰枢椎固定术，枢椎椎弓骨折的治疗通常采用非手术治疗

2. 下颈椎骨折脱位的治疗

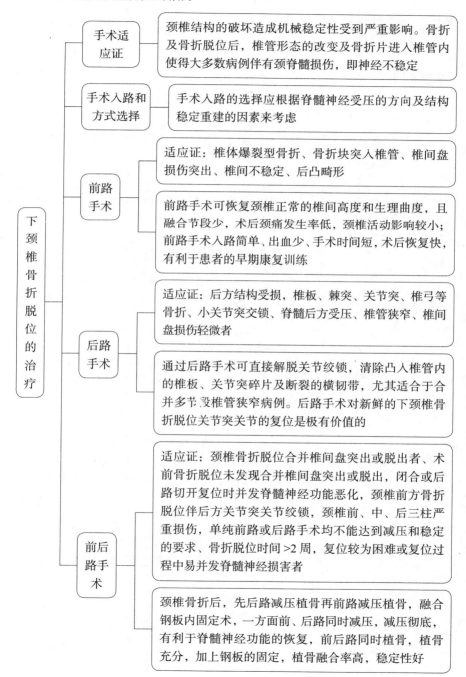

下颈椎骨折脱位的治疗

手术适应证
颈椎结构的破坏造成机械稳定性受到严重影响。骨折及骨折脱位后，椎管形态的改变及骨折片进入椎管内使得大多数病例伴有颈脊髓损伤，即神经不稳定

手术入路和方式选择
手术入路的选择应根据脊髓神经受压的方向及结构稳定重建的因素来考虑

前路手术
适应证：椎体爆裂型骨折、骨折块突入椎管、椎间盘损伤突出、椎间不稳定、后凸畸形

前路手术可恢复颈椎正常的椎间高度和生理曲度，且融合节段少，术后颈痛发生率低，颈椎活动影响较小；前路手术入路简单、出血少、手术时间短，术后恢复快，有利于患者的早期康复训练

后路手术
适应证：后方结构受损，椎板、棘突、关节突、椎弓等骨折、小关节突交锁、脊髓后方受压、椎管狭窄、椎间盘损伤轻微者

通过后路手术可直接解脱关节绞锁，清除凸入椎管内的椎板、关节突碎片及断裂的横韧带，尤其适合于合并多节段椎管狭窄病例。后路手术对新鲜的下颈椎骨折脱位关节突关节的复位是极有价值的

前后路手术
适应证：颈椎骨折脱位合并椎间盘突出或脱出者、术前骨折脱位未发现合并椎间盘突出或脱出，闭合或后路切开复位时并发脊髓神经功能恶化，颈椎前方骨折脱位伴后方关节突关节绞锁，颈椎前、中、后三柱严重损伤，单纯前路或后路手术均不能达到减压和稳定的要求、骨折脱位时间>2周，复位较为困难或复位过程中易并发脊髓神经损害者

颈椎骨折后，先后路减压植骨再前路减压植骨，融合钢板内固定术，一方面前、后路同时减压，减压彻底，有利于脊髓神经功能的恢复，前后路同时植骨，植骨充分，加上钢板的固定，植骨融合率高，稳定性好

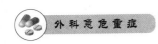

二、胸腰椎骨折

【病因】

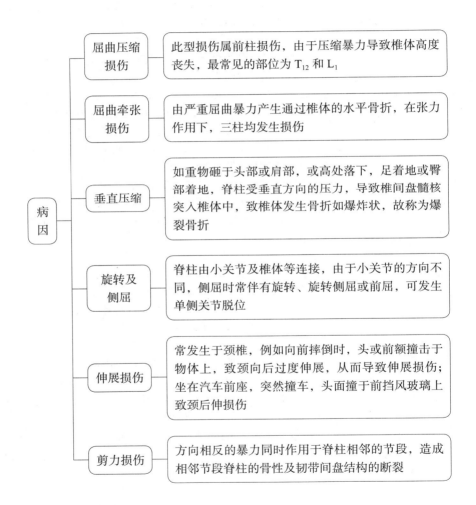

病因	屈曲压缩损伤	此型损伤属前柱损伤，由于压缩暴力导致椎体高度丧失，最常见的部位为 T_{12} 和 L_1
	屈曲牵张损伤	由严重屈曲暴力产生通过椎体的水平骨折，在张力作用下，三柱均发生损伤
	垂直压缩	如重物砸于头部或肩部，或高处落下，足着地或臀部着地，脊柱受垂直方向的压力，导致椎间盘髓核突入椎体中，致椎体发生骨折如爆炸状，故称为爆裂骨折
	旋转及侧屈	脊柱由小关节及椎体等连接，由于小关节的方向不同，侧屈时常伴有旋转、旋转侧屈或前屈，可发生单侧关节脱位
	伸展损伤	常发生于颈椎，例如向前摔倒时，头或前额撞击于物体上，致颈向后过度伸展，从而导致伸展损伤；坐在汽车前座，突然撞车，头面撞于前挡风玻璃上致颈后伸损伤
	剪力损伤	方向相反的暴力同时作用于脊柱相邻的节段，造成相邻节段脊柱的骨性及韧带间盘结构的断裂

【临床表现】

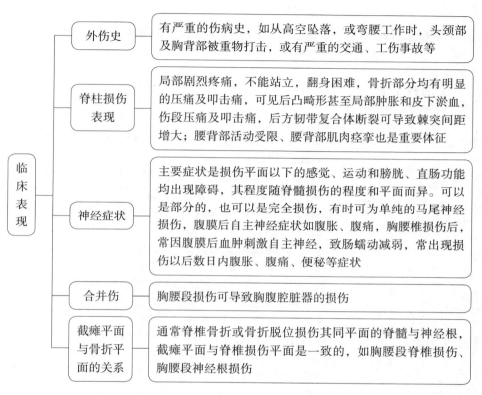

临床表现	外伤史	有严重的伤病史，如从高空坠落，或弯腰工作时，头颈部及胸背部被重物打击，或有严重的交通、工伤事故等
	脊柱损伤表现	局部剧烈疼痛，不能站立，翻身困难，骨折部分均有明显的压痛及叩击痛，可见后凸畸形甚至局部肿胀和皮下淤血，伤段压痛及叩击痛，后方韧带复合体断裂可导致棘突间距增大；腰背部活动受限、腰背部肌肉痉挛也是重要体征
	神经症状	主要症状是损伤平面以下的感觉、运动和膀胱、直肠功能均出现障碍，其程度随脊髓损伤的程度和平面而异。可以是部分的，也可以是完全损伤，有时可为单纯的马尾神经损伤，腹膜后自主神经症状如腹胀、腹痛，胸腰椎损伤后，常因腹膜后血肿刺激自主神经，致肠蠕动减弱，常出现损伤以后数日内腹胀、腹痛、便秘等症状
	合并伤	胸腰段损伤可导致胸腹腔脏器的损伤
	截瘫平面与骨折平面的关系	通常脊椎骨折或骨折脱位损伤其同平面的脊髓与神经根，截瘫平面与脊椎损伤平面是一致的，如胸腰段脊椎损伤、胸腰段神经根损伤

【辅助检查】

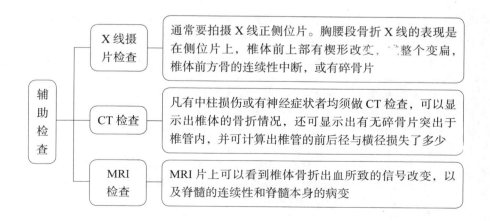

辅助检查	X线摄片检查	通常要拍摄X线正侧位片。胸腰段骨折X线的表现是在侧位片上，椎体前上部有楔形改变，或整个变扁，椎体前方骨的连续性中断，或有碎骨片
	CT检查	凡有中柱损伤或有神经症状者均须做CT检查，可以显示出椎体的骨折情况，还可显示出有无碎骨片突出于椎管内，并可计算出椎管的前后径与横径损失了多少
	MRI检查	MRI片上可以看到椎体骨折出血所致的信号改变，以及脊髓的连续性和脊髓本身的病变

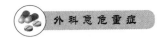

【诊断】

根据患者外伤史及影像学检查，很容易就做出胸腰椎骨折脱位的诊断。

【治疗】

治疗
- 单纯性压缩性骨折的治疗
  - 椎体压缩不到 1/5 者，或年老体弱，不能耐受复位及固定者，可仰卧于硬板床上，骨折部位垫厚枕，使脊柱过伸，同时嘱进行腰背部肌锻炼，要求作背伸动作，使臀部离开床面，随着背肌力量的增加，臀部离开床面的高度逐日增加。2 个月后骨折基本愈合，可佩戴腰围下地活动，但仍以卧床休息为主，3 个月后可从事正常的活动
  - 椎体压缩高度不超过 1/3 的青少年及中年患者，可采用两桌法过伸复位。在给予镇痛剂或局部麻醉后，用两张桌子，一张桌子较另一张高 25～30cm，桌上横放一软枕，伤员俯卧，头端置高桌侧，两手抓住桌边，两股放在低桌上，一助手把住伤员两侧腋部，另一人握住双侧小腿，以防止伤员坠落，复位者一手托住髂嵴，另一手掌施力于后突的棘突处，使皱褶的前纵韧带绷紧，压缩的前半部椎体得以复位，棘突重新互相靠拢、后凸畸形消失，提示压缩的椎体已复位。复位后即在此位置行过伸位石膏背心固定。固定时间约 3 个月
  - 如果压缩骨折超过 50%，尽管没有神经症状和体征，由于后突畸形和可能出现的迟发性神经损伤，必须行手法复位，使其恢复生理结构，最好行切开复位，椎弓根器械内固定
- 爆破型骨折的治疗
  - 对有神经症状的爆破型骨折的伤员，有骨折块挤入椎管内者，不宜再行手法复位，应该尽早切开复位内固定。对于这种类型的骨折，可行后路减压、椎弓根器械内固定
- 屈曲 - 牵张型损伤及脊柱骨折脱位
  - 屈曲 - 牵张型损伤及脊柱骨折脱位者，由于存在脊柱不稳定，神经多有损伤，因此都需手术治疗，一般选择后路内固定器械

第五节　骨盆骨折

【病因及分类】

骨盆骨折多为强大的外力所致。

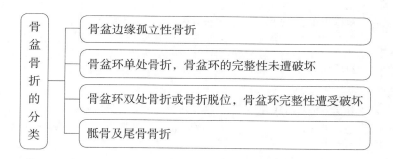

【临床表现】

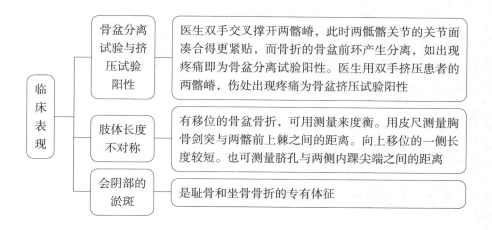

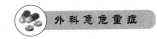

【辅助检查】

1. 局部检查

注意骨折畸形、肿胀，有无腹肌张力增高、压痛，更要注意患者的主诉。

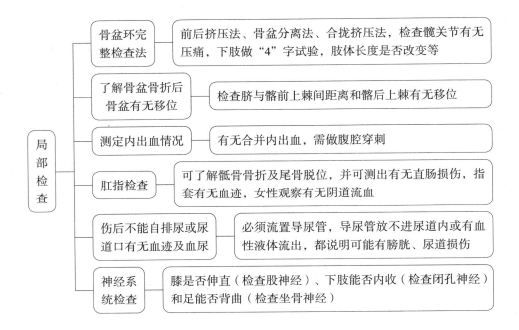

2. 影像学检查

X线片可确诊，包括摄骨盆正位、双斜位、入口位和出口位片；三维CT重建有助于明确骨折的类型及具体情况。

【诊断】

骨盆骨折按骨盆环完整性受损程度可分为四型。

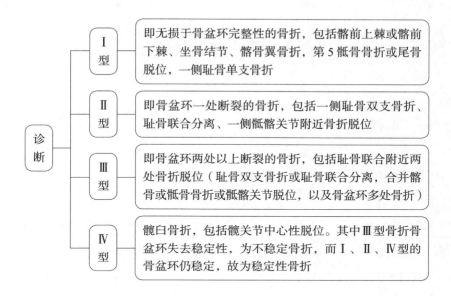

诊断

Ⅰ型：即无损于骨盆环完整性的骨折，包括髂前上棘或髂前下棘、坐骨结节、髂骨翼骨折，第5骶骨骨折或尾骨脱位，一侧耻骨单支骨折

Ⅱ型：即骨盆环一处断裂的骨折，包括一侧耻骨双支骨折、耻骨联合分离、一侧骶髂关节附近骨折脱位

Ⅲ型：即骨盆环两处以上断裂的骨折，包括耻骨联合附近两处骨折脱位（耻骨双支骨折或耻骨联合分离，合并髂骨或骶骨骨折或骶髂关节脱位，以及骨盆环多处骨折）

Ⅳ型：髋臼骨折，包括髋关节中心性脱位。其中Ⅲ型骨折骨盆环失去稳定性，为不稳定骨折，而Ⅰ、Ⅱ、Ⅳ型的骨盆环仍稳定，故为稳定性骨折

【治疗】

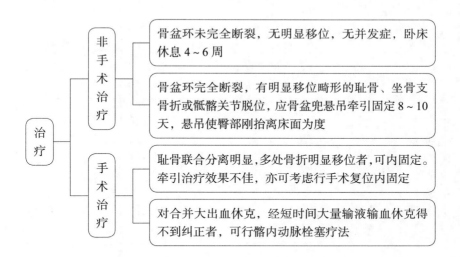

治疗

非手术治疗：
- 骨盆环未完全断裂，无明显移位，无并发症，卧床休息4~6周
- 骨盆环完全断裂，有明显移位畸形的耻骨、坐骨支骨折或骶髂关节脱位，应骨盆兜悬吊牵引固定8~10天，悬吊使臀部刚抬离床面为度

手术治疗：
- 耻骨联合分离明显，多处骨折明显移位者，可内固定。牵引治疗效果不佳，亦可考虑行手术复位内固定
- 对合并大出血休克，经短时间大量输液输血休克得不到纠正者，可行髂内动脉栓塞疗法

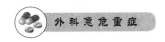

第六节　关节脱位

一、肩锁关节脱位

【病因及类型】

肩锁关节脱位多为直接暴力引起，如肩关节处于外展内旋位时，暴力冲击肩的顶部或跌倒时肩部着地，均可引起肩锁关节脱位。

将肩锁关节脱位分为Ⅰ～Ⅵ型。

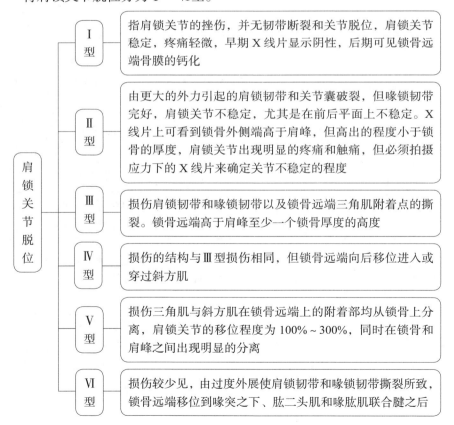

肩锁关节脱位	Ⅰ型	指肩锁关节的挫伤，并无韧带断裂和关节脱位，肩锁关节稳定，疼痛轻微，早期X线片显示阴性，后期可见锁骨远端骨膜的钙化
	Ⅱ型	由更大的外力引起的肩锁韧带和关节囊破裂，但喙锁韧带完好，肩锁关节不稳定，尤其是在前后平面上不稳定。X线片上可看到锁骨外侧端高于肩峰，但高出的程度小于锁骨的厚度，肩锁关节出现明显的疼痛和触痛，但必须拍摄应力下的X线片来确定关节不稳定的程度
	Ⅲ型	损伤肩锁韧带和喙锁韧带以及锁骨远端三角肌附着点的撕裂。锁骨远端高于肩峰至少一个锁骨厚度的高度
	Ⅳ型	损伤的结构与Ⅲ型损伤相同，但锁骨远端向后移位进入或穿过斜方肌
	Ⅴ型	损伤三角肌与斜方肌在锁骨远端上的附着部均从锁骨上分离，肩锁关节的移位程度为100%～300%，同时在锁骨和肩峰之间出现明显的分离
	Ⅵ型	损伤较少见，由过度外展使肩锁韧带和喙锁韧带撕裂所致，锁骨远端移位到喙突之下、肱二头肌和喙肱肌联合腱之后

【临床表现】

依据损伤和脱位程度的不同，可表现为肩部疼痛，患侧上肢上举或外展时疼痛加重。肩锁关节局部压痛或出现畸形，肩峰外侧端隆起，往下推压出现反弹性的"琴键征"。

【辅助检查】

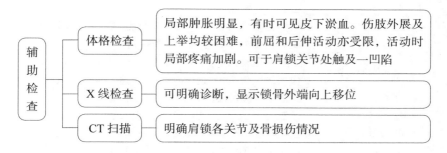

辅助检查
- 体格检查：局部肿胀明显，有时可见皮下淤血。伤肢外展及上举均较困难，前屈和后伸活动亦受限，活动时局部疼痛加剧。可于肩锁关节处触及一凹陷
- X 线检查：可明确诊断，显示锁骨外端向上移位
- CT 扫描：明确肩锁各关节及骨损伤情况

【治疗】

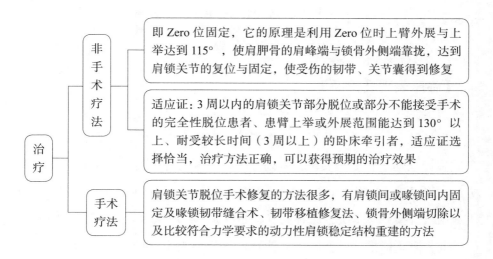

治疗
- 非手术疗法
  - 即 Zero 位固定，它的原理是利用 Zero 位时上臂外展与上举达到 115°，使肩胛骨的肩峰端与锁骨外侧端靠拢，达到肩锁关节的复位与固定，使受伤的韧带、关节囊得到修复
  - 适应证：3 周以内的肩锁关节部分脱位或部分不能接受手术的完全性脱位患者、患臂上举或外展范围能达到 130° 以上、耐受较长时间（3 周以上）的卧床牵引者，适应证选择恰当，治疗方法正确，可以获得预期的治疗效果
- 手术疗法：肩锁关节脱位手术修复的方法很多，有肩锁间或喙锁间内固定及喙锁韧带缝合术、韧带移植修复法、锁骨外侧端切除以及比较符合力学要求的动力性肩锁稳定结构重建的方法

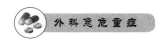

二、肩关节脱位

（一）肩关节前脱位

【病因病理】

肩关节前脱位多由间接暴力所致。

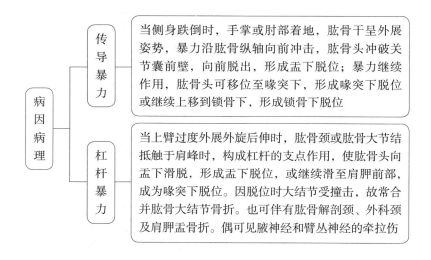

【临床表现及诊断】

　　患处肿胀、疼痛、畸形、功能丧失，表现有以下特征：患者多喜坐位，患肢弹性固定于轻度外展位，常以健手托患侧前臂，头和身体向患侧倾斜。方肩畸形是由于肱骨头移位，三角肌塌陷所致的方肩畸形可在锁骨下、喙突下或腋窝处摸到肱骨头，原有关节盂处空虚。搭肩试验为患侧肘部紧贴胸壁时，其手掌不能搭到健侧肩部；或患侧手搭于健侧肩部时，肘部不能贴近胸壁，即试验阳性，表示有脱位。

【治疗】

包括复位、固定和功能锻炼。复位是以手法复位为主。用2%利多卡因10～20ml注入关节腔内行局部麻醉。

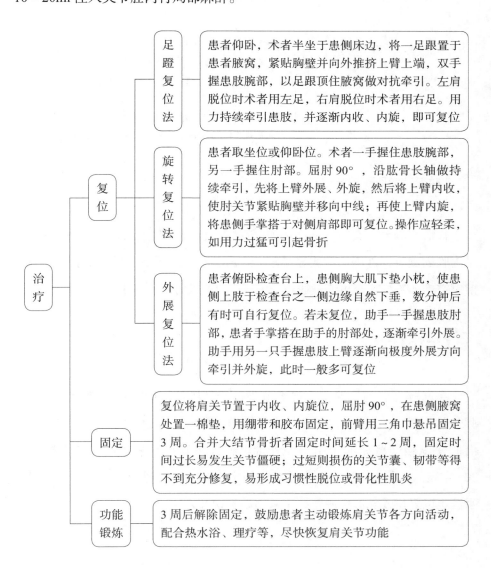

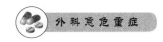

（二）肩关节后脱位

【病因病理】

肩关节后脱位极为罕见，直接或间接暴力均可引起。

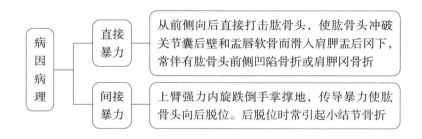

【临床表现及诊断】

伤后肩峰异常突出，从伤侧侧面观察，伤肩后侧隆起，前部平坦，上臂呈内收内旋位，外展活动明显受限，在肩关节后侧冈下可摸到肱骨头，肩部前侧空虚。X线检查可明确脱位及有无合并肱骨小结节骨折。

【治疗】

在麻醉无痛的情况下，患者取坐位或仰卧位，助手用一手向后压住肩胛骨作为固定，另一手拇指向前下推压肱骨头；术者两手握住伤肢腕部，沿肱骨纵轴轻度屈曲牵引，并外旋上臂即可复位。复位后保持上臂外展30°～35°，后伸30°和轻度外旋位固定3周，加强肩关节功能锻炼。对于手法难以复位或陈旧性脱位，多采用手术切开复位。

第九章　神经外科急危重症

第一节　闭合性脑损伤

一、弥漫性轴索损伤

弥漫性轴索损伤是当头部遭受加速性旋转暴力时，因剪应力造成的神经轴索损伤。主要表现为受伤当时立即出现的持续性昏迷，时间较长。诊断和治疗困难，预后极差，大部分植物状态患者都是由脑弥漫性轴索损伤转归的结局。

【昏迷病因】

昏迷原因主要是广泛的轴索损害，使皮质与皮质下中枢失去联系。若累及脑干，患者可有一侧或双侧瞳孔散大，对光反射消失，或同向凝视等。

【病理变化】

病理改变主要位于脑的中轴部分，即胼胝体、大脑脚、脑干及小脑上脚

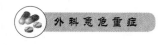

等处，多属挫伤、出血及水肿。镜下可见轴索断裂、轴浆溢出，稍久则可见圆形回缩球及血细胞溶解含铁血黄素，最后呈囊变及胶质增生。

【临床分型及分级】

1. 依伤情严重程度分为轻、中、重三型

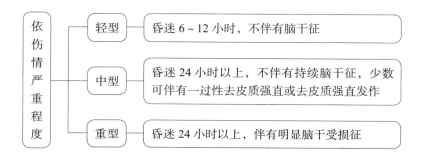

2. 依据格拉斯哥昏迷评分（GCS）和有无瞳孔改变分为四级

这种分型对判断病情及预后有一定的意义。

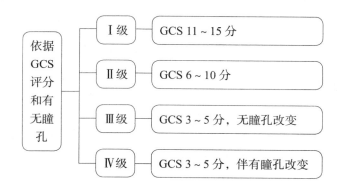

【临床表现】

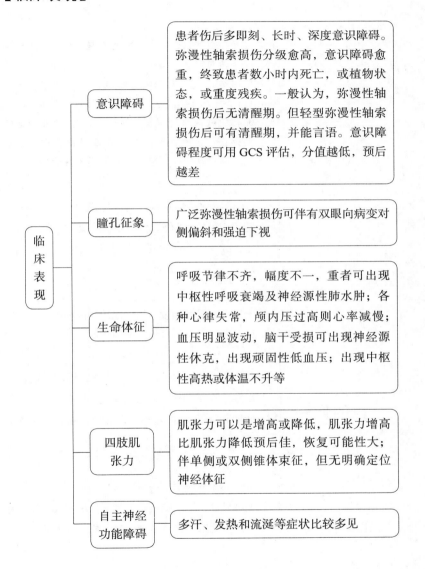

临床表现

意识障碍
患者伤后多即刻、长时、深度意识障碍。弥漫性轴索损伤分级愈高，意识障碍愈重，终致患者数小时内死亡，或植物状态，或重度残疾。一般认为，弥漫性轴索损伤后无清醒期。但轻型弥漫性轴索损伤后可有清醒期，并能言语。意识障碍程度可用GCS评估，分值越低，预后越差

瞳孔征象
广泛弥漫性轴索损伤可伴有双眼向病变对侧偏斜和强迫下视

生命体征
呼吸节律不齐，幅度不一，重者可出现中枢性呼吸衰竭及神经源性肺水肿；各种心律失常，颅内压过高则心率减慢；血压明显波动，脑干受损可出现神经源性休克，出现顽固性低血压；出现中枢性高热或体温不升等

四肢肌张力
肌张力可以是增高或降低，肌张力增高比肌张力降低预后佳，恢复可能性大；伴单侧或双侧锥体束征，但无明确定位神经体征

自主神经功能障碍
多汗、发热和流涎等症状比较多见

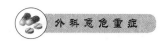

【辅助检查】

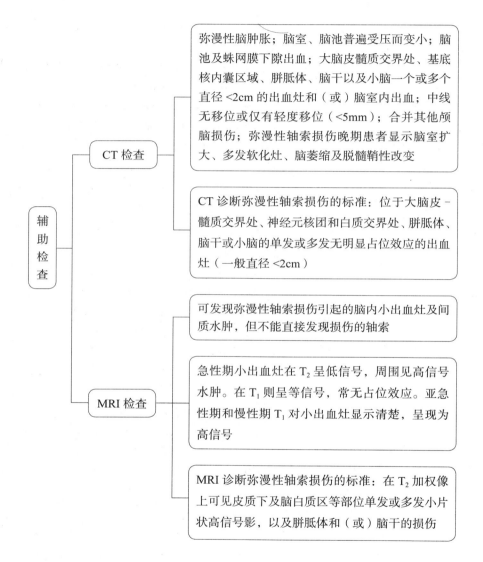

辅助检查

CT 检查

弥漫性脑肿胀；脑室、脑池普遍受压而变小；脑池及蛛网膜下隙出血；大脑皮髓质交界处、基底核内囊区域、胼胝体、脑干以及小脑一个或多个直径 <2cm 的出血灶和（或）脑室内出血；中线无移位或仅有轻度移位（<5mm）；合并其他颅脑损伤；弥漫性轴索损伤晚期患者显示脑室扩大、多发软化灶、脑萎缩及脱髓鞘性改变

CT 诊断弥漫性轴索损伤的标准：位于大脑皮 - 髓质交界处、神经元核团和白质交界处、胼胝体、脑干或小脑的单发或多发无明显占位效应的出血灶（一般直径 <2cm）

MRI 检查

可发现弥漫性轴索损伤引起的脑内小出血灶及间质水肿，但不能直接发现损伤的轴索

急性期小出血灶在 T_2 呈低信号，周围见高信号水肿。在 T_1 则呈等信号，常无占位效应。亚急性期和慢性期 T_1 对小出血灶显示清楚，呈现为高信号

MRI 诊断弥漫性轴索损伤的标准：在 T_2 加权像上可见皮质下及脑白质区等部位单发或多发小片状高信号影，以及胼胝体和（或）脑干的损伤

【诊断】

结合明确的外伤史，伤后患者即刻、长时、深度意识障碍，伴随症状和体征如双眼向病变对侧偏斜和强迫下视，单侧或双侧锥体束征，呼吸节律不齐，幅度不一，各种心律失常，高热或体温不升，神经影像学检查结果，并除外继发性脑损伤，可进一步明确诊断。

【治疗】

1. 一般治疗

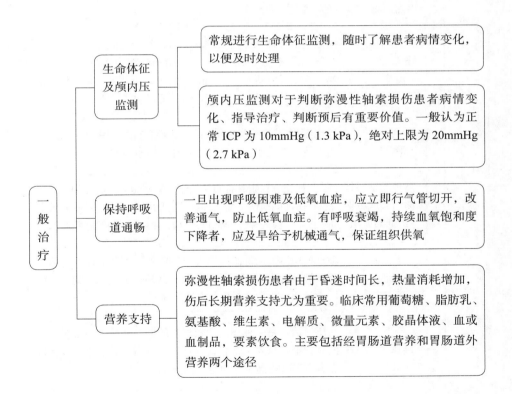

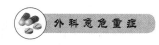

2. 特殊治疗

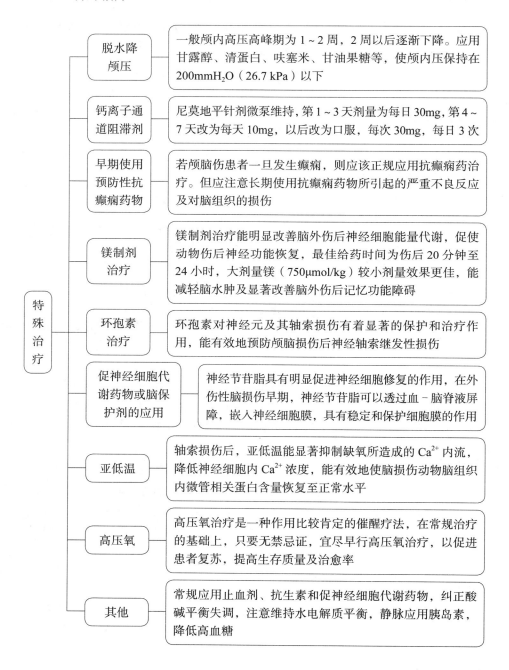

脱水降颅压	一般颅内高压高峰期为1～2周，2周以后逐渐下降。应用甘露醇、清蛋白、呋塞米、甘油果糖等，使颅内压保持在200mmH$_2$O（26.7 kPa）以下
钙离子通道阻滞剂	尼莫地平针剂微泵维持，第1～3天剂量为每日30mg，第4～7天改为每天10mg，以后改为口服，每次30mg，每日3次
早期使用预防性抗癫痫药物	若颅脑伤患者一旦发生癫痫，则应该正规应用抗癫痫药治疗。但应注意长期使用抗癫痫药物所引起的严重不良反应及对脑组织的损伤
镁制剂治疗	镁制剂治疗能明显改善脑外伤后神经细胞能量代谢，促使动物伤后神经功能恢复，最佳给药时间为伤后20分钟至24小时，大剂量镁（750μmol/kg）较小剂量效果更佳，能减轻脑水肿及显著改善脑外伤后记忆功能障碍
环孢素治疗	环孢素对神经元及其轴索损伤有着显著的保护和治疗作用，能有效地预防颅脑损伤后神经轴索继发性损伤
促神经细胞代谢药物或脑保护剂的应用	神经节苷脂具有明显促进神经细胞修复的作用，在外伤性脑损伤早期，神经节苷脂可以透过血－脑脊液屏障，嵌入神经细胞膜，具有稳定和保护细胞膜的作用
亚低温	轴索损伤后，亚低温能显著抑制缺氧所造成的Ca^{2+}内流，降低神经细胞内Ca^{2+}浓度，能有效地使脑损伤动物脑组织内微管相关蛋白含量恢复至正常水平
高压氧	高压氧治疗是一种作用比较肯定的催醒疗法，在常规治疗的基础上，只要无禁忌证，宜尽早行高压氧治疗，以促进患者复苏，提高生存质量及治愈率
其他	常规应用止血剂、抗生素和促神经细胞代谢药物，纠正酸碱平衡失调，注意维持水电解质平衡，静脉应用胰岛素，降低高血糖

特殊治疗

3．手术治疗

对伤后无脑干功能衰竭的患者，出现一侧瞳孔散大、昏迷加深，CT 提示一侧大脑半球肿胀或水肿，中线结构明显移位的患者采取去骨瓣减压术治疗，以缓解颅内高压所引起的继发性脑损害，去大骨瓣减压术能使脑组织向减压窗方向膨出，以减轻颅内高压对重要脑结构的压迫，尤其是脑干和下丘脑，以挽救患者生命。对于严重弥漫性轴索损伤合并颅内血肿患者，可颅内血肿清除术后行去大骨瓣减压术。

二、脑挫裂伤

脑挫裂伤是脑挫伤和脑裂伤的统称。脑挫伤指脑组织遭受破坏较轻，软脑膜尚完整者；脑裂伤指软脑膜、血管和脑组织同时有破裂，伴有外伤性蛛网膜下隙出血。脑挫伤和脑裂伤常同时存在，不易区别，故临床上统称为脑挫裂伤。

【病因】

脑表面的挫裂伤常位于暴力打击的部位和对冲的部位，尤其是对冲的部位，多较为严重并常发生于额、颞前端和脑底部；脑实质内的挫裂伤，则系脑组织的变形和剪应力所致，以挫伤及点状出血为主。

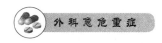
【临床表现】

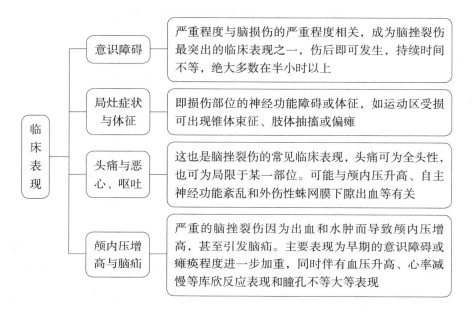

临床表现

- 意识障碍 —— 严重程度与脑损伤的严重程度相关，成为脑挫裂伤最突出的临床表现之一，伤后即可发生，持续时间不等，绝大多数在半小时以上

- 局灶症状与体征 —— 即损伤部位的神经功能障碍或体征，如运动区受损可出现锥体束征、肢体抽搐或偏瘫

- 头痛与恶心、呕吐 —— 这也是脑挫裂伤的常见临床表现，头痛可为全头性，也可为局限于某一部位。可能与颅内压升高、自主神经功能紊乱和外伤性蛛网膜下隙出血等有关

- 颅内压增高与脑疝 —— 严重的脑挫裂伤因为出血和水肿而导致颅内压增高，甚至引发脑疝。主要表现为早期的意识障碍或瘫痪程度进一步加重，同时伴有血压升高、心率减慢等库欣反应表现和瞳孔不等大等表现

【辅助检查】

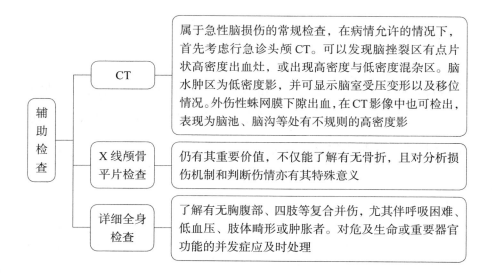

辅助检查

- CT —— 属于急性脑损伤的常规检查，在病情允许的情况下，首先考虑行急诊头颅 CT。可以发现脑挫裂区有点片状高密度出血灶，或出现高密度与低密度混杂区。脑水肿区为低密度影，并可显示脑室受压变形以及移位情况。外伤性蛛网膜下隙出血，在 CT 影像中也可检出，表现为脑池、脑沟等处有不规则的高密度影

- X 线颅骨平片检查 —— 仍有其重要价值，不仅能了解有无骨折，且对分析损伤机制和判断伤情亦有其特殊意义

- 详细全身检查 —— 了解有无胸腹部、四肢等复合并伤，尤其伴呼吸困难、低血压、肢体畸形或肿胀者。对危及生命或重要器官功能的并发症应及时处理

【诊断】

根据 GCS 评分将脑挫裂伤分为轻、中、重型。脑挫裂伤的临床表现因致伤因素和损伤部位的不同而各异，悬殊甚大，轻者可没有原发性意识障碍，而重者可致深度昏迷甚至死亡。

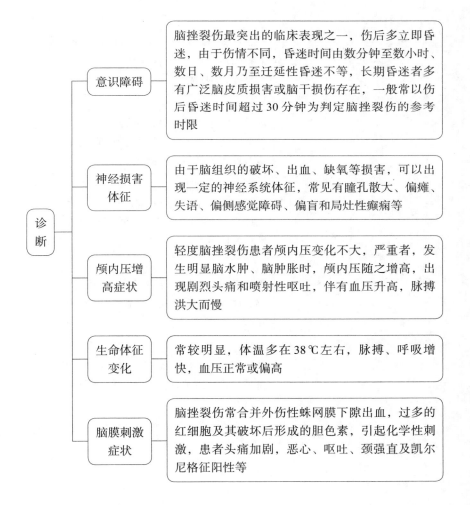

诊断

意识障碍：脑挫裂伤最突出的临床表现之一，伤后多立即昏迷，由于伤情不同，昏迷时间由数分钟至数小时、数日、数月乃至迁延性昏迷不等，长期昏迷者多有广泛脑皮质损害或脑干损伤存在，一般常以伤后昏迷时间超过 30 分钟为判定脑挫裂伤的参考时限

神经损害体征：由于脑组织的破坏、出血、缺氧等损害，可以出现一定的神经系统体征，常见有瞳孔散大、偏瘫、失语、偏侧感觉障碍、偏盲和局灶性癫痫等

颅内压增高症状：轻度脑挫裂伤患者颅内压变化不大，严重者，发生明显脑水肿、脑肿胀时，颅内压随之增高，出现剧烈头痛和喷射性呕吐，伴有血压升高，脉搏洪大而慢

生命体征变化：常较明显，体温多在 38℃左右，脉搏、呼吸增快，血压正常或偏高

脑膜刺激症状：脑挫裂伤常合并外伤性蛛网膜下隙出血，过多的红细胞及其破坏后形成的胆色素，引起化学性刺激，患者头痛加剧，恶心、呕吐、颈强直及凯尔尼格征阳性等

【治疗】

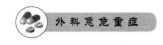

　　脑挫裂伤的治疗当以非手术治疗为主,应尽量减少脑损伤后的一系列病理生理反应,严密观察颅内有无继发血肿、栓塞,尤其是血肿的存在,同时还要维持内环境稳定及预防各种并发症的发生。除非颅内有继发性血肿或有难以控制的颅内高压需要手术外,一般不需手术处理。

　　1. 一般治疗

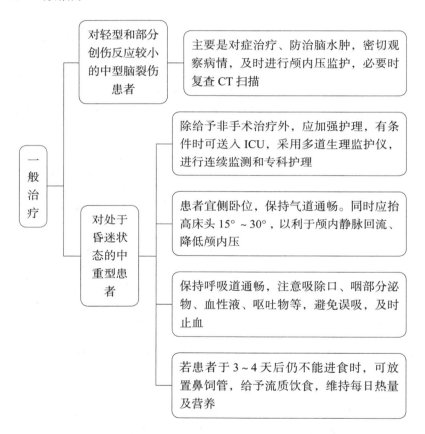

对轻型和部分创伤反应较小的中型脑裂伤患者 —— 主要是对症治疗、防治脑水肿,密切观察病情,及时进行颅内压监护,必要时复查 CT 扫描

一般治疗

对处于昏迷状态的中重型患者:

- 除给予非手术治疗外,应加强护理,有条件时可送入 ICU,采用多道生理监护仪,进行连续监测和专科护理
- 患者宜侧卧位,保持气道通畅。同时应抬高床头 15°~30°,以利于颅内静脉回流、降低颅内压
- 保持呼吸道通畅,注意吸除口、咽部分泌物、血性液、呕吐物等,避免误吸,及时止血
- 若患者于 3~4 天后仍不能进食时,可放置鼻饲管,给予流质饮食,维持每日热量及营养

　　2. 特殊治疗

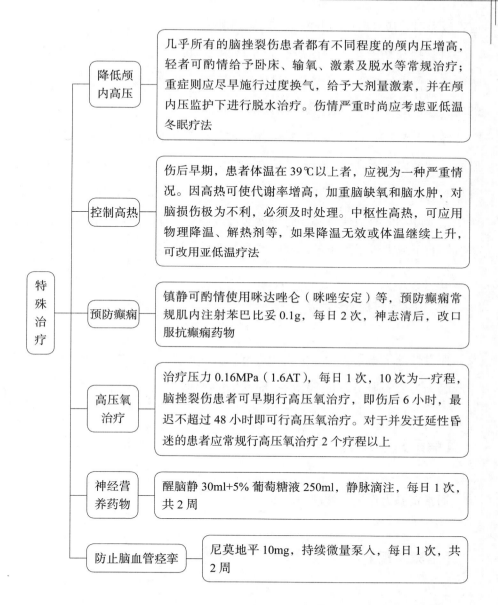

特殊治疗

降低颅内高压
几乎所有的脑挫裂伤患者都有不同程度的颅内压增高，轻者可酌情给予卧床、输氧、激素及脱水等常规治疗；重症则应尽早施行过度换气，给予大剂量激素，并在颅内压监护下进行脱水治疗。伤情严重时尚应考虑亚低温冬眠疗法

控制高热
伤后早期，患者体温在39℃以上者，应视为一种严重情况。因高热可使代谢率增高，加重脑缺氧和脑水肿，对脑损伤极为不利，必须及时处理。中枢性高热，可应用物理降温、解热剂等，如果降温无效或体温继续上升，可改用亚低温疗法

预防癫痫
镇静可酌情使用咪达唑仑（咪唑安定）等，预防癫痫常规肌内注射苯巴比妥0.1g，每日2次，神志清后，改口服抗癫痫药物

高压氧治疗
治疗压力0.16MPa（1.6AT），每日1次，10次为一疗程，脑挫裂伤患者可早期行高压氧治疗，即伤后6小时，最迟不超过48小时即可行高压氧治疗。对于并发迁延性昏迷的患者应常规行高压氧治疗2个疗程以上

神经营养药物
醒脑静30ml+5%葡萄糖液250ml，静脉滴注，每日1次，共2周

防止脑血管痉挛
尼莫地平10mg，持续微量泵入，每日1次，共2周

3．手术治疗

脑挫裂伤一般不需要手术治疗，但当有继发性损害引起颅内高压，甚至脑疝形成时，则有手术的必要。对伴有颅内血肿30ml以上，CT示有占位效应、非手术治疗效果欠佳时或颅内压监护压力超过4.0kPa（30mmHg）或顺

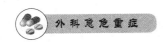

应性较差时，应及时施行开颅手术清除血肿。

对脑挫裂伤严重，颅内压达到 5.33kPa（40mmHg）时，应开颅清除碎烂组织，行内外减压术，术中应尽量清除变黑、坏死、糜烂的脑组织及合并的血肿，达到脑组织塌陷，脑搏动恢复的目的。

经 CT 或 MRI 检查证实脑挫裂伤严重，局部脑组织碎裂坏死，伴有明显脑水肿和颅内压增高者，经各种药物治疗无效，症状进行性加重，出现脑疝征象时，即使没有颅内血肿，也应积极进行手术治疗，清除挫伤、碎化的脑组织，清除小的凝血块，必要时可做额极或颞极切除，然后根据脑水肿情况进行颞肌下或去骨瓣减压术，术后继续加强综合治疗。

三、原发性脑干损伤

原发性脑干损伤在颅脑损伤中占有较大的比重，通常指暴力作用于枕部引起脑干为主的损伤，并于伤后立即发生持续时间较长的意识丧失或死亡。

【病因】

通常指暴力作用于枕部引起。

【临床表现】

临床上主要表现为意识障碍，昏迷程度深，持续时间长，恢复过程慢，数月至数年不等。未并发颅内血肿时，很少出现中间好转期或中间清醒期。若出现顽固性呃逆、呼吸衰竭或消化道出血者，多提示预后较差。

【辅助检查】

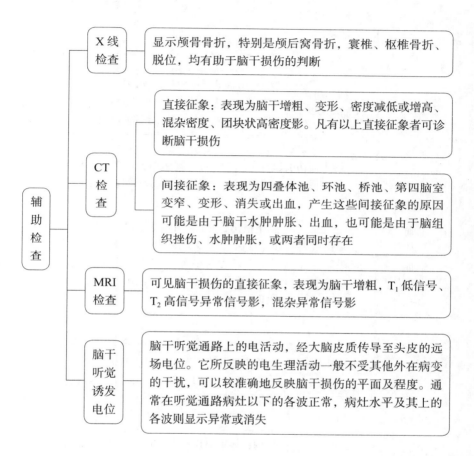

辅助检查

- **X线检查**：显示颅骨骨折，特别是颅后窝骨折，寰椎、枢椎骨折、脱位，均有助于脑干损伤的判断

- **CT检查**
  - 直接征象：表现为脑干增粗、变形、密度减低或增高、混杂密度、团块状高密度影。凡有以上直接征象者可诊断脑干损伤
  - 间接征象：表现为四叠体池、环池、桥池、第四脑室变窄、变形、消失或出血，产生这些间接征象的原因可能是由于脑干水肿肿胀、出血，也可能是由于脑组织挫伤、水肿肿胀，或两者同时存在

- **MRI检查**：可见脑干损伤的直接征象，表现为脑干增粗，T_1低信号、T_2高信号异常信号影，混杂异常信号影

- **脑干听觉诱发电位**：脑干听觉通路上的电活动，经大脑皮质传导至头皮的远场电位。它所反映的电生理活动一般不受其他外在病变的干扰，可以较准确地反映脑干损伤的平面及程度。通常在听觉通路病灶以下的各波正常，病灶水平及其上的各波则显示异常或消失

【诊断】

1. 意识障碍

原发性脑干损伤的典型表现多为伤后立即陷入持续昏迷状态，轻者对痛刺激可有反应，但严重时常呈深度昏迷，一切反射消失，四肢软瘫，全无反应。

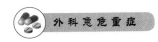

2. 生命体征变化

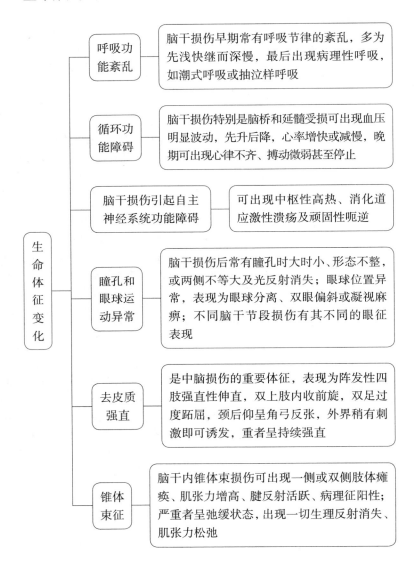

生命体征变化

呼吸功能紊乱 —— 脑干损伤早期常有呼吸节律的紊乱，多为先浅快继而深慢，最后出现病理性呼吸，如潮式呼吸或抽泣样呼吸

循环功能障碍 —— 脑干损伤特别是脑桥和延髓受损可出现血压明显波动，先升后降，心率增快或减慢，晚期可出现心律不齐、搏动微弱甚至停止

脑干损伤引起自主神经系统功能障碍 —— 可出现中枢性高热、消化道应激性溃疡及顽固性呃逆

瞳孔和眼球运动异常 —— 脑干损伤后常有瞳孔时大时小、形态不整，或两侧不等大及光反射消失；眼球位置异常，表现为眼球分离、双眼偏斜或凝视麻痹；不同脑干节段损伤有其不同的眼征表现

去皮质强直 —— 是中脑损伤的重要体征，表现为阵发性四肢强直性伸直，双上肢内收前旋，双足过度跖屈，颈后仰呈角弓反张，外界稍有刺激即可诱发，重者呈持续强直

锥体束征 —— 脑干内锥体束损伤可出现一侧或双侧肢体瘫痪、肌张力增高、腱反射活跃、病理征阳性；严重者呈弛缓状态，出现一切生理反射消失、肌张力松弛

3. 预后

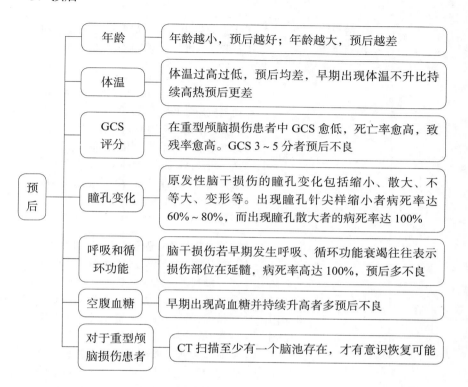

【治疗】

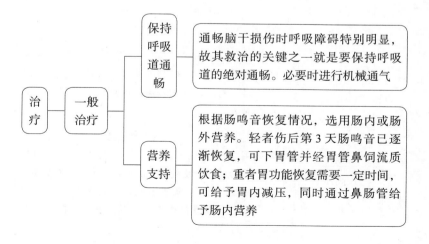

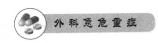

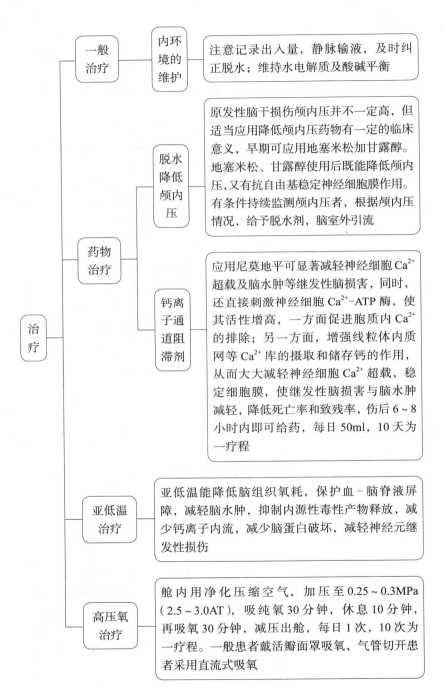

治疗 ── 一般治疗 ── 内环境的维护 ── 注意记录出入量，静脉输液，及时纠正脱水；维持水电解质及酸碱平衡

药物治疗 ── 脱水降低颅内压 ── 原发性脑干损伤颅内压并不一定高，但适当应用降低颅内压药物有一定的临床意义，早期可应用地塞米松加甘露醇。地塞米松、甘露醇使用后既能降低颅内压，又有抗自由基稳定神经细胞膜作用。有条件持续监测颅内压者，根据颅内压情况，给予脱水剂，脑室外引流

钙离子通道阻滞剂 ── 应用尼莫地平可显著减轻神经细胞 Ca^{2+} 超载及脑水肿等继发性脑损害，同时，还直接刺激神经细胞 Ca^{2+}-ATP 酶，使其活性增高，一方面促进胞质内 Ca^{2+} 的排除；另一方面，增强线粒体内质网等 Ca^{2+} 库的摄取和储存钙的作用，从而大大减轻神经细胞 Ca^{2+} 超载，稳定细胞膜，使继发性脑损害与脑水肿减轻，降低死亡率和致残率，伤后 6~8 小时内即可给药，每日 50ml，10 天为一疗程

亚低温治疗 ── 亚低温能降低脑组织氧耗，保护血-脑脊液屏障，减轻脑水肿，抑制内源性毒性产物释放，减少钙离子内流，减少脑蛋白破坏，减轻神经元继发性损伤

高压氧治疗 ── 舱内用净化压缩空气，加压至 0.25~0.3MPa（2.5~3.0AT），吸纯氧 30 分钟，休息 10 分钟，再吸氧 30 分钟，减压出舱，每日 1 次，10 次为一疗程。一般患者戴活瓣面罩吸氧，气管切开患者采用直流式吸氧

第二节　开放性颅脑损伤

开放性颅脑损伤是指暴力作用于头部，造成颅脑各层结构（头皮、颅骨、硬脑膜）同时破裂，脑组织直接与外界沟通的颅脑损伤。因开放性颅脑损伤有创口，可存在失血性休克，易导致颅内感染，须及早清创、修复硬脑膜，使之成为闭合性脑损伤。

硬脑膜是保护脑组织的一层坚韧纤维膜屏障，此膜破损与否，是区分开放性脑损伤或闭合性脑损伤的分界线。开放性脑损伤时，硬脑膜已破，多有脑脊液或夹杂脑组织碎屑流出。如果颅骨和硬脑膜缺损较大，且合并颅内压增高时，常有脑膨出。颅底骨折常引起颅底的硬脑膜撕裂，脑脊液漏，蛛网膜下隙与脑组织通过硬脑膜裂隙和骨折线，经鼻窦或中耳腔与外界间接交通，这也属于开放性脑损伤范畴，称为内开放性脑损伤，不过这种脑脊液漏多能在数日内自然停止，逐渐愈合，故习惯地将其列入闭合性颅脑损伤章节。开放性颅骨骨折，颅腔虽已开放，但硬脑膜完整者，仍属闭合性脑损伤，而不能视为开放性脑损伤。开放性颅脑损伤根据损伤原因可分为火器伤和非火器伤两大类。本节重点介绍非火器性颅脑损伤。

【病因及损伤特点】

非火器性颅脑损伤的致伤物为各种锐器或钝器，前者造成的创伤称为锐器伤，后者造成的创伤为钝器伤。

1. 锐器伤

锐器常有刀、斧、锥、针、钉、剪、匕首等，锐器伤的特点是：创缘多较整齐，颅骨骨折分别呈沟状骨折、长孔骨折和穿刺骨折。头皮、头发和颅骨碎片带入脑内很少或完全没有。脑的创缘整齐，失活的脑组织很少，创伤

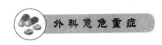

感染发生率低。

2.钝器伤

钝器常见的有铁棒、木棍、砖瓦、石块、榔头等。钝器伤的特点是：头皮创缘多不整齐。损伤处颅骨发生凹陷性骨折、粉碎性骨折以及穿孔骨折或洞形骨折等。硬脑膜撕裂，脑损伤范围大，失活的组织多，脑组织内常有头皮、头发、帽子碎片和颅骨碎片存留，脑创伤的感染机会较大。

【临床表现】

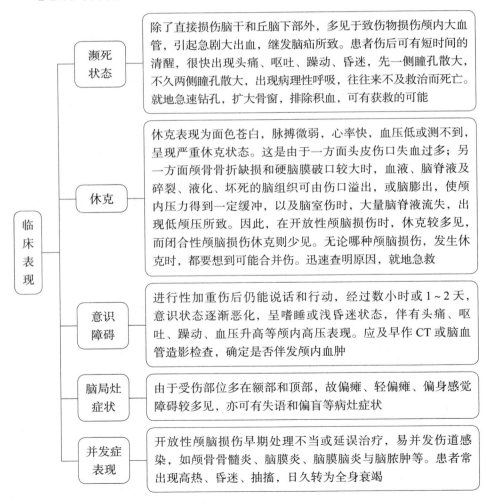

临床表现

- 濒死状态：除了直接损伤脑干和丘脑下部外，多见于致伤物损伤颅内大血管，引起急剧大出血，继发脑疝所致。患者伤后可有短时间的清醒，很快出现头痛、呕吐、躁动、昏迷，先一侧瞳孔散大，不久两侧瞳孔散大，出现病理性呼吸，往往来不及救治而死亡。就地急速钻孔，扩大骨窗，排除积血，可有获救的可能

- 休克：休克表现为面色苍白，脉搏微弱，心率快，血压低或测不到，呈现严重休克状态。这是由于一方面头皮伤口失血过多；另一方面颅骨骨折缺损和硬脑膜破口较大时，血液、脑脊液及碎裂、液化、坏死的脑组织可由伤口溢出，或脑膨出，使颅内压力得到一定缓冲，以及脑室伤时，大量脑脊液流失，出现低颅压所致。因此，在开放性颅脑损伤时，休克较多见，而闭合性颅脑损伤休克则少见。无论哪种颅脑损伤，发生休克时，都要想到可能合并伤。迅速查明原因，就地急救

- 意识障碍：进行性加重伤后仍能说话和行动，经过数小时或1~2天，意识状态逐渐恶化，呈嗜睡或浅昏迷状态，伴有头痛、呕吐、躁动、血压升高等颅内高压表现。应及早作CT或脑血管造影检查，确定是否伴发颅内血肿

- 脑局灶症状：由于受伤部位多在额部和顶部，故偏瘫、轻偏瘫、偏身感觉障碍较多见，亦可有失语和偏盲等病灶症状

- 并发症表现：开放性颅脑损伤早期处理不当或延误治疗，易并发伤道感染，如颅骨骨髓炎、脑膜炎、脑膜脑炎与脑脓肿等。患者常出现高热、昏迷、抽搐，日久转为全身衰竭

【辅助检查】

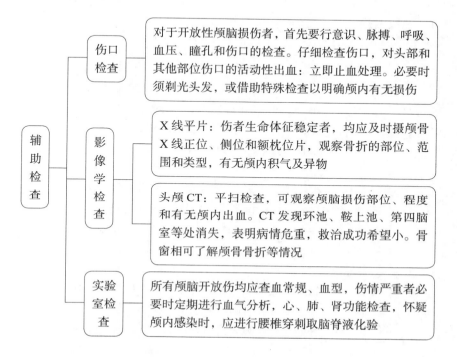

辅助检查
- 伤口检查：对于开放性颅脑损伤者，首先要行意识、脉搏、呼吸、血压、瞳孔和伤口的检查。仔细检查伤口，对头部和其他部位伤口的活动性出血：立即止血处理。必要时须剃光头发，或借助特殊检查以明确颅内有无损伤
- 影像学检查
  - X 线平片：伤者生命体征稳定者，均应及时摄颅骨 X 线正位、侧位和额枕位片，观察骨折的部位、范围和类型，有无颅内积气及异物
  - 头颅 CT：平扫检查，可观察颅脑损伤部位、程度和有无颅内出血。CT 发现环池、鞍上池、第四脑室等处消失，表明病情危重，救治成功希望小。骨窗相可了解颅骨骨折等情况
- 实验室检查：所有颅脑开放伤均应查血常规、血型，伤情严重者必要时定期进行血气分析，心、肺、肾功能检查，怀疑颅内感染时，应进行腰椎穿刺取脑脊液化验

【诊断】

结合明确的外伤史、临床表现以及神经影像学检查等，诊断多无困难。

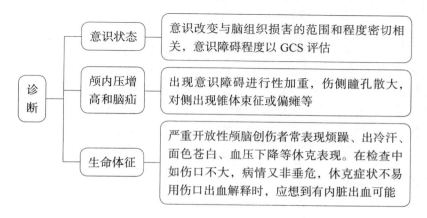

诊断
- 意识状态：意识改变与脑组织损害的范围和程度密切相关，意识障碍程度以 GCS 评估
- 颅内压增高和脑疝：出现意识障碍进行性加重，伤侧瞳孔散大，对侧出现锥体束征或偏瘫等
- 生命体征：严重开放性颅脑创伤者常表现烦躁、出冷汗、面色苍白、血压下降等休克表现。在检查中如伤口不大，病情又非垂危，休克症状不易用伤口出血解释时，应想到有内脏出血可能

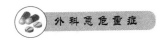

【治疗】

1. 一般治疗

一般治疗

> 立即建立良好的输液、输血通道，积极抗休克治疗。要求血压升至正常水平，成人收缩压稳定在120mmHg（16 kPa）左右，勿低于90mmHg（12 kPa），保持平均动脉压在80mmHg（10.7 kPa）以上，才能维持有效脑灌注压

> 维持呼吸道通畅。将头偏向一侧并后仰，吸除口咽、气管内血性分泌物与呕吐物，防止误吸、窒息；置入口咽通气管或将舌牵出，并高流量吸氧

> 抢救颅内高压危象。急性颅内出血、颅内血肿、脑水肿引起的高颅压、脑疝危象是颅脑挫裂伤早期死亡的主要原因。抢救时应立即静脉滴注20%甘露醇250~500ml加地塞米松10~30mg、呋塞米40mg

> 注射破伤风抗毒血清，验血型和备血处理伤口活动性出血，剃光头发，做好术前的各项准备工作

> 重危伤者有呼吸、循环不稳定者，应立即吸氧、输液、输血，补充血容量、纠正缺氧和休克，待病情稳定，立即进行头颅CT平扫检查，了解颅内损伤情况，结合损伤部位，制订手术方案，争取尽快进行颅脑清创术

2. 手术治疗

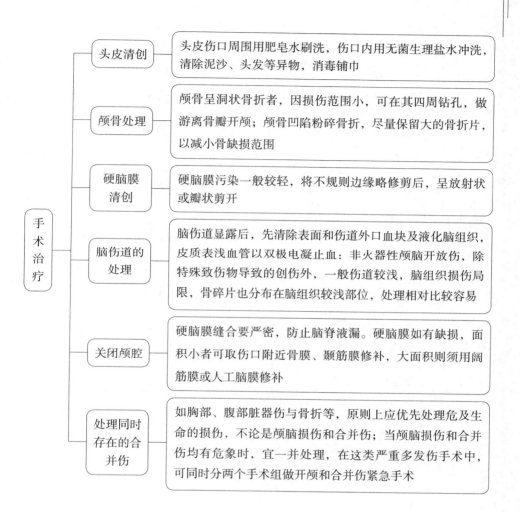

头皮清创 —— 头皮伤口周围用肥皂水刷洗，伤口内用无菌生理盐水冲洗，清除泥沙、头发等异物，消毒铺巾

颅骨处理 —— 颅骨呈洞状骨折者，因损伤范围小，可在其四周钻孔，做游离骨瓣开颅；颅骨凹陷粉碎骨折，尽量保留大的骨折片，以减小骨缺损范围

硬脑膜清创 —— 硬脑膜污染一般较轻，将不规则边缘略修剪后，呈放射状或瓣状剪开

脑伤道的处理 —— 脑伤道显露后，先清除表面和伤道外口血块及液化脑组织，皮质表浅血管以双极电凝止血；非火器性颅脑开放伤，除特殊致伤物导致的创伤外，一般伤道较浅，脑组织损伤局限，骨碎片也分布在脑组织较浅部位，处理相对比较容易

关闭颅腔 —— 硬脑膜缝合要严密，防止脑脊液漏。硬脑膜如有缺损，面积小者可取伤口附近骨膜、颞筋膜修补，大面积则须用阔筋膜或人工脑膜修补

处理同时存在的合并伤 —— 如胸部、腹部脏器伤与骨折等，原则上应优先处理危及生命的损伤，不论是颅脑损伤和合并伤；当颅脑损伤和合并伤均有危象时，宜一并处理，在这类严重多发伤手术中，可同时分两个手术组做开颅和合并伤紧急手术

3. 术后治疗

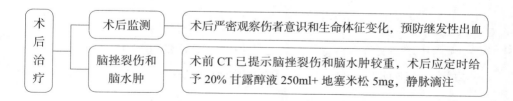

术后监测 —— 术后严密观察伤者意识和生命体征变化，预防继发性出血

脑挫裂伤和脑水肿 —— 术前 CT 已提示脑挫裂伤和脑水肿较重，术后应定时给予 20% 甘露醇液 250ml＋地塞米松 5mg，静脉滴注

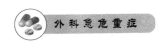

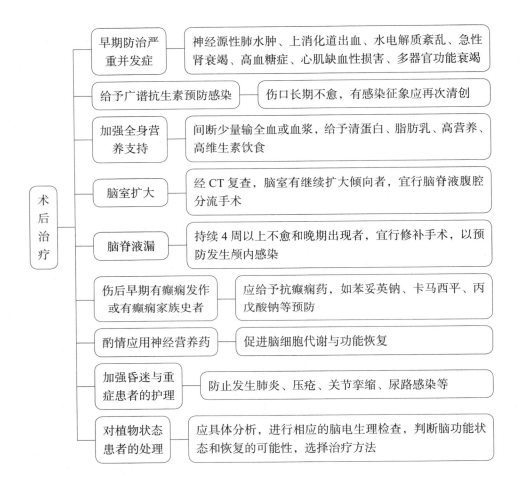

术后治疗	早期防治严重并发症	神经源性肺水肿、上消化道出血、水电解质紊乱、急性肾衰竭、高血糖症、心肌缺血性损害、多器官功能衰竭
	给予广谱抗生素预防感染	伤口长期不愈，有感染征象应再次清创
	加强全身营养支持	间断少量输全血或血浆，给予清蛋白、脂肪乳、高营养、高维生素饮食
	脑室扩大	经CT复查，脑室有继续扩大倾向者，宜行脑脊液腹腔分流手术
	脑脊液漏	持续4周以上不愈和晚期出现者，宜行修补手术，以预防发生颅内感染
	伤后早期有癫痫发作或有癫痫家族史者	应给予抗癫痫药，如苯妥英钠、卡马西平、丙戊酸钠等预防
	酌情应用神经营养药	促进脑细胞代谢与功能恢复
	加强昏迷与重症患者的护理	防止发生肺炎、压疮、关节挛缩、尿路感染等
	对植物状态患者的处理	应具体分析，进行相应的脑电生理检查，判断脑功能状态和恢复的可能性，选择治疗方法

第三节　颅内压增高

　　颅内压增高又称颅内高压症，是指各种原因导致的颅内压力高于正常时所表现的一系列临床症状的总称。颅内压增高是神经外科临床上最常见的重要问题，会引发脑疝危象，可使患者因呼吸、循环衰竭而死亡，因此对颅内压增高的及时诊断和正确处理十分重要。

【类型】

1. 根据病因分类

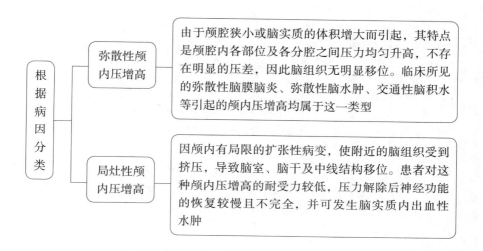

根据病因分类
- 弥散性颅内压增高：由于颅腔狭小或脑实质的体积增大而引起，其特点是颅腔内各部位及各分腔之间压力均匀升高，不存在明显的压差，因此脑组织无明显移位。临床所见的弥散性脑膜脑炎、弥散性脑水肿、交通性脑积水等引起的颅内压增高均属于这一类型
- 局灶性颅内压增高：因颅内有局限的扩张性病变，使附近的脑组织受到挤压，导致脑室、脑干及中线结构移位。患者对这种颅内压增高的耐受力较低，压力解除后神经功能的恢复较慢且不完全，并可发生脑实质内出血性水肿

2. 根据病变发展的快慢分类

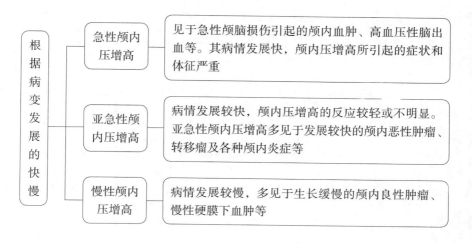

根据病变发展的快慢
- 急性颅内压增高：见于急性颅脑损伤引起的颅内血肿、高血压性脑出血等。其病情发展快，颅内压增高所引起的症状和体征严重
- 亚急性颅内压增高：病情发展较快，颅内压增高的反应较轻或不明显。亚急性颅内压增高多见于发展较快的颅内恶性肿瘤、转移瘤及各种颅内炎症等
- 慢性颅内压增高：病情发展较慢，多见于生长缓慢的颅内良性肿瘤、慢性硬膜下血肿等

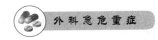

【病因】

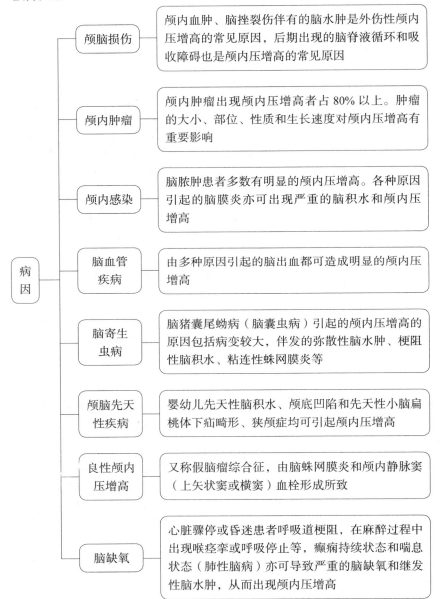

病因		
	颅脑损伤	颅内血肿、脑挫裂伤伴有的脑水肿是外伤性颅内压增高的常见原因，后期出现的脑脊液循环和吸收障碍也是颅内压增高的常见原因
	颅内肿瘤	颅内肿瘤出现颅内压增高者占80%以上。肿瘤的大小、部位、性质和生长速度对颅内压增高有重要影响
	颅内感染	脑脓肿患者多数有明显的颅内压增高。各种原因引起的脑膜炎亦可出现严重的脑积水和颅内压增高
	脑血管疾病	由多种原因引起的脑出血都可造成明显的颅内压增高
	脑寄生虫病	脑猪囊尾蚴病（脑囊虫病）引起的颅内压增高的原因包括病变较大，伴发的弥散性脑水肿、梗阻性脑积水、粘连性蛛网膜炎等
	颅脑先天性疾病	婴幼儿先天性脑积水、颅底凹陷和先天性小脑扁桃体下疝畸形、狭颅症均可引起颅内压增高
	良性颅内压增高	又称假脑瘤综合征，由脑蛛网膜炎和颅内静脉窦（上矢状窦或横窦）血栓形成所致
	脑缺氧	心脏骤停或昏迷患者呼吸道梗阻，在麻醉过程中出现喉痉挛或呼吸停止等，癫痫持续状态和喘息状态（肺性脑病）亦可导致严重的脑缺氧和继发性脑水肿，从而出现颅内压增高

【临床表现】

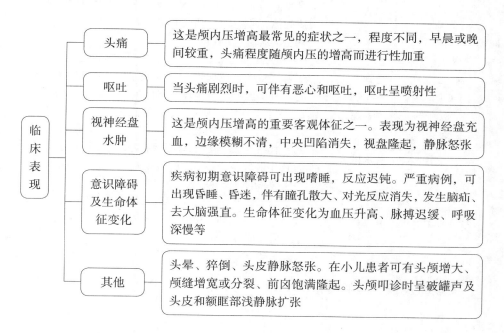

临床表现	头痛	这是颅内压增高最常见的症状之一，程度不同，早晨或晚间较重，头痛程度随颅内压的增高而进行性加重
	呕吐	当头痛剧烈时，可伴有恶心和呕吐，呕吐呈喷射性
	视神经盘水肿	这是颅内压增高的重要客观体征之一。表现为视神经盘充血，边缘模糊不清，中央凹陷消失，视盘隆起，静脉怒张
	意识障碍及生命体征变化	疾病初期意识障碍可出现嗜睡，反应迟钝。严重病例，可出现昏睡、昏迷，伴有瞳孔散大、对光反应消失，发生脑疝、去大脑强直。生命体征变化为血压升高、脉搏迟缓、呼吸深慢等
	其他	头晕、猝倒、头皮静脉怒张。在小儿患者可有头颅增大、颅缝增宽或分裂、前囟饱满隆起。头颅叩诊时呈破罐声及头皮和额眶部浅静脉扩张

【辅助检查】

1. 腰椎穿刺检查

腰椎穿刺测压可以帮助明确是否存在颅内高压。脑脊液常规及生化检查可对病因进行鉴别。对疑有严重颅内压增高，特别是急性、亚急性起病有局限性脑损害症状的患者，切忌盲目行腰椎穿刺检查。

2. 影像学检查

（1）头颅平片：可发现颅骨内板压迹增宽或鞍背吸收某些原发病的征象。脑血管造影对脑血管病、多数颅内占位性病变有较大的诊断价值。

（2）CT检查：对于急诊患者一般仅行头颅CT检查，以尽可能地为进一步抢救争取时间。

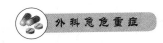

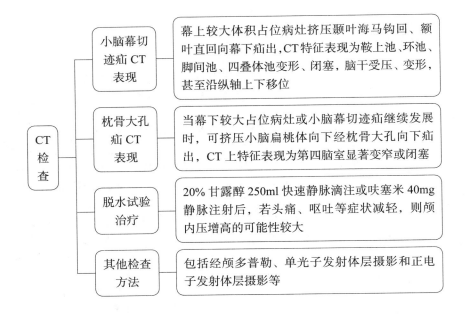

	小脑幕切迹疝 CT 表现	幕上较大体积占位病灶挤压颞叶海马钩回、额叶直回向幕下疝出，CT特征表现为鞍上池、环池、脚间池、四叠体池变形、闭塞，脑干受压、变形，甚至沿纵轴上下移位
CT 检查	枕骨大孔疝 CT 表现	当幕下较大占位病灶或小脑幕切迹疝继续发展时，可挤压小脑扁桃体向下经枕骨大孔向下疝出，CT 上特征表现为第四脑室显著变窄或闭塞
	脱水试验治疗	20% 甘露醇 250ml 快速静脉滴注或呋塞米 40mg 静脉注射后，若头痛、呕吐等症状减轻，则颅内压增高的可能性较大
	其他检查方法	包括经颅多普勒、单光子发射体层摄影和正电子发射体层摄影等

【诊断及鉴别诊断】

1. 病情判断要点

三大主征与颅内高压的程度并非完全一致的相关，在诊断时应有所警惕。

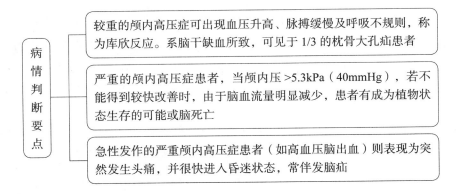

	较重的颅内高压症可出现血压升高、脉搏缓慢及呼吸不规则，称为库欣反应。系脑干缺血所致，可见于 1/3 的枕骨大孔疝患者
病情判断要点	严重的颅内高压症患者，当颅内压 >5.3kPa（40mmHg），若不能得到较快改善时，由于脑血流量明显减少，患者有成为植物状态生存的可能或脑死亡
	急性发作的严重颅内高压症患者（如高血压脑出血）则表现为突然发生头痛，并很快进入昏迷状态，常伴发脑疝

2. 鉴别诊断

应注意与神经功能性头痛相鉴别。当发现有头痛、呕吐和视神经盘水肿"三主征"时，则颅内压增高的诊断大致可以肯定。但由于患者的自觉症状常比视神经盘水肿出现得早，应及时地作辅助检查，以尽早诊断和治疗。

【治疗】

1. 一般治疗

患者应保持安静，躁动者尽快给予镇静剂控制，但用药前应查找产生躁动的原因，如排尿不畅、膀胱膨胀是深昏迷的患者常见的现象，不解除产生躁动的原因，盲目应用镇静剂，则有害无益；同时注意抬高上半身20°～30°，以利静脉回流，有助于降低颅内压，一般约能降低颅内压0.8kPa（6mmHg），仅维持数小时，而后又逐渐回升至原水平；对低血容量者在恢复血容量后再考虑抬高床头。

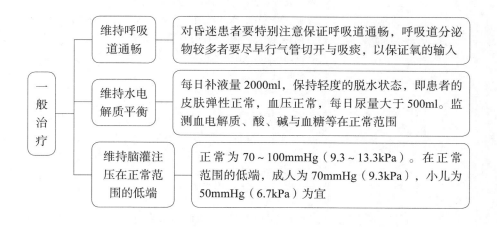

一般治疗	维持呼吸道通畅	对昏迷患者要特别注意保证呼吸道通畅，呼吸道分泌物较多者要尽早行气管切开与吸痰，以保证氧的输入
	维持水电解质平衡	每日补液量2000ml，保持轻度的脱水状态，即患者的皮肤弹性正常，血压正常，每日尿量大于500ml。监测血电解质、酸、碱与血糖等在正常范围
	维持脑灌注压在正常范围的低端	正常为70～100mmHg（9.3～13.3kPa）。在正常范围的低端，成人为70mmHg（9.3kPa），小儿为50mmHg（6.7kPa）为宜

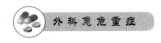

2. 药物治疗

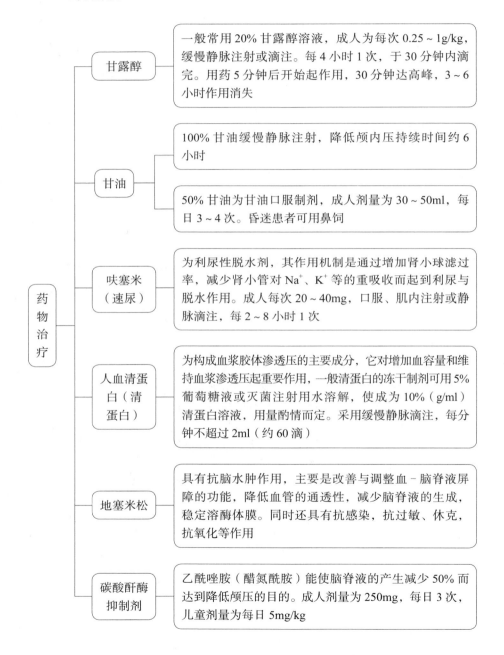

药物治疗

甘露醇
一般常用20%甘露醇溶液，成人为每次0.25～1g/kg，缓慢静脉注射或滴注。每4小时1次，于30分钟内滴完。用药5分钟后开始起作用，30分钟达高峰，3～6小时作用消失

甘油
100%甘油缓慢静脉注射，降低颅内压持续时间约6小时

50%甘油为甘油口服制剂，成人剂量为30～50ml，每日3～4次。昏迷患者可用鼻饲

呋塞米（速尿）
为利尿性脱水剂，其作用机制是通过增加肾小球滤过率，减少肾小管对Na^+、K^+等的重吸收而起到利尿与脱水作用。成人每次20～40mg，口服、肌内注射或静脉滴注，每2～8小时1次

人血清蛋白（清蛋白）
为构成血浆胶体渗透压的主要成分，它对增加血容量和维持血浆渗透压起重要作用，一般清蛋白的冻干制剂可用5%葡萄糖液或灭菌注射用水溶解，使成为10%（g/ml）清蛋白溶液，用量酌情而定。采用缓慢静脉滴注，每分钟不超过2ml（约60滴）

地塞米松
具有抗脑水肿作用，主要是改善与调整血-脑脊液屏障的功能，降低血管的通透性，减少脑脊液的生成，稳定溶酶体膜。同时还具有抗感染，抗过敏、休克，抗氧化等作用

碳酸酐酶抑制剂
乙酰唑胺（醋氮酰胺）能使脑脊液的产生减少50%而达到降低颅压的目的。成人剂量为250mg，每日3次，儿童剂量为每日5mg/kg

3. 特殊治疗

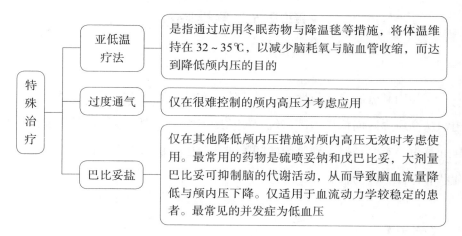

特殊治疗 ─┬─ 亚低温疗法 ─ 是指通过应用冬眠药物与降温毯等措施，将体温维持在 32~35℃，以减少脑耗氧与脑血管收缩，而达到降低颅内压的目的

├─ 过度通气 ─ 仅在很难控制的颅内高压才考虑应用

└─ 巴比妥盐 ─ 仅在其他降低颅内压措施对颅内高压无效时考虑使用。最常用的药物是硫喷妥钠和戊巴比妥，大剂量巴比妥可抑制脑的代谢活动，从而导致脑血流量降低与颅内压下降。仅适用于血流动力学较稳定的患者。最常见的并发症为低血压

4. 手术治疗

原发病的治疗，如颅脑损伤、急性脑血管病、颅内肿瘤、脑脓肿、脑积水等可手术治疗。尤其是颅脑损伤及急性脑血管病引起的脑疝，一般病程较短，病因明确，手术治疗为可靠的治疗方法。

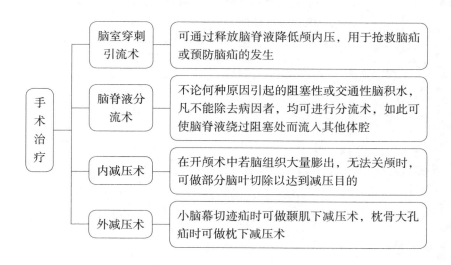

手术治疗 ─┬─ 脑室穿刺引流术 ─ 可通过释放脑脊液降低颅内压，用于抢救脑疝或预防脑疝的发生

├─ 脑脊液分流术 ─ 不论何种原因引起的阻塞性或交通性脑积水，凡不能除去病因者，均可进行分流术，如此可使脑脊液绕过阻塞处而流入其他体腔

├─ 内减压术 ─ 在开颅术中若脑组织大量膨出，无法关颅时，可做部分脑叶切除以达到减压目的

└─ 外减压术 ─ 小脑幕切迹疝时可做颞肌下减压术，枕骨大孔疝时可做枕下减压术

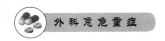

第四节 急性脑疝

当颅内某分腔有占位性病变时，该分腔的压力大于邻近分腔的压力，脑组织从高压力区向低压力区移位，导致脑组织、血管及脑神经等重要结构受压和移位，有时被挤入硬脑膜的间隙或孔道中，从而出现一系列严重的临床症状和体征，称为脑疝。

【病因】

颅内任何部位占位性病变发展到严重程度均可导致颅内各分腔压力不均而引起脑疝。常见病因有以下几种。

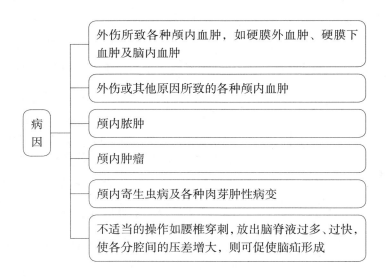

【临床表现】

临床根据脑疝发生的部位与疝出组织的不同，通常分为小脑幕切迹疝或天幕疝（颞叶钩回疝）、枕骨大孔疝（小脑扁桃体疝）、小脑幕切迹上疝或倒疝（小脑蚓部疝）、大脑镰疝（扣带回疝）、蝶骨嵴疝或侧裂池疝。其中小脑幕切迹疝和枕骨大孔疝是两类最常见和危害最严重的脑疝。

1. 小脑幕切迹疝

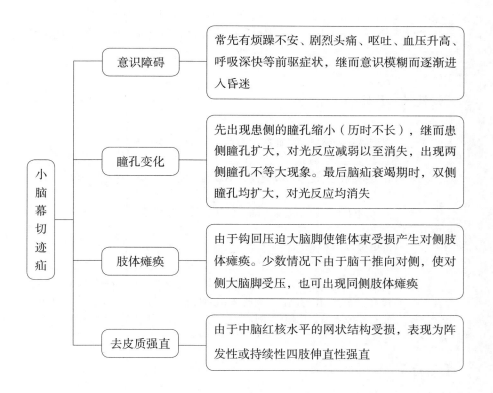

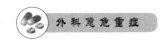

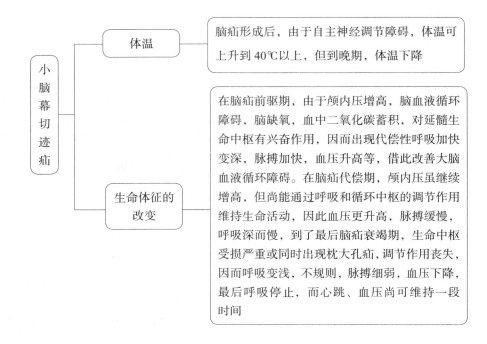

2. 枕骨大孔疝

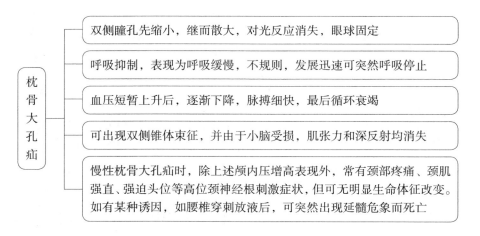

【治疗】

脑疝是由于急剧的颅内压增高造成的，在做出脑疝诊断的同时应按颅内压增高的处理原则，快速静脉输注高渗降颅内压药物，以缓解病情，争取时间。当确诊后，根据病情迅速完成开颅术前准备，尽快手术去除病因。如难以确诊或虽确诊而病因无法去除时，可选用下列姑息性手术，以降低颅内高压。

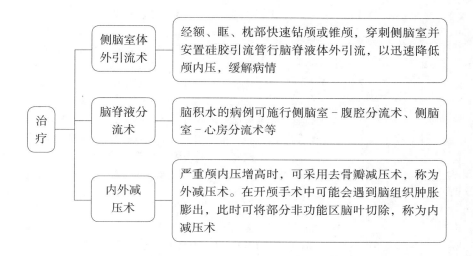

第五节　重症脑梗死

脑梗死是由于脑供血障碍而使脑组织缺血、缺氧，使局部脑组织包括神经细胞、胶质细胞和血管内皮细胞坏死，而发生脑软化，出现相应的神经功能受损表现。脑梗死可分为脑血栓形成和脑栓塞两大类。

重症脑梗死是指：①主干动脉闭塞造成的大面积脑梗死；②脑干大面积梗死；③脑梗死出现生命体征不稳定，需要脏器功能支持者。

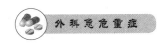

【病理生理机制】

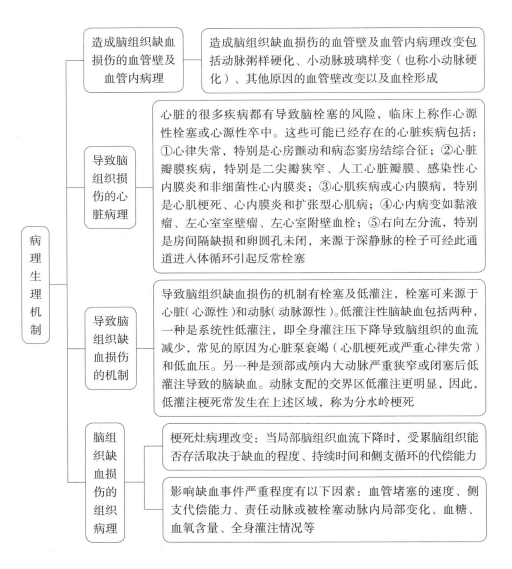

病理生理机制

造成脑组织缺血损伤的血管壁及血管内病理 — 造成脑组织缺血损伤的血管壁及血管内病理改变包括动脉粥样硬化、小动脉玻璃样变（也称小动脉硬化）、其他原因的血管壁改变以及血栓形成

导致脑组织损伤的心脏病理 — 心脏的很多疾病都有导致脑栓塞的风险，临床上称作心源性栓塞或心源性卒中。这些可能已经存在的心脏疾病包括：①心律失常，特别是心房颤动和病态窦房结综合征；②心脏瓣膜疾病，特别是二尖瓣狭窄、人工心脏瓣膜、感染性心内膜炎和非细菌性心内膜炎；③心肌疾病或心内膜病，特别是心肌梗死、心内膜炎和扩张型心肌病；④心内病变如黏液瘤、左心室室壁瘤、左心室附壁血栓；⑤右向左分流，特别是房间隔缺损和卵圆孔未闭，来源于深静脉的栓子可经此通道进入体循环引起反常栓塞

导致脑组织缺血损伤的机制 — 导致脑组织缺血损伤的机制有栓塞及低灌注，栓塞可来源于心脏（心源性）和动脉（动脉源性）。低灌注性脑缺血包括两种，一种是系统性低灌注，即全身灌注压下降导致脑组织的血流减少，常见的原因为心脏泵衰竭（心肌梗死或严重心律失常）和低血压。另一种是颈部或颅内大动脉严重狭窄或闭塞后低灌注导致的脑缺血。动脉支配的交界区低灌注更明显，因此，低灌注梗死常发生在上述区域，称为分水岭梗死

脑组织缺血损伤的组织病理 — 梗死灶病理改变：当局部脑组织血流下降时，受累脑组织能否存活取决于缺血的程度、持续时间和侧支循环的代偿能力

影响缺血事件严重程度有以下因素：血管堵塞的速度、侧支代偿能力、责任动脉或被栓塞动脉内局部变化、血糖、血氧含量、全身灌注情况等

【临床表现】

从症候学角度出发，急性脑梗死可以导致运动障碍（如偏瘫）、语言功

能障碍（包括各种类型的失语以及构音障碍）、感觉异常、共济失调、头痛、动眼障碍、视物异常、眩晕、不自主运动、癫痫和意识障碍等。急性起病的上述症状需要警惕脑梗死的可能性。反复脑梗死或者慢性期患者可以出现痴呆，精神行为异常及步态异常等症状。

与其他非血管性疾病不同的是，脑梗死的临床表现多数符合血管分布区特点。以下分别从不同供血动脉梗死角度出发，以血管解剖综合征形式描述脑梗死的症状。

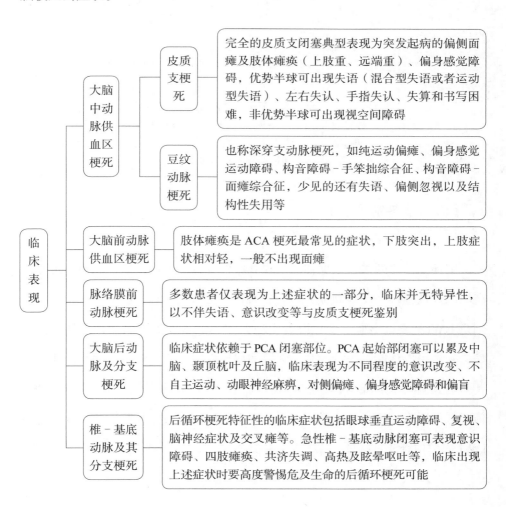

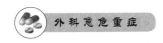

【辅助检查】

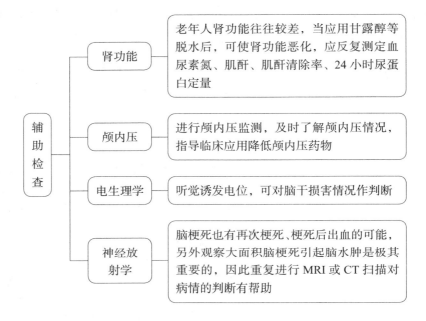

辅助检查

- 肾功能：老年人肾功能往往较差，当应用甘露醇等脱水后，可使肾功能恶化，应反复测定血尿素氮、肌酐、肌酐清除率、24小时尿蛋白定量
- 颅内压：进行颅内压监测，及时了解颅内压情况，指导临床应用降低颅内压药物
- 电生理学：听觉诱发电位，可对脑干损害情况作判断
- 神经放射学：脑梗死也有再次梗死、梗死后出血的可能，另外观察大面积脑梗死引起脑水肿是极其重要的，因此重复进行MRI或CT扫描对病情的判断有帮助

【诊断及鉴别诊断】

脑梗死的诊断主要依据临床表现和影像检查两方面。急性起病，迅速达高峰的局灶性神经功能缺损，后者符合血管分布特征，头颅CT或MRI（特别是DWI）未见出血改变，或者出现典型的低密度责任病灶，除外其他疾病，基本可以诊断。头颅MRI+弥散加权成像（DWI）对于早期脑梗死的诊断具有特异性，即DWI显示病灶处高信号，相应的表观弥散系数（ADC）值减低的影像特征。因此临床表现不典型，或疑诊后循环脑梗死时，及时的DWI成像检查非常必要。

需要分析梗死灶类型及关注受累血管分布，并最终作出脑梗死的病因诊断。梗死灶类型：皮质梗死或区域性梗死、分水岭梗死和穿支动脉区梗死。梗死灶还应区分为单一或多发梗死。

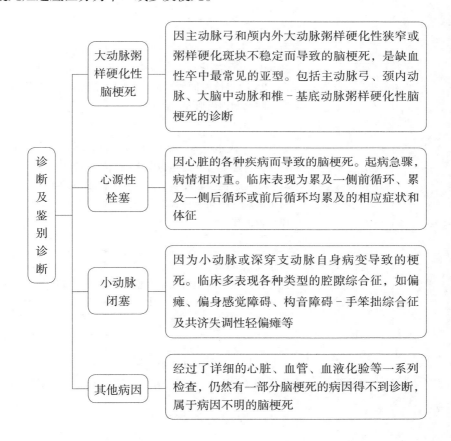

诊断及鉴别诊断	大动脉粥样硬化性脑梗死	因主动脉弓和颅内外大动脉粥样硬化性狭窄或粥样硬化斑块不稳定而导致的脑梗死，是缺血性卒中最常见的亚型。包括主动脉弓、颈内动脉、大脑中动脉和椎-基底动脉粥样硬化性脑梗死的诊断
	心源性栓塞	因心脏的各种疾病而导致的脑梗死。起病急骤，病情相对重。临床表现为累及一侧前循环、累及一侧后循环或前后循环均累及的相应症状和体征
	小动脉闭塞	因为小动脉或深穿支动脉自身病变导致的梗死。临床多表现各种类型的腔隙综合征，如偏瘫、偏身感觉障碍、构音障碍-手笨拙综合征及共济失调性轻偏瘫等
	其他病因	经过了详细的心脏、血管、血液化验等一系列检查，仍然有一部分脑梗死的病因得不到诊断，属于病因不明的脑梗死

【治疗】

1. 急性期治疗

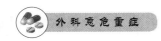

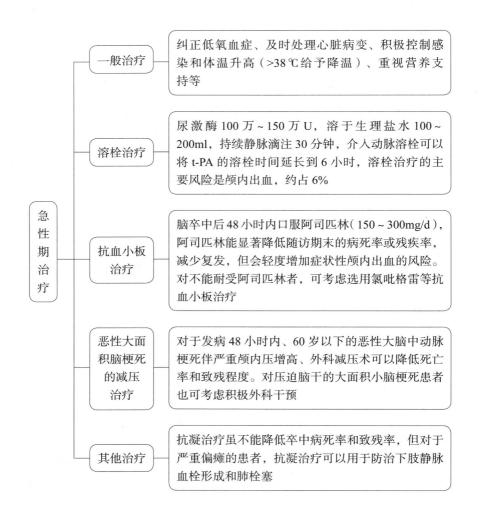

急性期治疗	一般治疗	纠正低氧血症、及时处理心脏病变、积极控制感染和体温升高（>38℃给予降温）、重视营养支持等
	溶栓治疗	尿激酶100万~150万U，溶于生理盐水100~200ml，持续静脉滴注30分钟，介入动脉溶栓可以将t-PA的溶栓时间延长到6小时，溶栓治疗的主要风险是颅内出血，约占6%
	抗血小板治疗	脑卒中后48小时内口服阿司匹林（150~300mg/d），阿司匹林能显著降低随访期末的病死率或残疾率，减少复发，但会轻度增加症状性颅内出血的风险。对不能耐受阿司匹林者，可考虑选用氯吡格雷等抗血小板治疗
	恶性大面积脑梗死的减压治疗	对于发病48小时内、60岁以下的恶性大脑中动脉梗死伴严重颅内压增高、外科减压术可以降低死亡率和致残程度。对压迫脑干的大面积小脑梗死患者也可考虑积极外科干预
	其他治疗	抗凝治疗虽不能降低卒中病死率和致残率，但对于严重偏瘫的患者，抗凝治疗可以用于防治下肢静脉血栓形成和肺栓塞

2. 卒中的二级预防

即卒中复发的预防，应该从急性期就开始实施。卒中二级预防的关键在于对卒中病因的诊断及危险因素的认识，针对不同病因，对不同复发风险的患者进行分层，制订出具有针对性的个体化的治疗方案。

卒中的二级预防

- 危险因素控制
  - 对于高血压患者，降压目标一般应该达到 ≤ 140/90mmHg（18.7/12kPa），理想应达到 ≤ 130/80mmHg（17.3/10.7kPa）
  - 糖尿病血糖控制的靶目标为 HbAlc<6.5%，但对于高危 2 型糖尿病患者要注意血糖不能降得过低，以免增加死亡率
  - 胆固醇水平升高或动脉粥样硬化性患者，应使用他汀类药物，目标低密度脂蛋白胆固醇（LDL-C）水平降至 2.07mmol/L（80mg/dl）以下或使 LDL-C 下降幅度达到 30% ~ 40%
  - 戒烟限酒、增加体育活动、改良生活方式

- 大动脉粥样硬化患者的非药物治疗
  - 症状性颈动脉狭窄 70% ~ 99% 的患者，可考虑颈动脉内膜剥脱术（CEA），术后继续抗血小板治疗
  - 对于无条件做 CEA 时、有 CEA 禁或手术不能到达、CEA 后早期再狭窄、放疗后狭窄可考虑行颈动脉支架置入术（CAS）。支架置入术前给予氯吡格雷和阿司匹林联用，持续至术后至少 1 个月

- 心源性栓塞的抗栓治疗
  - 心源性栓塞所致卒中的二级预防基础是抗凝，从传统的口服华法林到凝血酶抑制药，依从性好的患者可以将卒中复发率降低 2/3。华法林的目标剂量是维持 INR 在 2.0 ~ 3.0，而凝血酶抑制药则可以不必检查 INR

- 非心源性卒中的抗栓治疗
  - 大多数情况均给予抗血小板药物进行二级预防。药物的选择以单药治疗为主，氯吡格雷（75mg/d）、阿司匹林（50 ~ 325mg/d）都可以作为首选药物

- 其他特殊情况
  - 一些卒中具有非常见的病因，此类患者需要根据具体病因学进行处理。动脉夹层患者发生缺血性卒中后，可以选择抗凝治疗血小板或抗血小板治疗，不明原因的缺血性卒中 / 短暂性脑缺血发作（TIA）合并卵圆孔未闭的患者，多使用抗血小板治疗

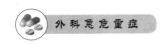

3．康复

原则上在卒中稳定后 48 小时就可以由专业康复医生进行。

第六节 脑出血

脑出血是指非外伤性脑实质内出血。严格地说，应称为脑内出血。虽然脑出血可来源于脑内动脉、静脉或毛细血管，但以深部穿通支小动脉出血为最多见。绝大多数是高血压伴发的脑小动脉病变在血压骤升时破裂所致，其他可能引起脑出血的病因（先天性脑血管畸形或动脉瘤、血液病、脑动脉炎）虽不少，然而发病人数不多。

【病因及发病机制】

高血压和动脉粥样硬化是脑出血的最常见原因，其次为脑动脉瘤、脑血管畸形，其他的有脑动脉炎、脑肿瘤（肿瘤细胞侵袭血管或肿瘤组织内新生血管破裂出血），血液病出血如白血病、再生障碍性贫血、血友病，及应用抗凝药、溶栓治疗等。

持续性高血压可使脑小动脉硬化，高血压动脉硬化性脑出血好发部位如大脑中动脉的豆纹动脉、基底动脉的旁正中动脉和小脑的齿状核动脉等，当用力、激动或血压骤然升高时，这些薄弱的小动脉可以破裂出血。

高血压脑出血 70%～80% 发生于基底核区，由于出血灶和病灶周围水肿，并逐渐增大，引起颅内压增高，使脑组织移位，导致脑疝形成、脑干受压及继发脑干出血。这些出血也可以向内侧穿破进入第三脑室和侧脑室，或可直接破坏丘脑下部和脑干。桥脑出血多发生于被盖部，小脑出血多发生于小脑半球。桥脑和小脑出血常可破坏第四脑室，压迫脑干生命中枢而危及生命。

【临床表现】

1. 症状

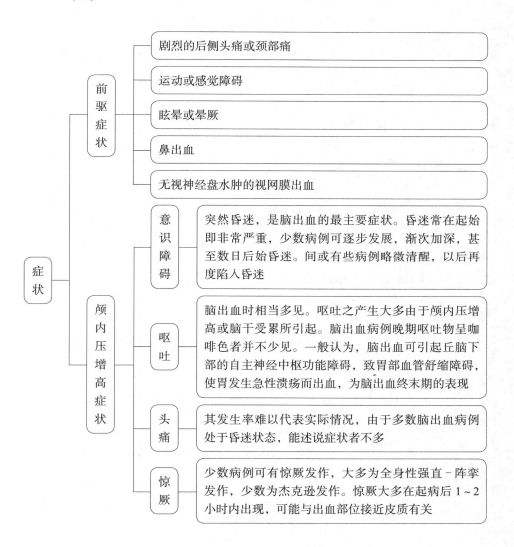

		剧烈的后侧头痛或颈部痛
前驱症状		运动或感觉障碍
		眩晕或晕厥
		鼻出血
		无视神经盘水肿的视网膜出血

症状

颅内压增高症状	意识障碍	突然昏迷，是脑出血的最主要症状。昏迷常在起始即非常严重，少数病例可逐步发展，渐次加深，甚至数日后始昏迷。间或有些病例略微清醒，以后再度陷入昏迷
	呕吐	脑出血时相当多见。呕吐之产生大多由于颅内压增高或脑干受累所引起。脑出血病例晚期呕吐物呈咖啡色者并不少见。一般认为，脑出血可引起丘脑下部的自主神经中枢功能障碍，致胃部血管舒缩障碍，使胃发生急性溃疡而出血，为脑出血终末期的表现
	头痛	其发生率难以代表实际情况，由于多数脑出血病例处于昏迷状态，能述说症状者不多
	惊厥	少数病例可有惊厥发作，大多为全身性强直-阵挛发作，少数为杰克逊发作。惊厥大多在起病后1~2小时内出现，可能与出血部位接近皮质有关

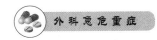
2．体征

（1）血压增高：脑出血急性期血压通常增高，收缩期血压大多超过26.6kPa（200mmHg），典型的脑出血患者舒张期血压亦增高。脑出血患者在急性期血压增高的原因如下。

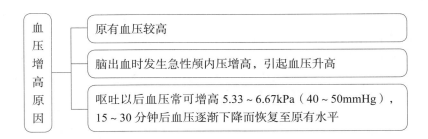

血压增高原因
- 原有血压较高
- 脑出血时发生急性颅内压增高，引起血压升高
- 呕吐以后血压常可增高 5.33～6.67kPa（40～50mmHg），15～30 分钟后血压逐渐下降而恢复至原有水平

（2）颅内压增高体征

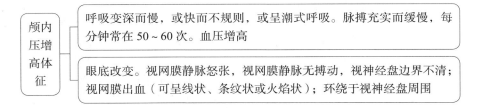

颅内压增高体征
- 呼吸变深而慢，或快而不规则，或呈潮式呼吸。脉搏充实而缓慢，每分钟常在 50～60 次。血压增高
- 眼底改变。视网膜静脉怒张，视网膜静脉无搏动，视神经盘边界不清；视网膜出血（可呈线状、条纹状或火焰状）；环绕于视神经盘周围

（3）脑膜刺激征：颈强直与凯尔尼格征约见于半数以上的病例。

（4）局灶性神经系体征

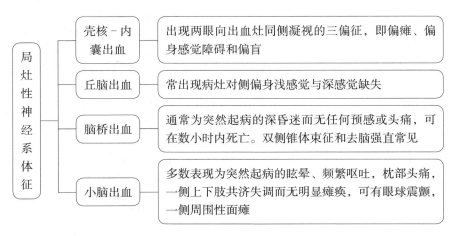

局灶性神经系体征
- 壳核 - 内囊出血：出现两眼向出血灶同侧凝视的三偏征，即偏瘫、偏身感觉障碍和偏盲
- 丘脑出血：常出现病灶对侧偏身浅感觉与深感觉缺失
- 脑桥出血：通常为突然起病的深昏迷而无任何预感或头痛，可在数小时内死亡。双侧锥体束征和去脑强直常见
- 小脑出血：多数表现为突然起病的眩晕、频繁呕吐，枕部头痛，一侧上下肢共济失调而无明显瘫痪，可有眼球震颤，一侧周围性面瘫

【辅助检查】

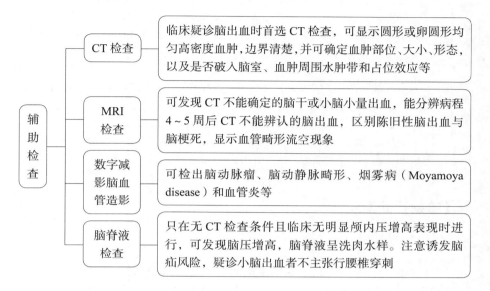

由于高血压脑出血多为老年患者，还应及时作心电图、X线胸片及肾功能等检查，了解患者的心、肺、肾功能，为可能进行的手术治疗作好准备。

【诊断】

50岁以上，有高血压病史，在体力活动或情绪激动时突然发病；进展迅速，早期有头痛、呕吐、意识障碍等颅内压增高症状，并有脑膜刺激征及偏瘫、失语等脑局灶体征。如腰椎穿刺示有颅内压增高及血性脑脊液，则可确诊。颅脑超声检查多在早期即有中线移位。颅脑CT扫描显示高密度出血影，可确诊。

诊断病情危重指标的指标如下：

诊断病情危重指标

- 昏迷程度深，起病后 48 小时昏迷无恢复征象，起病初昏迷较轻，稍后加重，或患者神志虽经一度恢复而又转昏迷者，均属病情危重

- 出现四肢强直性痉挛、体温升高、昏迷加重，系出血破入脑室征象，病情危殆

- 血压继续升高，呼吸显著改变，尤当出现潮式呼吸时，体温突然显著升高均系病情危重的征象

- 出现心功能障碍（心力衰竭、心律不齐）、呼吸功能障碍（肺水肿、肺炎）和（或）与消化功能障碍（胃出血），均系病情危重征象

【鉴别诊断】

鉴别诊断 —— 脑梗死

- 短暂脑缺血发作史少见于脑出血，而较多见于脑梗死

- 早期表现的意识障碍与局灶性神经系体征的相对严重程度有助于鉴别。一般情况，意识障碍表现较轻而局灶性神经系体征表现较重者以脑梗死的可能性为大。反之，发病早期意识障碍表现较重而局灶性神经系体征即使不重也以脑出血的诊断可能性为大

- 临床鉴别不明确，可进行腰椎穿刺检查脑脊液。起病 6 小时后，只有 10% 的脑出血患者的脑脊液不含红细胞。脑脊液压力在脑出血时大多数增高

- 发病早期 24 小时内的颅脑超声检查在脑出血中常有明显的中线偏移，病程稍晚才出现偏移，则需除外较大范围的脑梗死所伴有的脑水肿

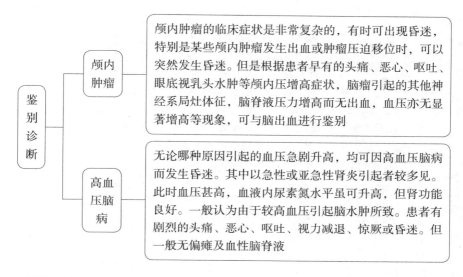

鉴别诊断

颅内肿瘤
颅内肿瘤的临床症状是非常复杂的，有时可出现昏迷，特别是某些颅内肿瘤发生出血或肿瘤压迫移位时，可以突然发生昏迷。但是根据患者早有的头痛、恶心、呕吐、眼底视乳头水肿等颅内压增高症状，脑瘤引起的其他神经系局灶体征，脑脊液压力增高而无出血，血压亦无显著增高等现象，可与脑出血进行鉴别

高血压脑病
无论哪种原因引起的血压急剧升高，均可因高血压脑病而发生昏迷。其中以急性或亚急性肾炎引起者较多见。此时血压甚高，血液内尿素氮水平虽可升高，但肾功能良好。一般认为由于较高血压引起脑水肿所致。患者有剧烈的头痛、恶心、呕吐、视力减退、惊厥或昏迷。但一般无偏瘫及血性脑脊液

【治疗】

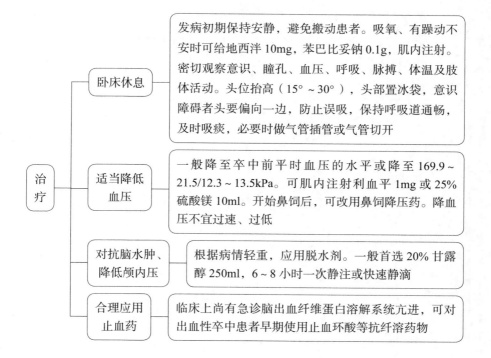

治疗

卧床休息
发病初期保持安静，避免搬动患者。吸氧、有躁动不安时可给地西泮 10mg，苯巴比妥钠 0.1g，肌内注射。密切观察意识、瞳孔、血压、呼吸、脉搏、体温及肢体活动。头位抬高（15°~30°），头部置冰袋，意识障碍者头要偏向一边，防止误吸，保持呼吸道通畅，及时吸痰，必要时做气管插管或气管切开

适当降低血压
一般降至卒中前平时血压的水平或降至 169.9~21.5/12.3~13.5kPa。可肌内注射利血平 1mg 或 25% 硫酸镁 10ml。开始鼻饲后，可改用鼻饲降压药。降血压不宜过速、过低

对抗脑水肿、降低颅内压
根据病情轻重，应用脱水剂。一般首选 20% 甘露醇 250ml，6~8 小时一次静注或快速静滴

合理应用止血药
临床上尚有急诊脑出血纤维蛋白溶解系统亢进，可对出血性卒中患者早期使用止血环酸等抗纤溶药物

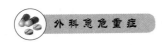

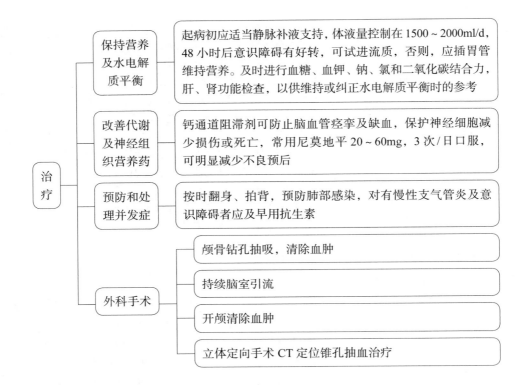

治疗

保持营养及水电解质平衡
起病初应适当静脉补液支持,体液量控制在1500~2000ml/d,48小时后意识障碍有好转,可试进流质,否则,应插胃管维持营养。及时进行血糖、血钾、钠、氯和二氧化碳结合力,肝、肾功能检查,以供维持或纠正水电解质平衡时的参考

改善代谢及神经组织营养药
钙通道阻滞剂可防止脑血管痉挛及缺血,保护神经细胞减少损伤或死亡,常用尼莫地平20~60mg,3次/日口服,可明显减少不良预后

预防和处理并发症
按时翻身、拍背,预防肺部感染,对有慢性支气管炎及意识障碍者应及早用抗生素

外科手术
颅骨钻孔抽吸,清除血肿

持续脑室引流

开颅清除血肿

立体定向手术CT定位锥孔抽血治疗

第十章 心胸外科急危重症

第一节 创伤性血胸

创伤性血胸是指胸部损伤后致胸膜腔积血，常见于胸部穿透伤或严重钝性挤压伤。其发生率在钝性胸部伤中占 25% ~ 75%，在穿透伤中占 60% ~ 80%。创伤性血胸属于胸部创伤的严重并发症之一，常与胸部其他部位伤或全身多发伤合并存在。

【来源】

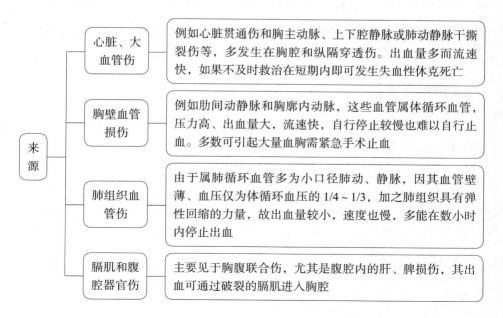

来源	心脏、大血管伤	例如心脏贯通伤和胸主动脉、上下腔静脉或肺动静脉干撕裂伤等，多发生在胸腔和纵隔穿透伤。出血量多而流速快，如果不及时救治在短期内即可发生失血性休克死亡
	胸壁血管损伤	例如肋间动静脉和胸廓内动脉，这些血管属体循环血管，压力高、出血量大，流速快，自行停止较慢也难以自行止血。多数可引起大量血胸需紧急手术止血
	肺组织血管伤	由于属肺循环血管多为小口径肺动、静脉，因其血管壁薄、血压仅为体循环血压的 1/4 ~ 1/3，加之肺组织具有弹性回缩的力量，故出血量较小，速度也慢，多能在数小时内停止出血
	膈肌和腹腔器官伤	主要见于胸腹联合伤，尤其是腹腔内的肝、脾损伤，其出血可通过破裂的膈肌进入胸腔

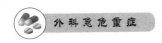

【病理生理】

血液流入胸膜腔内，由于心、肺和膈肌的活动发生去纤维蛋白的作用，短期内少量胸内积血中纤维蛋白无法自行逸出，因而使血液失去其自行凝固的作用。故当胸腔穿刺时抽出的血液不会凝固。如果血胸发生时间较久，胸膜渗出的纤维素会覆盖在胸膜上，使肺的呼吸活动受限，去纤维蛋白作用也随之消失。这时胸膜腔内积血亦会发生逐渐凝固，如果在短时间内大量出血时呼吸运动不足以发挥其去纤维蛋白作用，也可出现血胸凝固现象，称为凝固性血胸。胸腔穿刺抽不出或不易抽出血液。

凝固性血胸3天以后，其附在胸膜上的纤维素和血块逐渐由于成纤维细胞和成血管细胞的侵入，发生机化形成纤维板。这种脏层胸膜纤维板可随时间逐渐增厚压迫肺脏，壁层胸膜纤维板的增厚可限制胸壁活动。如果胸膜间隙完全被纤维素填塞称为纤维胸，其胸壁运动及呼吸功能严重受限，伤侧的肺功能显著降低。大量血胸也可引起血容量的降低、伤侧肺的受压、肺不张、生理性右向左的分流、纵隔移位或休克等并发症。

血胸还可成为胸膜腔感染的条件，一旦受污染细菌的侵入还可形成脓胸。

【临床表现】

1. 血胸的分类

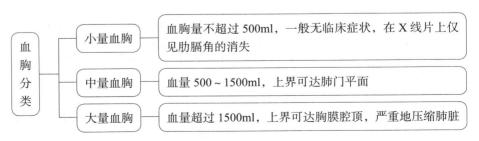

2．症状

小量血胸临床上可无明显症状，伤员仅有轻度吸收热。中等量以上血胸可引起两种不良结果。

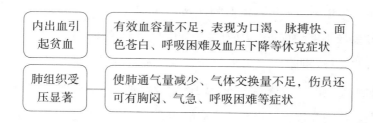

| 内出血引起贫血 | 有效血容量不足，表现为口渴、脉搏快、面色苍白、呼吸困难及血压下降等休克症状 |
| 肺组织受压显著 | 使肺通气量减少、气体交换量不足，伤员还可有胸闷、气急、呼吸困难等症状 |

3．体征

小量血胸可无特殊症状，中等量以上血胸可发现伤侧胸廓呼吸运动减小。伤侧胸部饱满，肋间隙增宽。触诊发现气管移向健侧。叩诊下胸部呈浊音或实音。听诊呼吸音减弱或消失。如果并发血气胸时，上胸部呈鼓音，下胸部呈浊音。

【辅助检查】

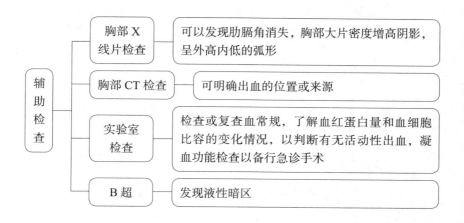

辅助检查	胸部X线片检查	可以发现肋膈角消失，胸部大片密度增高阴影，呈外高内低的弧形
	胸部CT检查	可明确出血的位置或来源
	实验室检查	检查或复查血常规，了解血红蛋白量和血细胞比容的变化情况，以判断有无活动性出血，凝血功能检查以备行急诊手术
	B超	发现液性暗区

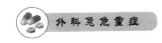

【诊断】

临床上常根据出血量，把血胸分成少量、中等量、大量三类。单纯根据出血量分类是不够全面的，因为伤员胸腔、出血速度、胸膜渗出等均不同。分类的目的应对判明伤情、分清轻重缓急、确定治疗原则有指导作用。

应明确血胸的定位、定量和定性诊断及鉴别诊断，以便尽快确定抢救和治疗原则。特别要重视对进行性出血的诊断。

1. 出血量的诊断

出血量的诊断
- 摄立位全胸部X线片是判断少量、中等量及大量血胸分类的最重要根据。但有些伤员因休克或脊柱、下肢骨折而难以站立者，卧位下摄胸部X线片时除看到伤侧透光度稍有降低外，是很难分清出血量的。可摄坐位、立位或健侧卧位后前位全胸部X线片，再结合仰卧位对伤侧胸壁进行叩诊，分清浊音界的位置，并与健侧比较，凡浊音界在腋后线以下为少量，腋中线者为中量，达腋前线者为大量
- 根据引流量和胸内血红蛋白量测定计数丢失的循环血量，作为补充血容量的参考。因为血液进入胸腔后对胸膜多有刺激，引起胸膜反应性渗出，使胸血多有稀释。因此丢失的循环血量可按下述公式计算：已丢失的循环血量（ml）=胸出血量（ml）×测出胸血血红蛋白量（ml）×8.4/100

注：8.4为常数，正常血红蛋白量为120g/L，即1g血红蛋白含在8.4ml血浆内。

2. 定位诊断

为了准确定位可摄侧位胸部X线片或胸部CT片，或在X线透视下找出最近胸壁积血位置，也可行超声定位，对了解液体的位置、多少、深度，估计出血量，分析有无血凝块、胸壁的厚薄，找出距胸壁最近，确定进针方向和深度，避开邻近脏器均有实际意义。处理时应按超声检查时的体位，并

在超声引导下进行胸腔穿刺。如仍不能抽出，则可能因针头细，致血液抽出很慢或针头被纤维蛋白或血凝块堵塞难以抽出。

3．定性诊断

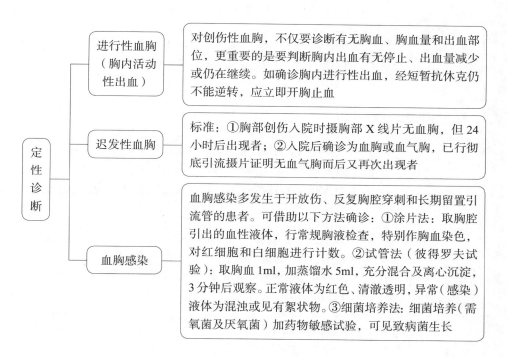

【治疗】

1．治疗原则

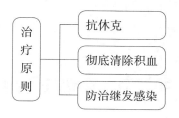

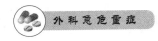

2. 治疗方法

（1）补充血容量

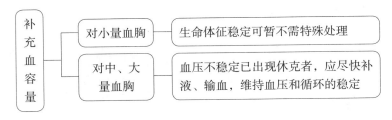

（2）手术治疗

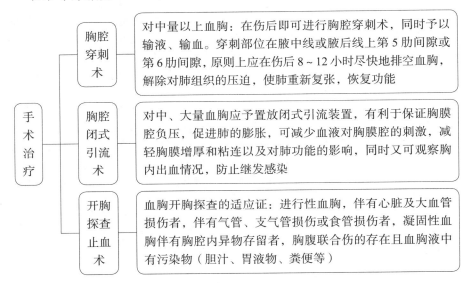

（3）抗感染治疗：给予头孢菌素类抗生素预防感染：如头孢唑啉钠2g，加入生理盐水100ml中，静脉滴注，每日3次。

第二节　创伤性气胸

胸膜腔内积气称为气胸，多由于肺组织、气管、支气管、食管破裂，致使空气逸入胸膜腔，或因胸壁伤口穿破胸膜，胸膜腔与外界沟通，外界空气进入所致。创伤性气胸的发生率在钝性伤中占 15%～50%，在穿透性伤中占 30%～87.6%。按其病理生理变化不同可分为闭合性气胸、开放性气胸及张力性气胸。如果创伤性气胸合并出血称为创伤性血气胸。

一、闭合性气胸

闭合性气胸是指胸部创伤后肺、支气管或食管的破裂，空气进入了胸膜腔，此时胸壁及皮肤仍保持着完整，胸膜腔不与外界直接相交通。其特点是胸膜腔内压力尚低于大气压。

【病因】

常见原因为胸部钝性伤合并肺破裂、肋骨骨折端刺破肺组织。当气体进入胸膜腔后局部破口已经闭合，气体不再继续进入。气体进入胸膜腔后会造成肺组织受压而萎陷，出现不同程度的呼吸和循环功能的紊乱。

【临床表现】

单纯性气胸的临床症状是胸部疼痛、呼吸异常改变，呼吸困难的程度取决于肺压缩的程度。少量气体进入胸膜腔一般对纵隔和心脏无明显影响和移位，临床上仅有呼吸急促，极轻者可能毫无症状。较大量气胸时，肺大部分压缩则可出现胸闷、气短，气管和纵隔可移向对侧，叩诊呈鼓音，听诊出现呼吸音减弱或消失。

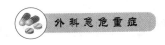
【辅助检查】

普通胸部 X 线片检查对于气胸的诊断具有特异性，并可进一步明确气胸的严重程度和部位。但对于患者生命体征不稳定或张力性气胸危及生命，可根据患者临床表现及体征试行胸腔穿刺诊断。

【诊断】

根据受伤病史、临床表现及 X 线检查易于诊断。

【鉴别诊断】

闭合性气胸按肺被压缩的程度分为：

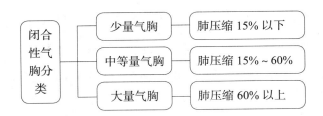

在胸部 X 线片上如果显示伤侧胸部外 1/3 被气体占据者，则提示肺已被压缩约 50%；如果显示伤侧胸部外 1/2 被气体占据，则提示肺已被压缩约 75%。

查体可见气管向健侧偏移，伤侧胸部叩诊呈鼓音，呼吸音明显减弱或消失，少部分患者可出现皮下气肿且常在肋骨骨折部位。

【治疗】

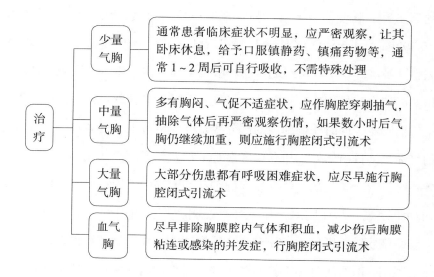

二、开放性气胸

开放性气胸是指胸膜腔与外界相通，胸壁的完整性丧失，空气可自由进出胸膜腔，其特点是胸膜腔内压力与大气压相等。

【病因】

常见于火器伤，胸壁上有缺损者也会造成胸膜腔经胸壁□□直接与外界相通，空气随呼吸运动自由地出入胸膜腔。

【病理生理】

在正常情况下，胸膜腔是一个具有负压的密闭体腔。在呼吸运动中吸气时（由于肌肉的协同作用膈肌下降、胸壁抬起因而胸膜腔的容积增大），负

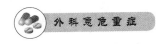

压值为 -0.98kPa（-10cmH$_2$O），使肺脏经由呼吸道获得空气。呼气时膈肌松弛后上升、胸壁回弹下落、肺脏弹性回缩，胸膜腔容积缩小，负压值下降 -0.39kPa（-4cmH$_2$O），使肺脏呼出气体。如果胸壁有缺损，胸膜腔密闭的完整性被破坏，空气可经创口随呼吸运动而自由地出入胸膜腔则使胸膜腔负压功能消失，导致伤侧肺萎陷。严重者在吸气时胸廓扩大，健侧肺随着吸入空气而膨胀，同时伤侧肺内的部分残余气体也被吸入到健侧。当呼气时健侧的气体虽能排出体外，却有部分含 CO_2 的残量反灌至伤侧肺内。如此反复一呼一吸，含氧量低的气体反复在健侧和伤侧肺内巡回，形成"摆动呼吸"，从而加重缺氧。与此同时，在吸气时伤侧胸膜腔内因大量空气进入压力升高，健侧胸膜腔因呼气而负压升高，这样就使纵隔向健侧移位，健侧肺膨胀明显受限制，减少了气体交换时间。呼气时伤侧胸膜腔内气体从伤口提前逸出，纵隔也随着摆向伤侧。如果在一呼一吸之中又会发生了纵隔扑动。纵隔的摆动会刺激纵隔及肺门部位的神经、大血管难以承受的摆动，上、下腔静脉会发生扭曲，影响回心血流，降低心排血量，造成循环功能损害。空气反复进出胸膜腔对胸膜也有明显的刺激，极易导致休克的发生和机体严重缺氧等。

【临床表现及诊断】

当伤员有严重呼吸困难、面色苍白、发绀、休克等，结合胸部有开放性伤口，或听到了胸壁创口有空气进出胸腔的吸吮声；伤侧胸部叩诊为鼓音、呼吸音明显减弱或消失。根据外伤史，听到上述吸吮声和其他临床表现，再结合胸部 X 线检查即可确定诊断。

【治疗】

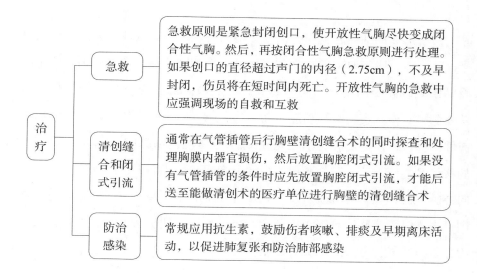

治疗

急救 —— 急救原则是紧急封闭创口,使开放性气胸尽快变成闭合性气胸。然后,再按闭合性气胸急救原则进行处理。如果创口的直径超过声门的内径(2.75cm),不及早封闭,伤员将在短时间内死亡。开放性气胸的急救中应强调现场的自救和互救

清创缝合和闭式引流 —— 通常在气管插管后行胸壁清创缝合术的同时探查和处理胸膜内器官损伤,然后放置胸腔闭式引流。如果没有气管插管的条件时应先放置胸腔闭式引流,才能后送至能做清创术的医疗单位进行胸壁的清创缝合术

防治感染 —— 常规应用抗生素,鼓励伤者咳嗽、排痰及早期离床活动,以促进肺复张和防治肺部感染

三、张力性气胸

张力性气胸是指胸壁、肺或支气管伤虽造成伤道与胸膜腔相通,通常形成单方向开放呈活瓣状的气胸创口。其特点是胸膜腔内压力短期内迅速升高,并高于大气压。

【病因】

胸部的闭合伤或开放伤均可能造成张力性气胸,例如肺裂伤、胸壁小的穿透伤或支气管、食管裂伤等。只要形成单向活瓣状创口,即可形成张力性气胸。

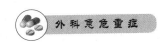

【病理生理】

由于形成的活瓣状创口，活瓣只能向胸膜腔单向开放，无法向相反方向排气就会使得吸气时空气越来越多地进入伤侧胸膜腔（呼气时则不能排出），因而伤侧胸膜腔内的压力越来越高，形成极高的张力。张力性气胸不但压缩伤侧肺，使其丧失呼吸功能，而且随着胸膜腔内压力的增如，将纵隔逐渐向健侧移位，使健侧肺也不能充分膨胀，这样会造成更为严重的缺氧。纵隔的移位又能使上、下腔静脉扭曲，加上胸膜腔负压消失，严重地阻碍了血液向心脏回流，导致心排血量减少，发生严重的循环障碍。如果高压的气体经创口进入纵隔或胸壁软组织内还会产生纵隔气肿和皮下气肿。如果不及时诊治，张力性气胸可造成伤员的迅速死亡。

【临床表现及诊断】

伤员多半有进行性呼吸困难、发绀和休克，常表现为躁动不安、痛苦样呼吸窘迫、大汗淋漓等。气管向健侧偏移，有时并有纵隔和皮下气肿，伤侧胸廓膨隆、肋间隙饱满，叩诊呈鼓音和呼吸音消失。胸部 X 线检查可见到不同程度的气胸、肺不张、纵隔移位等。胸腔穿刺对于张力性气胸有特殊的诊断价值，如果经穿刺排气减压后短时间内又出现呼吸困难及张力性气胸的征象，则可确立诊断。

【治疗】

张力性气胸是非常紧急、严重的胸部伤并发症，必须紧急救治。

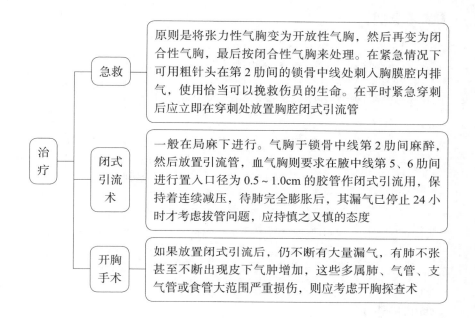

原则是将张力性气胸变为开放性气胸，然后再变为闭合性气胸，最后按闭合性气胸来处理。在紧急情况下可用粗针头在第2肋间的锁骨中线处刺入胸膜腔内排气，使用恰当可以挽救伤员的生命。在平时紧急穿刺后应立即在穿刺处放置胸腔闭式引流管

一般在局麻下进行。气胸于锁骨中线第2肋间麻醉，然后放置引流管，血气胸则要求在腋中线第5、6肋间进行置入口径为0.5~1.0cm的胶管作闭式引流用，保持着连续减压，待肺完全膨胀后，其漏气已停止24小时才考虑拔管问题，应持慎之又慎的态度

如果放置闭式引流后，仍不断有大量漏气，有肺不张甚至不断出现皮下气肿增加，这些多属肺、气管、支气管或食管大范围严重损伤，则应考虑开胸探查术

第三节 肺挫伤

　　肺挫伤是胸部闭合性钝性伤最常见的肺实质损伤，其发生率占胸部钝性损伤的30%~70%。但由于特征性症状和体征不明显，对检查技术不敏感和诊断标准不统一，又常被其他胸部伤所掩盖，容易发生漏诊、误诊，应引起临床医师注意。

【病因】

　　平时多见于车祸、撞击、挤压、高处坠落、塌方等原因，战时多见于高速枪弹、爆震冲击波、高速减压损伤等原因。

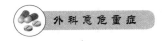

【临床表现】

临床表现肺挫伤的严重程度和临床表现与冲击力的大小，尤其与冲击速度、胸部和全身合并伤、休克程度及年龄大小成正相关。

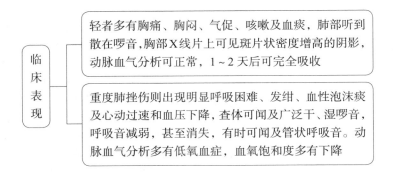

【辅助检查】

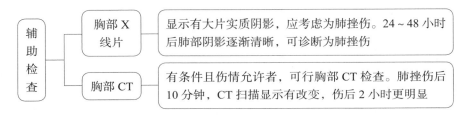

【诊断】

胸部 X 线片检查是诊断肺挫伤的重要手段。其可表现为广泛斑点状浸润或雪花状阴影，可为弥漫性或局限性，严重时斑片状阴影浸润融合至一叶、双叶，单肺或双肺，CT 检查能清楚显示其呈云雾状改变。上述征象最早可在伤后 1 小时内出现，最迟则于 4～6 小时出现，12～24 小时可达高峰。经过积极治疗，一般可在 2～3 天开始吸收，迟者可在 2～3 周才能吸收。

【治疗】

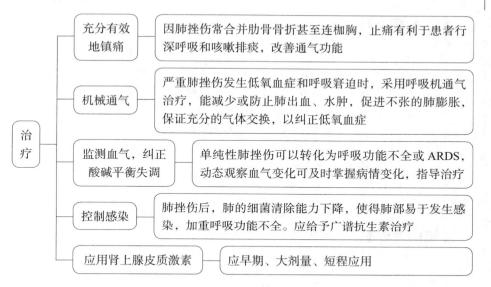

治疗
- 充分有效地镇痛 —— 因肺挫伤常合并肋骨骨折甚至连枷胸，止痛有利于患者行深呼吸和咳嗽排痰，改善通气功能
- 机械通气 —— 严重肺挫伤发生低氧血症和呼吸窘迫时，采用呼吸机通气治疗，能减少或防止肺出血、水肿，促进不张的肺膨胀，保证充分的气体交换，以纠正低氧血症
- 监测血气，纠正酸碱平衡失调 —— 单纯性肺挫伤可以转化为呼吸功能不全或 ARDS，动态观察血气变化可及时掌握病情变化，指导治疗
- 控制感染 —— 肺挫伤后，肺的细菌清除能力下降，使得肺部易于发生感染，加重呼吸功能不全。应给予广谱抗生素治疗
- 应用肾上腺皮质激素 —— 应早期、大剂量、短程应用

第四节　心脏、大血管损伤

一、心脏挫伤

【病理生理】

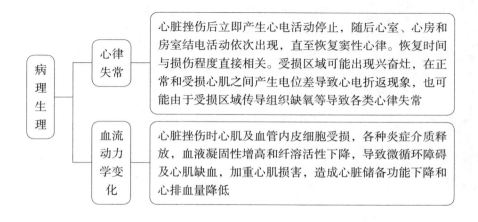

病理生理
- 心律失常 —— 心脏挫伤后立即产生心电活动停止，随后心室、心房和房室结电活动依次出现，直至恢复窦性心律。恢复时间与损伤程度直接相关。受损区域可能出现兴奋灶，在正常和受损心肌之间产生电位差导致心电折返现象，也可能由于受损区域传导组织缺氧等导致各类心律失常
- 血流动力学变化 —— 心脏挫伤时心肌及血管内皮细胞受损，各种炎症介质释放，血液凝固性增高和纤溶活性下降，导致微循环障碍及心肌缺血，加重心肌损害，造成心脏储备功能下降和心排血量降低

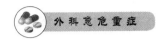

【临床表现】

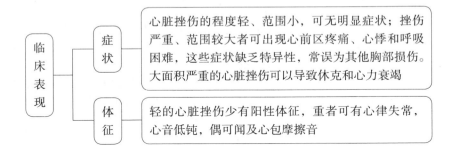

临床表现 —
- 症状：心脏挫伤的程度轻、范围小，可无明显症状；挫伤严重、范围较大者可出现心前区疼痛、心悸和呼吸困难，这些症状缺乏特异性，常误为其他胸部损伤。大面积严重的心脏挫伤可以导致休克和心力衰竭
- 体征：轻的心脏挫伤少有阳性体征，重者可有心律失常，心音低钝，偶可闻及心包摩擦音

【辅助检查】

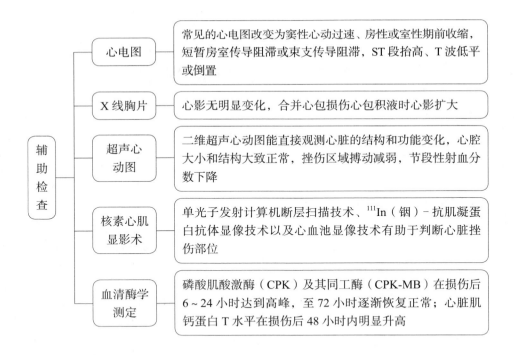

辅助检查 —
- 心电图：常见的心电图改变为窦性心动过速、房性或室性期前收缩，短暂房室传导阻滞或束支传导阻滞，ST 段抬高、T 波低平或倒置
- X 线胸片：心影无明显变化，合并心包损伤心包积液时心影扩大
- 超声心动图：二维超声心动图能直接观测心脏的结构和功能变化，心腔大小和结构大致正常，挫伤区域搏动减弱，节段性射血分数下降
- 核素心肌显影术：单光子发射计算机断层扫描技术、^{111}In（铟）- 抗肌凝蛋白抗体显像技术以及心血池显像技术有助于判断心脏挫伤部位
- 血清酶学测定：磷酸肌酸激酶（CPK）及其同工酶（CPK-MB）在损伤后 6～24 小时达到高峰，至 72 小时逐渐恢复正常；心脏肌钙蛋白 T 水平在损伤后 48 小时内明显升高

【诊断】

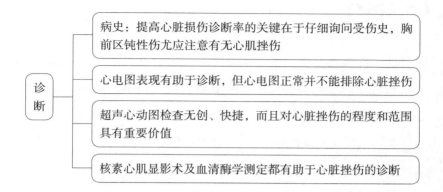

诊断

- 病史：提高心脏损伤诊断率的关键在于仔细询问受伤史，胸前区钝性伤尤应注意有无心肌挫伤
- 心电图表现有助于诊断，但心电图正常并不能排除心脏挫伤
- 超声心动图检查无创、快捷，而且对心脏挫伤的程度和范围具有重要价值
- 核素心肌显影术及血清酶学测定都有助于心脏挫伤的诊断

【治疗】

在闭合性胸部创伤中，心脏挫伤常见，但是需要特殊治疗的不多，一般只需要卧床休息，给予心电图监护，加强心肌营养药物支持治疗，密切观察，防治可能危及生命的并发症和后遗症。低氧血症者给予吸氧纠正；如有心律失常，给予抗心律失常药物治疗；心力衰竭者在补足血容量的条件下适量应用正性肌力药物维持动脉压。

二、心脏破裂

【病理生理】

心脏破裂后血液由心腔进入心包腔，在心包完整的情况下急性积血120～150ml可使心包内压力急剧上升，形成急性心脏压塞，表现为中心静脉压升高，静脉回流受阻，心脏充盈减少，心排血量下降，血压下降，心率加快。如果心包胸膜有破口，使心包腔与胸腔相通，心包内积血进入胸腔，可以减缓心包腔压力升高速度，延长存活时间，终以失血性休克而亡。

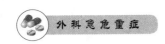

【临床表现】

闭合性胸部损伤心脏破裂者因暴力大，多合并其他部位损伤，伤情复杂，变化快，穿透性胸部损伤所致心脏破裂者受伤部位明确。心脏破裂出血，心包裂口保持开放畅通者，血液将从前胸伤口涌出或流入胸膜腔。临床上出现低血容量征象：如面色苍白、呼吸浅快、脉搏细速、血压下降等，患者可快速陷入休克，因大出血死亡。心包无裂口或裂口较小不甚通畅者，心脏出血不易排出而在心包腔内积聚，致使静脉压升高，动脉压下降，产生急性循环衰竭。患者诉心前区闷胀疼痛、呼吸困难、烦躁不安、少尿至无尿、面色苍白、脉搏快弱，有时可扪及奇脉，血压下降或不能测出，但静脉压升高，>1.471kPa（15cmH$_2$O）。

【诊断】

在开放性胸部损伤患者，伤口位于胸前心脏投影区就应考虑穿透性心脏伤的诊断，如伴有失血性休克，则这一诊断基本成立。贝克（Beck）三联征：①静脉压升高；②心搏微弱，心音遥远；③动脉压降低，脉压减小。这是典型的急性心脏压塞的征象，但临床上仅少部分患者出现。疑为心脏压塞时，可在剑突下左肋弓旁行心包腔穿刺，如抽出血液，即可确诊。二维超声心动图亦可确定心包积血的诊断。

【治疗】

心脏破裂一经诊断立即手术。急性心脏压塞病情危急，可先做心包腔穿刺减压缓解，同时输血补液，争取开胸抢救时间。开胸手术一般经左前胸第

4 肋间进胸速度较快，切开心包，清除积血，探查到心壁出血点或裂口。心室破口和心包内大血管破口先用手指按压止血，然后行间断缝合修补；心房破口先以无损伤钳夹止血，然后连续缝合；冠状动脉小分支出血，可以直接缝扎；冠状动脉主干损伤，须在体外循环下行缝扎术加冠状动脉旁路移植手术。

三、室间隔破裂

【病理生理】

创伤导致室间隔破裂与先天性室间隔缺损一样，由于左心室压力明显高于右心室，立即出现血液由左心室流入右心室。右心室因突然接受大量心内分流血液，可以很快出现肺动脉高压、右心衰竭。

【临床表现】

室间隔破裂常合并心肌及其他心内结构损伤，大多数患者出现心悸、胸闷、气促，甚至端坐呼吸等症状，体检可发现在胸骨左缘第 3～4 肋间听到响亮收缩期喷射样杂音，伴有震颤，肺动脉听诊区第二心音亢进，可伴有心律失常。原发性室间隔破裂可立即出现上述症状，继发性室间隔破裂可在伤后 12 天内出现，发现时间可晚至 1～4 个月。多数患者可进行性心力衰竭，肝大、腹水、双下肢凹陷性水肿，部分患者可出现心绞痛症状。心电图常有非特异性 ST 段改变、T 波改变、电轴右偏、右束支阻滞、右室肥厚或双室肥厚。二维超声心动图可见室间隔连续性中断，左、右心室肥厚；彩色多普勒显示心室水平左向右分流。

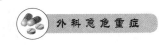

【诊断】

根据受伤病史、临床表现及超声心动图，室间隔破裂诊断不难，但需要进一步排除瓣膜、腱索乳头肌病变。

【治疗】

应行手术治疗，但在急性期手术的失败率很高，行缺损修补术以在病情稳定受伤 2～3 个月后为宜。

四、瓣膜、腱索或乳头肌损伤

【病理生理】

瓣膜及其腱索乳头肌损伤产生的病理生理变化，即受损瓣膜关闭不全引起的血流动力学改变所导致的一系列病理生理改变。主动脉瓣受损后立即引起主动脉瓣关闭不全，瓣口出现反流，导致左心室前负荷增加，舒张末期压力升高，左心房压力随之升高，肺静脉淤血，表现为左心衰竭、肺水肿、血压下降，由于主动脉压力高，反流量大，病情往往进展迅速。二尖瓣及其腱索乳头肌损伤后出现二尖瓣关闭不全，血液在二尖瓣处产生反流，同样表现为左心衰竭，如果损伤较轻，病情进展可以比较缓慢，类似风湿性二尖瓣病变产生的病理生理变化。三尖瓣及其腱索乳头肌损伤后出现三尖瓣关闭不全，血液反流在三尖瓣口，外周静脉压升高，体循环淤血，右心衰竭。

【临床表现】

瓣膜、腱索、乳头肌损伤的临床表现主要取决于其损伤的程度和瓣膜反流量的大小，严重的主动脉瓣、二尖瓣及其腱索、乳头肌损伤，反流量大，伤后即可出现胸闷、胸痛、心悸、气短，甚至呼吸困难，呈端坐呼吸，咳粉红色泡沫痰。主动脉瓣损伤与二尖瓣及其腱索、乳头肌损伤的肺部体征相似，均可闻及啰音，但心脏听诊和周围血管征象有区别，主动脉瓣损伤后脉压增大，可出现水冲脉和股动脉枪击音，在主动脉瓣听诊区和胸骨左缘可闻及舒张期泼水样杂音，肺动脉瓣听诊区第二心音亢进分裂；二尖瓣及其腱索、乳头肌损伤后在心尖部闻及收缩期喷射样杂音伴肺动脉瓣听诊区第二心音亢进。三尖瓣及其腱索、乳头肌损伤后早期症状一般较轻，发现损伤多在数月或数年后，患者出现右心功能不全，表现为气短、乏力、腹胀、双下肢水肿，查体可见颈静脉怒张、口唇发绀、肝大、双下肢凹陷性水肿，心脏听诊在胸骨右下缘可闻及收缩期吹风样杂音。

【诊断】

胸部创伤患者心脏听诊发现杂音应该首先考虑心脏瓣膜及其腱索乳头肌损伤。既往没有发现心脏杂音的先天性心脏病或风湿性心脏病病史的患者受伤后出现血流动力学异常的临床表现，应进一步了解受伤情况，完成心脏超声多普勒检查，明确诊断。

诊断	主动脉瓣损伤诊断依据	伤后即出现胸闷、胸痛、心悸、气短，甚至呼吸困难，呈端坐呼吸，咳粉红色泡沫痰。体征：主动脉瓣听诊区和胸骨左缘可闻及舒张期泼水样杂音，肺动脉瓣听诊区第二心音亢进分裂，双肺闻及湿啰音，水冲脉和股动脉枪击音，脉压增大。心电图提示 ST-T 改变，电轴左偏、左心室肥厚或左束支传导阻滞；X 线胸片可见肺血增多，心影增大，以左心房、左心室增大显著；二维超声心动图可见主动脉瓣瓣叶撕裂或撕脱，关闭不良，左心房、左心室增大；多普勒显示主动脉瓣瓣下、二尖瓣瓣上反流束，左心室舒张功能下降
	二尖瓣及其腱索、乳头肌损伤诊断依据	症状与主动脉瓣损伤相似，表现更为严重。体征：在心尖部闻及收缩期喷射样杂音伴肺动脉瓣听诊区第二心音亢进，双肺闻及湿啰音。X 线胸片可见肺血增多，左心房、左心室增大；二维超声心动图可见二尖瓣瓣叶撕裂，腱索、乳头肌有断裂，可见瓣叶向左心房内脱垂，心腔内探及漂浮物；彩色多普勒显示瓣口血流由左心室反流到左心房
	三尖瓣及其腱索、乳头肌损伤诊断依据	患者感胸闷、气短、乏力、腹胀、双下肢水肿。心电图显示右室肥厚或右束支传导阻滞，X 线胸片表现为右心房、右心室增大；二维超声心动图可见三尖瓣瓣叶撕裂，腱索、乳头肌有断裂，可见瓣叶向右心房内脱垂，心腔内探及漂浮物；彩色多普勒显示瓣口血流由右心室反流到右心房

【治疗】

心脏瓣膜及腱索、乳头肌损伤导致一系列血流动力学变化，只有采取外科干预才能得到彻底纠正。但是手术时机和方法，应根据损伤程度来决定，一般损伤轻、反流量小、药物治疗可控制。病情相对稳定的患者可以待创伤反应急性期渡过后手术较为安全。损伤较重、瓣膜反流量大、药物治疗难以控制，病情进行性加重，心力衰竭，应尽早手术。

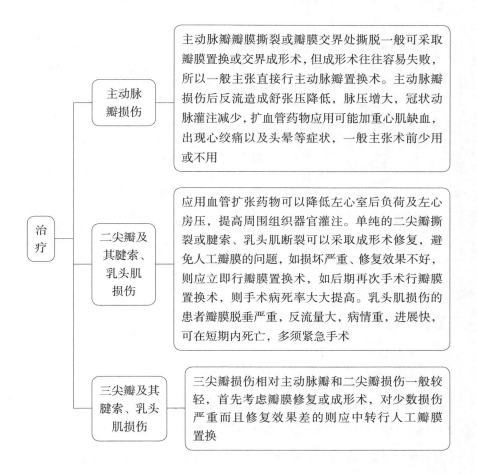

治疗

主动脉瓣损伤 —— 主动脉瓣瓣膜撕裂或瓣膜交界处撕脱一般可采取瓣膜置换或交界成形术，但成形术往往容易失败，所以一般主张直接行主动脉瓣置换术。主动脉瓣损伤后反流造成舒张压降低，脉压增大，冠状动脉灌注减少，扩血管药物应用可能加重心肌缺血，出现心绞痛以及头晕等症状，一般主张术前少用或不用

二尖瓣及其腱索、乳头肌损伤 —— 应用血管扩张药物可以降低左心室后负荷及左心房压，提高周围组织器官灌注。单纯的二尖瓣撕裂或腱索、乳头肌断裂可以采取成形术修复，避免人工瓣膜的问题，如损坏严重、修复效果不好，则应立即行瓣膜置换术，如后期再次手术行瓣膜置换术，则手术病死率大大提高。乳头肌损伤的患者瓣膜脱垂严重，反流量大，病情重，进展快，可在短期内死亡，多须紧急手术

三尖瓣及其腱索、乳头肌损伤 —— 三尖瓣损伤相对主动脉瓣和二尖瓣损伤一般较轻，首先考虑瓣膜修复或成形术，对少数损伤严重而且修复效果差的则应中转行人工瓣膜置换

第五节　外伤性乳糜胸

各种外伤包括手术后损伤胸导管引起的乳糜液外漏，积聚胸腔均可引起乳糜胸，造成呼吸循环障碍。

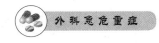

【病因】

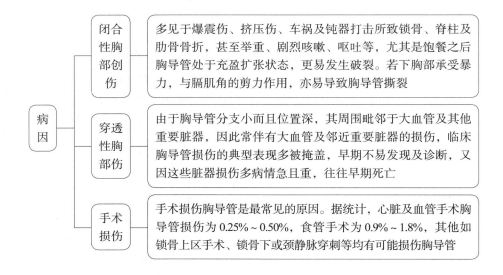

	闭合性胸部创伤	多见于爆震伤、挤压伤、车祸及钝器打击所致锁骨、脊柱及肋骨骨折，甚至举重、剧烈咳嗽、呕吐等，尤其是饱餐之后胸导管处于充盈扩张状态，更易发生破裂。若下胸部承受暴力，与膈肌角的剪力作用，亦易导致胸导管撕裂
病因	穿透性胸部伤	由于胸导管分支小而且位置深，其周围毗邻于大血管及其他重要脏器，因此常伴有大血管及邻近重要脏器的损伤，临床胸导管损伤的典型表现多被掩盖，早期不易发现及诊断，又因这些脏器损伤多病情急且重，往往早期死亡
	手术损伤	手术损伤胸导管是最常见的原因。据统计，心脏及血管手术胸导管损伤为 0.25% ~ 0.50%，食管手术为 0.9% ~ 1.8%，其他如锁骨上区手术、锁骨下或颈静脉穿刺等均有可能损伤胸导管

【临床表现、辅助检查及诊断】

1．临床表现

胸导管损伤后出现乳糜液的时间，大多在伤后 2 ~ 10 天，少数患者也可在 2 ~ 3 周。因胸导管破裂之后多在纵隔内形成一乳糜囊肿，逐渐增大，到一定体积后才破入胸膜腔。并由于严重胸部创伤或手术后常限制饮食，因而早期乳糜流量很少，待恢复进食后，乳糜流量增多，大量乳糜液进入胸膜腔内，压迫肺使其萎陷，纵隔向健侧移位，患者表现胸闷、气急、心悸等。由于大量乳糜液丢失，患者可在短期内造成全身消耗、衰竭、水电解质紊乱或并发其他严重并发症而死亡。

2．X线检查

可见胸腔积液征象外，早期可见纵隔增宽。

3．胸腔穿刺或闭式引流

有大量乳白色奶样液体排出。早期可呈血性或浆液性，上面漂浮一层油脂。禁食期间呈清水样，含脂肪甚少，易误认为一般胸腔积液。若胸腔引流量数日后仍不见减少或逐日增多，应高度怀疑乳糜胸。

4. 淋巴管造影

经下肢或精索淋巴管注入造影剂 Lipiodol 后，定时摄片观察造影剂是否漏入胸膜腔。此不仅可以明确诊断，还可以确定损伤部位，为确定治疗方案及手术结扎胸导管的位置提供有力依据。但此法可引起咳嗽、发热等不良反应，严重者可出现脂肪栓塞。

5. 实验室检查

乳糜液无气味，放置后出现乳脂层。涂片苏丹Ⅲ染色后显微镜下可见直径为 5μm 大小的橘红色脂肪球。比重为 1.012，呈碱性反应。

6. 胸腔积液量的检查

胸腔积液量的检查可应用以下三种方法。

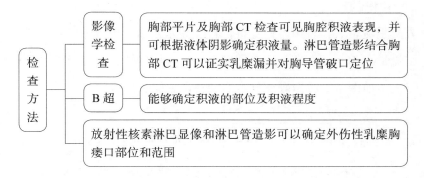

7. 胸液的检查

若出现典型外溢的乳糜液，乳白色、无味、不易凝固，放置后分为三层，上层为黄色奶油状的脂肪层，加入乙醚可以澄清，或苏丹Ⅲ染色找到脂肪滴，细胞计数以淋巴细胞为主，即可确立乳糜胸的诊断。

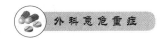

【治疗】

1. 非手术治疗

胸腔引流量每日 <1000ml，且有逐渐减少的趋势，可考虑非手术治疗。

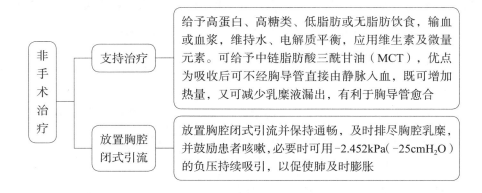

非手术治疗 —— 支持治疗 —— 给予高蛋白、高糖类、低脂肪或无脂肪饮食，输血或血浆，维持水、电解质平衡，应用维生素及微量元素。可给予中链脂肪酸三酰甘油（MCT），优点为吸收后可不经胸导管直接由静脉入血，既可增加热量，又可减少乳糜液漏出，有利于胸导管愈合

放置胸腔闭式引流 —— 放置胸腔闭式引流并保持通畅，及时排尽胸腔乳糜，并鼓励患者咳嗽，必要时可用 -2.452kPa（-25cmH$_2$O）的负压持续吸引，以促使肺及时膨胀

2. 手术治疗

乳糜引流量大，且患者进行性消瘦、脱水及水、电解质紊乱，应及时手术。引流量在 500ml 左右，经 2 周左右治疗不见好转，亦可考虑手术治疗。

（1）术前准备：应做好充分术前准备，主要包括：

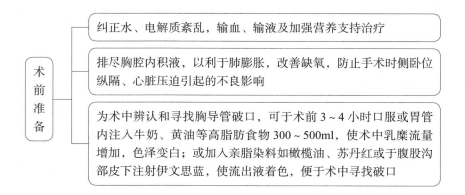

术前准备 —— 纠正水、电解质紊乱，输血、输液及加强营养支持治疗

排尽胸腔内积液，以利于肺膨胀，改善缺氧，防止手术时侧卧位纵隔、心脏压迫引起的不良影响

为术中辨认和寻找胸导管破口，可于术前 3～4 小时口服或胃管内注入牛奶、黄油等高脂肪食物 300～500ml，使术中乳糜流量增加，色泽变白；或加入亲脂染料如橄榄油、苏丹红或于腹股沟部皮下注射伊文思蓝，使流出液着色，便于术中寻找破口

（2）手术方法：从积液侧进胸，找到破裂口，在其上、下方双重缝扎，并用周围组织覆盖，不宜用电烙或钳夹处理；若为双侧乳糜胸经右侧开胸为

宜，在膈上经后纵隔，于脊柱前方，奇静脉与胸主动脉之间寻找胸导管，用丝线双重结扎；无法找到瘘口时，只缝合有乳糜瘘的纵隔胸膜，同时于右膈上结扎胸导管。如果胸导管离断，术中仅找到远侧端，只结扎远侧端即可，因胸导管有完整的瓣膜，可阻止乳糜液反流。为促进术后肺与壁层胸膜粘连，利于乳糜胸恢复，可用干纱布用力摩擦壁层和脏层胸膜表面。

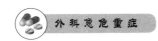

第十一章　泌尿外科急危重症

第一节　急性尿潴留

尿潴留是指膀胱充满尿液而不能排出，致下腹部膨隆和（或）胀痛。急性尿潴留是指患者突然发生的短时间内膀胱充盈，下腹膨隆，尿液急迫而不能自行排出。急性尿潴留是泌尿外科的常见急症，情况紧急，且原因很多，必须正确诊断和及时处理。

【病因】

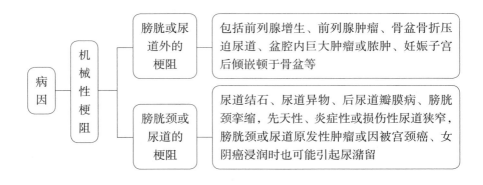

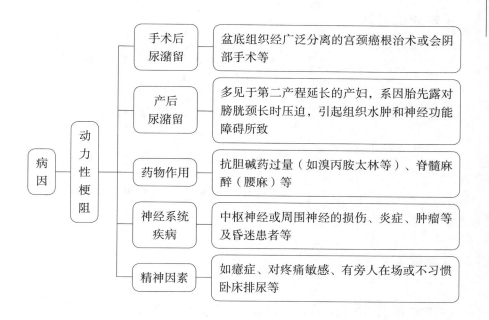

【临床表现】

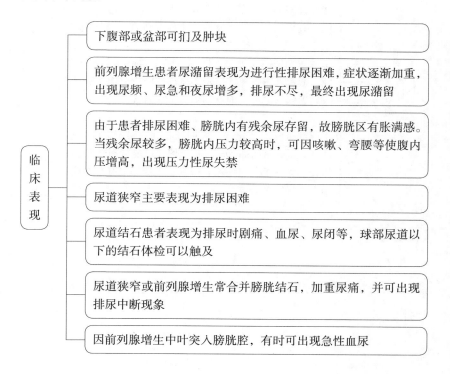

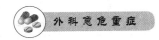

【辅助检查】

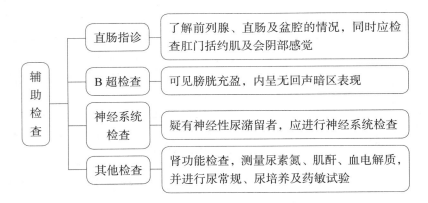

辅助检查

- 直肠指诊 —— 了解前列腺、直肠及盆腔的情况，同时应检查肛门括约肌及会阴部感觉
- B超检查 —— 可见膀胱充盈，内呈无回声暗区表现
- 神经系统检查 —— 疑有神经性尿潴留者，应进行神经系统检查
- 其他检查 —— 肾功能检查，测量尿素氮、肌酐、血电解质，并进行尿常规、尿培养及药敏试验

【诊断】

对急性尿潴留进行诊断时，应确定原发病变，明确诱因。

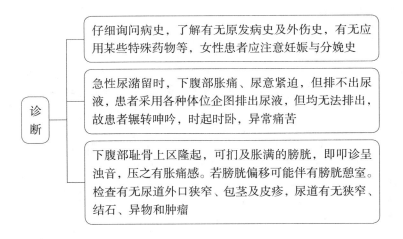

诊断

- 仔细询问病史，了解有无原发病史及外伤史，有无应用某些特殊药物等，女性患者应注意妊娠与分娩史
- 急性尿潴留时，下腹部胀痛、尿意紧迫，但排不出尿液，患者采用各种体位企图排出尿液，但均无法排出，故患者辗转呻吟，时起时卧，异常痛苦
- 下腹部耻骨上区隆起，可扪及胀满的膀胱，即叩诊呈浊音，压之有胀痛感。若膀胱偏移可能伴有膀胱憩室。检查有无尿道外口狭窄、包茎及皮疹，尿道有无狭窄、结石、异物和肿瘤

【治疗】

急性尿潴留的治疗原则是解除病因，恢复排尿。病因一旦明确，应立即对症治疗。

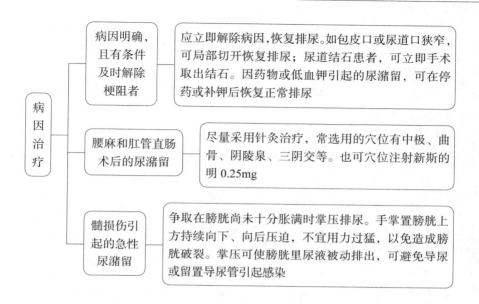

病因治疗

病因明确，且有条件及时解除梗阻者 —— 应立即解除病因，恢复排尿。如包皮口或尿道口狭窄，可局部切开恢复排尿；尿道结石患者，可立即手术取出结石。因药物或低血钾引起的尿潴留，可在停药或补钾后恢复正常排尿

腰麻和肛管直肠术后的尿潴留 —— 尽量采用针灸治疗，常选用的穴位有中极、曲骨、阴陵泉、三阴交等。也可穴位注射新斯的明 0.25mg

髓损伤引起的急性尿潴留 —— 争取在膀胱尚未十分胀满时掌压排尿。手掌置膀胱上方持续向下、向后压迫，不宜用力过猛，以免造成膀胱破裂。掌压可使膀胱里尿液被动排出，可避免导尿或留置导尿管引起感染

如病因无法明确，梗阻无法立即解除，应先引流膀胱尿液，解除患者病痛。然后通过进一步的检查，明确病因，对症治疗。

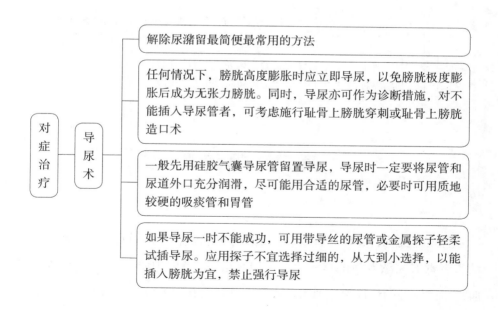

对症治疗

导尿术

解除尿潴留最简便最常用的方法

任何情况下，膀胱高度膨胀时应立即导尿，以免膀胱极度膨胀后成为无张力膀胱。同时，导尿亦可作为诊断措施，对不能插入导尿管者，可考虑施行耻骨上膀胱穿刺或耻骨上膀胱造口术

一般先用硅胶气囊导尿管留置导尿，导尿时一定要将尿管和尿道外口充分润滑，尽可能用合适的尿管，必要时可用质地较硬的吸痰管和胃管

如果导尿一时不能成功，可用带导丝的尿管或金属探子轻柔试插导尿。应用探子不宜选择过细的，从大到小选择，以能插入膀胱为宜，禁止强行导尿

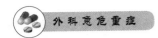

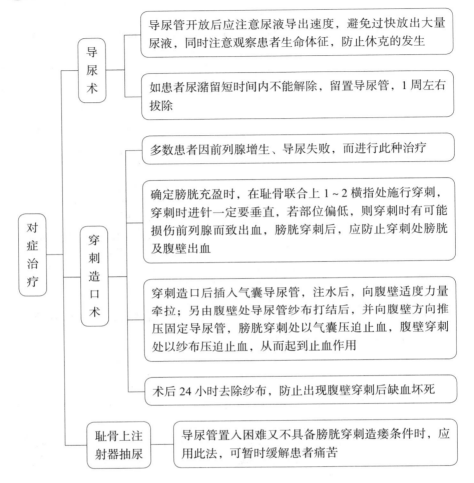

对症治疗
├─ 导尿术
│ ├─ 导尿管开放后应注意尿液导出速度，避免过快放出大量尿液，同时注意观察患者生命体征，防止休克的发生
│ └─ 如患者尿潴留短时间内不能解除，留置导尿管，1周左右拔除
├─ 穿刺造口术
│ ├─ 多数患者因前列腺增生、导尿失败，而进行此种治疗
│ ├─ 确定膀胱充盈时，在耻骨联合上1~2横指处施行穿刺，穿刺时进针一定要垂直，若部位偏低，则穿刺时有可能损伤前列腺而致出血，膀胱穿刺后，应防止穿刺处膀胱及腹壁出血
│ ├─ 穿刺造口后插入气囊导尿管，注水后，向腹壁适度力量牵拉；另由腹壁处导尿管纱布打结后，并向腹壁方向推压固定导尿管，膀胱穿刺处以气囊压迫止血，腹壁穿刺处以纱布压迫止血，从而起到止血作用
│ └─ 术后24小时去除纱布，防止出现腹壁穿刺后缺血坏死
└─ 耻骨上注射器抽尿
   └─ 导尿管置入困难又不具备膀胱穿刺造瘘条件时，应用此法，可暂时缓解患者痛苦

第二节　肾绞痛

　　肾绞痛又称肾、输尿管绞痛，是泌尿外科最常见的急症。有40%~50%的患者都有间歇发作的疼痛史，一般是由于某种病因使肾盂、输尿管平滑肌痉挛或管腔的急性部分梗阻造成的。其特点是突然发作剧烈疼痛，疼痛从患侧腰部开始沿输尿管向下腹部、腹股沟、股内侧、睾丸或阴唇放射，可持

续几分钟或数十分钟，甚至数小时不等。发作时常伴有恶心、呕吐、大汗淋漓、面色苍白、辗转不安等症状，严重者可导致休克。因此，肾绞痛发作缓解后，必须进一步检查病因并做相应的治疗。一旦痉挛或梗阻解除，症状会很快缓解。

【病因】

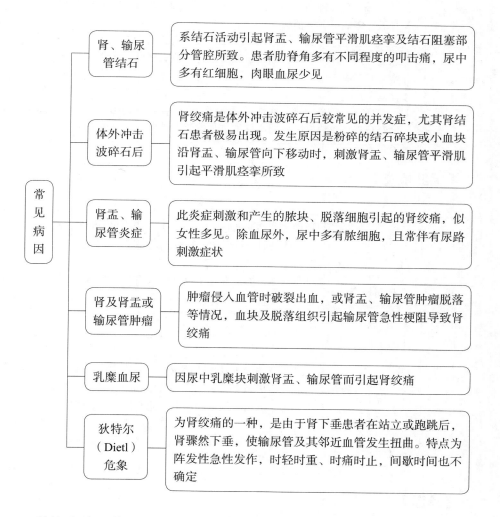

【临床表现】

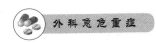

肾绞痛是一种突然发生的剧烈疼痛，有如刀绞样，患者翻身难忍

疼痛常从患侧肋脊角开始，沿输尿管的走向向下腹部、腹股沟、股内侧、睾丸或阴唇放射，可持续几分钟或数十分钟，甚至数小时不等

多数伴有其他腔道梗阻的表现，如恶心、呕吐、心绞痛，甚至出现面色苍白、大汗淋漓、脉搏细数、血压下降等

临床表现

绞痛后可转为钝痛，持续数日之久，如结石或血块等排至膀胱或退回肾盂，疼痛可突然消失

患侧肾区有压痛、叩击痛，输尿管走行部位有压痛，尿液检查有红细胞，有时有肉眼血尿

一般而言，绞痛出现于病侧，偶有病变在一侧而疼痛出现在对侧，即"肾反射性疼痛"，此时应仔细了解对侧有无病变，以免误诊

【辅助检查】

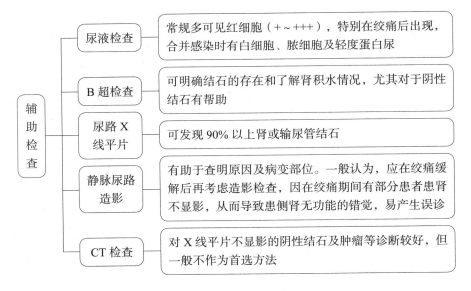

辅助检查

尿液检查：常规多可见红细胞（＋～＋＋＋），特别在绞痛后出现，合并感染时有白细胞、脓细胞及轻度蛋白尿

B超检查：可明确结石的存在和了解肾积水情况，尤其对于阴性结石有帮助

尿路X线平片：可发现90%以上肾或输尿管结石

静脉尿路造影：有助于查明原因及病变部位。一般认为，应在绞痛缓解后再考虑造影检查，因在绞痛期间有部分患者患肾不显影，从而导致患侧肾无功能的错觉，易产生误诊

CT检查：对X线平片不显影的阴性结石及肿瘤等诊断较好，但一般不作为首选方法

【诊断】

```
                    ┌─ 病史 ─── 应注意有无外伤、血尿、脓尿、排石史及乳糜血尿病史等

                    │           ┌─ 先发生肾绞痛后出现血尿，可能为肾和输尿管结石；若肾绞痛
                    │           │   同时伴有尿频、尿急、排尿困难者，可能为输尿管末端结石
                    │           │
                    │           ├─ 先表现为无痛性血尿，后有肾绞痛发作，可能为肾或输尿管
                    │           │   肿瘤
                    │           │
                    │  对发     ├─ 肾绞痛伴有脓尿，可能为上尿路感染
                    │  作时     │
                    │  的伴     ├─ 肾绞痛后出现少尿、无尿者，可能为一侧或双侧肾、输尿管
                    ├─ 随症     │   结石
                    │  状进     │
                    │  行分     ├─ 外伤后出现血尿并伴有肾绞痛，可能为肾损伤
                    │  析       │
                    │           ├─ 腰部持续性胀痛并伴发作性肾绞痛，可能为输尿管梗阻
                    │           │
                    │           ├─ 服用大量磺胺药后发生少尿或无尿，并伴有肾绞痛，应考虑
                    │           │   磺胺结晶阻塞的可能
                    │           │
                    │           └─ 先发生肾绞痛，后经平卧疼痛缓解，且排出大量尿液，可能
                    │               为肾下垂
          诊
          断 ──┤           ┌─ 肾盂、上段输尿管梗阻时，肾绞痛放射部位由肋脊角开始，
                    │  依据     │   沿输尿管的走向放射至髂嵴上方和腹外侧
                    │  肾绞     │
                    │  痛放     ├─ 中段输尿管梗阻时，肾绞痛由腹外侧放射至下腹部、睾丸（女
                    ├─ 射的     │   性为阴唇）和股内侧
                    │  部位     │
                    │  进行     └─ 下段输尿管梗阻时，肾绞痛放射至会阴部，同时有尿频、尿急、
                    │  分析         尿痛和排尿困难等症状

                    │           ┌─ 发病时，肋脊角有无触痛或肾区叩击痛
                    │  肾绞     │
                    │  痛的     ├─ 腰肌有无紧张、压痛等急性腰扭伤的体征
                    └─ 体征     │
                                ├─ 脊柱有无变形、压痛，如脊柱结核等
                                │
                                └─ 有无腹肌压痛、反跳痛、肌紧张等腹膜炎体征
```

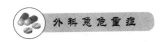

【鉴别诊断】

诊断肾绞痛时需要认真做好鉴别诊断，特别是与急性阑尾炎的鉴别。临床中，将右侧肾绞痛误诊为急性阑尾炎而施行阑尾切除术者并不少见。与肾绞痛相鉴别的疾病如下。

1. 腹部外科疾病

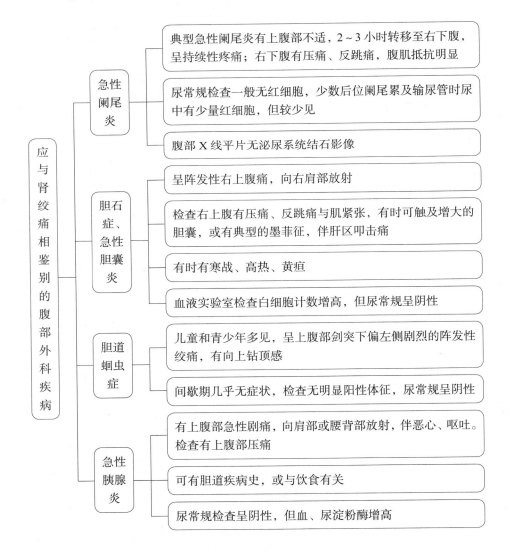

应与肾绞痛相鉴别的腹部外科疾病

- 急性阑尾炎
  - 典型急性阑尾炎有上腹部不适，2~3小时转移至右下腹，呈持续性疼痛；右下腹有压痛、反跳痛，腹肌抵抗明显
  - 尿常规检查一般无红细胞，少数后位阑尾累及输尿管时尿中有少量红细胞，但较少见
  - 腹部X线平片无泌尿系统结石影像
- 胆石症、急性胆囊炎
  - 呈阵发性右上腹痛，向右肩部放射
  - 检查右上腹有压痛、反跳痛与肌紧张，有时可触及增大的胆囊，或有典型的墨菲征，伴肝区叩击痛
  - 有时有寒战、高热、黄疸
  - 血液实验室检查白细胞计数增高，但尿常规呈阴性
- 胆道蛔虫症
  - 儿童和青少年多见，呈上腹部剑突下偏左侧剧烈的阵发性绞痛，有向上钻顶感
  - 间歇期几乎无症状，检查无明显阳性体征，尿常规呈阴性
- 急性胰腺炎
  - 有上腹部急性剧痛，向肩部或腰背部放射，伴恶心、呕吐。检查有上腹部压痛
  - 可有胆道疾病史，或与饮食有关
  - 尿常规检查呈阴性，但血、尿淀粉酶增高

2. 女性患者还需与以下疾病相鉴别

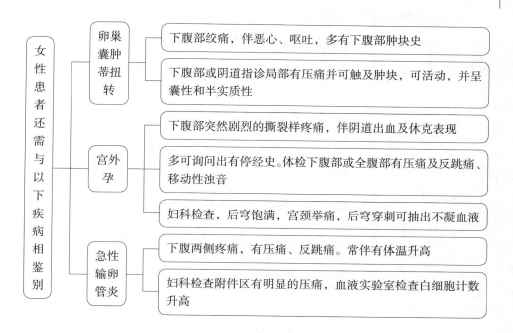

【治疗】

肾绞痛的治疗首要是对症治疗，目前常用的对症治疗方法有镇静、解痉、镇痛、局部封闭及中医中药治疗等。为了快速镇痛，上述方法多联合运用。其次是病因治疗。

1. 对症治疗

确诊肾绞痛后，应根据患者就诊时的疼痛程度、伴随症状（如恶心、呕吐）及对镇痛药物的反应做相应治疗。

解痉、镇痛是肾绞痛的主要处理原则。解除平滑肌痉挛为基础，使用镇痛药为辅助，为尽快达到满意镇痛效果可联合用药。在应用解痉、镇痛药物时，一定要了解患者的一般情况，如果患者呕吐多次，有可能存容量不足，解痉和镇痛多次，会引起血压下降，甚至心脏骤停。

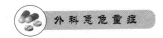

（1）药物解痉

1）抗胆碱能类药：这类药物为临床最常用，也是肾绞痛治疗的基础用药。有口干、视物模糊、面部潮红等不良反应，多能耐受，少部分可致尿潴留。青光眼、前列腺增生患者不宜使用。

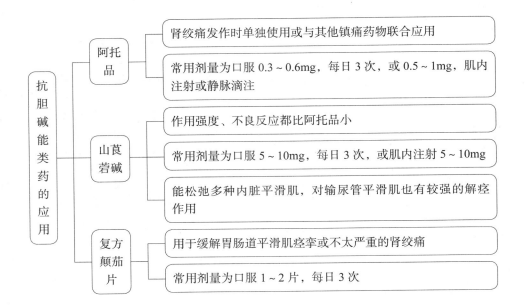

2）钙通道阻滞药

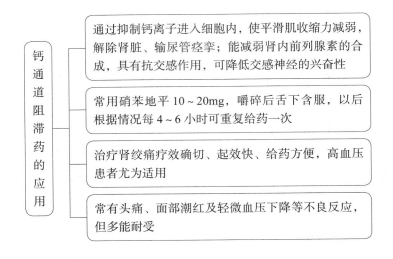

3）黄体酮

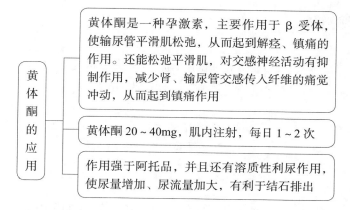

黄体酮的应用

- 黄体酮是一种孕激素，主要作用于 β 受体，使输尿管平滑肌松弛，从而起到解痉、镇痛的作用。还能松弛平滑肌，对交感神经活动有抑制作用，减少肾、输尿管交感传入纤维的痛觉冲动，从而起到镇痛作用
- 黄体酮 20～40mg，肌内注射，每日 1～2 次
- 作用强于阿托品，并且还有溶质性利尿作用，使尿量增加、尿流量加大，有利于结石排出

4）维生素 K 类药物

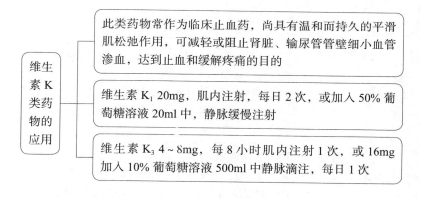

维生素 K 类药物的应用

- 此类药物常作为临床止血药，尚具有温和而持久的平滑肌松弛作用，可减轻或阻止肾脏、输尿管管壁细小血管渗血，达到止血和缓解疼痛的目的
- 维生素 K_1 20mg，肌内注射，每日 2 次，或加入 50% 葡萄糖溶液 20ml 中，静脉缓慢注射
- 维生素 K_3 4～8mg，每 8 小时肌内注射 1 次，或 16mg 加入 10% 葡萄糖溶液 500ml 中静脉滴注，每日 1 次

5）硫酸镁

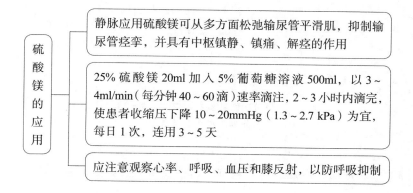

硫酸镁的应用

- 静脉应用硫酸镁可从多方面松弛输尿管平滑肌，抑制输尿管痉挛，并具有中枢镇静、镇痛、解痉的作用
- 25% 硫酸镁 20ml 加入 5% 葡萄糖溶液 500ml，以 3～4ml/min（每分钟 40～60 滴）速率滴注，2～3 小时内滴完，使患者收缩压下降 10～20mmHg（1.3～2.7 kPa）为宜，每日 1 次，连用 3～5 天
- 应注意观察心率、呼吸、血压和膝反射，以防呼吸抑制

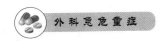

（2）药物镇痛

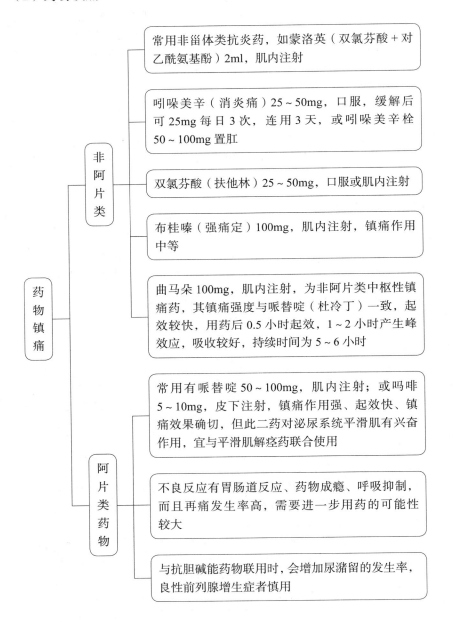

常用非甾体类抗炎药，如蒙洛英（双氯芬酸＋对乙酰氨基酚）2ml，肌内注射

吲哚美辛（消炎痛）25～50mg，口服，缓解后可25mg每日3次，连用3天，或吲哚美辛栓50～100mg置肛

双氯芬酸（扶他林）25～50mg，口服或肌内注射

布桂嗪（强痛定）100mg，肌内注射，镇痛作用中等

曲马朵100mg，肌内注射，为非阿片类中枢性镇痛药，其镇痛强度与哌替啶（杜冷丁）一致，起效较快，用药后0.5小时起效，1～2小时产生峰效应，吸收较好，持续时间为5～6小时

常用有哌替啶50～100mg，肌内注射；或吗啡5～10mg，皮下注射，镇痛作用强、起效快、镇痛效果确切，但此二药对泌尿系统平滑肌有兴奋作用，宜与平滑肌解痉药联合使用

不良反应有胃肠道反应、药物成瘾、呼吸抑制，而且再痛发生率高，需要进一步用药的可能性较大

与抗胆碱能药物联用时，会增加尿潴留的发生率，良性前列腺增生症者慎用

（3）针灸疗法：取足三里、肾俞、三阴交等穴位，采用强刺激手法。

（4）指压止痛：指压患侧骶棘肌外缘及 L_3 横突处压痛点。

（5）急诊行体外碎石：可达到立竿见影的止痛效果。

（6）必要时，可逆行输尿管插管，解除梗阻，以求止痛。

（7）有些时候不做处理，痉挛的输尿管平滑肌也会慢慢松弛，疼痛缓解。

肾绞痛的处理不能仅仅满足于缓解症状，而是要在明确诊断的前提下，要对肾功能及全身状况做出综合评估，展开下一步诊疗方案。

2．病因治疗

消除肾绞痛的根本措施是病因治疗，进一步检查明确诊断后，针对病因进行治疗，方能获得彻底治愈。

第三节　肾周围炎和肾周围脓肿

肾周围炎是发生于肾包膜与肾周筋膜之间的脂肪组织中的炎症，如感染发展为脓肿，则称为肾周脓肿。在住院患者中，发生率为 0.1%～0.4%，占泌尿外科手术的 0.2%。以单侧多见，右侧多于左侧，男性较多，年龄常在 20～50 岁。

【病因】

肾周围炎致病菌可能来自肾脏本身或肾脏外病灶。

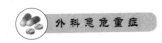

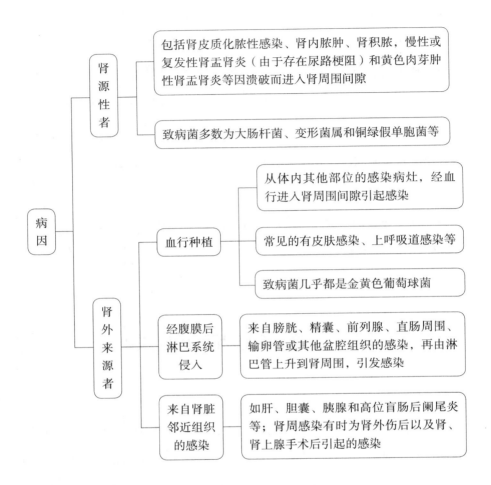

包括肾皮质化脓性感染、肾内脓肿、肾积脓，慢性或复发性肾盂肾炎（由于存在尿路梗阻）和黄色肉芽肿性肾盂肾炎等因溃破而进入肾周围间隙

致病菌多数为大肠杆菌、变形菌属和铜绿假单胞菌等

从体内其他部位的感染病灶，经血行进入肾周围间隙引起感染

常见的有皮肤感染、上呼吸道感染等

致病菌几乎都是金黄色葡萄球菌

来自膀胱、精囊、前列腺、直肠周围、输卵管或其他盆腔组织的感染，再由淋巴管上升到肾周围，引发感染

如肝、胆囊、胰腺和高位盲肠后阑尾炎等；肾周感染有时为肾外伤后以及肾、肾上腺手术后引起的感染

肾源性者

血行种植

经腹膜后淋巴系统侵入

来自肾脏邻近组织的感染

肾外来源者

病因

【病理】

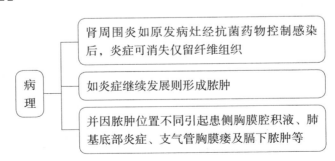

肾周围炎如原发病灶经抗菌药物控制感染后，炎症可消失仅留纤维组织

如炎症继续发展则形成脓肿

并因脓肿位置不同引起患侧胸膜腔积液、肺基底部炎症、支气管胸膜瘘及膈下脓肿等

病理

【临床表现】

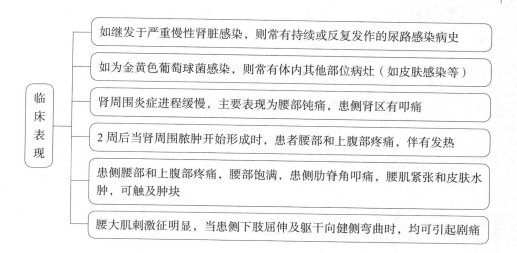

临床表现
- 如继发于严重慢性肾脏感染，则常有持续或反复发作的尿路感染病史
- 如为金黄色葡萄球菌感染，则常有体内其他部位病灶（如皮肤感染等）
- 肾周围炎症进程缓慢，主要表现为腰部钝痛，患侧肾区有叩痛
- 2周后当肾周围脓肿开始形成时，患者腰部和上腹部疼痛，伴有发热
- 患侧腰部和上腹部疼痛，腰部饱满，患侧肋脊角叩痛，腰肌紧张和皮肤水肿，可触及肿块
- 腰大肌刺激征明显，当患侧下肢屈伸及躯干向健侧弯曲时，均可引起剧痛

【辅助检查】

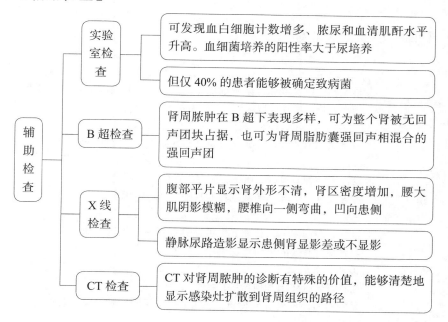

辅助检查
- 实验室检查
  - 可发现血白细胞计数增多、脓尿和血清肌酐水平升高。血细菌培养的阳性率大于尿培养
  - 但仅40%的患者能够被确定致病菌
- B超检查
  - 肾周脓肿在B超下表现多样，可为整个肾被无回声团块占据，也可为肾周脂肪囊强回声相混合的强回声团
- X线检查
  - 腹部平片显示肾外形不清，肾区密度增加，腰大肌阴影模糊，腰椎向一侧弯曲，凹向患侧
  - 静脉尿路造影显示患侧肾显影差或不显影
- CT检查
  - CT对肾周脓肿的诊断有特殊的价值，能够清楚地显示感染灶扩散到肾周组织的路径

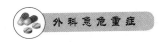

【诊断】

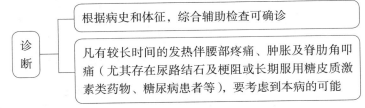

诊断

- 根据病史和体征，综合辅助检查可确诊
- 凡有较长时间的发热伴腰部疼痛、肿胀及脊肋角叩痛（尤其存在尿路结石及梗阻或长期服用糖皮质激素类药物、糖尿病患者等），要考虑到本病的可能

【鉴别诊断】

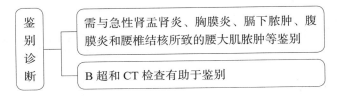

鉴别诊断

- 需与急性肾盂肾炎、胸膜炎、膈下脓肿、腹膜炎和腰椎结核所致的腰大肌脓肿等鉴别
- B 超和 CT 检查有助于鉴别

【治疗】

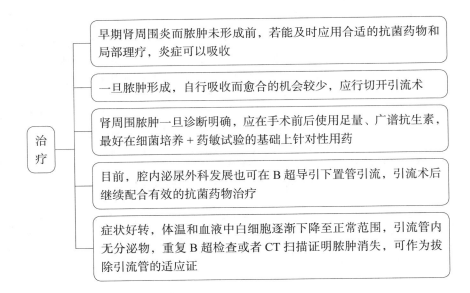

治疗

- 早期肾周围炎而脓肿未形成前，若能及时应用合适的抗菌药物和局部理疗，炎症可以吸收
- 一旦脓肿形成，自行吸收而愈合的机会较少，应行切开引流术
- 肾周围脓肿一旦诊断明确，应在手术前后使用足量、广谱抗生素，最好在细菌培养＋药敏试验的基础上针对性用药
- 目前，腔内泌尿外科发展也可在 B 超导引下置管引流，引流术后继续配合有效的抗菌药物治疗
- 症状好转，体温和血液中白细胞逐渐下降至正常范围，引流管内无分泌物，重复 B 超检查或者 CT 扫描证明脓肿消失，可作为拔除引流管的适应证

治疗

> 肾周围脓肿若延误治疗，向上穿过横膈，进入胸腔形成支气管瘘，脓肿沿腰大肌向下蔓延，可破入髂腰间隙、腹腔或肠道。偶尔脓肿越过脊椎侵入对侧肾周围间隙。脓肿压迫输尿管可导致肾积水

> 肾周围脓肿若继发于尿路结石而引起脓肾，或者继发于感染的肾积水，该侧肾功能严重损害，应考虑做肾切除术。切开引流术和肾切除术是同时进行，还是分两期进行，根据病情决定

第四节　肾 损 伤

肾脏深藏于肾窝，受到脂肪囊和周围组织结构较好的保护。在肾的后面有肋骨、脊椎和背部的肌肉，前面有腹壁和腹腔内容物，而上面则被膈肌所覆盖。正常肾脏有 1～2cm 的活动度，故肾脏较少受伤。肾损伤多由火器伤、刺伤及局部直接或间接暴力所致。依创伤的程度可将其分为挫伤、撕裂伤、碎裂伤和肾蒂伤四种类型。肾损伤在泌尿系损伤中仅次于尿道损伤，居第二位，常合并其他器官损伤。闭合性损伤居多，90% 以上为挫伤，表现较轻微，进展相对慢，但易误诊、漏诊；开放性损伤有较明显的外伤创口，多易诊断，进展快，多需急诊探查手术。

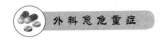

【病因与分类】

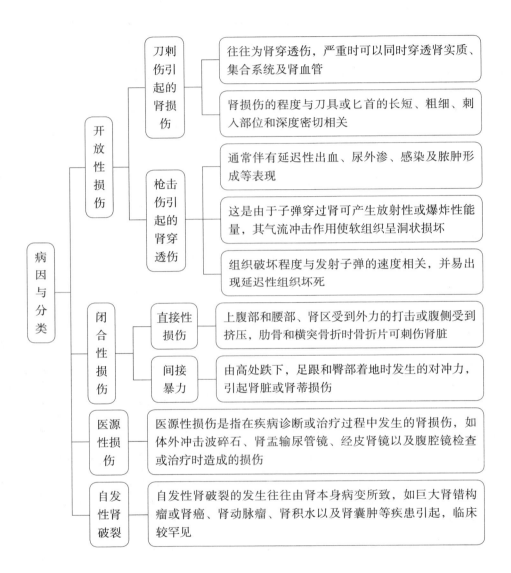

【病理类型】

闭合性损伤临床上最为多见，可分为下列病理类型。

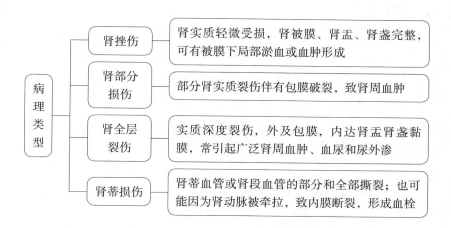

【发病机制】

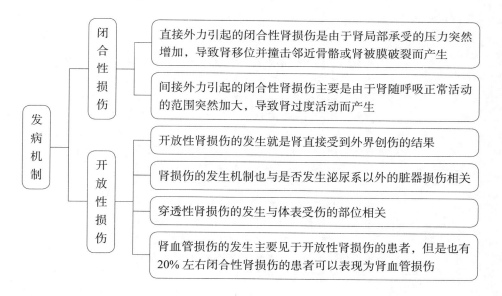

【临床表现】

肾损伤的主要症状有休克、出血、血尿、疼痛、伤侧腹壁强直和腰部肿胀等。有其他器官同时受伤时，肾损伤的症状可能不易觉察。

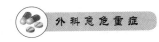

1. 休克

休克
- 早期休克可能由剧烈疼痛所致，但后期与大量失血有关，其程度与伤势和失血量有关
- 除血尿、失血外，肾周筋膜完整时，血肿局限于肾周筋膜；若肾周筋膜破裂，血液外渗到筋膜外，形成大片腹膜后血肿；如腹膜破裂，则大量血液流入腹膜腔，使病情迅速恶化
- 凡短时间内迅速发生休克或快速输血 400ml 仍不能纠正休克时，则常提示有严重的内出血
- 晚期继发性出血常见于伤后 2~3 周，2 个月后偶可发生

2. 血尿

血尿
- 90% 以上的肾损伤患者有血尿，轻者为镜下血尿，但肉眼血尿较多见。严重者血尿甚浓，可伴有条状或铸形血块和肾绞痛，有大量失血。多数患者的血尿是一过性的，开始血尿量多，几天后逐渐消退
- 起床活动、用力、继发感染是继发血尿的诱因，多见于伤后 2~3 周。部分患者血尿可延续很长时间，甚至几个月
- 将每小时收集的尿液留在试管中，分别依次序排列在试管架上来比较尿色深浅，可以了解病情进展情况
- 没有血尿不能除外肾损伤的存在，尿内血量的多少也不能断定损伤的范围和程度
- 肾盂遭受广泛性损伤、肾血管受伤（肾动脉血栓形成、肾蒂撕脱）、输尿管断裂或被血块或肾组织碎片完全堵塞、血液流入腹腔及血和尿同时外渗到肾周围组织等损伤情况时，尽管伤情严重，但血尿可不明显
- 如尿标本由导尿所得，需与导尿本身引起的损伤出血相鉴别

3．疼痛与腹壁强直

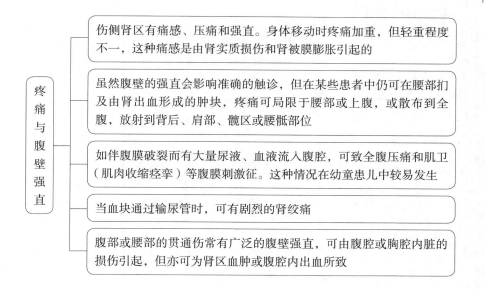

疼痛与腹壁强直

伤侧肾区有痛感、压痛和强直。身体移动时疼痛加重，但轻重程度不一，这种痛感是由肾实质损伤和肾被膜膨胀引起的

虽然腹壁的强直会影响准确的触诊，但在某些患者中仍可在腰部扪及由肾出血形成的肿块，疼痛可局限于腰部或上腹，或散布到全腹，放射到背后、肩部、髋区或腰骶部位

如伴腹膜破裂而有大量尿液、血液流入腹腔，可致全腹压痛和肌卫（肌肉收缩痉挛）等腹膜刺激征。这种情况在幼童患儿中较易发生

当血块通过输尿管时，可有剧烈的肾绞痛

腹部或腰部的贯通伤常有广泛的腹壁强直，可由腹腔或胸腔内脏的损伤引起，但亦可为肾区血肿或腹腔内出血所致

4．腰区肿胀

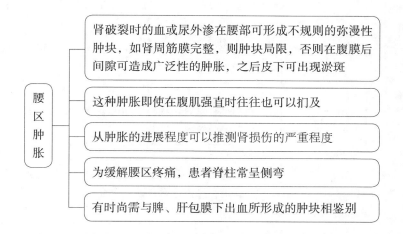

腰区肿胀

肾破裂时的血或尿外渗在腰部可形成不规则的弥漫性肿块，如肾周筋膜完整，则肿块局限，否则在腹膜后间隙可造成广泛性的肿胀，之后皮下可出现淤斑

这种肿胀即使在腹肌强直时往往也可以扪及

从肿胀的进展程度可以推测肾损伤的严重程度

为缓解腰区疼痛，患者脊柱常呈侧弯

有时尚需与脾、肝包膜下出血所形成的肿块相鉴别

5．发热

由于肾周血肿、尿外渗的吸收或继发感染可导致体温升高等全身中毒症状。

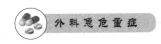

【辅助检查】

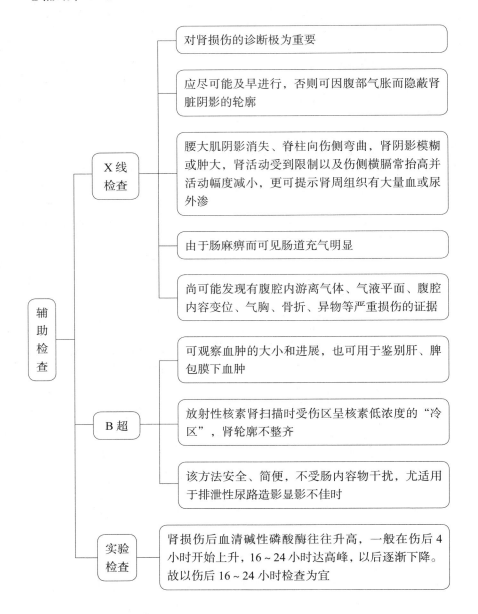

【诊断】

1. 创伤史

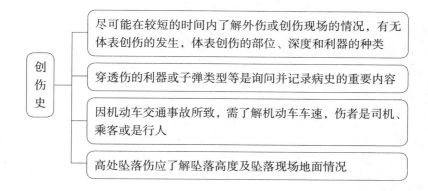

2. 体格检查

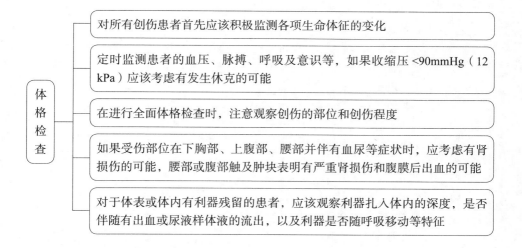

3. 肾损伤的分级

最初肾损伤按其损伤机制进行分类，分为闭合性损伤及穿透性损伤，其中包括医源性损伤及自发性肾破裂等。目前大多应用美国创伤外科协会器官损伤定级委员会制定的肾损伤分级法（表11-1）。

447

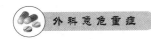

表 11-1　美国外科创伤协会肾创伤分级

级别	分型	临床表现
I	挫伤 血肿	镜下或肉眼血尿，泌尿系统检查正常 包膜下血肿，无肾实质损伤
II	血肿 撕裂伤	局限于腹膜后肾区的肾周血肿 肾实质裂伤深度小于 1.0cm，无尿外渗
III	撕裂伤	肾实质裂伤深度超过 1.0cm，无集合系统破裂或尿外渗
IV	撕裂伤 血管	肾损伤贯穿肾皮质、髓质和集合系统 肾动脉、静脉主要分支损伤伴出血
V	撕裂伤 血管	肾脏碎裂 肾门血管撕裂、离断伴肾脏无血供

【鉴别诊断】

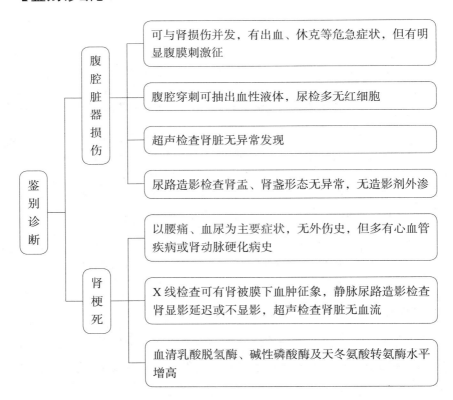

鉴别诊断
- 腹腔脏器损伤
  - 可与肾损伤并发，有出血、休克等危急症状，但有明显腹膜刺激征
  - 腹腔穿刺可抽出血性液体，尿检多无红细胞
  - 超声检查肾脏无异常发现
  - 尿路造影检查肾盂、肾盏形态无异常，无造影剂外渗
- 肾梗死
  - 以腰痛、血尿为主要症状，无外伤史，但多有心血管疾病或肾动脉硬化病史
  - X 线检查可有肾被膜下血肿征象，静脉尿路造影检查肾显影延迟或不显影，超声检查肾脏无血流
  - 血清乳酸脱氢酶、碱性磷酸酶及天冬氨酸转氨酶水平增高

【治疗】

1. 急诊救治

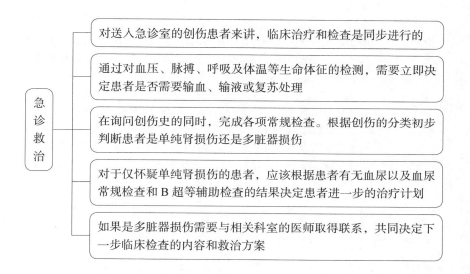

急诊救治
- 对送入急诊室的创伤患者来讲，临床治疗和检查是同步进行的
- 通过对血压、脉搏、呼吸及体温等生命体征的检测，需要立即决定患者是否需要输血、输液或复苏处理
- 在询问创伤史的同时，完成各项常规检查。根据创伤的分类初步判断患者是单纯肾损伤还是多脏器损伤
- 对于仅怀疑单纯肾损伤的患者，应该根据患者有无血尿以及血尿常规检查和 B 超等辅助检查的结果决定患者进一步的治疗计划
- 如果是多脏器损伤需要与相关科室的医师取得联系，共同决定下一步临床检查的内容和救治方案

2. 非手术治疗

非手术治疗适用于损伤较轻的单纯性肾挫伤或轻度肾裂伤，主要包括：

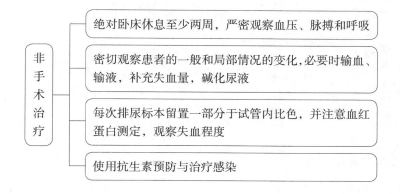

非手术治疗
- 绝对卧床休息至少两周，严密观察血压、脉搏和呼吸
- 密切观察患者的一般和局部情况的变化，必要时输血、输液，补充失血量，碱化尿液
- 每次排尿标本留置一部分于试管内比色，并注意血红蛋白测定，观察失血程度
- 使用抗生素预防与治疗感染

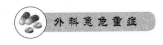

3．介入治疗

介入治疗
- 当肾损伤合并出血但血流动力学平稳，由于其他损伤不适宜剖腹探查时或延迟性再出血，术后肾动静脉瘘及肾动脉分支损伤，均可采用选择性动脉插管技术，在动脉造影的同时栓塞出血的肾动脉
- 由于介入治疗失败后还存在外科治疗的可能，因此，对暂时不具备外科治疗适应证，同时存在出血风险的患者可以考虑进行血管造影及介入治疗
- 介入治疗尤其适用于对侧肾缺失或对侧肾功能不全的肾损伤患者
- 肾损伤患者介入治疗后需要卧床休息和观察，在此期间一旦病情发生变化需要外科治疗时，应该积极准备下一步外科治疗的实施

4．手术治疗

（1）适应证

手术治疗的适应证
- 急性大量出血，腰部肿块继续增大，血流动力学不稳定
- Ⅳ、Ⅴ级肾损伤
- 伴有其他脏器损伤出血或有腹膜炎症状
- 开放性肾创伤
- 肾周围血肿发生感染，药物不能控制
- 严重继发性出血

（2）手术方式的选择

1）肾部引流

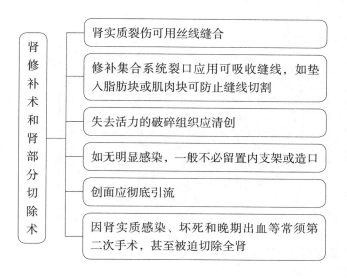

肾部引流治疗

- 肾损伤患者早期手术常可达到完全修复的目的，引流只是作为整个手术的一部分
- 在尿外渗伴感染、肾周血肿继发感染、病情危重又不了解对侧肾脏情况时，则只能单做引流术
- 如发现腹膜破裂，应吸尽腹腔内的血液和尿液，然后修补腹膜裂口，在腹膜外放置引流
- 引流必须彻底。引流不彻底常是肾周感染不能控制、大量纤维瘢痕形成的原因
- 如能放置硅胶负压球引流，效果最佳
- 术后引流至少留置 7 天，连续 3 天的日引流量少于 10ml 才能去除引流
- 如肾脏损伤严重而患者处于危险状态时，应用填塞法止血（对大的出血点应加以结扎）；等待患者情况好转时，再行肾切除术

2）肾修补术和肾部分切除术

肾修补术和肾部分切除术

- 肾实质裂伤可用丝线缝合
- 修补集合系统裂口应用可吸收缝线，如垫入脂肪块或肌肉块可防止缝线切割
- 失去活力的破碎组织应清创
- 如无明显感染，一般不必留置内支架或造口
- 创面应彻底引流
- 因肾实质感染、坏死和晚期出血等常须第二次手术，甚至被迫切除全肾

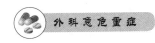

3）肾切除术

肾切除术

> 应尽一切力量保留伤肾，在病情危重须行肾切除时必须证实对侧肾功能良好后才能进行，至少应打开腹膜，查清对侧肾脏情况

> 肾切除术较修补术简易，既能解除出血原因和感染来源，亦可避免再度手术和晚期残疾的后患

4）肾血管修复手术

肾血管修复手术

> 肾动脉是终末分支，结扎其任一支动脉即可致相应肾实质梗死

> 而肾静脉分支间有广泛交通，只要保留其一条较粗的分支通畅就不会影响肾功能

> 左肾静脉尚通过精索静脉（或卵巢静脉）和肾上腺静脉等分支回流，故可在这些分支的近腔静脉端结扎肾静脉主干而不影响肾血液循环

> 因此，在肾静脉损伤时，左肾的挽救机会较多。对冲伤引起的肾动脉血栓形成，一旦经动脉造影证实，即应积极手术取栓

> 动、静脉瘘和主动脉瘤应予修补，如在肾实质内则可行部分肾切除

5）肾动脉栓塞疗法

肾动脉栓塞疗法

> 通过选择性动脉造影的检查注入栓塞剂可达到满意的止血效果

> 常用的栓塞剂为可吸收的自体血块和吸收性明胶海绵碎片

> 如先注入少量去甲肾上腺素溶液，使正常肾血管收缩，则可达到使栓塞剂较集中于受伤部位的目的

5. 医源性损伤的救治

452

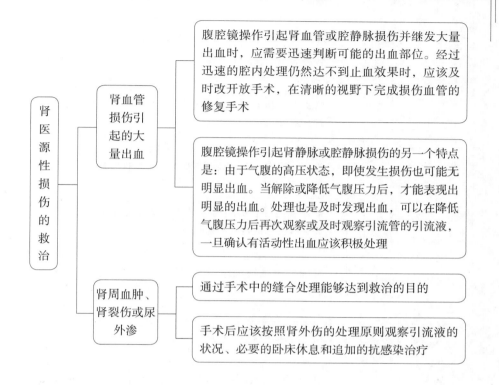

肾医源性损伤的救治
— 肾血管损伤引起的大量出血
　— 腹腔镜操作引起肾血管或腔静脉损伤并继发大量出血时，应需要迅速判断可能的出血部位。经过迅速的腔内处理仍然达不到止血效果时，应该及时改开放手术，在清晰的视野下完成损伤血管的修复手术
　— 腹腔镜操作引起肾静脉或腔静脉损伤的另一个特点是：由于气腹的高压状态，即使发生损伤也可能无明显出血。当解除或降低气腹压力后，才能表现出明显的出血。处理也是及时发现出血，可以在降低气腹压力后再次观察或及时观察引流管的引流液，一旦确认有活动性出血应该积极处理
— 肾周血肿、肾裂伤或尿外渗
　— 通过手术中的缝合处理能够达到救治的目的
　— 手术后应该按照肾外伤的处理原则观察引流液的状况、必要的卧床休息和追加的抗感染治疗

第五节　急性肾衰竭

急性肾衰竭是继发于休克、创伤、严重感染、溶血和中毒等病因的急性肾实质损害的总称，是一个综合征。其主要病理改变是肾小管坏死，临床上可出现少尿或尿闭，并伴有严重的水、电解质和体内代谢紊乱及尿毒症。

【病因】

急性肾衰竭的病因很多，根据病因，急性肾衰竭可分成以下五种临床

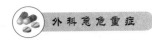
类型。

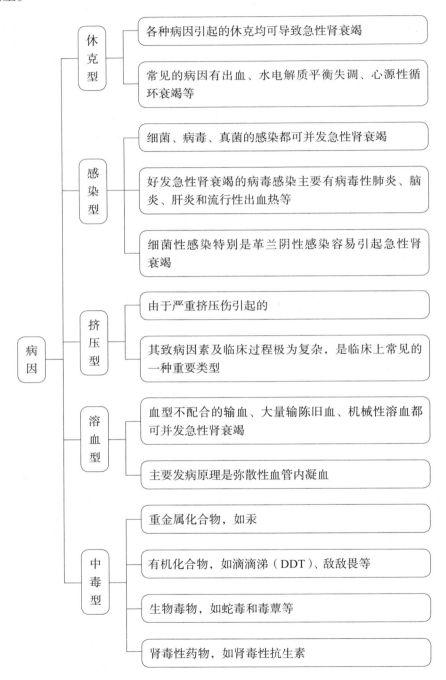

病因
- 休克型
  - 各种病因引起的休克均可导致急性肾衰竭
  - 常见的病因有出血、水电解质平衡失调、心源性循环衰竭等
- 感染型
  - 细菌、病毒、真菌的感染都可并发急性肾衰竭
  - 好发急性肾衰竭的病毒感染主要有病毒性肺炎、脑炎、肝炎和流行性出血热等
  - 细菌性感染特别是革兰阴性感染容易引起急性肾衰竭
- 挤压型
  - 由于严重挤压伤引起的
  - 其致病因素及临床过程极为复杂，是临床上常见的一种重要类型
- 溶血型
  - 血型不配合的输血、大量输陈旧血、机械性溶血都可并发急性肾衰竭
  - 主要发病原理是弥散性血管内凝血
- 中毒型
  - 重金属化合物，如汞
  - 有机化合物，如滴滴涕（DDT）、敌敌畏等
  - 生物毒物，如蛇毒和毒蕈等
  - 肾毒性药物，如肾毒性抗生素

【临床表现及辅助检查】

急性肾衰竭的临床过程分为四期，即开始期、少尿或无尿期、多尿期和恢复期。中毒所致者可能无开始期。各期的病理生理改变和临床表现如下。

1. 开始期

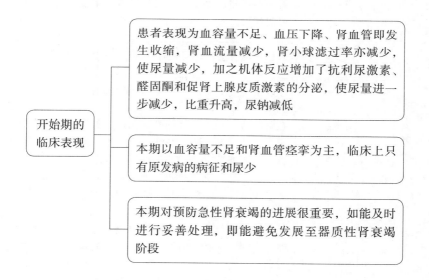

开始期的临床表现

- 患者表现为血容量不足、血压下降、肾血管即发生收缩，肾血流量减少，肾小球滤过率亦减少，使尿量减少，加之机体反应增加了抗利尿激素、醛固酮和促肾上腺皮质激素的分泌，使尿量进一步减少，比重升高，尿钠减低

- 本期以血容量不足和肾血管痉挛为主，临床上只有原发病的病征和尿少

- 本期对预防急性肾衰竭的进展很重要，如能及时进行妥善处理，即能避免发展至器质性肾衰竭阶段

2. 少尿或无尿期

致病因素持续存在即可引起肾实质的损害，主要是肾小管上皮细胞的变性与坏死，从而进入少尿或无尿期。凡 24 小时尿量 <400ml 者称为少尿，<100ml 者称为无尿。本期的主要临床表现如下。

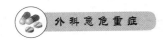
（1）水的排泄紊乱

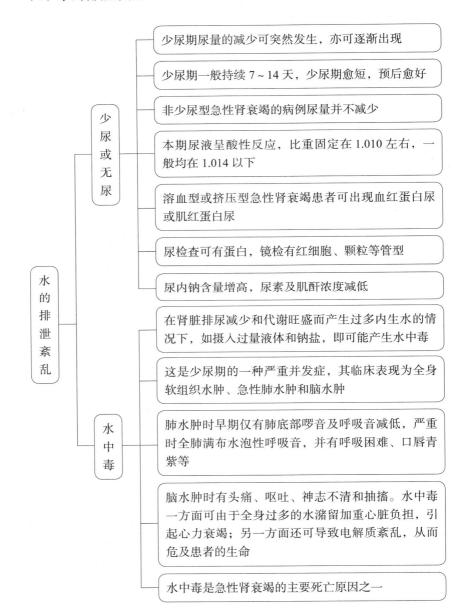

水的排泄紊乱

少尿或无尿
- 少尿期尿量的减少可突然发生，亦可逐渐出现
- 少尿期一般持续7~14天，少尿期愈短，预后愈好
- 非少尿型急性肾衰竭的病例尿量并不减少
- 本期尿液呈酸性反应，比重固定在1.010左右，一般均在1.014以下
- 溶血型或挤压型急性肾衰竭患者可出现血红蛋白尿或肌红蛋白尿
- 尿检查可有蛋白，镜检有红细胞、颗粒等管型
- 尿内钠含量增高，尿素及肌酐浓度减低

水中毒
- 在肾脏排尿减少和代谢旺盛而产生过多内生水的情况下，如摄入过量液体和钠盐，即可能产生水中毒
- 这是少尿期的一种严重并发症，其临床表现为全身软组织水肿、急性肺水肿和脑水肿
- 肺水肿时早期仅有肺底部啰音及呼吸音减低，严重时全肺满布水泡性呼吸音，并有呼吸困难、口唇青紫等
- 脑水肿时有头痛、呕吐、神志不清和抽搐。水中毒一方面可由于全身过多的水潴留加重心脏负担，引起心力衰竭；另一方面还可导致电解质紊乱，从而危及患者的生命
- 水中毒是急性肾衰竭的主要死亡原因之一

（2）电解质紊乱

1）高钾血症

高钾血症 ——
- 成人血钾在 7mmol/L 以上者称为高钾血症，它是急性肾衰竭最严重的并发症，也是导致死亡的主要原因之一
- 高钾血症的主要表现为循环系统的征象，如心搏缓慢、心律失常、血压下降，严重时可致心脏骤停。其次表现为烦躁、神态恍惚、反应迟钝、手足感觉异常、肌肉酸痛、肢体麻木等
- 心电图改变往往在临床症状尚未明显之前就已显示，如 T 波高耸、P 波消失、QRS 波增宽，甚至心室颤动、心脏骤停等
- 高血钾症状的出现与患者血钠和血钙的浓度有关。血钠和血钙浓度正常时症状不一定明显，而血钠和血钙浓度降低时容易出现症状。若同时伴有酸中毒，则高血钾的症状会更易出现

2）低钠血症

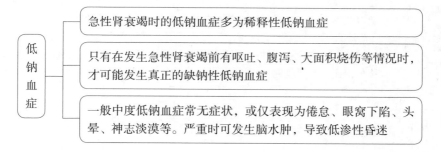

低钠血症 ——
- 急性肾衰竭时的低钠血症多为稀释性低钠血症
- 只有在发生急性肾衰竭前有呕吐、腹泻、大面积烧伤等情况时，才可能发生真正的缺钠性低钠血症
- 一般中度低钠血症常无症状，或仅表现为倦怠、眼窝下陷、头晕、神志淡漠等。严重时可发生脑水肿，导致低渗性昏迷

3）高磷血症

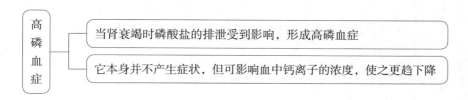

高磷血症 ——
- 当肾衰竭时磷酸盐的排泄受到影响，形成高磷血症
- 它本身并不产生症状，但可影响血中钙离子的浓度，使之更趋下降

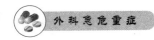

4）低钙血症

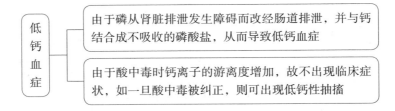

| 低钙血症 | 由于磷从肾脏排泄发生障碍而改经肠道排泄，并与钙结合成不吸收的磷酸盐，从而导致低钙血症 |
| | 由于酸中毒时钙离子的游离度增加，故不出现临床症状，如一旦酸中毒被纠正，则可出现低钙性抽搐 |

5）高镁血症

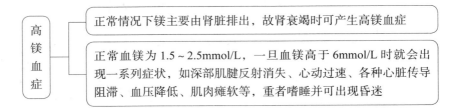

| 高镁血症 | 正常情况下镁主要由肾脏排出，故肾衰竭时可产生高镁血症 |
| | 正常血镁为 1.5～2.5mmol/L，一旦血镁高于 6mmol/L 时就会出现一系列症状，如深部肌腱反射消失、心动过速、各种心脏传导阻滞、血压降低、肌肉瘫软等，重者嗜睡并可出现昏迷 |

（3）代谢性酸中毒

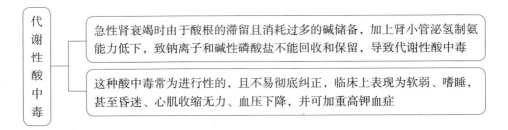

| 代谢性酸中毒 | 急性肾衰竭时由于酸根的滞留且消耗过多的碱储备，加上肾小管泌氢制氨能力低下，致钠离子和碱性磷酸盐不能回收和保留，导致代谢性酸中毒 |
| | 这种酸中毒常为进行性的，且不易彻底纠正，临床上表现为软弱、嗜睡，甚至昏迷、心肌收缩无力、血压下降，并可加重高钾血症 |

（4）氮质血症

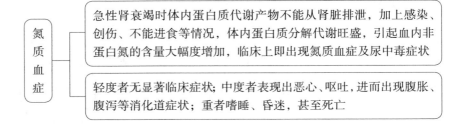

| 氮质血症 | 急性肾衰竭时体内蛋白质代谢产物不能从肾脏排泄，加上感染、创伤、不能进食等情况，体内蛋白质分解代谢旺盛，引起血内非蛋白氮的含量大幅度增加，临床上即出现氮质血症及尿中毒症状 |
| | 轻度者无显著临床症状；中度者表现出恶心、呕吐，进而出现腹胀、腹泻等消化道症状；重者嗜睡、昏迷，甚至死亡 |

（5）高血压

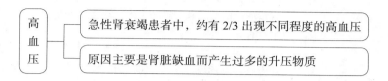

（6）心力衰竭

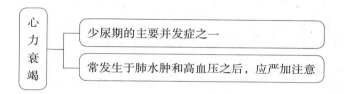

（7）出血倾向

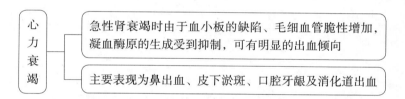

（8）贫血

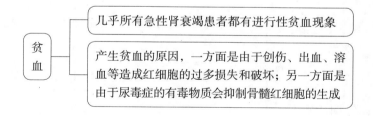

3．多尿期

患者如能得到正确的治疗而安全渡过少尿期，则已坏死变性的肾小管上皮细胞可逐渐再生修复，未被损害的肾可逐渐恢复其功能，肾功能也可逐渐恢复，随之进入多尿期。主要表现如下：

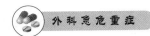

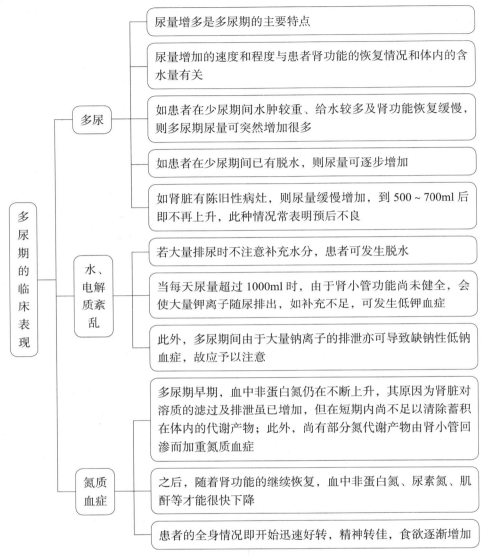

多尿期的临床表现

多尿
- 尿量增多是多尿期的主要特点
- 尿量增加的速度和程度与患者肾功能的恢复情况和体内的含水量有关
- 如患者在少尿期间水肿较重、给水较多及肾功能恢复缓慢，则多尿期尿量可突然增加很多
- 如患者在少尿期间已有脱水，则尿量可逐步增加
- 如肾脏有陈旧性病灶，则尿量缓慢增加，到500~700ml后即不再上升，此种情况常表明预后不良

水、电解质紊乱
- 若大量排尿时不注意补充水分，患者可发生脱水
- 当每天尿量超过1000ml时，由于肾小管功能尚未健全，会使大量钾离子随尿排出，如补充不足，可发生低钾血症
- 此外，多尿期间由于大量钠离子的排泄亦可导致缺钠性低钠血症，故应予以注意

氮质血症
- 多尿期早期，血中非蛋白氮仍在不断上升，其原因为肾脏对溶质的滤过及排泄虽已增加，但在短期内尚不足以清除蓄积在体内的代谢产物；此外，尚有部分氮代谢产物由肾小管回渗而加重氮质血症
- 之后，随着肾功能的继续恢复，血中非蛋白氮、尿素氮、肌酐等才能很快下降
- 患者的全身情况即开始迅速好转，精神转佳，食欲逐渐增加

4．康复期

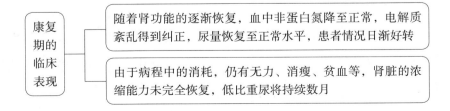

康复期的临床表现
- 随着肾功能的逐渐恢复，血中非蛋白氮降至正常，电解质紊乱得到纠正，尿量恢复至正常水平，患者情况日渐好转
- 由于病程中的消耗，仍有无力、消瘦、贫血等，肾脏的浓缩能力未完全恢复，低比重尿将持续数月

【诊断】

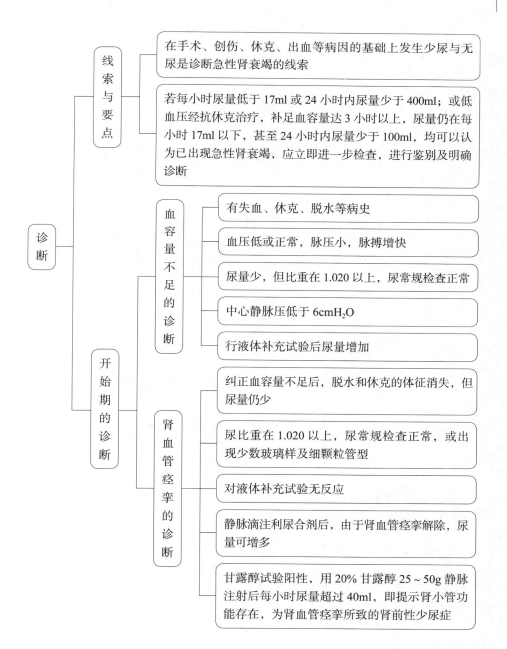

线索与要点
- 在手术、创伤、休克、出血等病因的基础上发生少尿与无尿是诊断急性肾衰竭的线索
- 若每小时尿量低于 17ml 或 24 小时内尿量少于 400ml；或低血压经抗休克治疗，补足血容量达 3 小时以上，尿量仍在每小时 17ml 以下，甚至 24 小时内尿量少于 100ml，均可以认为已出现急性肾衰竭，应立即进一步检查，进行鉴别及明确诊断

诊断
开始期的诊断
血容量不足的诊断
- 有失血、休克、脱水等病史
- 血压低或正常，脉压小，脉搏增快
- 尿量少，但比重在 1.020 以上，尿常规检查正常
- 中心静脉压低于 6cmH$_2$O
- 行液体补充试验后尿量增加

肾血管痉挛的诊断
- 纠正血容量不足后，脱水和休克的体征消失，但尿量仍少
- 尿比重在 1.020 以上，尿常规检查正常，或出现少数玻璃样及细颗粒管型
- 对液体补充试验无反应
- 静脉滴注利尿合剂后，由于肾血管痉挛解除，尿量可增多
- 甘露醇试验阳性，用 20% 甘露醇 25～50g 静脉注射后每小时尿量超过 40ml，即提示肾小管功能存在，为肾血管痉挛所致的肾前性少尿症

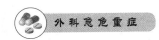

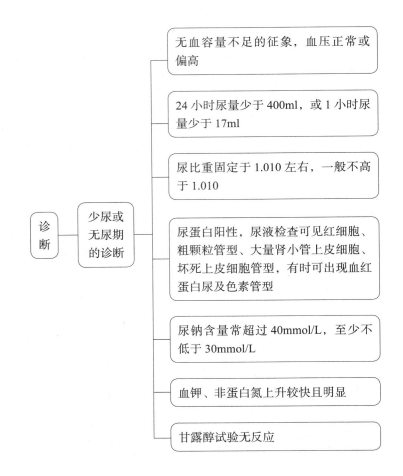

诊断 — 少尿或无尿期的诊断

无血容量不足的征象，血压正常或偏高

24 小时尿量少于 400ml，或 1 小时尿量少于 17ml

尿比重固定于 1.010 左右，一般不高于 1.010

尿蛋白阳性，尿液检查可见红细胞、粗颗粒管型、大量肾小管上皮细胞、坏死上皮细胞管型，有时可出现血红蛋白尿及色素管型

尿钠含量常超过 40mmol/L，至少不低于 30mmol/L

血钾、非蛋白氮上升较快且明显

甘露醇试验无反应

【鉴别诊断】

急性肾衰竭应注意与以下疾病相鉴别。

1. 急性肾衰竭与肾后性尿闭的鉴别

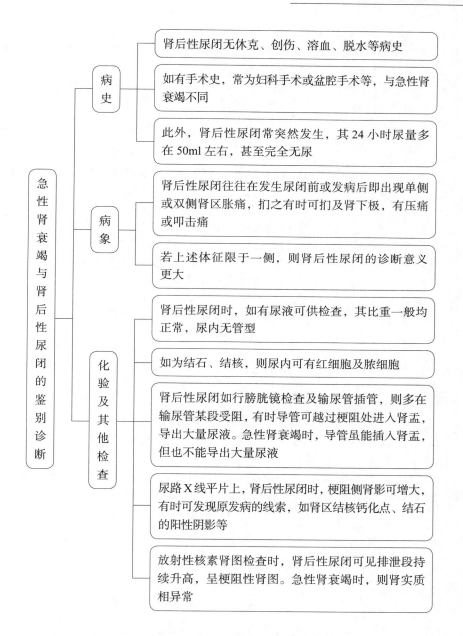

急性肾衰竭与肾后性尿闭的鉴别诊断

- 病史
  - 肾后性尿闭无休克、创伤、溶血、脱水等病史
  - 如有手术史，常为妇科手术或盆腔手术等，与急性肾衰竭不同
  - 此外，肾后性尿闭常突然发生，其24小时尿量多在50ml左右，甚至完全无尿
- 病象
  - 肾后性尿闭往往在发生尿闭前或发病后即出现单侧或双侧肾区胀痛，扪之有时可扪及肾下极，有压痛或叩击痛
  - 若上述体征限于一侧，则肾后性尿闭的诊断意义更大
- 化验及其他检查
  - 肾后性尿闭时，如有尿液可供检查，其比重一般均正常，尿内无管型
  - 如为结石、结核，则尿内可有红细胞及脓细胞
  - 肾后性尿闭如行膀胱镜检查及输尿管插管，则多在输尿管某段受阻，有时导管可越过梗阻处进入肾盂，导出大量尿液。急性肾衰竭时，导管虽能插入肾盂，但也不能导出大量尿液
  - 尿路X线平片上，肾后性尿闭时，梗阻侧肾影可增大，有时可发现原发病的线索，如肾区结核钙化点、结石的阳性阴影等
  - 放射性核素肾图检查时，肾后性尿闭可见排泄段持续升高，呈梗阻性肾图。急性肾衰竭时，则肾实质相异常

2. 功能性急性肾衰竭（肾前性少尿）与器质性急性肾衰竭（肾性少尿）的鉴别

功能性急性肾衰竭（肾前性少尿）与器质性急性肾衰竭（肾性少尿）的鉴别

- 尿沉淀物检查
  - 功能性急性肾衰竭往往只出现透明和细小颗粒管型
  - 器质性急性肾衰竭时，则出现上皮细胞管型、变性细胞管型和大量粗颗粒细胞管型，还可出现大量游离肾小管上皮细胞

- 尿液与血浆渗透压的比值
  - 功能性急性肾衰竭时，尿渗透压正常或偏高（>600mmol/L），尿液与血浆渗透压比值大于2：1
  - 而器质性急性肾衰竭时尿渗透压接近血浆渗透压（300mmol/L），两者比值小于1：1

- 尿钠浓度
  - 功能性急性肾衰竭时，尿钠的再吸收功能未破坏，因而钠离子得以保留，尿钠浓度<20mmol/L
  - 器质性急性肾衰竭时钠离子的再吸收降低，使尿钠上升常>40mmol/L

- 尿液与血浆肌酐的比值
  - 功能性急性肾衰竭时尿浓缩功能尚未破坏，故尿液与血浆肌酐比值常大于40：1
  - 器质性急性肾衰竭时肾小管变性坏死。尿浓缩功能被破坏，尿液与血浆肌酐的比值常小于10：1

- 血尿素氮与肌酐的比值
  - 功能性急性肾衰竭时肾小管内流速下降，肾小管对滤过的尿素重吸收增加，而肌酐的排泄保持恒定不变，因此血尿素氮与肌酐的比值大于20：1
  - 器质性急性肾衰竭时两者比值常为10：1

- 1小时酚红排泄试验
  - 用常规方法做酚红试验，但仅收集1小时的尿液标本，用生理盐水冲洗膀胱以减少残尿造成的误差
  - 酚红的排泄需要有足够的肾血流量和肾小管的分泌功能，因此排泄量极微时常表示有器质性急性肾衰竭，如酚红排泄量在5%以上，则可能存在功能性急性肾衰竭，而肾小管功能未全受损

【治疗】

1. 开始期的治疗

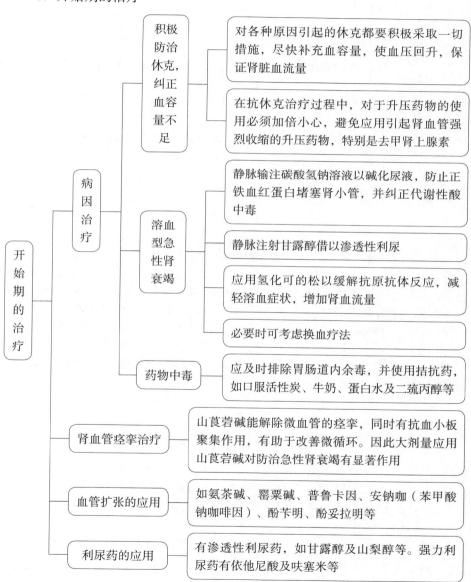

开始期的治疗
- 病因治疗
  - 积极防治休克，纠正血容量不足
    - 对各种原因引起的休克都要积极采取一切措施，尽快补充血容量，使血压回升，保证肾脏血流量
    - 在抗休克治疗过程中，对于升压药物的使用必须加倍小心，避免应用引起肾血管强烈收缩的升压药物，特别是去甲肾上腺素
  - 溶血型急性肾衰竭
    - 静脉输注碳酸氢钠溶液以碱化尿液，防止正铁血红蛋白堵塞肾小管，并纠正代谢性酸中毒
    - 静脉注射甘露醇借以渗透性利尿
    - 应用氢化可的松以缓解抗原抗体反应，减轻溶血症状，增加肾血流量
    - 必要时可考虑换血疗法
  - 药物中毒
    - 应及时排除胃肠道内余毒，并使用拮抗药，如口服活性炭、牛奶、蛋白水及二巯丙醇等
- 肾血管痉挛治疗
  - 山莨菪碱能解除微血管的痉挛，同时有抗血小板聚集作用，有助于改善微循环。因此大剂量应用山莨菪碱对防治急性肾衰竭有显著作用
- 血管扩张的应用
  - 如氨茶碱、罂粟碱、普鲁卡因、安钠咖（苯甲酸钠咖啡因）、酚苄明、酚妥拉明等
- 利尿药的应用
  - 有渗透性利尿药，如甘露醇及山梨醇等。强力利尿药有依他尼酸及呋塞米等

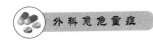

2．少尿期的治疗

（1）饮食控制

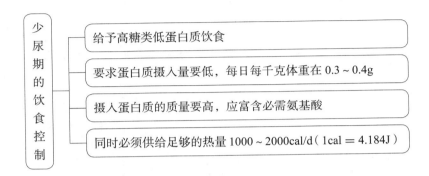

少尿期的饮食控制
- 给予高糖类低蛋白质饮食
- 要求蛋白质摄入量要低，每日每千克体重在 0.3～0.4g
- 摄入蛋白质的质量要高，应富含必需氨基酸
- 同时必须供给足够的热量 1000～2000cal/d（1cal = 4.184J）

（2）液体控制

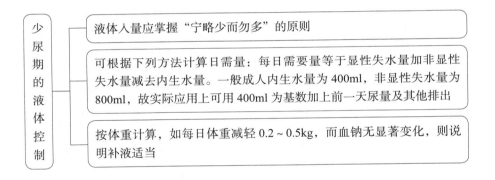

少尿期的液体控制
- 液体入量应掌握"宁略少而勿多"的原则
- 可根据下列方法计算日需量：每日需要量等于显性失水量加非显性失水量减去内生水量。一般成人内生水量为 400ml，非显性失水量为 800ml，故实际应用上可用 400ml 为基数加上前一天尿量及其他排出
- 按体重计算，如每日体重减轻 0.2～0.5kg，而血钠无显著变化，则说明补液适当

（3）纠正电解质紊乱

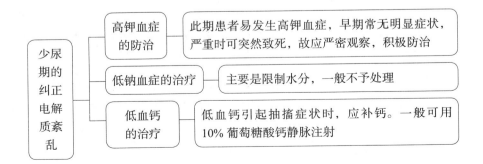

少尿期的纠正电解质紊乱
- 高钾血症的防治：此期患者易发生高钾血症，早期常无明显症状，严重时可突然致死，故应严密观察，积极防治
- 低钠血症的治疗：主要是限制水分，一般不予处理
- 低血钙的治疗：低血钙引起抽搐症状时，应补钙。一般可用 10% 葡萄糖酸钙静脉注射

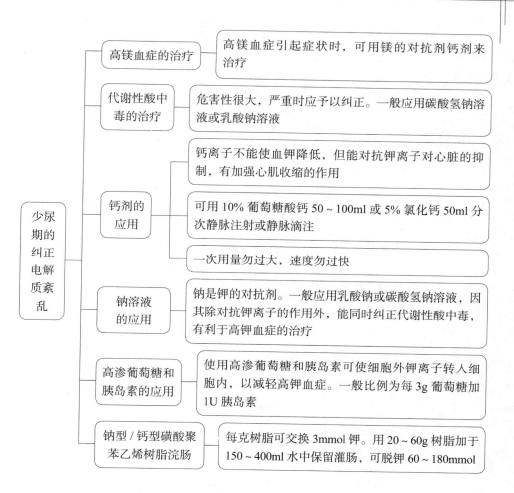

少尿期的纠正电解质紊乱

- 高镁血症的治疗 —— 高镁血症引起症状时，可用镁的对抗剂钙剂来治疗
- 代谢性酸中毒的治疗 —— 危害性很大，严重时应予以纠正。一般应用碳酸氢钠溶液或乳酸钠溶液
- 钙剂的应用
  - 钙离子不能使血钾降低，但能对抗钾离子对心脏的抑制，有加强心肌收缩的作用
  - 可用 10% 葡萄糖酸钙 50～100ml 或 5% 氯化钙 50ml 分次静脉注射或静脉滴注
  - 一次用量勿过大，速度勿过快
- 钠溶液的应用 —— 钠是钾的对抗剂。一般应用乳酸钠或碳酸氢钠溶液，因其除对抗钾离子的作用外，能同时纠正代谢性酸中毒，有利于高钾血症的治疗
- 高渗葡萄糖和胰岛素的应用 —— 使用高渗葡萄糖和胰岛素可使细胞外钾离子转入细胞内，以减轻高钾血症。一般比例为每 3g 葡萄糖加 1U 胰岛素
- 钠型／钙型磺酸聚苯乙烯树脂浣肠 —— 每克树脂可交换 3mmol 钾。用 20～60g 树脂加于 150～400ml 水中保留灌肠，可脱钾 60～180mmol

（4）氮质血症及尿毒症的防治

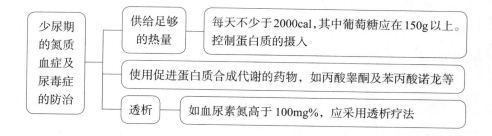

少尿期的氮质血症及尿毒症的防治

- 供给足够的热量 —— 每天不少于2000cal，其中葡萄糖应在 150g 以上。控制蛋白质的摄入
- 使用促进蛋白质合成代谢的药物，如丙酸睾酮及苯丙酸诺龙等
- 透析 —— 如血尿素氮高于 100mg%，应采用透析疗法

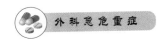

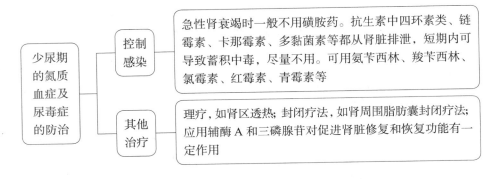

（5）透析指征

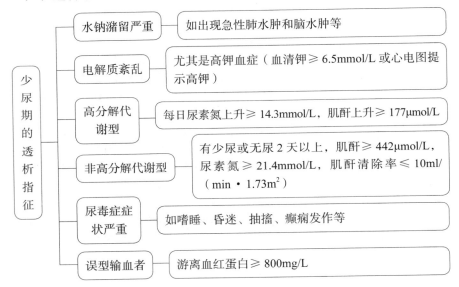

3. 多尿期的治疗

24 小时尿量超过 400ml 时即进入多尿期，表示肾实质开始修复。多尿期可分为两个阶段：

（1）多尿期早期：24 小时尿量超过 400ml，血非蛋白氮开始下降，此期肾功能恢复比较差，排出的溶质少，水的回吸收也少，故血的化学改变不仅没有好转，有时血非蛋白氮的浓度反而上升。在处理上与少尿期基本相同。

（2）多尿期后期：非蛋白氮开始下降直至降至正常值。此期患者一般情况开始逐渐好转，食欲增加，但由于水和电解质的大量丢失，如不及时补充也会带来一系列并发症。此期的治疗与多尿期早期治疗有所区别。主要包括如下几方面。

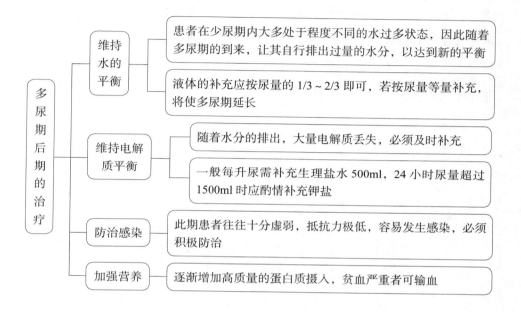

4. 康复期的治疗

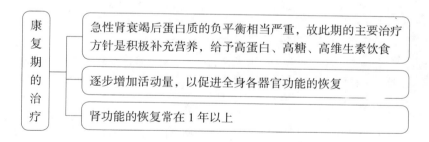

第六节　输尿管损伤

输尿管为一细长的由肌肉黏膜构成的管形器官，位于腹膜后间隙，周围

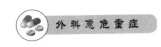

的保护良好并有适当的活动范围。因此，由外界暴力（除贯通伤外）所导致的输尿管损伤较为少见；但在输尿管内进行检查操作和广泛性盆腔手术时常引起输尿管损伤。输尿管受外界暴力损伤时，其症状几乎全被伴发的其他内脏损伤所隐蔽，故多在手术探查时才被发现。随着腔内泌尿外科的开展，器械操作所致的输尿管损伤的发病率有所上升。多见于贯穿性腹部损伤或医源性损伤。手术损伤的发生率高，尤以妇产科子宫颈癌、普外科结肠或直肠癌根治术时误伤输尿管最为多见。

【病因】

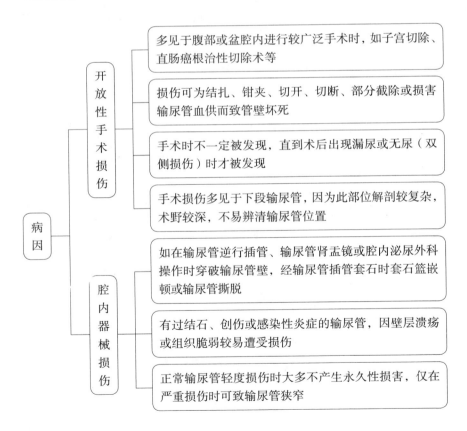

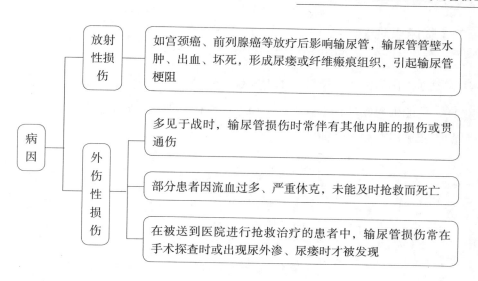

【病理改变】

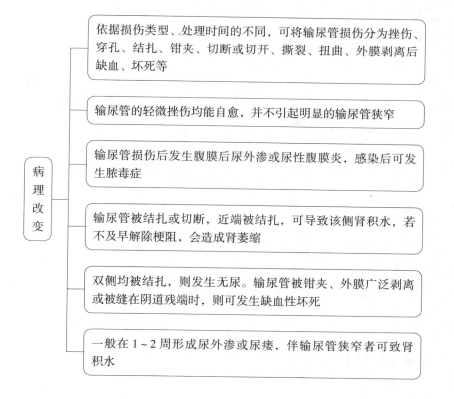

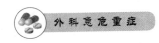

【临床表现】

根据损伤的性质、类型、术中发现与否等，输尿管损伤的临床表现复杂多样，可能出现较晚，也有可能不典型或者被其他重要脏器损伤所掩盖。常见的临床表现有如下几种：

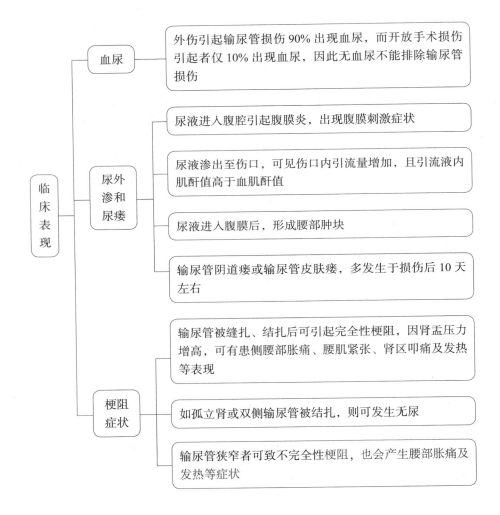

【辅助检查】

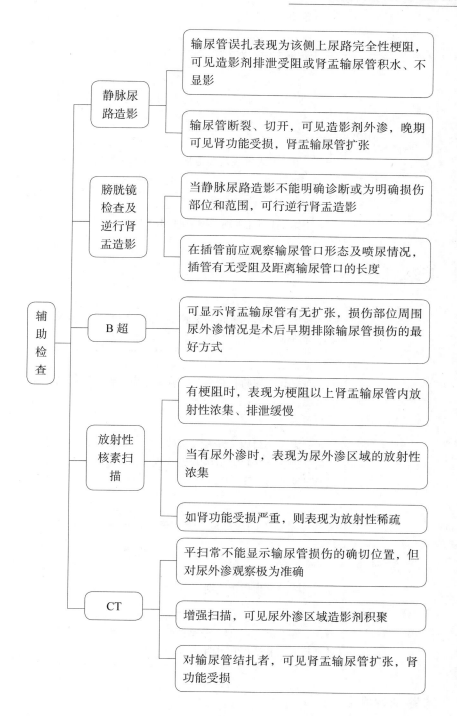

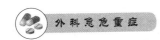

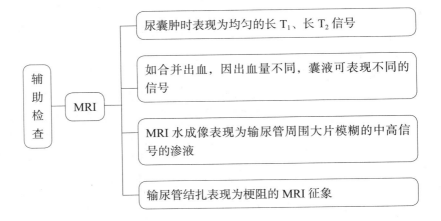

【诊断】

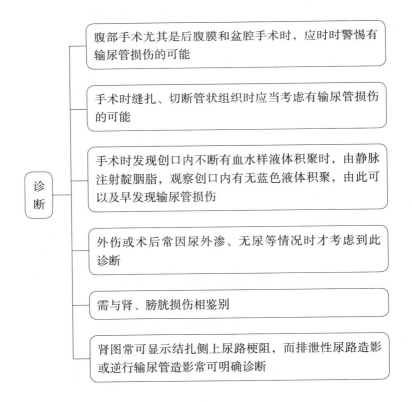

【鉴别诊断】

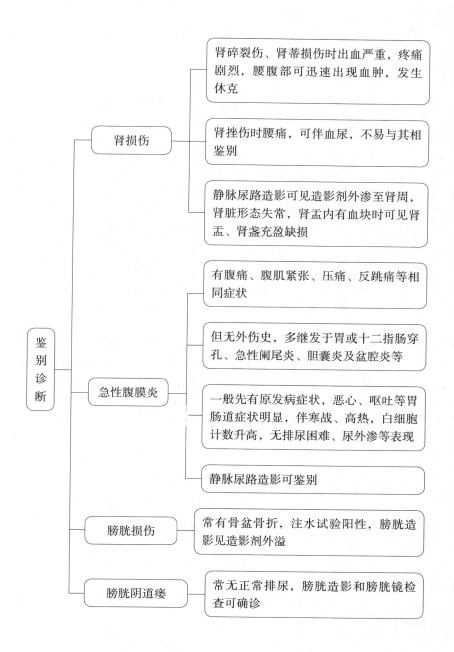

鉴别诊断

肾损伤
- 肾碎裂伤、肾蒂损伤时出血严重，疼痛剧烈，腰腹部可迅速出现血肿，发生休克
- 肾挫伤时腰痛，可伴血尿，不易与其相鉴别
- 静脉尿路造影可见造影剂外渗至肾周，肾脏形态失常，肾盂内有血块时可见肾盂、肾盏充盈缺损

急性腹膜炎
- 有腹痛、腹肌紧张、压痛、反跳痛等相同症状
- 但无外伤史，多继发于胃或十二指肠穿孔、急性阑尾炎、胆囊炎及盆腔炎等
- 一般先有原发病症状，恶心、呕吐等胃肠道症状明显，伴寒战、高热，白细胞计数升高，无排尿困难、尿外渗等表现
- 静脉尿路造影可鉴别

膀胱损伤
- 常有骨盆骨折，注水试验阳性，膀胱造影见造影剂外溢

膀胱阴道瘘
- 常无正常排尿，膀胱造影和膀胱镜检查可确诊

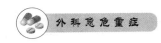

【治疗】

1. 输尿管外伤手术治疗要点

手术治疗要点

> 输尿管穿孔宜从输尿管切口插入双 J 形输尿管支架引流管（F6），其近端插进肾盂，远端进入膀胱，留置 7～10 天后，经膀胱镜拔除

> 手术时发生输尿管损伤，应及时修复。如钳夹伤或结扎时有钳夹、误扎时，应拆除缝线并留置输尿管内支架管，以引流尿液。但如估计输尿管血供已受损，之后有狭窄可能时，应切除损伤段输尿管后重吻合。为保证手术的成功，损伤的无生机输尿管应彻底切除，但吻合口必须无张力。吻合口必须对合好并用可吸收缝线间断缝合。下段输尿管近膀胱处损伤可用黏膜下隧道法或乳头法等抗逆流方法与膀胱重吻合。如输尿管缺损段较长，吻合有困难时可游离伤侧膀胱，用膀胱腰大肌悬吊术减少张力或利用管状膀胱瓣输尿管成形术来代替缺损的下输尿管到达盆腔边缘。游离伤侧肾脏。牵引其向下，尿管与膀胱进行吻合，则应保留导尿管至少 1 周。手术野必须彻底引流，以硅胶负压球引流最适宜

> 如在手术后才发现输尿管损伤或结扎，原则上应争取尽早手术。术后患者常无再次手术的条件而漏尿又常在术后 10 天左右发生，此时创面水肿，充血脆弱，修复失败的风险较大，故无手术修复条件者可先做肾造瘘，之后再二期修复。为预防手术中误伤输尿管，可于术前经膀胱留置输尿管导管，作为手术时的标志。以肠道替代输尿管的手术方法并发症较多，应慎用

2. 逆行插管引起的输尿管损伤

逆行插管引起的输尿管损伤的治疗

> 逆行插管引起的输尿管损伤一般不太严重，可以采用非手术治疗

> 但如果发生尿外渗、感染或裂口较大者仍应尽早手术

> 在施行套石时不应使用暴力，如套石篮套住结石嵌顿，无法拉出时，可立即手术切开取石

> 暴力牵拉可引起输尿管断裂和剥脱，使修复发生困难

3. 晚期并发症治疗

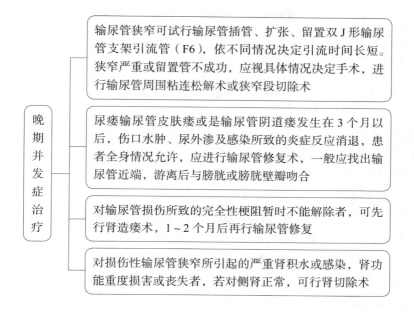

晚期并发症治疗

输尿管狭窄可试行输尿管插管、扩张、留置双 J 形输尿管支架引流管（F6），依不同情况决定引流时间长短。狭窄严重或留置管不成功，应视具体情况决定手术，进行输尿管周围粘连松解术或狭窄段切除术

尿瘘输尿管皮肤瘘或是输尿管阴道瘘发生在 3 个月以后、伤口水肿、尿外渗及感染所致的炎症反应消退，患者全身情况允许，应进行输尿管修复术，一般应找出输尿管近端，游离后与膀胱或膀胱壁瓣吻合

对输尿管损伤所致的完全性梗阻暂时不能解除者，可先行肾造瘘术，1~2 个月后再行输尿管修复

对损伤性输尿管狭窄所引起的严重肾积水或感染，肾功能重度损害或丧失者，若对侧肾正常，可行肾切除术

第七节 膀胱损伤

膀胱为盆腔内器官，一般不易受到损伤。膀胱损伤大多数发生在尿液充满膀胱时，此时膀胱壁紧张，膀胱面积增大且高出于耻骨联合处而成为一腹部器官，故易遭受损伤。膀胱排空时位于骨盆深处，受到周围筋膜、肌肉、骨盆及其他软组织的保护，故除贯通伤或骨盆骨折外，很少为外界暴力所损伤。

【病因】

根据致伤的病因，膀胱损伤可分成三类。

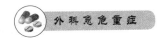

1. 闭合性损伤

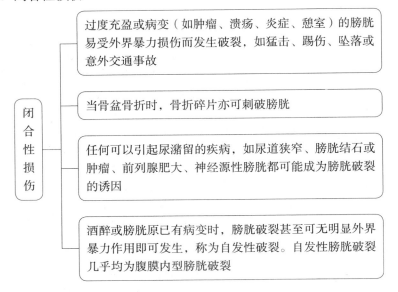

闭合性损伤

过度充盈或病变（如肿瘤、溃疡、炎症、憩室）的膀胱易受外界暴力损伤而发生破裂，如猛击、踢伤、坠落或意外交通事故

当骨盆骨折时，骨折碎片亦可刺破膀胱

任何可以引起尿潴留的疾病，如尿道狭窄、膀胱结石或肿瘤、前列腺肥大、神经源性膀胱都可能成为膀胱破裂的诱因

酒醉或膀胱原已有病变时，膀胱破裂甚至可无明显外界暴力作用即可发生，称为自发性破裂。自发性膀胱破裂几乎均为腹膜内型膀胱破裂

2. 开放性损伤

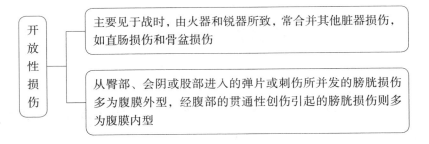

开放性损伤

主要见于战时，由火器和锐器所致，常合并其他脏器损伤，如直肠损伤和骨盆损伤

从臀部、会阴或股部进入的弹片或刺伤所并发的膀胱损伤多为腹膜外型，经腹部的贯通性创伤引起的膀胱损伤则多为腹膜内型

3. 手术损伤

见于膀胱镜检、碎石、膀胱腔内 B 超检查、经尿道前列腺切除、膀胱颈部电切除、经尿道膀胱癌电切除、分娩、盆腔和阴道手术，甚至腹股沟疝（膀胱滑疝）修补时也可发生。主要原因是操作不当，而膀胱本身病变更增加了这类损伤的机会。

【病理】

膀胱损伤病理上大体分为挫伤及破裂两类，后者根据破裂裂口与腹膜的关系分为腹膜外型、腹膜内型及混合型膀胱破裂。

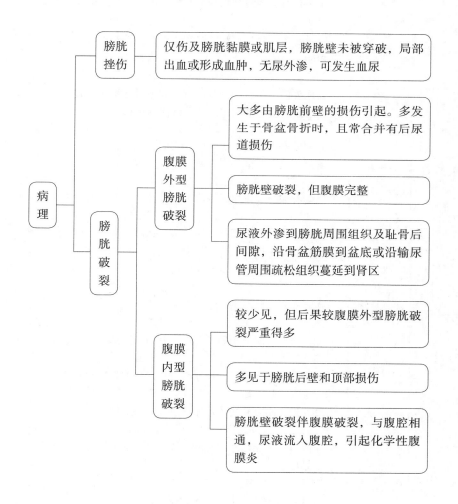

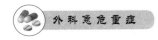

【临床表现】

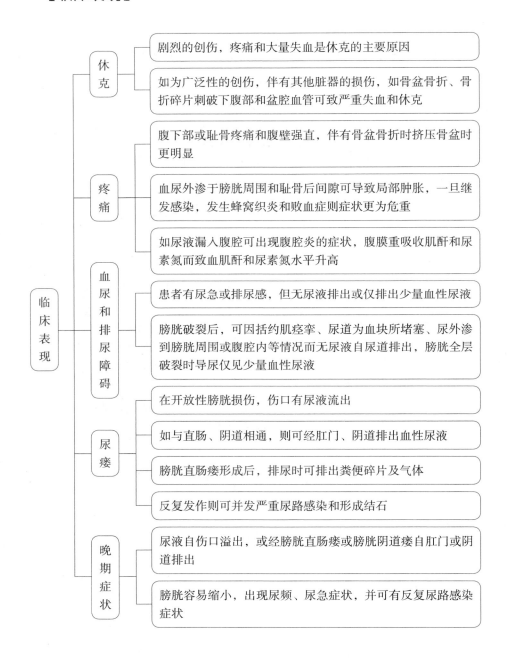

- 临床表现
  - 休克
    - 剧烈的创伤，疼痛和大量失血是休克的主要原因
    - 如为广泛性的创伤，伴有其他脏器的损伤，如骨盆骨折、骨折碎片刺破下腹部和盆腔血管可致严重失血和休克
  - 疼痛
    - 腹下部或耻骨疼痛和腹壁强直，伴有骨盆骨折时挤压骨盆时更明显
    - 血尿外渗于膀胱周围和耻骨后间隙可导致局部肿胀，一旦继发感染，发生蜂窝织炎和败血症则症状更为危重
    - 如尿液漏入腹腔可出现腹腔炎的症状，腹膜重吸收肌酐和尿素氮而致血肌酐和尿素氮水平升高
  - 血尿和排尿障碍
    - 患者有尿急或排尿感，但无尿液排出或仅排出少量血性尿液
    - 膀胱破裂后，可因括约肌痉挛、尿道为血块所堵塞、尿外渗到膀胱周围或腹腔内等情况而无尿液自尿道排出，膀胱全层破裂时导尿仅见少量血性尿液
  - 尿瘘
    - 在开放性膀胱损伤，伤口有尿液流出
    - 如与直肠、阴道相通，则可经肛门、阴道排出血性尿液
    - 膀胱直肠瘘形成后，排尿时可排出粪便碎片及气体
    - 反复发作则可并发严重尿路感染和形成结石
  - 晚期症状
    - 尿液自伤口溢出，或经膀胱直肠瘘或膀胱阴道瘘自肛门或阴道排出
    - 膀胱容易缩小，出现尿频、尿急症状，并可有反复尿路感染症状

【辅助检查】

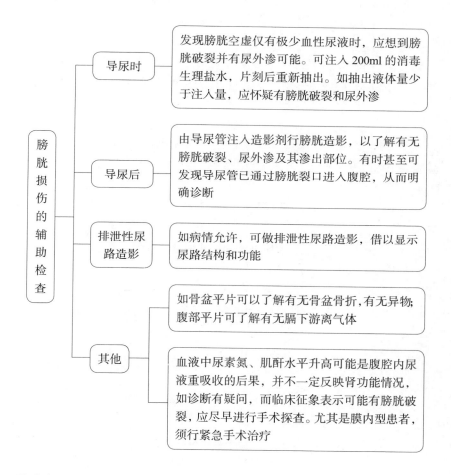

【诊断】

根据病史、体征及其他检查结果，可以确诊膀胱损伤。下列检查对确诊膀胱破裂有一定帮助。

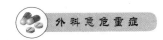

诊断

导尿时发现膀胱空虚仅有极少血性尿液时，可注入一定量的消毒生理盐水，片刻后重新抽出。如抽出液体量少于注入量，应怀疑有膀胱破裂和尿外渗

导尿后由导尿管注入造影剂行膀胱造影，以了解有无膀胱破裂、尿外渗及渗出部位。有时甚至可发现导尿管已通过膀胱裂口进入腹腔，从而明确诊断

排泄性尿路造影

如病情允许，可做排泄性尿路造影，借以显示尿路结构和功能

腹腔穿刺

如有腹水，则可行腹腔穿刺

如抽得大量血性尿液，可测定其尿素氮及肌酐含量

如高于血肌酐和尿素氮，则可能是外渗的尿液

其他

骨盆 X 线平片可以了解有无骨盆骨折，有无异物

腹部 X 线平片可了解有无膈下游离气体

血液中尿素氮肌酐升高可能是腹腔内尿液重吸收的后果，并不一定反映肾功能的情况。如诊断有疑问，而临床病征表示可能有膀胱破裂，则应尽早进行探查手术

腹膜内型患者，须行紧急手术治疗

【鉴别诊断】

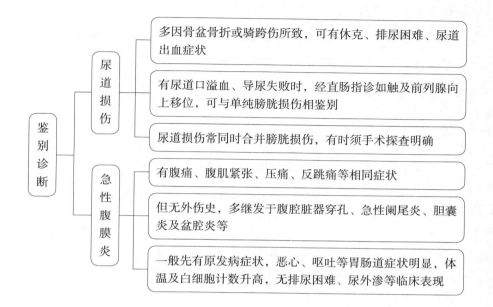

【治疗】

膀胱破裂的早期治疗包括综合疗法、休克的防治、紧急外科手术和控制感染。晚期治疗主要是膀胱瘘修补和一般支持性的处理。

1. 休克的处理

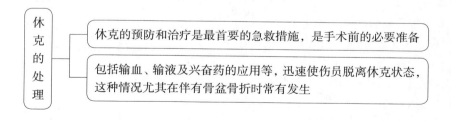

2. 紧急外科手术

紧急外科手术处理的方法依损伤的位置、感染的情况和有无伴发损伤而

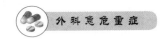

定。手术的主要目标为尿液的引流、出血的控制、膀胱裂口的修补和外渗液的彻底引流。若腹腔内其他器官也有损伤，应同时给予适当的处理。

手术步骤为耻骨上正中切口，依次切开下层筋膜并分离及牵开腹直肌以显露膀胱前间隙。腹膜外型和腹膜内型的膀胱破裂分别处理如下：

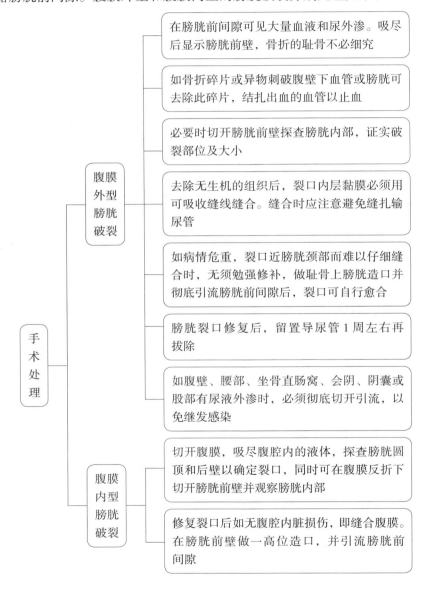

手术处理
├─ 腹膜外型膀胱破裂
│ ├─ 在膀胱前间隙可见大量血液和尿外渗。吸尽后显示膀胱前壁，骨折的耻骨不必细究
│ ├─ 如骨折碎片或异物刺破腹壁下血管或膀胱可去除此碎片，结扎出血的血管以止血
│ ├─ 必要时切开膀胱前壁探查膀胱内部，证实破裂部位及大小
│ ├─ 去除无生机的组织后，裂口内层黏膜必须用可吸收缝线缝合。缝合时应注意避免缝扎输尿管
│ ├─ 如病情危重，裂口近膀胱颈部而难以仔细缝合时，无须勉强修补，做耻骨上膀胱造口并彻底引流膀胱前间隙后，裂口可自行愈合
│ ├─ 膀胱裂口修复后，留置导尿管1周左右再拔除
│ └─ 如腹壁、腰部、坐骨直肠窝、会阴、阴囊或股部有尿液外渗时，必须彻底切开引流，以免继发感染
└─ 腹膜内型膀胱破裂
   ├─ 切开腹膜，吸尽腹腔内的液体，探查膀胱圆顶和后壁以确定裂口，同时可在腹膜反折下切开膀胱前壁并观察膀胱内部
   └─ 修复裂口后如无腹腔内脏损伤，即缝合腹膜。在膀胱前壁做一高位造口，并引流膀胱前间隙

3．晚期治疗

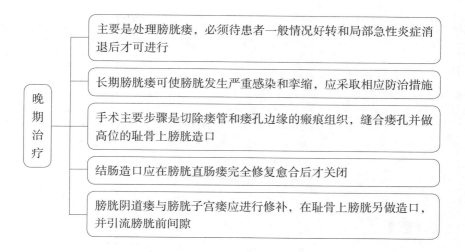

晚期治疗
- 主要是处理膀胱瘘，必须待患者一般情况好转和局部急性炎症消退后才可进行
- 长期膀胱瘘可使膀胱发生严重感染和挛缩，应采取相应防治措施
- 手术主要步骤是切除瘘管和瘘孔边缘的瘢痕组织，缝合瘘孔并做高位的耻骨上膀胱造口
- 结肠造口应在膀胱直肠瘘完全修复愈合后才关闭
- 膀胱阴道瘘与膀胱子宫瘘应进行修补，在耻骨上膀胱另做造口，并引流膀胱前间隙

第八节　阴茎包皮嵌顿

阴茎包皮嵌顿是指包茎或包皮外口狭小的包皮过长者，如将包皮强行上翻而又不及时复位时，狭小的包皮口可勒紧在阴茎冠状沟上，阻碍包皮远端和阴茎头的血液回流，致使这些部位发生肿胀。

【病因】

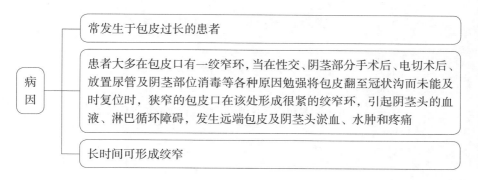

病因
- 常发生于包皮过长的患者
- 患者大多在包皮口有一绞窄环，当在性交、阴茎部分手术后、电切术后、放置尿管及阴茎部位消毒等各种原因勉强将包皮翻至冠状沟而未能及时复位时，狭窄的包皮口在该处形成很紧的绞窄环，引起阴茎头的血液、淋巴循环障碍，发生远端包皮及阴茎头淤血、水肿和疼痛
- 长时间可形成绞窄

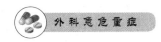

【临床表现】

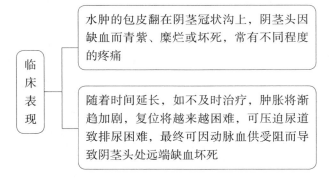

临床表现

- 水肿的包皮翻在阴茎冠状沟上，阴茎头因缺血而青紫、糜烂或坏死，常有不同程度的疼痛
- 随着时间延长，如不及时治疗，肿胀将渐趋加剧，复位将越来越困难，可压迫尿道致排尿困难，最终可因动脉血供受阻而导致阴茎头处远端缺血坏死

【诊断】

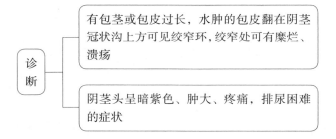

诊断

- 有包茎或包皮过长，水肿的包皮翻在阴茎冠状沟上方可见绞窄环，绞窄处可有糜烂、溃疡
- 阴茎头呈暗紫色、肿大、疼痛，排尿困难的症状

【治疗】

1. 治疗关键

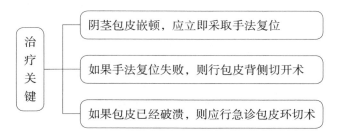

治疗关键

- 阴茎包皮嵌顿，应立即采取手法复位
- 如果手法复位失败，则行包皮背侧切开术
- 如果包皮已经破溃，则应行急诊包皮环切术

2. 手法复位

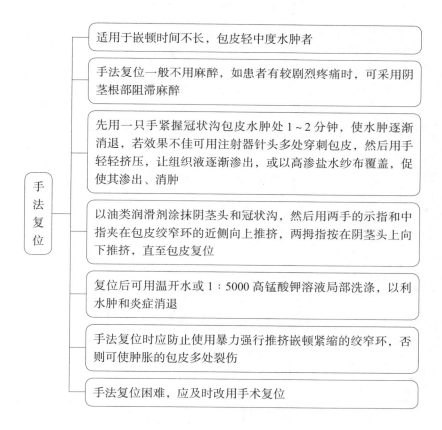

手法复位

适用于嵌顿时间不长，包皮轻中度水肿者

手法复位一般不用麻醉，如患者有较剧烈疼痛时，可采用阴茎根部阻滞麻醉

先用一只手紧握冠状沟包皮水肿处1~2分钟，使水肿逐渐消退，若效果不佳可用注射器针头多处穿刺包皮，然后用手轻轻挤压，让组织液逐渐渗出，或以高渗盐水纱布覆盖，促使其渗出、消肿

以油类润滑剂涂抹阴茎头和冠状沟，然后用两手的示指和中指夹在包皮绞窄环的近侧向上推挤，两拇指按在阴茎头上向下推挤，直至包皮复位

复位后可用温开水或1∶5000高锰酸钾溶液局部洗涤，以利水肿和炎症消退

手法复位时应防止使用暴力强行推挤嵌顿紧缩的绞窄环，否则可使肿胀的包皮多处裂伤

手法复位困难，应及时改用手术复位

3. 手术复位

若手法复位无效，则应行阴茎背侧包皮纵行切开，使绞窄松解，以达到复位的目的。若包皮有炎症感染则暂不缝合，无明显感染者可行纵切横行缝合。为避免再次嵌顿，应嘱患者在炎症水肿完全消失和感染控制后行包皮环切术。

手术操作方法可参照如下叙述进行。

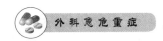

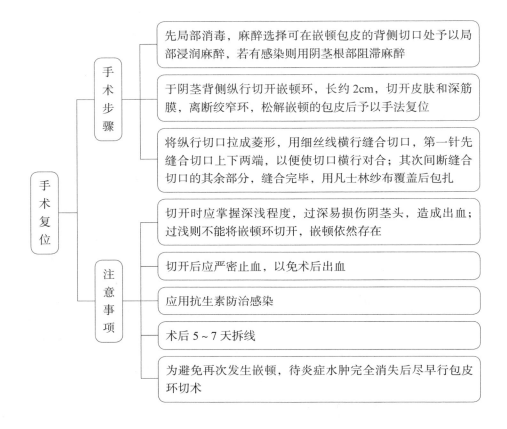

第九节 阴茎损伤

　　由于阴茎位置隐蔽且具有较大活动性有关，单纯的阴茎损伤较少见。阴茎损伤可以分为闭合性损伤和开放性损伤两大类。前者包括阴茎挫伤、阴茎折断、阴茎绞窄伤、阴茎脱位伤；后者包括阴茎离断伤、阴茎皮肤损伤。

【病因】

　　1. 闭合性损伤的病因

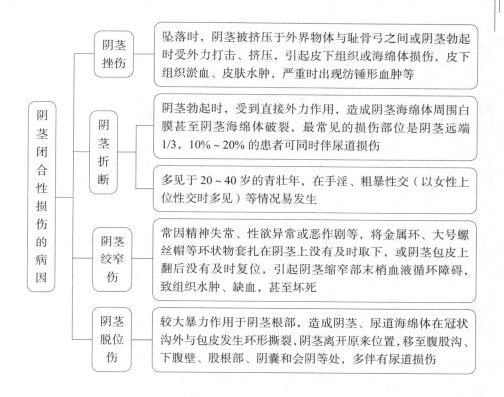

2. 开放性损伤的病因

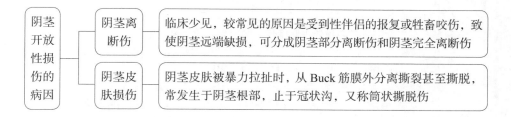

【临床表现】

1. 闭合性损伤

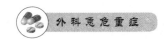

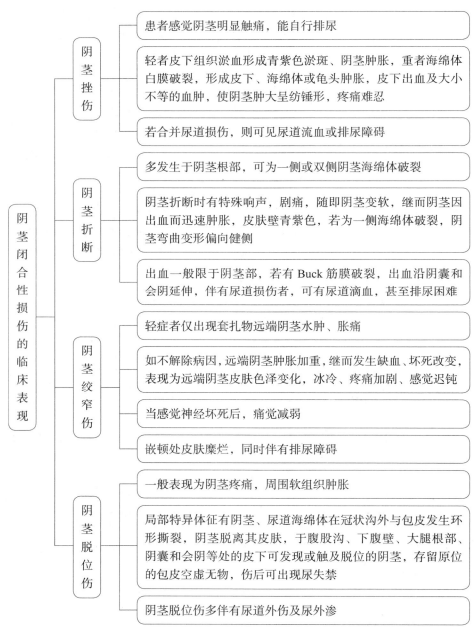

阴茎闭合性损伤的临床表现

阴茎挫伤
- 患者感觉阴茎明显触痛，能自行排尿
- 轻者皮下组织淤血形成青紫色淤斑、阴茎肿胀，重者海绵体白膜破裂，形成皮下、海绵体或龟头肿胀，皮下出血及大小不等的血肿，使阴茎肿大呈纺锤形，疼痛难忍
- 若合并尿道损伤，则可见尿道流血或排尿障碍

阴茎折断
- 多发生于阴茎根部，可为一侧或双侧阴茎海绵体破裂
- 阴茎折断时有特殊响声，剧痛，随即阴茎变软，继而阴茎因出血而迅速肿胀，皮肤壁青紫色，若为一侧海绵体破裂，阴茎弯曲变形偏向健侧
- 出血一般限于阴茎部，若有 Buck 筋膜破裂，出血沿阴囊和会阴延伸，伴有尿道损伤者，可有尿道滴血，甚至排尿困难

阴茎绞窄伤
- 轻症者仅出现套扎物远端阴茎水肿、胀痛
- 如不解除病因，远端阴茎肿胀加重，继而发生缺血、坏死改变，表现为远端阴茎皮肤色泽变化，冰冷、疼痛加剧、感觉迟钝
- 当感觉神经坏死后，痛觉减弱
- 嵌顿处皮肤糜烂，同时伴有排尿障碍

阴茎脱位伤
- 一般表现为阴茎疼痛，周围软组织肿胀
- 局部特异体征有阴茎、尿道海绵体在冠状沟外与包皮发生环形撕裂，阴茎脱离其皮肤，于腹股沟、下腹壁、大腿根部、阴囊和会阴等处的皮下可发现或触及脱位的阴茎，存留原位的包皮空虚无物，伤后可出现尿失禁
- 阴茎脱位伤多伴有尿道外伤及尿外渗

2. 开放性损伤

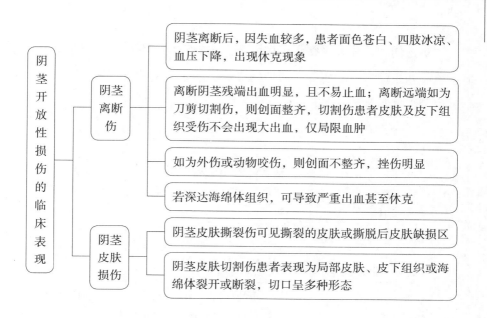

【辅助检查】

B超检查可确定阴茎白膜缺损处及阴茎折断者的破裂位置。还可显示白膜破裂的位置和大小及血肿范围，而且可以反复追踪血肿的动态变化，为临床治疗方案的确定提供客观的指标。

【诊断】

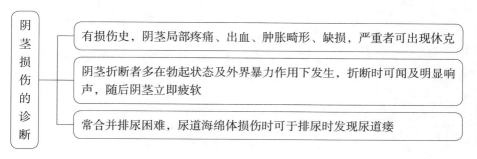

【治疗】

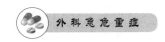

　　阴茎损伤的治疗关键在于根据阴茎损伤的程度、部位，应及时输液、输血、镇静和止痛、清除血肿、清理伤口等，并应用有效抗生素预防感染，尽早、尽量恢复阴茎的功能。

　　1. 闭合性损伤的治疗

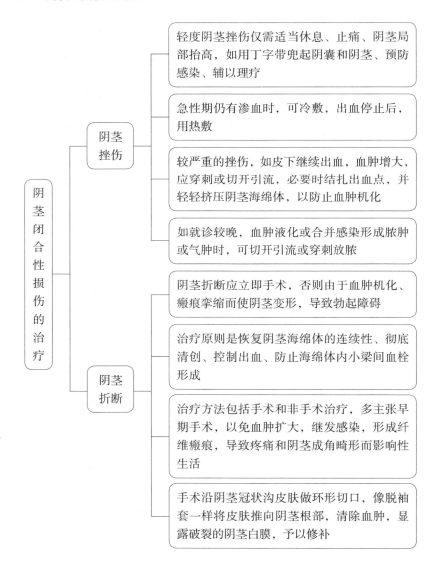

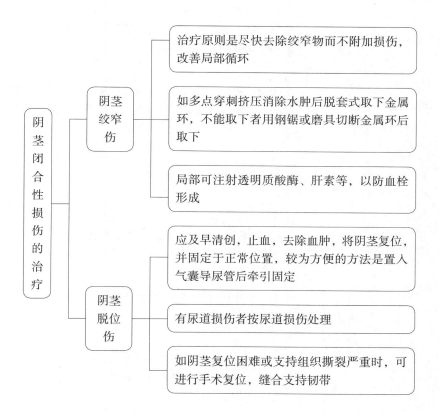

2. 开放性损伤的治疗

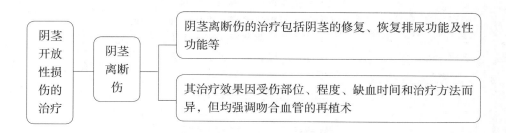

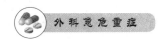

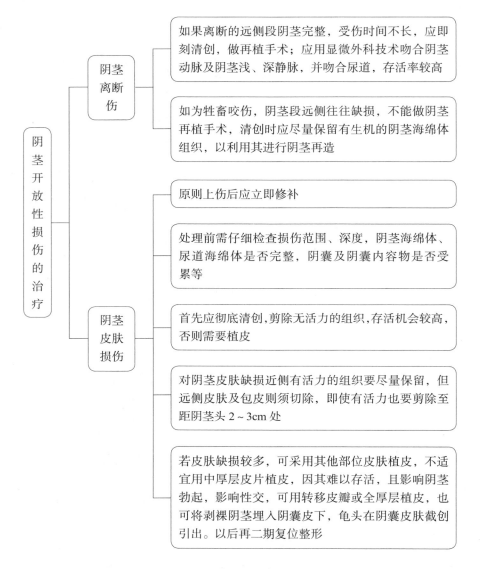

阴茎开放性损伤的治疗
├─ 阴茎离断伤
│ ├─ 如果离断的远侧段阴茎完整，受伤时间不长，应即刻清创，做再植手术；应用显微外科技术吻合阴茎动脉及阴茎浅、深静脉，并吻合尿道，存活率较高
│ └─ 如为牲畜咬伤，阴茎段远侧往往缺损，不能做阴茎再植手术，清创时应尽量保留有生机的阴茎海绵体组织，以利用其进行阴茎再造
└─ 阴茎皮肤损伤
   ├─ 原则上伤后应立即修补
   ├─ 处理前需仔细检查损伤范围、深度，阴茎海绵体、尿道海绵体是否完整，阴囊及阴囊内容物是否受累等
   ├─ 首先应彻底清创,剪除无活力的组织,存活机会较高,否则需要植皮
   ├─ 对阴茎皮肤缺损近侧有活力的组织要尽量保留，但远侧皮肤及包皮则须切除，即使有活力也要剪除至距阴茎头 2～3cm 处
   └─ 若皮肤缺损较多，可采用其他部位皮肤植皮，不适宜用中厚层皮片植皮，因其难以存活，且影响阴茎勃起，影响性交，可用转移皮瓣或全厚层植皮，也可将剥裸阴茎埋入阴囊皮下，龟头在阴囊皮肤截创引出。以后再二期复位整形

第十节　急性附睾炎

急性附睾炎是致病菌侵入附睾所致的急性炎症。可以与多种急性传染病

伴发。如患流行性腮腺炎时，病毒可随尿排出而引起急性附睾炎。常见的急性附睾炎有非特异性和腮腺炎性两种。任何化脓性败血症均可并发急性化脓性急性附睾炎，甚至引起睾丸脓肿。

【病因】

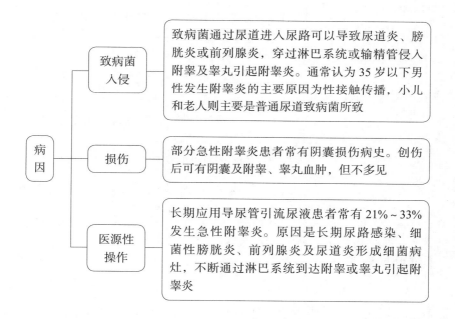

病因

致病菌入侵
致病菌通过尿道进入尿路可以导致尿道炎、膀胱炎或前列腺炎，穿过淋巴系统或输精管侵入附睾及睾丸引起附睾炎。通常认为 35 岁以下男性发生附睾炎的主要原因为性接触传播，小儿和老人则主要是普通尿道致病菌所致

损伤
部分急性附睾炎患者常有阴囊损伤病史。创伤后可有阴囊及附睾、睾丸血肿，但不多见

医源性操作
长期应用导尿管引流尿液患者常有 21%~33% 发生急性附睾炎。原因是长期尿路感染、细菌性膀胱炎、前列腺炎及尿道炎形成细菌病灶，不断通过淋巴系统到达附睾或睾丸引起附睾炎

【病理】

感染由尾部向头部扩散，附睾肿胀、变硬，附睾切面可见细小脓肿形成。睾丸鞘膜有恶臭的分泌物，并可化脓。组织学表现为一种蜂窝织炎。

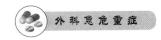

【临床表现】

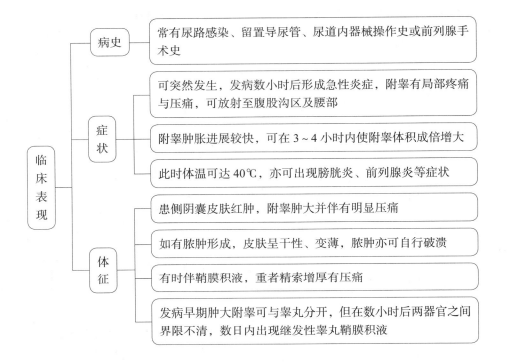

临床表现
- 病史 —— 常有尿路感染、留置导尿管、尿道内器械操作史或前列腺手术史
- 症状
  - 可突然发生，发病数小时后形成急性炎症，附睾有局部疼痛与压痛，可放射至腹股沟区及腰部
  - 附睾肿胀进展较快，可在 3~4 小时内使附睾体积成倍增大
  - 此时体温可达 40℃，亦可出现膀胱炎、前列腺炎等症状
- 体征
  - 患侧阴囊皮肤红肿，附睾肿大并伴有明显压痛
  - 如有脓肿形成，皮肤呈干性、变薄，脓肿亦可自行破溃
  - 有时伴鞘膜积液，重者精索增厚有压痛
  - 发病早期肿大附睾可与睾丸分开，但在数小时后两器官之间界限不清，数日内出现继发性睾丸鞘膜积液

【辅助检查】

B 超检查可见附睾弥漫均匀性增大，也可局限性增大，其内部回声不均匀，光点增粗，可将附睾与睾丸肿胀及炎症范围显示出来。

【诊断】

根据病史、症状、体征、辅助检查不难诊断。

【鉴别诊断】

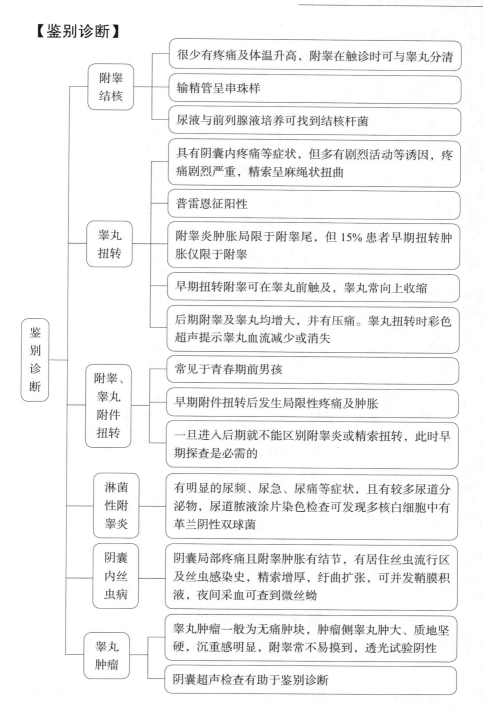

鉴别诊断

附睾结核
- 很少有疼痛及体温升高，附睾在触诊时可与睾丸分清
- 输精管呈串珠样
- 尿液与前列腺液培养可找到结核杆菌

睾丸扭转
- 具有阴囊内疼痛等症状，但多有剧烈活动等诱因，疼痛剧烈严重，精索呈麻绳状扭曲
- 普雷恩征阳性
- 附睾炎肿胀局限于附睾尾，但15%患者早期扭转肿胀仅限于附睾
- 早期扭转附睾可在睾丸前触及，睾丸常向上收缩
- 后期附睾及睾丸均增大，并有压痛。睾丸扭转时彩色超声提示睾丸血流减少或消失

附睾、睾丸附件扭转
- 常见于青春期前男孩
- 早期附件扭转后发生局限性疼痛及肿胀
- 一旦进入后期就不能区别附睾炎或精索扭转，此时早期探查是必需的

淋菌性附睾炎
- 有明显的尿频、尿急、尿痛等症状，且有较多尿道分泌物，尿道脓液涂片染色检查可发现多核白细胞中有革兰阴性双球菌

阴囊内丝虫病
- 阴囊局部疼痛且附睾肿胀有结节，有居住丝虫流行区及丝虫感染史，精索增厚，纡曲扩张，可并发鞘膜积液，夜间采血可查到微丝蚴

睾丸肿瘤
- 睾丸肿瘤一般为无痛肿块，肿瘤侧睾丸肿大、质地坚硬，沉重感明显，附睾常不易摸到，透光试验阴性
- 阴囊超声检查有助于鉴别诊断

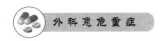

【治疗】

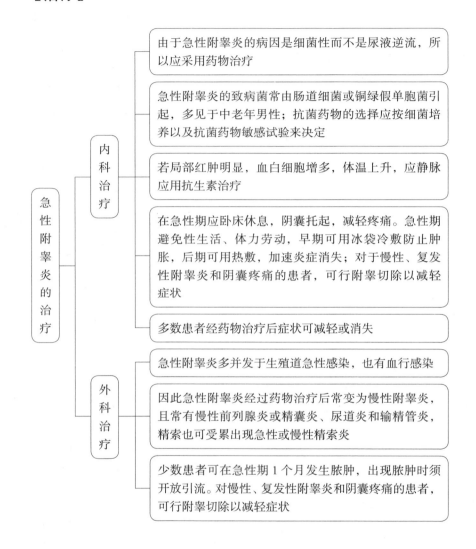

急性附睾炎的治疗

内科治疗

- 由于急性附睾炎的病因是细菌性而不是尿液逆流，所以应采用药物治疗
- 急性附睾炎的致病菌常由肠道细菌或铜绿假单胞菌引起，多见于中老年男性；抗菌药物的选择应按细菌培养以及抗菌药物敏感试验来决定
- 若局部红肿明显，血白细胞增多，体温上升，应静脉应用抗生素治疗
- 在急性期应卧床休息，阴囊托起，减轻疼痛。急性期避免性生活、体力劳动，早期可用冰袋冷敷防止肿胀，后期可用热敷，加速炎症消失；对于慢性、复发性附睾炎和阴囊疼痛的患者，可行附睾切除以减轻症状
- 多数患者经药物治疗后症状可减轻或消失

外科治疗

- 急性附睾炎多并发于生殖道急性感染，也有血行感染
- 因此急性附睾炎经过药物治疗后常变为慢性附睾炎，且常有慢性前列腺炎或精囊炎、尿道炎和输精管炎，精索也可受累出现急性或慢性精索炎
- 少数患者可在急性期1个月发生脓肿，出现脓肿时须开放引流。对慢性、复发性附睾炎和阴囊疼痛的患者，可行附睾切除以减轻症状

第十一节　睾丸扭转

睾丸扭转又称为精索扭转，是由于精索顺其纵轴旋转导致睾丸的血液供

应突然受阻，从而引起睾丸急性缺血、坏死。以 20 岁以内的年轻人较常见。该急症是青少年及小儿阴囊疼痛的主要原因。扭转的部位以左侧常见，需要泌尿外科急诊处理。

【病因】

正常情况下，睾丸在阴囊内有一定活动度。在下列情况下睾丸的活动度会增加，与睾丸扭转的发生有关。

```
          ┌─ 睾丸发育不良及睾丸系膜过长，远端精索完全包绕在鞘
          │  膜之内，睾丸悬挂在其中，活动度过大
          │
          ├─ 睾丸下降不全或腹腔内睾丸，睾丸呈水平位
          │
          ├─ 睾丸仅与睾丸上、下极的某一极附着
     病   │
     因 ──┼─ 睾丸、附睾被鞘膜完全覆盖，使睾丸在鞘膜腔内的活动
          │  度加大
          │
          ├─ 多发生在睡眠中或者睡眠后刚起床时，由于在睡眠中迷
          │  走神经兴奋，提睾肌随阴茎勃起而收缩增加，使其发生
          │  扭转
          │
          └─ 由于睡眠中姿势不断变化使两腿经常压迫睾丸，使其位
             置被迫发生改变，也可能是引起睾丸扭转的诱发原因
             之一
```

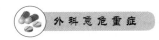

【临床表现】

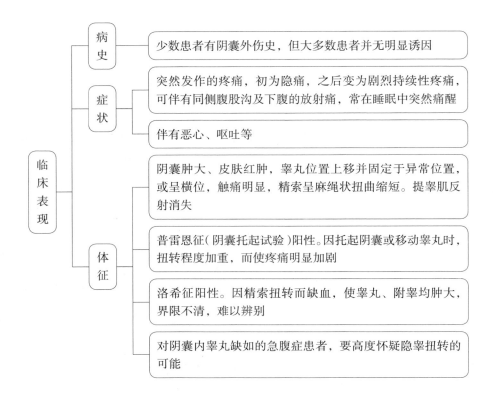

临床表现
- 病史 —— 少数患者有阴囊外伤史,但大多数患者并无明显诱因
- 症状
  - 突然发作的疼痛,初为隐痛,之后变为剧烈持续性疼痛,可伴有同侧腹股沟及下腹的放射痛,常在睡眠中突然痛醒
  - 伴有恶心、呕吐等
- 体征
  - 阴囊肿大、皮肤红肿,睾丸位置上移并固定于异常位置,或呈横位,触痛明显,精索呈麻绳状扭曲缩短。提睾肌反射消失
  - 普雷恩征(阴囊托起试验)阳性。因托起阴囊或移动睾丸时,扭转程度加重,而使疼痛明显加剧
  - 洛希征阳性。因精索扭转而缺血,使睾丸、附睾均肿大,界限不清,难以辨别
  - 对阴囊内睾丸缺如的急腹症患者,要高度怀疑隐睾扭转的可能

【辅助检查】

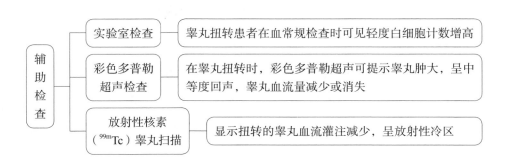

辅助检查
- 实验室检查 —— 睾丸扭转患者在血常规检查时可见轻度白细胞计数增高
- 彩色多普勒超声检查 —— 在睾丸扭转时,彩色多普勒超声可提示睾丸肿大,呈中等度回声,睾丸血流量减少或消失
- 放射性核素(^{99m}Tc)睾丸扫描 —— 显示扭转的睾丸血流灌注减少,呈放射性冷区

【诊断】

根据病史、临床症状、体征和辅助检查等可作出诊断。

【鉴别诊断】

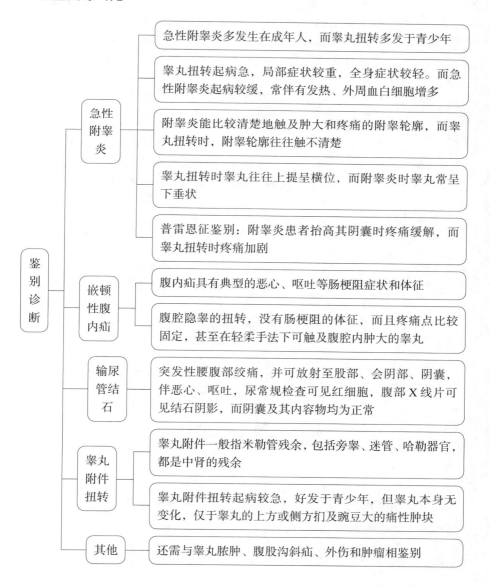

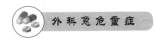
【治疗】

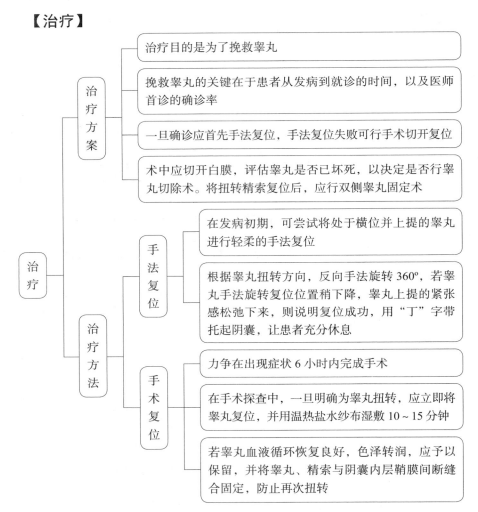

治疗
- 治疗方案
  - 治疗目的是为了挽救睾丸
  - 挽救睾丸的关键在于患者从发病到就诊的时间，以及医师首诊的确诊率
  - 一旦确诊应首先手法复位，手法复位失败可行手术切开复位
  - 术中应切开白膜，评估睾丸是否已坏死，以决定是否行睾丸切除术。将扭转精索复位后，应行双侧睾丸固定术
- 治疗方法
  - 手法复位
    - 在发病初期，可尝试将处于横位并上提的睾丸进行轻柔的手法复位
    - 根据睾丸扭转方向，反向手法旋转 360°，若睾丸手法旋转复位位置稍下降，睾丸上提的紧张感松弛下来，则说明复位成功，用"丁"字带托起阴囊，让患者充分休息
  - 手术复位
    - 力争在出现症状 6 小时内完成手术
    - 在手术探查中，一旦明确为睾丸扭转，应立即将睾丸复位，并用温热盐水纱布湿敷 10 ~ 15 分钟
    - 若睾丸血液循环恢复良好，色泽转润，应予以保留，并将睾丸、精索与阴囊内层鞘膜间断缝合固定，防止再次扭转

第十二节　尿道损伤

尿道损伤是泌尿系统最常见的损伤，占泌尿系统损伤的 65%，绝大多数见于男性，青壮年居多，女性仅占 1% ~ 3%。损伤可大致分为撕裂伤、横断伤和钝挫伤三种类型。根据解剖学关系，以尿生殖膈为界，将男性尿道分为

前尿道和后尿道两大部分，其中前尿道包括尿道球部和阴茎部，后尿道包括前列腺部及膜部。而尿道损伤的部位、程度和处理原则基本依照前、后尿道的解剖学关系确定，如处理不当，可导致感染、狭窄梗阻及性功能障碍。

一、前尿道损伤

前尿道损伤按损伤部位分为球部尿道损伤、阴茎部尿道损伤和尿道外口损伤；按损伤程度分为尿道挫伤、尿道裂伤、尿道断裂。

【病因】

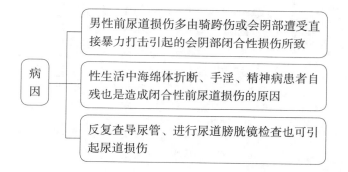

病因
- 男性前尿道损伤多由骑跨伤或会阴部遭受直接暴力打击引起的会阴部闭合性损伤所致
- 性生活中海绵体折断、手淫、精神病患者自残也是造成闭合性前尿道损伤的原因
- 反复查导尿管、进行尿道膀胱镜检查也可引起尿道损伤

【病理】

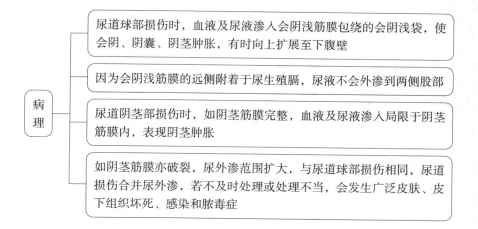

病理
- 尿道球部损伤时，血液及尿液渗入会阴浅筋膜包绕的会阴浅袋，使会阴、阴囊、阴茎肿胀，有时向上扩展至下腹壁
- 因为会阴浅筋膜的远侧附着于尿生殖膈，尿液不会外渗到两侧股部
- 尿道阴茎部损伤时，如阴茎筋膜完整，血液及尿液渗入局限于阴茎筋膜内，表现阴茎肿胀
- 如阴茎筋膜亦破裂，尿外渗范围扩大，与尿道球部损伤相同，尿道损伤合并尿外渗，若不及时处理或处理不当，会发生广泛皮肤、皮下组织坏死、感染和脓毒症

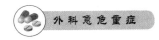

【临床表现】

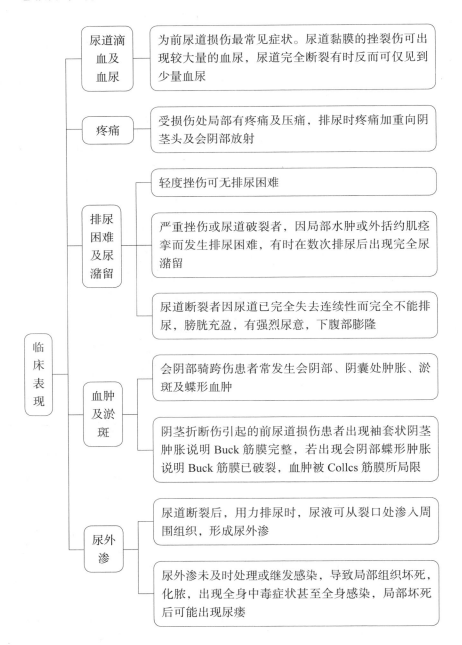

临床表现

尿道滴血及血尿 —— 为前尿道损伤最常见症状。尿道黏膜的挫裂伤可出现较大量的血尿，尿道完全断裂有时反而可仅见到少量血尿

疼痛 —— 受损伤处局部有疼痛及压痛，排尿时疼痛加重向阴茎头及会阴部放射

排尿困难及尿潴留
- 轻度挫伤可无排尿困难
- 严重挫伤或尿道破裂者，因局部水肿或外括约肌痉挛而发生排尿困难，有时在数次排尿后出现完全尿潴留
- 尿道断裂者因尿道已完全失去连续性而完全不能排尿，膀胱充盈，有强烈尿意，下腹部膨隆

血肿及淤斑
- 会阴部骑跨伤患者常发生会阴部、阴囊处肿胀、淤斑及蝶形血肿
- 阴茎折断伤引起的前尿道损伤患者出现袖套状阴茎肿胀说明 Buck 筋膜完整，若出现会阴部蝶形肿胀说明 Buck 筋膜已破裂，血肿被 Collcs 筋膜所局限

尿外渗
- 尿道断裂后，用力排尿时，尿液可从裂口处渗入周围组织，形成尿外渗
- 尿外渗未及时处理或继发感染，导致局部组织坏死，化脓，出现全身中毒症状甚至全身感染，局部坏死后可能出现尿瘘

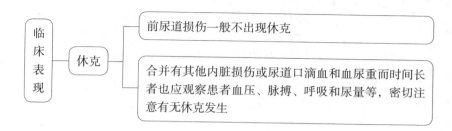

【辅助检查】

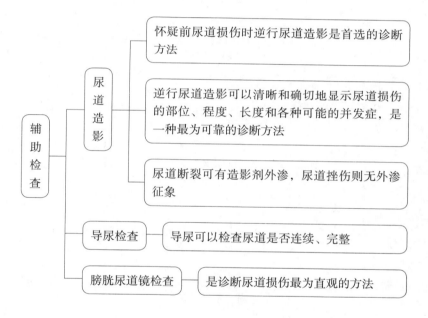

【诊断及鉴别诊断】

明确的病史、症状及准确的判断尿外渗部位，诊断前尿道损伤较容易。需明确前、后尿道损伤的部位，以便进一步治疗。

【治疗】

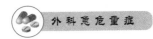

治疗
├─ 全身治疗
│ ├─ 预防和治疗休克，立即给予抗感染、补充血容量及合并损伤等处理
│ └─ 发生急性尿潴留无法手术者，暂予耻骨上膀胱造口术引流尿液，待病情稳定后再处置尿道损伤
│
├─ 局部治疗
│ ├─ 前尿道挫伤的治疗
│ │ ├─ 前尿道轻微损伤，出血不多，排尿顺利者，可予观察处理
│ │ └─ 如因疼痛或水肿造成排尿困难甚至尿潴留者，可插入导尿管并留置1周时间，同时加强膀胱冲洗及给予抗感染药物预防感染
│ ├─ 前尿道不完全断裂的治疗
│ │ ├─ 轻度破裂，尿道周围无明显尿外渗及血肿，且导尿管顺利插入，尿液清亮或淡红色，可留置导尿管2周后拔除，日后根据情况进行尿道扩张术
│ │ └─ 同时给予抗感染药物及雌激素治疗，不必手术
│ └─ 前尿道完全断裂的治疗
│   ├─ 如导尿管不能插入，导出液体为鲜红色血液，阴囊部明显血肿且有尿液外渗，则需急诊行尿道修补术或尿道端一端吻合术，同时彻底止血并清除血肿，术后留置引流管持续引流
│   └─ 手术中对位严密能满意地恢复尿道的解剖连续性，愈合后很少再需要进行尿道扩张术
│
└─ 并发症处理
   ├─ 尿外渗
   │ ├─ 如尿外渗严重，应尽早在尿外渗部位行多处切开，留置多孔橡皮管引流
   │ └─ 必要时行耻骨上膀胱造口术，3个月后再行尿道修补术
   ├─ 尿道狭窄
   │ └─ 晚期发生尿道狭窄，可根据尿道狭窄的程度及部位不同选择相应的治疗
   └─ 尿瘘
      ├─ 尿外渗未及时引流，感染后尿道周围可形成脓肿，脓肿穿破形成尿瘘，狭窄时尿流不畅也可引起尿瘘
      └─ 治疗应在解除尿道狭窄时切除或搔刮瘘道

二、后尿道损伤

后尿道损伤按损伤部位可分为膜部尿道损伤和前列腺部尿道损伤；损伤程度可分为：①尿道挫伤：仅为尿道黏膜损伤或尿道海绵体部分损伤，而阴茎海绵体完整，局部肿胀和淤血；②尿道裂伤：尿道部分全层裂伤，尚有部分尿道连续性未完全破坏；③尿道断裂：尿道伤处完全断离，连续性丧失，其发生率为全部尿道损伤的 40%～70%。

【病因】

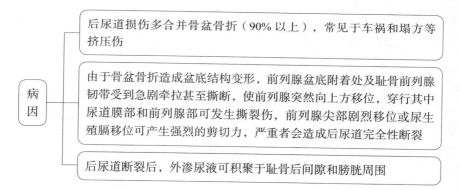

病因

- 后尿道损伤多合并骨盆骨折（90% 以上），常见于车祸和塌方等挤压伤
- 由于骨盆骨折造成盆底结构变形，前列腺盆底附着处及耻骨前列腺韧带受到急剧牵拉甚至撕断，使前列腺突然向上方移位，穿行其中尿道膜部和前列腺部可发生撕裂伤，前列腺尖部剧烈移位或尿生殖膈移位可产生强烈的剪切力，严重者会造成后尿道完全性断裂
- 后尿道断裂后，外渗尿液可积聚于耻骨后间隙和膀胱周围

【病理分期】

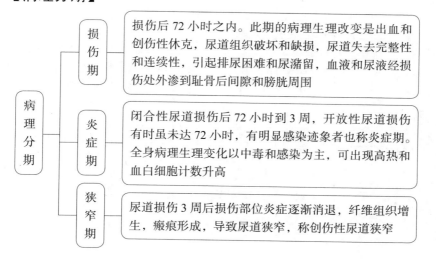

病理分期

- 损伤期：损伤后 72 小时之内。此期的病理生理改变是出血和创伤性休克，尿道组织破坏和缺损，尿道失去完整性和连续性，引起排尿困难和尿潴留，血液和尿液经损伤处外渗到耻骨后间隙和膀胱周围
- 炎症期：闭合性尿道损伤后 72 小时到 3 周，开放性尿道损伤有时虽未达 72 小时，有明显感染迹象者也称炎症期。全身病理生理变化以中毒和感染为主，可出现高热和血白细胞计数升高
- 狭窄期：尿道损伤 3 周后损伤部位炎症逐渐消退，纤维组织增生，瘢痕形成，导致尿道狭窄，称创伤性尿道狭窄

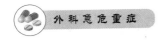

外科急危重症

【临床表现】

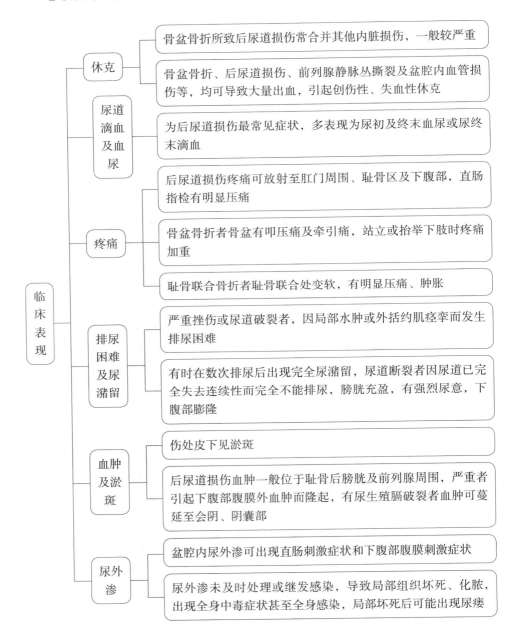

临床表现

休克
- 骨盆骨折所致后尿道损伤常合并其他内脏损伤，一般较严重
- 骨盆骨折、后尿道损伤、前列腺静脉丛撕裂及盆腔内血管损伤等，均可导致大量出血，引起创伤性、失血性休克

尿道滴血及血尿
- 为后尿道损伤最常见症状，多表现为尿初及终末血尿或尿终末滴血

疼痛
- 后尿道损伤疼痛可放射至肛门周围、耻骨区及下腹部，直肠指检有明显压痛
- 骨盆骨折者骨盆有叩压痛及牵引痛，站立或抬举下肢时疼痛加重
- 耻骨联合骨折者耻骨联合处变软，有明显压痛、肿胀

排尿困难及尿潴留
- 严重挫伤或尿道破裂者，因局部水肿或外括约肌痉挛而发生排尿困难
- 有时在数次排尿后出现完全尿潴留，尿道断裂者因尿道已完全失去连续性而完全不能排尿，膀胱充盈，有强烈尿意，下腹部膨隆

血肿及淤斑
- 伤处皮下见淤斑
- 后尿道损伤血肿一般位于耻骨后膀胱及前列腺周围，严重者引起下腹部腹膜外血肿而隆起，有尿生殖膈破裂者血肿可蔓延至会阴、阴囊部

尿外渗
- 盆腔内尿外渗可出现直肠刺激症状和下腹部腹膜刺激症状
- 尿外渗未及时处理或继发感染，导致局部组织坏死、化脓，出现全身中毒症状甚至全身感染，局部坏死后可能出现尿瘘

508

【辅助检查】

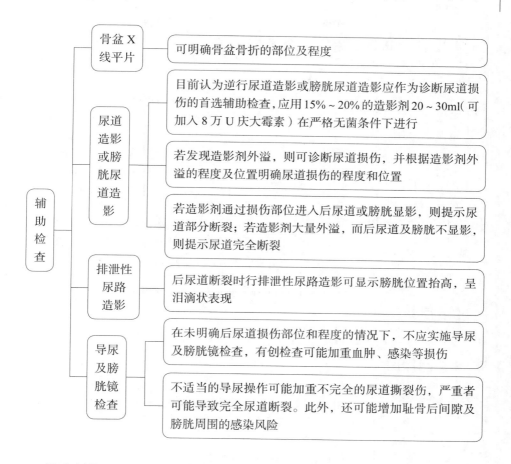

【诊断】

根据明确的外伤史、受伤部位、受力性质、临床表现、尿外渗的部位、直肠指诊、诊断性导尿治疗、X线检查、并发损伤部位及必要的全身检查，可确定尿道损伤的类型和部位。

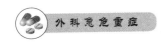

【鉴别诊断】

主要与膀胱破裂相鉴别，其异同点如下：

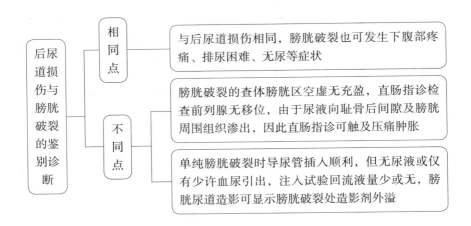

【治疗】

1. 全身治疗

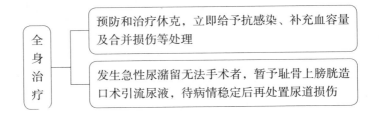

2. 局部治疗

后尿道断裂伤的治疗方案较多，但都遵循同一个原则：应根据患者伤时所处的时间、地点和医疗条件施行救治，应在避免近、远期并发症的前提下，恢复尿道原有的解剖生理结构和功能，达到最佳的治疗效果。目前主流治疗方案可以分为以下几种。

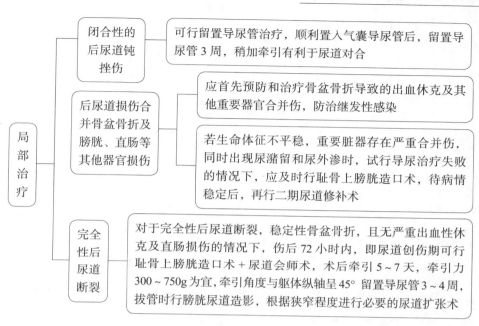

局部治疗

- 闭合性的后尿道钝挫伤 —— 可行留置导尿管治疗，顺利置入气囊导尿管后，留置导尿管 3 周，稍加牵引有利于尿道对合
- 后尿道损伤合并骨盆骨折及膀胱、直肠等其他器官损伤
  - 应首先预防和治疗骨盆骨折导致的出血休克及其他重要器官合并伤，防治继发性感染
  - 若生命体征不平稳，重要脏器存在严重合并伤，同时出现尿潴留和尿外渗时，试行导尿治疗失败的情况下，应及时行耻骨上膀胱造口术，待病情稳定后，再行二期尿道修补术
- 完全性后尿道断裂 —— 对于完全性后尿道断裂，稳定性骨盆骨折，且无严重出血性休克及直肠损伤的情况下，伤后 72 小时内，即尿道创伤期可行耻骨上膀胱造口术＋尿道会师术，术后牵引 5～7 天，牵引力 300～750g 为宜，牵引角度与躯体纵轴呈 45° 留置导尿管 3～4 周，拔管时行膀胱尿道造影，根据狭窄程度进行必要的尿道扩张术

3. 并发症处理

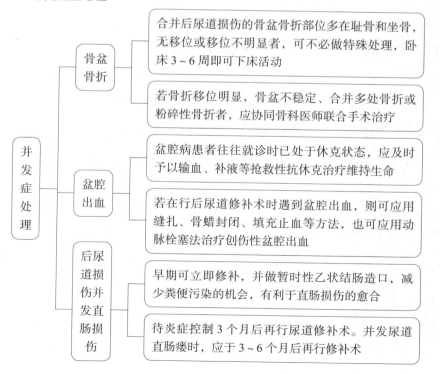

并发症处理

- 骨盆骨折
  - 合并后尿道损伤的骨盆骨折部位多在耻骨和坐骨，无移位或移位不明显者，可不必做特殊处理，卧床 3～6 周即可下床活动
  - 若骨折移位明显，骨盆不稳定、合并多处骨折或粉碎性骨折者，应协同骨科医师联合手术治疗
- 盆腔出血
  - 盆腔病患者往往就诊时已处于休克状态，应及时予以输血、补液等抢救性抗休克治疗维持生命
  - 若在行后尿道修补术时遇到盆腔出血，则可应用缝扎、骨蜡封闭、填充止血等方法，也可应用动脉栓塞法治疗创伤性盆腔出血
- 后尿道损伤并发直肠损伤
  - 早期可立即修补，并做暂时性乙状结肠造口，减少粪便污染的机会，有利于直肠损伤的愈合
  - 待炎症控制 3 个月后再行尿道修补术。并发尿道直肠瘘时，应于 3～6 个月后再行修补术

参考文献

[1] 卫中庆. 外科临床处方手册 [M]. 南京：江苏科学技术出版社，2015.

[2] 门伯瑞. 外科医生临床基本功 [M]. 长沙：中南大学出版社有限责任公司，2014.

[3] 潘凯. 腹部外科急症学 [M]. 北京：人民卫生出版社，2013.

[4] 刘海勇，韩晓春，秦胜. 普通外科急症与重症诊疗学 [M]. 北京：科学技术文献出版社，2013.

[5] 刘金钢. 普外科急重症与疑难病例诊治评述 [M]. 北京：人民卫生出版社，2012.

[6] 金中奎，陈雷. 肝胆外科诊疗与风险防范 [M]. 北京：人民军医出版社，2011.

[7] 李勇，王军波. 外科疾病的营养支持 [M]. 北京：北京大学医学出版社，2011.

[8] 黄祥成. 临床外科急诊学 [M]. 北京：科学文献出版社，2009.

[9] 亚当斯，布雷斯艾克. 外科值班医生手册 [M]. 北京：北京大学医学出版社，2008.